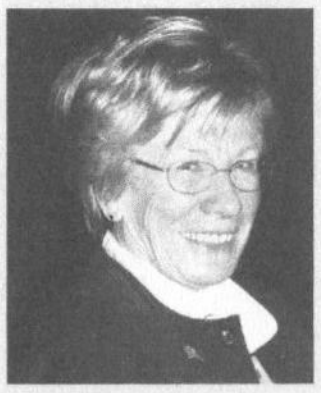

Margrit List

- Aufgewachsen in Leverkusen, dort Abitur
- Ausbildung zur Krankengymnastin/Physiotherapeutin an der Staatlichen Schule für Physiotherapie an der Universität München
- Seit 1960 Lehrkraft an dieser Schule
- 1962 Lehrerseminar in Berlin
- 1964 Austauschstudium an der New York University mit Praxis an einer großen Rehabilitationsklinik
- Bis 1998 leitende Lehrkraft mit Lehrtätigkeit: Chirurgie/Unfallchirurgie
- 1972 Co-Leitung der Physiotherapie-Abteilung bei den Olympischen Spielen in München
- 1974 3-monatige Vortragsreise in Südafrika, zum Thema »Sportmedizin«
- 1979–1983 2. Vorsitzende des Deutschen Verbandes f. Physiotherapie
- 1983–1988 Präsidentin der World Confederation f. Physical Therapy
- 1985–1991 Vorsitzende der AG leitender Lehrkräfte an PT-Schulen Deutschlands
- Bis 1997 Vorsitzende der AG leitender Lehrkräfte an PT-Schulen in Bayern, Sachsen, Thüringen
- 1991 Erhalt des Bundesverdienstkreuzes
- 1995 Lehrplankommission des Instituts für Schulpädagogik und Bildungsforschung, Erarbeitung des Curriculums für PT-Schulen in Bayern
- Mehr als 30 Veröffentlichungen für Fachzeitschriften und Ärztekongresse

Springer

Berlin
Heidelberg
New York
Hongkong
London
Mailand
Paris
Tokio

Margrit List

Physiotherapeutische Behandlungen in der Traumatologie

4., vollständig überarbeitete Auflage

Mit 391 Abbildungen in 526 Einzeldarstellungen
und 6 Tabellen

Springer

Margrit List
Schneckenburgerstraße 30
81675 München
e-mail: margritlist@aol.com

ISBN 3-540-04391-8 Springer-Verlag Berlin Heidelberg New York
ISBN 3-540-59332-2 3. Auflage Springer-Verlag Berlin Heidelberg New York
Die 2. Auflage ist 1986 unter dem Titel »Krankengymnastische Behandlungen in der Traumatologie« erschienen.

Bibliografische Information Der Deutschen Bibliothek
Die Deutsche Bibliothek verzeichnet diese Publikation in der Deutschen Nationalbibliografie; detaillierte bibliografische Daten sind im Internet über ⟨http://dnb.ddb.de⟩ abrufbar.

Springer-Verlag ist ein Unternehmen von Springer Science+Business Media GmbH

springer.de

Printed in Germany

Planung/Lektorat: Marga Botsch, Heidelberg
Desk Editing: Claudia Bauer, Heidelberg
Herstellung: Isolde Scherich, Heidelberg
Layout: deblik Berlin
Kapitelsymbole: Michaela Ecker, München
Zeichnungen: Peter Lübke, Wachenheim
Repro: AM-productions, Wiesloch
Satz: Fotosatz-Service Köhler GmbH, Würzburg
Umschlaggestaltung: deblik Berlin

Gedruckt auf säurefreiem Papier SPIN 10882268 22/3160is – 5 4 3 2 1 0

Vorwort

Die 4. Auflage meines Lehrbuches »Physiotherapeutische Behandlungen in der Traumatologie« erforderte eine völlig Neuüberarbeitung. Warum habe ich dieses Wagnis unternommen?

Zum einen war es Frau Botsch vom Springer-Verlag, die mich mit geduldigem Insistieren überzeugt hat, mein Lehrbuch noch einmal zu aktualisieren. Zum anderen sehe ich mich meinen ehemaligen Schülerinnen und Schülern verpflichtet, Stil und Tradition unserer Staatlichen Schule für Physiotherapie an der. Universität München weiter zu pflegen. Seit Bestehen der Münchener Krankengymnastikschule im Jahr 1926 haben Dozenten und Lehrerinnen dieser Schule weitaus am meisten zur deutschen Fachliteratur beigetragen. Namen wie Prof. Dr. G. Böhm, Prof. Dr. H. Drexel, Johanna Kolbe, Asta v. Mülmann, Ingeborg Liebenstund, Susanne Hirsch und Beatrice Göhler haben in der krankengymnastischen/physiotherapeutischen »Literaturgeschichte« einen festen Platz.

Heute ist das Literaturangebot erfreulicher Weise sehr vielseitig. Mein Lehrbuch soll diese Vielfalt bestätigen. Der besondere Stil unserer Schule bestand immer in der Verknüpfung von naturwissenschaftlichen Erkenntnissen und krankengymnastischer Praxis. Das »Be-Handeln« war für alle Lehrerinnen neben ihrem Lehrauftrag eine Selbstverständlichkeit. So ist auch mein Lehrbuch das Produkt von langjähriger praktischer Erfahrung und der Auseinandersetzung mit theoretischen Grundlagen. Mein wichtigstes Werkzeug sind meine Hände. So finden Sie in diesem Lehrbuch überwiegend Techniken, die das »Be-Handeln«, das Handeln mit den Händen beschreiben.

In der frühfunktionellen Behandlung von unfallverletzten Patienten sind die Hände der Physiotherpeuten jedem Gerät gegenüber überlegen. Seit vielen Jahren weiß ich, dass feinfühliges Umgehen mit schmerzhaften Gelenken und frisch operierten Strukturen der Schlüssel für eine erfolgreiche Rehabilitation ist. Heute bestätigen mir Orthopäden und Traumatologen, dass ein schmerzarmer, progressiver Aufbau von Muskel- und Gelenkfunktionen erfolgen muss, um Folgeschäden wie z.B. eine Arthrofibrose oder ein Complex Regional Pain Syndrome (CRPS) zu vermeiden.

In einer Zeit des Powertrainings an Sportgeräten ist diese Aussage fast utopisch.

Unschwer ist auch zu erkennen, dass ich die PNF-Technik, die »Propriozeptive Neuromuskuläre Fazilitation« bevorzugt verwende. Für mich gibt es kein Übungsprogramm, das vielseitiger, subtiler und veränderbarer eingesetzt werden kann. Die Übungen können in offener und geschlossener Kette (Bizzini) ebenso wie gegen Geräte oder in einem festen Rahmen (Göhler) in allen Dosierungsstufen angewendet werden. Probleme aller Strukturen können bei richtiger Auswahl und angemessener Dosierung effektiv angegangen werden. Power-PNF hat allerdings in der frühen postoperativen Traumatolgie keinen Platz.

Eine Bereicherung im Repertoire der Physiotherapeutinnen und Physiotherapeuten ist auch die Manuelle Therapie. Sie findet selbstverständlich dort Anwendung, wo die Gelenksituation es erfordert.

In aller Munde ist heute auch das bereits erwähnte Üben in geschlossener Kette. Bei frisch operierten Patienten nach Osteosynthesen oder Kapsel-Bandnähten bzw. -plastiken müssen sich die Übungsformen, wie seit vielen Jahren praktiziert, an der Übungsstabilität orientieren. Im Gesamtkonzept der Physiotherapie werden realitätsbezogen dynamische und statische Übungsformen in vorgegebenen Bewegungsgrenzen und Belastungsstufen verwendet.

Mehr denn je besteht heute die Notwendigkeit, den Patienten frühzeitig zu eigenverantwortlichem Üben anzuhalten. Beispiele für den Umgang mit Geräten werden von mir deshalb für geeignete Patienten für die Rehabilitationsphase und die Erarbeitung der vollen Funktionsfähigkeit aufgezeichnet.

In der Überarbeitung des Lehrbuches wurden auch die Richtwerte zur Be- und Entlastung einzelner Verletzungen aktualisiert. Diese Richtwerte sind individuell zusammen mit dem Operateur zu bewerten und auf die aktuelle Funktion der betroffenen Struktur abzustimmen. Ein Vorgehen in sich steigernden Stufen ist erforderlich, das sich an der Reaktion des Patienten orientiert. Generell ist ein Trend zu früherer Belastung mit Sohlenkontakt oder Teilbelastung erkennbar. Die in Heilung befindliche Struktur soll adäquat, jedoch nicht übermäßig belastet werden. Dadurch lassen sich Immobilitätsschäden vermeiden und eine sensomotorische Kontrolle der betroffenen Gelenke früher erreichen.

Möglich ist eine frühfunktionelle Behandlung jedoch nur bei gesicherter Übungs- oder Teilbelastungsstabilität, die heute dank verbesserter Osteosyntheseverfahren oder Bandplastik-Techniken in der Regel erreicht werden.

Auch die Amputationstechniken und die Prothetik haben in den letzten Jahren große Fortschritte zu verzeichnen. Sie ermöglichen eine deutlich frühere Rehabilitation dieser Patienten.

Ein weiteres Anliegen ist es mir, deutlich zu machen, dass Physiotherapeuten neben biomechanischen Gesichtspunkten auch ganzheitliches Denken anwenden. Dies entspricht dem beruflichen Selbstverständnis der Physiotherapeuten, die einerseits naturwissenschaftlich begründet, aber auch ganzheitlich behandeln. Auch die Schülerin und der Schüler sollen lernen, psychosomatische Zusammenhänge wahrzunehmen. Der Schmerz und seine Auswirkungen auf die Funktionen des Bewegungsapparates ist in neuester Zeit Gegenstand der Forschung geworden. Ich habe die Grundregeln der Schmerztherapie, wie sie routinemäßig an manchen Kliniken durchgeführt wird, aufgenommen.

Schülerinnen und Schüler sind gleichzeitig Lernende und Lehrende und stehen deshalb in einem partnerschaftlichen Verhältnis zum Patienten. Der Patient lernt von ihnen, der Schüler vom Patienten. Ein besseres miteinander Umgehen und gemeinsames Erarbeiten einer Behandlungsstrategie ist ein Schlüssel zum Behandlungserfolg. Leider ist dies oft weitgehend verloren gegangen in unserer ökonomisch denkenden Gesellschaft.

Margrit List
München, im Herbst 2003

Dankesworte

Ich bin dankbar für zahlreiche Gespräche, Anregungen, Ratschläge, konstruktive Kritiken, fruchtbare Diskussionen, Hilfen bei der Erstellung von Fotos, Röntgenmaterial und Tabellen, ohne die ich die Überarbeitung nicht hätte machen können.

So ist es mir ein besonderes Bedürfnis, mich zu bedanken bei:
PD Dr. Hans-Joachim Andress, Chirurgische Universitätsklinik, Großhadern, München,
Prof. Dr. H. Hertlein, Städtisches Krankenhaus München-Harlaching,
Dr. P.J. Kaisser, Orthopädie-Praxis, München,
Dr. R. Kunkel, Anästhesie, Dtsch. Herzzentrum München
Dr. H.O. Mayr, Sana Klinik, München-Sendling,
OA Dr. St. Piltz, Chirurgische Universitätsklinik, Großhadern, München
Bettina Bader, München,
Wolgang Brummer, Fotolabor, Klinik für Physikalische Medizin, Großhadern,
Michaela Ecker, München,
Uli Engelmann und Geza Horvath, Praxis »Movere«, München
Ursula Gärtner, Leitende Physiotherapeutin i.R., Klinik für Physikalische Medizin, Großhadern,
Susanne Hirsch, Ltd. Lehrkraft, Staatl. Schule für Physiotherapie an der Universität München,
Birgit Jaspersen, Bereichleitung Chirurgie, Klinik für Physikalische Medizin, Großhadern,
Ingeborg Liebenstund, Lehrkraft i.R., Staatl. Schule für Physiotherapie an der Universität München,
H. und Th. Kurtze, Orthopädietechnik, München,
Rainer Stützel, München,
Bernhard Wehle, Taufkirchen bei München,
Sabine Weise, Lehrkraft, Staatl. Schule für Physiotherapie an der Universität München.

Mein Dank gilt auch Marga Botsch für ihre kompetente Betreuung meiner Arbeit.

Margrit List
München, im September 2003

Inhaltsverzeichnis

Lexikon: Fachbegriffe

A	
Atelektasen	Verklebungen der Alveolen
AVK	Arterio-venöse-Verschlusskrankheit
B	
Bankart-Läsion	Verletzung und Abflachung des vorderen Pfannenrandes des Schultergelenkes
Bennett-Fraktur	Fraktur der Basis des Metakarpale 1 mit medialer Absprengung
C	
Chirurgische Technik	Contract-relax (PNF) gegen Führungskontakt (Münchener Schule)
C-Leg	Kniegelenkkonstruktion bei einer Oberschenkel-Modular-Prothese
CPM	Bewegungsschiene (continuous passive motion)
CRPS	complex regional pain syndrome, früher M. Sudeck oder Reflexdystrophie, tritt besonders nach Handverletzungen auf
Crush syndrome	ausgedehnter Muskelfaseruntergang bei schweren Traumen, führt zu Nierenversagen
D	
Débridement	operatives Säubern einer infizierten Wunde
Desaultverband	Schultergelenkverband
Diffusion	Wanderung der Gasmoleküle zwischen Alveolarluft und Lungenkapillarblut
E	
Epikondylitis	Tennisellbogen mit Reizerscheinungen am Epikondylus lateralis humeri
Euler-Liljestrand-Reflex	Vasokonstriktion von Lungenarteriolen, damit hypoventilierte Alveolarbezirke auch minderdurchblutet werden. Es ist ein Schutzmechanismus zur Vermeidung von Shuntblut in den Körperkreislauf
F	
Facilitationstechniken	PNF-Verfahren zur Kontraktionsschulung eines Muskels
Fasziotomie	Einschneiden von Haut und Faszien zur Entlastung eines Gewebedrucks
Flake	Knochensplitter

G

Gilchristverband	Schlauchverband zur funktionellen Ruhigstellung eines Schultergelenkes

H

Hill-Sachs-Läsion	Schultergelenkluxation mit dorsolateraler Impressionsfraktur des Humeruskopfes

I

Ilizarow-Fixateur	Ringfixateur nach Ilizarow
Impingement	chronisches Syndrom nach Verletzung der Rotatorenmanschette
IPPB-Geräte	Beatmung mit intermittierenden Überdruck (intermittent positive pressure breathing)
Irradiation	Overflow einer Muskelspannung auf andere Muskelgruppen durch kraftvolle Haltearbeit

J

Jet-Lavage	Spülen einer infizierten Wunde
Joint-depression-type-Fraktur	typische Kalkaneusfraktur durch schräge Gewalteinwirkung

K

Kallus	Knochenaufbaugewebe durch eingewanderte Fibroblasten
Karpaltunnelsyndrom	Kompression des N. medianus durch Lig. retinaculum flexorum
Kleinert-Gips	Funktionsgips nach Beugesehnennaht
Kompartmentsyndrom	multifaktorielle Gewebedruckerhöhung

L

Lightcast	Kunststoffgips

M

Maisonneuve-Fraktur	Tibiafraktur mit proximaler Fibulafraktur
Modular-Prothese	Rohrskelett-Prothese
Mukoziliäre Clearance	Selbstreinigung der Bronchien
Myositis ossificans	Verknöcherung im Muskel durch heterotope Ossifikation

N

Nekrose	abgestorbenes Gewebe

P

PEP Geräte	erzeugt einen positiven Ausatemdruck/Widerstand (positive exspiratory pressure)
Perfusion	Durchblutung der Lungenkapillaren

Perfusionsdruck	Druck innerhalb der Lungenkapillaren durch Blutfüllung
Phalen-Test	Test zur Ermittlung eines Karpaltunnelsyndroms
Phantomgefühl, -schmerz	Wahrnehmung oder Schmerzen eines amputierten Körperteiles
Pilon tibial-Fraktur	distale Tibiafraktur mit Beteiligung der Gelenkfläche
Q	
Qantifikation	zahlenmäßiges Erfassen von Daten
R	
Rhythmische Stabilisation	Rhythmic Stabilisation (PNF), Ausnützen von wechselnder Spannung eines Muskels mit dynamischer Rotation
Rolando-Fraktur	Y- oder T-Fraktur des Metakarpale 1
Rotatorenmanschette	Schultersehnenkappe bestehend aus Sehnen der Mm. teres minor, infra- und supraspinatus sowie subscapularis
S	
Schantz-Krawatte	weiche Schaumstoffstütze für Halswirbelsäulenverletzung
Schantz-Schraube	Befestigungsschraube bei einem Fixateure externe
Sarmiento-Gips	Unterschenkelgips mit Einschluss der Patella
Sequester	Knochensplitter
SMI-Atemtrainer	bewirkt langanhaltendes Einatmen (sustained maximal inspiration)
Spongiosaplastik	Auffüllen von Knochendefekten mit körpereigener Spongiosa (meistens aus dem Beckenkamm)
Stop and Go	Technik zur Bewegungsverbesserung, bei der der Patient selbst die Grenze bestimmt
Stretch	kurzer Dehnreiz eines Muskels (PNF Technik)
T	
Tendovaginitis	auch Tenosynovitis, Sehnenscheidenentzündung
TENS	transkutane elektrische Nervenstimulation
Tinel-Test	Test zur Ermittlung eines Karpaltunnelsyndroms
Tongue-type-Fraktur	Frakturtyp einer Kalkaneusfraktur durch senkrechte Gewalteinwirkung
Tossy	Einteilung der Schultereckgelenkverletzungen
Tuber-Gelenkwinkel	Winkel zwischen der Subtalargelenkachse und der Tangente Tuber Kalkaneus
Tubercule de Chaput	Knochenfragmentabsprengung an der Tibia bei einer Sprunggelenkfraktur
V	
Vasodilatation	Weitstellung der Gefäße
Vasokonstriktion	Engstellung der Gefäße

Verstärkungstechnik	PNF Technik mit Ausnützung von Irradiation durch kräftige Haltespannung eines Muskels
VRP-Gerät »Flutter«	Gerät, das einen veränderlichen Widerstandsdruck erzeugt, der die Ausatemluft in Schwingungen versetzt (vario resistance pressure)

W

Winterstein-Fraktur	extraartikuläre Fraktur des Metakarpale 1

Z

Zuggurtung	Osteosynthese mit Spickdrähten und Drahtschlaufe

Behandlungsgrundlagen, Befunderhebung, Planung physiotherapeutischer Behandlungen

Traumatologie und Physiotherapie

Die Behandlung Unfallverletzter ist ein wichtiges Aufgabengebiet in der Physiotherapie. Die Physiotherapeutin ist eingebunden in ein Team; das besteht aus
- dem Traumatologen,
- dem Pflegepersonal,
- der Ergotherapeutin,
- der medizinischen Assistentin,
- dem Schmerztherapeuten,
- der Sozialarbeiterin und
- dem Orthopädietechniker.

Physiotherapeuten stellen ihr Fachwissen und -können im Gesamtbehandlungskonzept zur Verfügung. Eine **enge Zusammenarbeit** mit dem behandelnden Arzt ist unbedingt erforderlich.

Verantwortlich eingesetzt wird die Physiotherapeutin
- auf Intensivstationen,
- bei Frühbehandlungen von verletzten Patienten und
- in der Rehabilitation

Das **Aufgabengebiet** ist heute so umfangreich, dass eine Spezialisierung unumgänglich geworden ist. In der Ausbildung soll die Grundlage für eine verantwortliche und kompetente Berufstätigkeit vermittelt werden.

Ziel physiotherapeutischer Behandlungen ist die Wiederherstellung bestmöglicher oder voller Funktionen aller Strukturen des menschlichen Körpers. **Symptomorientierte Behandlungen** betreffen in erster Linie den aktiven Bewegungsapparat und die senso- und neuromotorische Steuerung. **Ausgewählte passive Maßnahmen** dienen der Vorbereitung **zur aktiven Bewegungstherapie.** Die Physiotherapeutin hat darüber hinaus auch pädagogische Aufgaben zu erfüllen. Sie muss den Patienten motivieren, mit seiner Verletzung positiv umzugehen und sich selbständig an der Wiederherstellung zu beteiligen.

Behandlungsgrundlagen

Voraussetzungen für eine umfassende Behandlung unfallverletzter Patienten

Die Physiotherapeutin sollte fundierte Kenntnisse in folgenden Bereichen haben:
- genaue Vorstellungen über den Bau und die Funktion des menschlichen Körpers (Anatomie),
- die Funktion des Herz-Kreislauf- Systems, des Muskelstoffwechsels, der Atmung und der senso- neuromotorischen Steuerung des Bewegungsapparates.
- die physikalischen Gesetzmäßigkeiten der Biomechanik, der medizinische Trainingslehre, der Elektro-, Kryo- und Wärmetherapie und deren Wirkungsweisen,
- die speziellen operativen und konservativen Behandlungen nach Verletzungen des Bewegungsapparates, bei Schädel-Hirn-Traumata, Thorax- und Organverletzungen,
- den Heilungsablauf der verletzten Strukturen und deren Komplikationen z. B. Wundinfektion, Osteitis oder das »Complex Regional Pain Syndrome« (CRPS),
- die Stabilität und Tragfähigkeit von Osteosynthesen, Frakturen oder anderen verletzten Strukturen,
- die Befunderhebung und ihre Dokumentation, die im weiteren Verlauf der Behandlung als Protokoll dient.
- die ärztlichen Richtlinien bezüglich der Stabilität der Osteosynthesen und Tragfähigkeit der verletzten Extremität (s. Kap. 2) und
- die Wahrnehmung psycho- und sensomotorischer Vorgänge.

Alle Lerninhalte sind Bestandteile der Ausbildung zur Physiotherapeutin.

Befunderhebung

Die **Aufzeichnungen**, die die Physiotherapeutin zu Kontrollzwecken und zur Objektivierung ihrer Behandlung vornimmt, ermöglichen eine differenzierte physiotherapeutische Behandlung. Genormte Befundbögen, wie sie in vielen Kliniken computergerecht aufbereitet sind, erleichtern die Dokumentation. Sie müssen jedoch die Möglichkeit offen halten, **spezifische Befunde zu dokumentieren**, z. B. Gelenktestverfahren nach Cyriax, Maitland, Frisch, Analyse des Gehens und anderer Funktionsabläufe.

Systematisches Beobachten und Testen sowie deren **Dokumentation** sind wichtig für die Planung der Behandlung. Der damit verbundene Zeitaufwand kann durch zielgerichtetes Behandeln wieder eingespart werden.

Wichtig

Die physiotherapeutische Bewegungstherapie unterscheidet sich von anderen allgemeinen Übungsformen durch differenziertes Befunden, Interpretieren, Planen und gezieltes Behandeln .

Das in **Übersicht 1.1** zusammengefasste **Schema der physiotherapeutischen Befunderhebung** bei Unfallverletzten hat sich bewährt.

Für den Lernenden ist es günstig, **auffällige Befunde** optisch übersichtlich **zu markieren**, so dass der Ver-

Übersicht 1.1:
Die physiotherapeutische Befunderhebung bei Unfallverletzten

(Die hier erwähnten Arbeitsbögen sind als **Abb. 1.1 – 1.12** im Anhang dieses Kapitels zu finden.)

Personengebundene Daten.

Unfallgebundene Daten.

Diagnose, Nebendiagnosen.

Anamnese:

- Allgemeinzustand, Bewusstseinslage, ärztliche Versorgung, Stabilität der Verletzung oder
- Osteosynthese, Röntgenbefund, Laborwerte,
- Nebenbefunde, Prozedere (ärztliche Vorgaben, Medikamentengabe, Entlastungszeitplan) (**Abb. 1.3**).

Physiotherapeutischer Befund (s. **Abb. 1.1**)

a) **Sichtbefund** (**Abb. 1.2** und **1.6**):
Alle Beobachtungen müssen im Seitenvergleich zur nicht betroffenen Körperhälfte oder zu Normwerten vorgenommen werden und Ausgangspositionenund die Lage/Haltung des Körpers berücksichtigen.
Beobachtet werden: Farbveränderungen, Hautveränderungen, Schwellungen, Verkürzungen, Gelenkstellungen, Haltungsabweichungen, Muskelverspannungen und Narben.

b) **Tastbefund** (**Abb. 1.2** und **1.6**):
Zum Beispiel Hautverschieblichkeit, Temperatur, Feuchtigkeit, Narbenverschieblichkeit, Muskelspannungslage, Atrophie, Schwellungen, Ödeme, Pulse, Qualität des Bewegungsstopps.

c) **Sensibilitäts-und Schmerzangaben** (**Abb. 1.1**):
Grob-, Feinsensibilität, Zweipunktediskriminierung, Schmerzen, ihre Charakteristik und Zuordnung zu Tages- und ,Nachtzeiten, in Ruhe, bei Bewegung oder bei Belastung, Intensität und Lokalisation; das Temperaturempfinden und die Tiefensensibilität (entspricht bei bestehender Übungsstabilität dem Lageempfinden der kleinen Gelenke und Extremitäten ohne optische Kontrolle und bei Teilbelastungsstabilität dem Stellungsempfinden der Gelenke in der entsprechenden Belastungsstufe.

d) **Umfangmessung** (**Abb. 1.2**):
Zu bewerten ist die Differenz an fest vorgegebenen Körperpunkten,

e) **Gelenkbeweglichkeit:**
Aktiv und, wenn die Stabilität es erlaubt, passiv (**Abb. 1.2., 1.7** und **1.8**).

f) **Qualität des Bewegungsstopps:**
Angulär oder translatorisch (**Abb. 1.7** und **1.8**).

g) **Prüfen der Muskeldehnbarkeit:**
Wenn von der Stabilität her erlaubt.

h) **Muskeltest:**
- Bei Übungsstabilität bis Teststufe 3.
- Bei Teilbelastungsstabilität bis Stufe 4.
- Bei Belastbarkeit.bis Stufe 5 (s. **Abb. 1.10, 1.11** und **1.2**).

▼

1

i) **Prüfen der Gebrauchsbewegungen – Funktionsbefund** (s. **Abb. 1.9**):
- Belastbarkeit auf der Waage, im Sitzen, Stehen, Gehen, Hand- und Armfunktionen.
- Alltagsverrichtungen, Umgang mit Hilfsmitteln.

j) **Längenmaße:**
Beinlängendifferenz im Stand mit Brettchenunterlegung/ Beckenwaage bei seitengleicher Belastung. Vorläufiges Maß im Liegen mit Maßband.

k) **Atmungsbefund (Abb. 1.12a, b).**

l) **Ganganalyse** nach PNF (**Abb. 1.4.**).

m) **Ergänzende Befunderhebungen:**
- Durchblutungstest nach Ratschow, evtl. Prüfung der Tonusqualität (Spastik).
- Reflexprüfung.

n) **Subjektive Angaben des Patienten:**
- Individuelle Behinderung im Beruf, im Sport, im Alltag, bei der Körperpflege etc.
- Kontakt- und Übungsbereitschaft, Umgehen mit der Situation.

lauf konstant ohne Schwierigkeiten nachvollzogen werden kann. Für eine wissenschaftliche Auswertung müssten solche Bögen jedoch computergerecht ausgerichtet sein. Da die Patienten im allgemeinen nur sehr kurz stationär behandelt werden, sollen die Befunddaten an die weiterbehandelnden Kolleginnen übergeben werden. Dies geschieht am besten in Form eines kurzen **Verlegungsbriefes (◘ s. Abb. 1.5, Anhang).**

Planung der Physiotherapie und Kriterien der Behandlungsdosierung

Ist die Sammlung der Symptome abgeschlossen, müssen sie **interpretiert** und die einzelnen **Behandlungsschritten schwerpunktmäßig zugeordnet** werden.

Darüber hinaus muss **zusammen mit dem Patienten eine Zielsetzung festgelegt** werden (Nah- und Fernziel).

Die **Zielsetzung einzelner Behandlungsschritte** ergibt sich aus dem Behandlungsverlauf, der ärztlichen Vorgabe, den biomechanischen Gesichtspunkten und dem aktuellen Funktionsbefund.

- ▶ Die Physiotherapeutin behandelt die **Symptome** der Funktionsstörungen.
- ▶ Es wird eine Auswahl von Techniken und Methoden getroffen, die **befundbezogen** Anwendung finden sollen.
- ▶ In Absprache mit dem verantwortlichen Arzt wird die **Dosierung der Übungsbehandlung** der Verletzung und deren Folgen zugeordnet.

Die Dosierung der Übungsbehandlung und die Belastung werden selbstverständlich **mit dem behandelnden Arzt abgesprochen.** Physiotherapeutinnen sollen jedoch auch selbst in der Lage sein, **Röntgenbilder und andere bildgebende Verfahren** bezüglich dieser Kriterien **zu beurteilen.** Erst dann entscheiden sie über die Dosierung ihres Behandlungsprogramms.

Wichtig

Eine mechanische Stabilität der Osteosynthese, Bandnaht oder Gelenkstellung wird nach bestimmten Kriterien definiert.

Bei **Osteosynthesen** sind dies z. B. Plattenlage, Länge, Schraubenanzahl, Sitz, schlüssiger Nagelsitz, exakte Verriegelung, straffe Zuggurtungslage.

Bei **Bandnähten oder -plastiken** und bei **Luxationen** sind die schmerzfreie und sichere Gelenkführung bei Bewegung und Belastung Ausdruck der Stabilität, bei **Endoprothesen** der feste Sitz der Prothese und dessen Muskelführung. Man nennt dies heute **Stabilität der Bein-Becken- oder Rumpfachse.**

Physiotherapeutinnen müssen diese Kriterien bei der Dosierung und Auswahl ihrer Techniken berücksichtigen und den Dialog zu den Operateuren suchen.

Wichtig

»Mechanische Übungsstabilität« bedeutet nicht. dass ein Körperteil über das Maß des Eigengewichtes hinaus belastet werden darf. Bewegungen gegen äußeren Widerstand, das Gesamtkörpergewicht oder gegen Gerätezug sind deshalb nicht erlaubt.

► Geübt werden **aktive Bewegungen im freien Raum in der offenen oder geschlossenen Kette** innerhalb der möglichen Bewegungsgrenze und verordneten Belastungsstufe.

► In der Praxis hat sich der Beginn der Übungsbehandlung **mit dynamischen Bewegungsfolgen** nach Entfernung der Redondrainagen bewährt, wenn keinerlei Anzeichen für eine Wundheilungsstörung oder sonstige Komplikationen bestehen.

► Liegen die Redondrainagen in der Muskelloge oder im Gelenk, werden nur isometrische Spannungsformen gegen Führungskontakt und bei gelagerter Extremität durchgeführt.

Wichtig

Auf einen ungestörten Wundheilungsverlauf ist unbedingt Rücksicht zu nehmen. Deshalb dürfen sterile Verbände erst nach ärztlichen Angaben abgenommen werden.

► Nicht empfehlenswert sind Eistücher oder feuchte Eiskompressen im Operationsgebiet vor der Entfernung der Fäden. Zum Kühlen werden **in den ersten 12–14 Tagen trockene Eisbeutel** verwendet, die in einen dicken Baumwollbezug eingeschlagen werden. Gekühlt wird im Intervallprinzip und nicht als Dauerauflage.

Warnung

Der Patient muss die Möglichkeit haben, die Eisanwendung wegzunehmen oder wegnehmen zu lassen. Niemals darf ein Kälteschmerz auftreten.

► Nach heutigem Wissensstand soll die **Kühlung mild** sein. Unter Aufsicht werden auch in seltenen Fällen Eiskompressionsverbände angelegt.

In die Planung einbezogen werden muss auch die heute geübte **Schmerztherapie**. In der postoperativen Phase erhalten Patienten individuell nach Schmerzangabe oder auch routinemäßig für 3 – 5 Tage schmerzreduzierende Medikamente. Dies sind in der Regel zentral wirkende Medikamente, die mit einem Magenschutzmittel kombiniert werden.

Wichtig

Die Physiotherapeutin muss der Schmerztherapie große Beachtung schenken, weil der Schmerz als Schutzfunktion ausfällt (s. auch Kap. 3).

Heute vertreten Traumatologen die Lehrmeinung, dass die **vollständige Entlastung der unteren Extremitäten** nach mechanisch stabiler Osteosynthese von Frakturen **ungünstig** ist.

► Die Knochenheilung benötigt den **dosierten axialen Druck**. Deshalb wird dem verständigen Patienten nach wenigen Tagen das Aufstehen mit Sohlenkontakt erlaubt, was einer Belastung von einem Zehntel des Körpergewichtes entspricht. Diese Dosierungsstufe erlaubt neben Übungen im freien Raum auch die Stabilisation der Beinachse in der geschlossenen Kette, wenn der Fuß auf der Waage den Sohlenkontakt einhält.

► Steht der Patient zum ersten Mal auf, wird die Spontanbelastung **auf der Waage** ermittelt. In der weiteren Behandlung wird die verordnete Belastung auf der Waage eingeübt und kontrolliert.

► Bei dem heute notwendigerweise kurzen Klinikaufenthalt müssen dem Patienten bei seiner Entlassung **exakte Verhaltensregeln** und ein **Übungsprogramm zum Selbstüben** mitgegeben werden. Der Patient muss wissen, was er üben soll, wieviel und wie lange er belasten darf, muss die Belastung auf der Waage regelmäßig kontrollieren und bei Auftreten von Warnzeichen sofort den Arzt aufsuchen. Solche **Warnzeichen** sind:

- Schmerz an der Bruchstelle,
- Schwellung,
- Rötung,
- Überwärmung im Verletzungsbereich,
- Belastungsunfähigkeit, Hinken.

▶ In der Regel bedeuten Warnzeichen nicht den Abbruch der physiotherapeutischen Behandlung, sondern ein **Zurückstufen der Dosierung**, z. B. durch Entlastung, Tragen von Antithrombosestrümpfen, eine medikamentöse Behandlung, Kühlen oder eine niedrig dosierte Bewegungstherapie.

▶ Patienten, die in eine Rehabilitationsklinik, eine Physiotherapiepraxis oder eine ambulante Tagesinstitution überwiesen werden, erhalten für die weiterbehandelnden Kolleginnen einen Verlegungsbrief (**s. Abb. 1.5**, Anhang).

? Schüleraufgabe

Wählen Sie einen Patienten aus. Malen Sie ein großes Rad für jeden Befundteil. Schreiben Sie in die Speichenlücken alle Beobachtungskriterien hinein, die für diesen Patienten zutreffen. Überprüfen sie das Ergebnis und planen Ihre Behandlung

Literatur

Brügger A (1980) Die Erkrankungen des Bewegungsapparates und seines Nervensystems. G. Fischer, Stuttgart

Göhler B (1993) PNF und Alltag. Pflaum, München

Klein-Vogelbach S, Eicke-Wieser K (2001) Funktionelle Bewegungslehre. Therapeutische Übungen. 4. Aufl. Springer, Berlin Heidelberg, New York

Krämer J, Grifka J (2001) Orthopädie. Springer, Berlin Heidelberg New York

Loeweneck H, Liebenstund I (1994) Funktionelle Anatomie für Krankengymnasten, Pflaum, München

Anhang: Arbeitsbögen und Formulare

Physiotherapeutischer Befund in der Chirurgie

Patientenname:

Geb.-Datum:

Therapeut:

Datum:

Diagnose:

Nebendiagnose:

OP-Datum:

Versorgung:

Stabilität (aus Röntgenbefund und OP-Bericht):

Procedere:

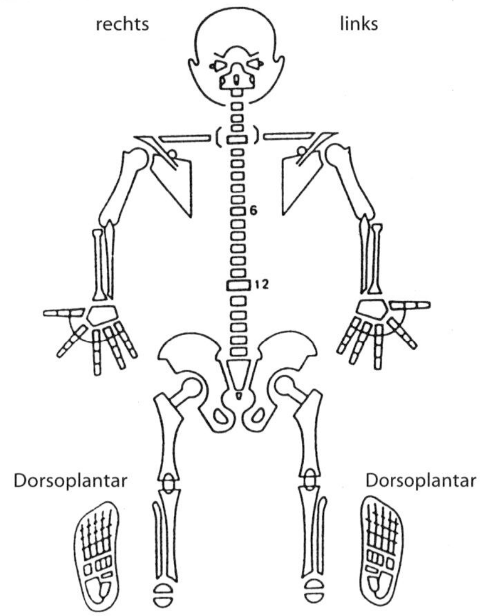

Anamnese:

o = Anaesthesie
↓ = Hypaesthesie
↑ = Hyperaesthesie
⦚ = Paraesthesie
x = Schmerz
T = Temperatur

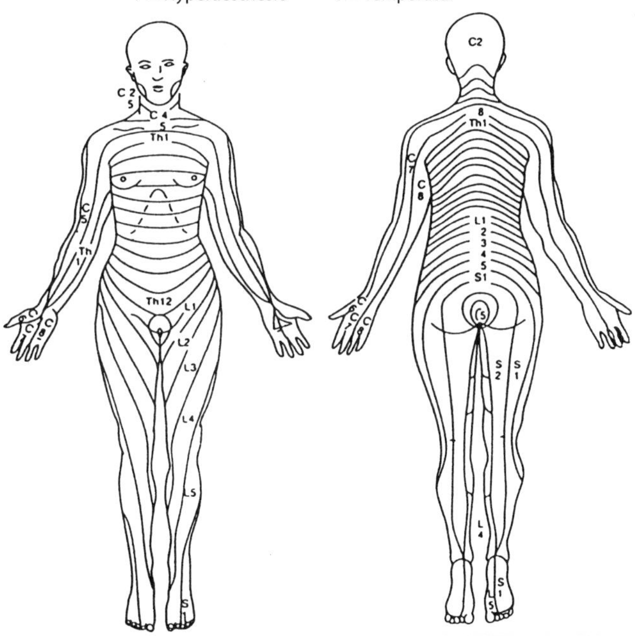

Subjektive Schmerzangaben 1 – 10:

Ruhe:

Bewegung:

Sohlenkontakt:

Belastung:

Lokalisation:

Abb. 1.1. Physiotherapeutischer Befund in der Chirurgie, Formalien, Schmerzangaben (BFS PT an der Universität München)

Zusammenfassung von Einzelbefunden aus:

Sichtbefund

Tastbefund

Umfangmaße

	Links	Rechts	Differenz

Gelenkbeweglichkeitsprüfung

	Links Endgefühl aktiv	passiv	Rechts Endgefühl aktiv	passiv

Bewegungstyp w = weich-elastisch, fe = fest-elastisch, h = hart, ϟ = Schmerz

Muskeltestwerten

	Links	Rechts

Abb. 1.2. Zusammenfassung von Einzelbefunden aus Sichtbefund, Tastbefund, Umfangmaßen, Gelenkbeweglichkeitsprüfung, Muskeltestwerten

Zusammenfassung ausgeprägter Funktionsbefunde

Atmung

Besonders eingeschränkte Gebrauchsbewegungen

Wichtigste Gangstörungen

Spontanbelastung: ☐

Hilfsmittel:

Bewegungsablauf:

Befundinterpretation

Funktionelle Stabilität

Funktionelles Hauptproblem

Nebenprobleme

Subjektive Einschätzung des Patienten

Abb. 1.3. Zusammenfassung ausgeprägter Funktionsbefunde

Physiotherapeutische Behandlung

Behandlungsziel:

Aktuelles Ziel:

Langfristiges Ziel:

Behandlungsgesichtspunkte

Behandlungsmaßnahmen

Abb. 1.3 (Fortsetzung)

Arbeitsbogen

Ganganalyse

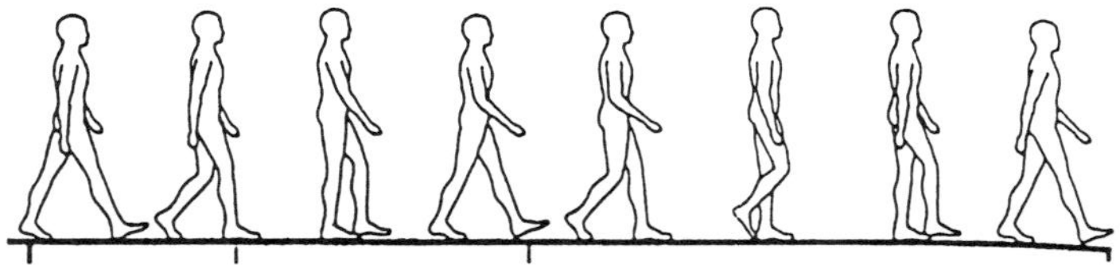

Frontale Ebene	IC	LR	MST	TS	PSw	ISw	MSw	TSw
Rumpfverlagerung								
Asymmetrischer Armschwung								
Genu valgum								
Genu varum								
Beckenanhebung								
zu große Schrittbreite								
zu enge Schrittbreite								
Sagittale Ebene								
Hyperlordose								
Verminderte Hüftextension								
Verminderte Knieflexion								
Verminderte Knieextension								
Vermehrte Knieextension								
Boden-Kontakt mit dem Vorfuß								
Boden-Kontakt mit ganzem Fuß								
Verminderte Plantarflexion								
Vermehrte Plantarflexion								
Verminderte Dorsalextension								
Verkürzte Standbeinphase								
Verlängerte Standbeinphase								

Name:

Datum:

Betroffene Seite	
Schrittfrequenz	pro Min
Orthese/Prothese	
Mögliche Gehstrecke	Meter
Gehhilfsmittel	
Schuhe	

Allgemeines Gehbild

- ☐ Asymmetrie
- ☐ Rumpf auf und nieder
- ☐ Rumpf links/rechts
- ☐ Dynamisches Gangbild
- ☐ Statisches Gangbild
- ☐ Passives Gangbild

Rotationen

Vermehrte Schulterrotation
Verminderte Schulterrotation
Vermehrte Beckenrotation
Verminderte Beckenrotation

Bemerkungen

Abb. 1.4. Arbeitsbogen Ganganalyse. **IC**, initial contact oder Fersenkontakt, **LR**, Loading response oder Fußsohle aufsetzen, **MST**, mid stance oder mittlere Standphase, **TS**, terminal stance oder Fersenabdruckphase, **PSw**, pre-swing oder Vorschwungphase, **ISw**, Initial swing oder Beginn der Schwungphase, **MSw**, mid swing oder mittlere Schwungphase, **TSw**, terminated swing oder Ende der Schwungphase

Verlegungsbrief

Sehr geehrte/r Kollegin/e,

Patienten: **geb.:**

Anschrift:

Diagnose:

Unfalldatum: OP-Datum:
OP-Versorgung:

Derzeitige Stabilität:
mechanisch: funktionell:

Procedere:

Physiotherapeutischer Kurzbefund:
Sichtbefund:

Tastbefund:

Sensibilität:

Gelenkbeweglichkeit:

Muskeltestwerte:

Physiotherapeutische Behandlung:

durchgeführt vom bis

Funktionelles Hauptproblem:

Behandlungsschwerpunkte:

Beurteilung des Behandlungsverlaufes:

Empfehlung für die weitere Behandlung:

Vielen Dank für die Übernahme des/r Patienten/in,
Mit freundlichen Grüßen

Therapeut/in

Abb. 1.5. Verlegungsbrief

Arbeitsbogen

Sicht- und Tastbefund

Durchblutung/Vegetative Symptome

Hautfärbung: Wo?

- ☐ livide ____
- ☐ blass ____
- ☐ rot ____
- ☐ normal ____

Schwellungen:

- ☐ leicht ____
- ☐ stark ____

Hämatome:

Hautbeschaffenheit:

- ☐ gespannt ____
- ☐ faltig ____
- ☐ schilfrig ____
- ☐ normal ____

Behaarung:

- ☐ vermehrt ____
- ☐ vermindert ____
- ☐ seitengleich ____

Ulcus:

- ☐ offen ____
- ☐ zu ____
- ☐ Varicen ____

Hauttemperatur: Wo?

- ☐ kühl ____
- ☐ erhöht ____
- ☐ stark erhöht ____
- ☐ seitengleich ____

Schwellungen:

- ☐ teigig ____
- ☐ fest ____
- ☐ tanzende Patella ____

Schweißsekretion:

- ☐ erhöht ____
- ☐ aufgehoben ____
- ☐ seitengleich ____

Pulse:

- A. femoralis ☐ A. poplitea ☐
- A. tib. post. ☐ A. dors. pedis ☐
- A. radialis ☐ A. ulnaris ☐

Thrombosedruckpunkte:

- Leistenbeuge ☐
- hiatus add. ☐
- poplitea ☐
- Mitte Wade ☐
- hinter Mall. Med. ☐
- unter Großzehballen ☐

Narbe/Verletzungsbereich

Lage Verlauf: cm

Zustand:

- ☐ frisch
- ☐ in Abheilung
- ☐ Fäden
- ☐ entzündlich

Abheilung:

- ☐ primär
- ☐ sekundär
- ☐ reizlos

Verschieblichkeit:

Narbe: / *übriges BG*

- ☐ verschieblich ☐
- ☐ unverschieblich ☐
- ☐ gespannt ☐

Muskulatur

Atrophien Konturen: Wo?

Verspannungen: Wo?

Abb. 1.6. Arbeitsbogen Sicht- und Tastbefund

Arbeitsbogen

Patient: verletzter Arm: rechts: ☐

Datum: links: ☐

Gelenk-Befund
Obere Extremität – aktiv/passiv

Schultergelenk:	**rechts**	**links**	**Bewegungsstop**	
Extension/Flexion			Ext. ____	Flex. ____
Abduktion/Adduktion			Abd. ____	Add. ____
Horizontale Abduktion/Adduktion			H. Abd. ____	H. Add. ____
Außenrotation/Innenrotation			AR. ____	IR. ____
Ellbogengelenk:			Ext. ____	Flex. ____
Extension/Flexion			Ext. ____	Flex. ____
Supination/Pronation			Sup. ____	Pron. ____
Handgelenke:				
Dorsalextension/Palmarflexion			Dors. ____	Palm. ____
Radialabduktion/Ulnarabduktion			Rad. ____	Uln. ____
Fingergelenke:				
D1 D2 D3 D4 D5				
MP Ext./Flex:			Ext. ____	Flex. ____
PIP Ext./Flex.			Ext. ____	Flex. ____
DIP Ext./Flex.			Ext. ____	Flex. ____
Daumenabd./Add.			Abd. ____	Add. ____
Fingerkuppen/Hohlhandabstd. cm				
Greifen:				
lumbrikaler Griff			Schlüssel:	
Pinzettengriff			kräftig:	++
Klemmgriff			möglich:	+
Tragegriff			vermindert:	–
Grobgriff/Faustschluss			unmöglich:	– –

Umfangmaße:	Differenz + / – re / li	
Oberarm:	M. Deltaansatz	____ cm
	15 cm oberh. Olkranonspitze	____ cm
	10 cm oberh. Olkranonspitze	____ cm
	15 cm oberh. Olkranonspitze	____ cm
Unterarm:	15 cm unterh. Olkranonspitze	____ cm
Handgelenk:	____ cm	
Mittelhand:	____ cm	

Abb. 1.7. Arbeitsbogen Gelenkmessbefund obere Extremität

Arbeitsbogen

Patient:
Datum:

verletztes Bein: rechts: links:

Gelenk-Befund
Untere Extremität – aktiv/passiv

Hüftgelenk:	**rechts**	**links**	**Bewegungsstop**	
Extension/Flexion			Ext.	Flex.
Abduktion/Adduktion			Abd.	Add.
Außenrot./Innenrot., gebeugtes HG			AR.	IR.
Außenrot./Innenrot., gestrecktes HG			AR.	IR.
Kniegelenk:				
Extension/Flexion			Ext.	Flex.
Sprunggelenk:				
Dorsal/Plantarflexion			Dors.	Plant.
Supination/Pronation			Sup.	Pron.
Zehen:				
Extension/Flexion			Ext.	Flex.

Umfangmaße in cm:			Differenz +/–	
20 cm ob. inn. Knie-Gelenkspalt				
10 cm ob. inn. Knie-Gelenkspalt				
Kniescheibenmitte				
15 cm unterh. inn. Gelenkspalt				
Unterschenkel, kleinster Umfang				
Knöchel				
Rist				
Vorfußballen				
Beinlänge in cm:				
anatomisch funktionell/				
Brettunterlage im Stand				
Stumpfende in cm:				
Troch. maj.-Stumpfende				
Inn. Knie-Gelenkspalt-Stumpfende				

Abb. 1.8. Arbeitsbogen Gelenkmessbefund untere Extremität

Arbeitsbogen

Patient: untere Extremität: rechts: ☐
Datum: links: ☐

Funktionsbefund

\+ = möglich
– = unmöglich
(–) = mit Hilfe möglich

Gebrauchsbewegungen:

Lagewechsel – Rl ____ Sl ____ (Bl) ____ Sitz ____________
– Sitz ____ Stand ____________

Schüsselübung		☐	____________
Anziehen	Hose	☐	____________
	Strümpfe	☐	____________
	Schuhe	☐	____________
Sitzen		☐	____________
Bücken		☐	____________
Treppensteigen		☐	____________
Stand		☐	____________
Einbeinstand		☐	____________
Zehenstand		☐	____________

< = kleiner
> = größer
= = seitengleich

Gehen:

Gewichtsverteilung re li ____________
Schrittlänge re li ____________
Rhythmus ____________
Beinachse ____________
Hüftgelenk: ____________ Trendelenburg? re / li
____________ Duchenne? re / li
Kniegelenk: ____________
____
Fußgelenke: ____________
____

Belastung auf der Waage spontan ☐ kg
Verordnung ☐ kg

Hilfsmittel:

Unterarmstützen	☐	re / li / bds	____________
Stock	☐	re / li / bds	____________
Peronäus-Schiene	☐	re / li	____________
Schuheinlagen	☐	re / li / bds	____________
Schuhausgleich	☐	re / li	Höhe ____ cm ____________
Stützstrümpfe	☐	re / li / bds	____________
Prothese	☐	re / li	____________
Sonstiges	☐		____________

Abb. 1.9. Arbeitsbogen Funktionsbefund

Arbeitsbogen

Muskeltest
Obere Extremität

Links — Prüfer — Segmentale Innervation — Rechts

Datum						Muskel	C 1	C 2	C 3	C 4	C 5	C 6	C 7	C 8	Th 1							Nerv
						M. sternocleidomastoideus																N. accessorius
						M. trapezius p. sup.																N. occipitalis minor
						Mm. rhomboidei																N. dorsalis scapulae
						M. supraspinatus																N. suprascapularis
						M. infraspinatus																N. suprascapularis
						M. deltoideus p. med.																N. axillaris
						M. biceps brachii, M. brachialis																N. musculocutaneus
																						N. radialis
						M. brachioradialis																N. radialis
						M. serratus anterior																N. thoraxis longus
						M. pectoralis major																Nn. pectorales
						Mm. extensores carpi radialis long./brev.																N. radialis
						M. subscapularis																N. subscapularis
						M. pronator																N. medianus
						M. triceps brachii																N. radialis
						M. latissimus dorsi																N. thoracodorsalis
						Mm. extensores digitorum communis																N. radialis
						M. flexor carpi radialis																N. medianus
						M. extensor carpi ulnaris																N. radialis
						M. extensor pollicis longus																N. radialis
						M. extensor pollicis brevis																N. radialis
						M. abductor pollicis longus																N. radialis
						M. flexor pollicis brevis																N. medianus/N. ulnaris
						M. opponens pollicis																N. medianus
						M. flexor pollicis longus																N. medianus
						M. flexor carpi ulnaris																N. ulnaris
						M. flexor digitorum superficialis																N. medianus
						M. flexor digitorum profundus																N. medianus/N. ulnaris
						M. adductor pollicis																N. ulnaris
						M. abductor pollicis brevis																N. medianus
						Mm. interossei dorsales																N. ulnaris
						Mm. interossei ventrales																N. ulnaris
						Mm. lumbricales I–IV																N. medianus/N. ulnaris
						M. flexor digiti minimi																N. ulnaris
						M. abductor digiti minimi																N. ulnaris
						M. opponens digiti minimi																N. ulnaris
							C 1	C 2	C 3	C 4	C 5	C 6	C 7	C 8	Th 1							

Abb. 1.10. Arbeitsbogen Muskeltest, obere Extremität

Arbeitsbogen

Muskeltest
Rumpf und untere Extremitäten

Links — Prüfer | Segmentale Innervation | Rechts

Datum						Muskel	Th 1	Th 2	Th 3	Th 4	Th 5	Th 6	Th 7	Th 8	Th 9	Th 10	Th 11	Th 12	L 1	L 2	L 3	L 4	L 5							Nerv
						Mm. obliquii abd. ext. / int.																								Nn. intercostales
						M. rectus abdominis																								Nn. intercostales et N. iliohypogastr.
							Th 1	Th 2	Th 3	Th 4	Th 5	Th 6	Th 7	Th 8	Th 9	Th 10	Th 11	Th 12	L 1	L 2	L 3	L 4	L 5							

Links | Segmentale Innervation | Rechts

						Muskel	L 1	L 2	L 3	L 4	L 5	S 1	S 2	S 3	S 4	S 5							Nerv
						M. iliopsoas																	N. femoralis et plexus lumbalis
						Mm. adductores																	N. obturatorius
						M. quadriceps femoris																	N. femoralis
						M. tensor fasciae latae																	N. glutaeus superior
						M. tibialis anterior																	N. peronaeus profundus
						M. extensor hallucis long.																	N. peronaeus profundus
						Mm. extensores digitorum long.																	N. peronaeus profundus
						Mm. glutaei med./min.																	N. glutaeus superior
						M. semitendinosus																	N. tibialis
						M. semimenbranosus																	
						M. biceps femoris																	N. ischiadicus et N. peronaeus comm.
						M. triceps surae																	N. tibialis
						M. tibialis post.																	N. tibialis
						Mm. peronaei long./brev.																	N. peronaeus superficialis
						M. glutaeus maximus																	N. glutaeus inferior
						Mm. flexores digitorum long.																	N. tibialis et N. plantaris medialis
						Mm. flexores hallucis long./brev.																	N. tibialis et N. plantaris med./lat.
							L 1	L 2	L 3	L 4	L 5	S 1	S 2	S 3	S 4	S 5							

Abb. 1.11. Arbeitsbogen Muskeltest, Rumpf und untere Extremität

Arbeitsbogen

Physiotherapeutischer Atembefund:

PatientIn: ______________________________ Datum: __________

Diagnose: ______________________________

Anamnese: ______________________________

1. **Beschwerden;** subjektive Angaben: ______________________________
- Atemnot:
- Husten:
- Schmerzen:
- Sonstiges:

2. **Atemform:**
- Ast.:
- Atemweg:
- Atemnebengeräusche:
- Atembewegungen: kostosternal: kostoabdominal:
- Atemhilfsmuskeleinsatz: inspiratorisch: exspiratorisch:
- Atemfrequenz:
- Atemrhythmus:
- Atemzeitquotient:
- Sprechdauer:

3. **Thorax, -Beweglichkeit:**
   Wirbelsäule:
- Thoraxform, Einziehungen?
- Bauch:
- Muskulatur:
- Haut – Gewebe:
- Thoraxbeweglichkeit: Umfangmessung in Atemruhelage, max. Inspiration und maximaler Exspiration

Abb. 1.12a. Physiotherapeutischer Atembefund

Messstelle	ARL	maximale Inspiration	maximale Exspiration	Differenz
Achsel				
Sternumspitze				
untere Thoraxapertur				

4. Haut:
- Farbe:
- Lippen:
- Gesicht:
- Nase – Munddreieck:
- Extremitäten:

5. Puls: ________________ **RR:** __________
- Frequenz:
- Rhythmus:
- Füllung:

6. Belastbarkeit:
- subjektive Angabe des Patienten

AF/min:				
Dyspnoe:				
Puls:				
Cyanose:				
Blutdruck:				
	Belastungsform	vorher	nach Min.	nach 5 Min. Erholung

Bemerkungen

Kooperationsfähigkeit: **AZ:**

Abb. 1.12b. Physiotherapeutischer Atembefund (Fortsetzung)

Richtwerte zur Be- und Entlastung von Frakturen und Luxationen, nach speziellen Osteosyntheseverfahren oder nach Bandverletzungen

In den **Tabellen 2.1 – 2.6** sind die **Richtwerte** zusammengestellt, die nach ausführlichen Diskussionen mit Traumatologen und Orthopäden (Hertlein, Kaiser, Mayer) **als Grundlage physiotherapeutischer Behandlungen** angesehen werden können. Sie dürfen jedoch nicht als **absolute** Richtlinien betrachtet werden, sondern die Behandlungen müssen sich immer an den **individuellen Verordnungen der Operateure** orientieren.

Die **Zeitangabe** soll den Beginn oder das Ende einer Behandlungsstufe angeben, aus der heraus progressiv gesteigert werden kann.

Als **Definition** gilt:
- **Übungsstabilität** ist die mechanische Stabilität der Osteosynthese oder der Verletzung gegenüber Bewegungen gegen die Schwerkraft des Körpers oder eines Körperteiles.
- **Teilbelastungsstabilität** ist die mechanische Stabilität der Osteosynthese oder der Verletzung gegenüber reduzierten äußeren Widerständen oder einer Belastung bis zu 20 kg.
- **Volle Belastungsstabilität** ist die mechanische Stabilität der Osteosynthese oder Verletzung gegenüber Widerständen und dem vollen Körpergewicht.

Untere Extremität

Tabelle 2.1. Frakturen an der unteren Extremität

Fraktur	Entlastung	Sohlenkontakt, Übungsstabilität	Teilbelastung 20 kg	Stufenweise Steigerung → Vollbelastung (VB)
Zehen-/Metatarsalfraktur	4–6 Wochen Gips		ab 7. Woche	ab 8. Woche → VB
Kalkaneus-/Talusfraktur, Fußwurzelfrakturen: Plattenosteosynthese, Schraubenosteosynthese		für 12 Wochen	ab 13. Woche	ab 15. Woche → mit festem Schuh, Einlagen, Luftpolsterschuh
– bei doppelseitiger Fraktur			Gehapparat nach Allgöwer	
Sprunggelenkfraktur: Osteosynthese sofort, sonst 4–5 Tage abschwellen lassen		bis 6 Wochen	ab 7. Woche	ab 8. Woche → VB
– mit Knorpelläsion				ab 12. Woche
– mit Band/Syndesmosennaht; Stellschraube, auch Pilontibial-Fraktur		bis 6 Wochen Üben bis Nullstellung	ab 7.–8. Woche Stellschraube entfernen und TB	ab 8. Woche
– konservativ	Gips		ab 7. Woche Gips ab	ab 8. Woche → VB
Unterschenkelfraktur:				
– Plattenosteosynthese	bis reizlose Wunde	für 8 Wochen	ab 9. Woche	ab 10–12. Woche → VB
– Mehretagenfraktur und Spongiosaplastik		8–10 Wochen	ab ca. 11. Woche	ab 16. Woche
– verriegelter Marknagel	bis reizlose Wunde		nach wenigen Tagen, nach Symptomatik	nach Entriegelung ca. 8. Woche

■ Tabelle 2.1 (Fortsetzung)

Fraktur	Entlastung	Sohlenkontakt, Übungsstabilität	Teilbelastung 20 kg	Stufenweise Steigerung → Vollbelastung (VB)
– konservativ	Sarmiento-Gips		ab 6. Woche	ab 8. Woche → VB
– Fixateure externe		wenn Wunde reizlos	ab 6.–8. Wochen	ab ca. 8. Woche → VB
Tibiakopffraktur: Osteosynthese, Abstützplatte	Motorschiene individuell (0–20–60/90)	für 8 Wochen	ab 9. Woche	ab 10.–12. Woche → VB
Femurfraktur, Schaftfraktur: ungebohrter Nagel	bis Wunde reizlos	bis 6 Wochen	6. bis 10. Woche	ab 11. Woche → VB
Patellafraktur: Hohlschraube und Zuggurtung	Orthese, Ruhigstellungsschiene, aktive PT aus Schiene	nach Symptomatik mit Orthese	für 6 Wochen, nach Symptomatik mit Schiene	ab 7. Woche → VB
Pertrochantere Fraktur: DHS, Gammanagel subtrochanter		nach Symptomatik	nach gesicherter Muskelfunktion	ab 12. Woche → VB
Schenkelhalsfraktur:				
– Pauwels I	konservativ	nach Symptomatik	ab 6. Woche	ab 12. Woche → VB
– Pauwels II-III, 3 kanülierte Schrauben		nach Symptomatik	6. Woche	ab 12. Woche → VB
– zementierte Totalendoprothese für ältere Patienten > 65 Jahre			nach Funktion + Befund sofort	bei gesicherter Muskelfunktion
– nichtzementierte Totalendoprothese		für 6 Wochen	ab 7. Woche	ab 8.–10. Woche → VB
– Teilendoprothese			nach Symptomatik	nach gesicherter Muskelfunktion
Beckenfraktur: – os pubis – os ischii		sofort	nach Schmerz sofort	nach Symptomatik
Azetabulumfraktur	3–4 Wochen	4. Woche	ab 5. Woche	ab 11.–12. Woche → VB
Instabile Beckenfraktur, Iliosakralgelenkverletzung: dorsale, ventrale Osteosynthese	for 12 Wochen		ab 13. Woche	ab 14.–16. Woche → VB

Tabelle 2.2. Bandverletzungen des Sprunggelenkes, der Meniskus- und Bandverletzungen des Kniegelenkes[1]

Verletzung	Entlastung	Sohlenkontakt, Übungsstabilität	Teilbelastung 20 kg	Stufenweise Steigerung → Vollbelastung (VB)
Kollateralbandverletzungen am Sprunggelenk: Op. nur bei chronisch instabiler Fraktur	Galigamedschiene, Aircast		mit Gips oder Spezialschuh	nach 6 Wochen
Meniskusresektion		symptomatisch nach Reizzustand	symptomatisch	nach Funktion
– Refixation	Orthese 0–20–70	für 2 Wochen mit Orthese	4.–6. Woche symptomatisch	ab 7. Woche → VB
Kollateralbandverletzung am Kniegelenk: Naht, Refixation, konservativ	Orthese 0-Stellung	2 Wochen mit Orthese	4.–6. Woche symptomatisch	ab 7. Woche → VB
Vordere Kreuzbandplastik, unhappy triad, komplexe Instabilität	Motorschiene 0–0–50	ab 3. Tag für 1–2 Wochen Orthese 0–20–60	3.-6. Woche mit Orthese, 0–10–90	ab 7.–11. Woche → VB
Hintere Kreuzbandplastik	Motorschiene 0–0–50	4 Wochen	5.–7. Woche	ab 8. Woche → VB

[1] (Siehe auch Kapitel 16.).

Tabelle 2.3. Achillessehnenruptur

Verletzung	Entlastung	Sohlenkontakt, Übungsstabilität	Teilbelastung 20 kg	Stufenweise Steigerung → Vollbelastung (VB)
Achillessehnenruptur: sofort Naht	2 Wochen ventrale Unterschenkelgipsschiene in 0–25–25-Stellung	ab 4. Woche Gips in 0–15–15-Stellung, keine Belastung	ab 6. Woche null° Dorsalextension ohne Gips	nach Funktion, mit Fersenkissen und festem Schuh

Wirbelsäule

Tabelle 2.4. Wirbelfrakturen (Vorgehen nach Hertlein/List)

Wirbelfraktur:	Bettruhe	Sitz	Gehen/Belastung	Korsett
LWK 1–5 stabil	3–4 Wochen	kein Sitz für 6 Wochen, Dreipunktkorsett	mit Dreipunktkorsett hoher Sitz, entlasteter Sitz, Aufstehen über Bauchlage erlaubt	für 12 Wochen, ab 13. Woche Korsett abtrainieren
– Fixateur interne	wenige Tage	kein Sitz für 6 Wochen, Dreipunktkorsett	mit Dreipunktkorsett hoher Sitz, entlasteter Sitz, Aufstehen über Bauchlage	ab 13. Woche Korsett abtrainieren
– Titankorb LWK und BWK	wenige Tage	kein Korsett	hoher Sitz, entlasteter Sitz, Aufstehen über Bauchlage	
BWK 1–8 stabil, konservativ	wenige Tage bis zu 3 Wochen flache Lagerung	kein Korsett, keine Einschränkung, normales Aufstehen	keine Einschränkung, normale Bewegungsübergänge	
BWK 9–12 stabil, konservativ	wenige Tage bis zu 3 Wochen flache Lagerung	kein Sitz für 6 Wochen, Dreipunktkorsett	hoher Sitz mit Korsett, entlasteter Sitz, Aufstehen über Bauchlage	Korsett für 12 Wochen, ab 13. Woche abtrainieren
– instabile Fraktur, Fixateur interne	wenige Tage	entsprechend der BWK-Höhe, s. LWK-Fraktur	entsprechend der BWK-Höhe, s. LWK Fraktur	
HWS-Fraktur: Titankorb, Fixateur interne Schraube, Platte, Zuggurtung	keine feste Krawatte, aber weiche Krawatte, gute Lagerung für wenige Tage	weiche Krawatte (Schantz) für 6 Wochen, keine Sitzeinschränkung	normale Bewegungsübergänge mit Hilfestellung	
– Halo-Fixateur	keine Bettruhe	Sitzen erlaubt	normale Bewegungsübergänge mit Hilfestellung	

Obere Extremität und Schultergürtel

Tabelle 2.5. Verletzungen an der oberen Extremität und am Schultergürtel, Frakturen und Luxationen

Verletzung	Ruhigstellung	aktives Üben	Üben gegen Widerstand	Volle Funktion
Klavikulafraktur:				
– konservativ	Rucksackverband 4 Wochen	0–0–60	nach 6 Wochen	nach 8 Wochen, Stützen und Heben
– operative Behandlung, Platte, Zuggurtung	keine Ruhigstellung, evtl. wenige Tage Gilchristverband	0–0–60	nach 6 Wochen	nach 8 Wochen
Schultereckgelenkverletzung:				
– Tossy I	keine Ruhigstellung	im schmerzfreien Bereich, abgenommene Schwere, 0–0–60	nach 6 Wochen 0–0–90	nach 8–10 Wochen
– Tossy II, III, Naht, spezielle Balserplatte	Gilchristverband, Abduktionskissen	abgenommene Schwere, keine Rotation und horizontale Adduktion 0–0–60/90	nach 6 Wochen ME und Bewegungserweiterung	nach 8–10 Wochen volle Funktion erarbeiten
Schultergelenkluxation:	wenige Tage Gilchrist, dann 4–6 Wochen Abduktionskissen 40°	isometrisch Deltaspannung, auf dem Kissen	nach 4 Wochen aktive Bewegungen, nach 6 Wochen dynamische Innenrotation, angepasster Widerstand	nach 8 Wochen dynamische Außenrotation, Funktionsschulung: volle Flexion, horizontale Adduktion und Abduktion
Humeruskopffraktur:				
– konservativ	Gilchristverband für wenige Tage	Üben unter Abnahme der Schwere, 0–60/80 Abduktion für 6 Wochen	symptomatische Steigerung	nach 8 Wochen volle Funktion erarbeiten
– je nach Alter Osteosynthese mit Kleeblatt-Winkelplatte, Schrauben	sofort übungsstabil	Steigerung symptomatisch	Steigerung symptomatisch	nach 6–8 Wochen volle Funktion erabeiten
Humerusschaftfraktur: ungebohrter Nagel	sofort übungsstabil	Steigerung symptomatisch nach 6 Wochen	Steigerung symptomatisch	Steigerung symptomatisch
Distale Humerusfraktur, Ellbogengelenkfraktur:				
– Schrauben-, Drittelrohrplatte-, Spickdraht-Osteosynthese	Gipsschale 3–4 Wochen	ab 5.–6. Woche aktiv Üben, mit abgenommener Schwere	Steigerung symptomatisch	ab 8. Woche

Tabelle 2.5 (Fortsetzung)

Verletzung	Ruhigstellung	aktives Üben	Üben gegen Widerstand	Volle Funktion
– instabile Osteosynthese	4–6 Wochen Oberarmgips	ab 5./7. Woche	Steigerung symptomatisch	Steigerung symptomatisch
– Humeruskopfprothese, Refixation des Tub. majus	keine	aktiv üben ohne Rotation bis 60° Abduktion unter abgenommener Schwere, im schmerzfreien Bereich	Steigerung symptomatisch	Steigerung, symptomatisch, Innenrotation ab 5. Woche und Außenrotation ab 8. Woche erarbeiten
Olekranonfraktur: Zuggurtung, Schraube		0–0–60	symptomatische Steigerung ab 4. Woche	nach 8–10 Wochen
Radiusköpfchenfraktur: Schraube, Resektion	keine Pro-/Supination für 4 Wochen, evtl. Gipsschale für einige Tage	ab. 4. Woche symptomatische Steigerung	symptomatische Steigerung	nach 8–10 Wochen
Monteggia-Galeazzifraktur: Plattenosteosynthese	keine Ruhigstellung	sofort	symptomatische Steigerung nach 4 Wochen	nach 10 Wochen
Ellbogenluxation:	Schiene für 4 Wochen	aus der Schiene	nach 5 Wochen symptomatische Steigerung	nach 10 Wochen
Klassische Radiusfraktur konservativ	Gips für 5 Wochen	nach 5 Wochen	symptomatische Steigerung	Steigerung nach Befund
Smithfraktur K-Drähte, ohne Gelenkbeteiligung: Fixateur externe, volare Platte bei Gelenkfraktur	Gips bei K-Drähten, bei Fixateur kein Gips	nach 5 Wochen, wenn K-Drähte und Fixateur entfernt wurden	symptomatische Steigerung	Steigerung nach Befund
Skaphoidfraktur:				
– konservativ	Gips für 10–12 Wochen	ab 11./12. Woche	symptomatische Steigerung	nach 16 Wochen
– Schraubenosteosynthese	Gips oder Schiene für 3–4 Wochen	nach 4 Wochen	symptomatische Steigerung	nach 16 Wochen
Bennettfraktur:				
– konservativ	4–6 Wochen Gips	ab 7. Woche	symptomatische Steigerung	nach 12 Wochen
– Schraubenosteosynthese	kein Gips	sofort	symptomatische Steigerung	nach 12 Wochen

Tabelle 2.5 (Fortsetzung)

Verletzung	Ruhigstellung	aktives Üben	Üben gegen Widerstand	Volle Funktion
Fingerfrakturen: K-Drähte	3–4 Wochen Gipsschiene	ab 4. Woche	symptomatische Steigerung	nach 8 Wochen
Metakarpalefraktur:				
– konservativ	4 Wochen Schiene	ab 5. Woche	symptomatische Steigerung	nach 8 Wochen
– Plattenosteosynthes		sofort	symptomatische Steigerung	nach 8 Wochen

Tabelle 2.6. Luxationen und Sehnenverletzungen an der Hand [1]

Verletzung	Ruhigstellung	aktives Üben	Üben gegen Widerstand	Volle Funktion
Lunatumluxation, perilunäre Luxation: K-Draht Osteosynthese	3–4 Wochen Gipsschiene, bei schweren Kombinationsverletzungen bis zu 12 Wochen	ab 5. Woche	ab 7. Woche	ab 16. Woche
Beugesehnenruptur: Naht, Plastik	Kleinert-Schiene 3 Wochen, 2 Wochen Verband	Streckung der Finger in der Schiene, Beugung ab 6. Woche	ab 6. Woche, symptomatisch Steigern	nach 12 Wochen
Strecksehenruptur:				
– K-Draht Osteosynthese	Kleinert-Schiene 3–6 Wochen	4.–7. Woche je nach Höhe der Verletzung	symptomatisch Steigern	nach 10–12 Wochen
– Endgelenkverletzung, konservativ	Stack-Schiene für 6 Wochen	4.–7. Woche je nach Höhe der Verletzung	symptomatisch Steigern	nach 10–12 Wochen

[1] Kombinationen mit Nervenverletzungen müssen indivduell vom Arzt eingestellt werden.

Literatur

Brügger A (1980) Die Erkrankungen des Bewegungsapparates und seines Nervensystems, G. Fischer, Stuttgart

Göhler B (1993) PNF und Alltag. Pflaum, München

Klein-Vogelbach S, Eicke-Wieser K (2001) Funktionelle Bewegungslehre. Therapeutische Übungen. 4. Aufl. Springer, Berlin Heidelberg, New York

Krämer J, Grifka J (2001) Orthopädie. Springer, Berlin Heidelberg, New York

Loeweneck,H Liebenstund I (1994) Funktionelle Anatomie für Krankengymnasten, Pflaum, München

Prä- und postoperative physiotherapeutische Behandlung

Atemtherapie

Im Rahmen der Unfallchirurgie wird die prä- und postoperative Atemtherapie nicht den Raum einnehmen wie z. B. in der abdominalen Chirurgie, auf der Intensivstation und in der Inneren Medizin. Besondere atemtherapeutische Maßnahmen sind jedoch erforderlich bei

- älteren Patienten,
- Patienten auf der Intensivstation,
- Polytraumatisierten,
- Verletzten, die
  - eine längere Ruhigstellung benötigen oder
  - bereits eine Atemwegserkrankung mitbringen.

Ziel der Therapie mit Atmung ist die Vermeidung von Sekundärschäden durch eine optimale Ventilation aller Lungenabschnitte.

In der postoperativen Phase sind die Verletzten meistens bettlägerig. Durch die einseitige Rückenlage und den Bewegungsmangel werden besonders die **unteren Lungenabschnitte schlecht belüftet.** Die Schwerkraft bewirkt, dass die pulmonalen Kapillaren vor allem im unteren Lungenabschnitt prall mit Blut gefüllt sind. Der Perfusionsdruck (Druck innerhalb der Kapillaren durch Blutfüllung) ist durch die Schwerkraftwirkung auf die alveolaren Kapillaren erhöht. Es findet kein ausreichender Gasaustausch statt, Alveolen kollabieren, und es kommt zu Verklebungen der Alveolen durch mangelnde Belüftung (Atelektasen). Die Sauerstoffsättigung nimmt im arteriellen Blut ab (Hypoxämie).

Normaler Weise wirkt der »**Euler-Lilljestrand Reflex**« diesem Zustand entgegen. Durch Vasokonstriktion (Engstellung der Kapillaren) wird durch diesen Mechanismus die Durchblutung an die Belüftung des betreffenden Lungenabschnitts angepasst.

Funktioniert der Mechanismus nicht, können Sekretansammlungen und Bakterien zu Bronchopneumonien führen. Besonders infektanfällig sind **ältere Menschen und polytraumatisierte Patienten**, die eine längere Vollnarkose erhalten haben und sediert wurden. Eine zusätzliche Gefahr besteht dadurch, dass ältere Patienten unbeweglich im Bett liegen und nicht genügend trinken.

Patienten **mit reduzierter Abwehrkraft** vertragen Narkotika und »Pressure Breathing« besonders schlecht. Darüber hinaus ist ihre »**mukoziliäre Clearance**« (Selbstreinigungsmechanismus) meistens reduziert.

Die mukoziliäre Clearance beruht auf einer intakten Schleimhautschicht. Ist sie geschädigt, wird Sekret in der Lunge zurückgehalten, der Atemwegswiderstand wird erhöht, es bilden sich Atelektasen. Es besteht Infektionsgefahr.

Eine Pneumonieprophylaxe ist deshalb für diese Patienten von besonderer Bedeutung.

Die moderne Anästhesie verwendet für infektgefährdete Patienten eher keine Allgemein- sondern Regionalanästhesien, wie Plexusnarkosen. Sie werden ergänzt durch eine Leitungs- oder Spinalanästhesie. Durch optimierte Osteosyntheseverfahren erübrigen sich im allgemeinen lange Liegezeiten. Die Indikation zur operativen Knochenversorgung wird gerade aus diesen Gründen gestellt. Die gewonnene Übungsstabilität erlaubt dem Patienten frühestmögliches Bewegen und Aufstehen. So ist die gefürchtete Bronchopneumonie nach traumatologischen Operationen von nicht intensivpflichtigen Patienten ein eher selteneres Krankheitsbild geworden.

Befunderhebung

Der Befund ermittelt nach Ehrenberg (1998) das sog. **»Atemmuster« in Ruhe, beim Sprechen und Bewegen:**

- die subjektiv genannten Beschwerden beim Atmen und Bewegen,
- die Atembewegungen und den Atemweg,
- den Atemmuskeleinsatz, z. B. Einsatz von Atemhilfsmuskeln,
- Verkürzung der Atemhilfsmuskeln, Einsatz der Bauchmuskeln bei der Ausatmung,
- die Atemnebengeräusche wie z. B. exspiratorische Rasselgeräusche,
- Giemen, Brummen oder Pfeifen, inspiratorischer Stridor,
- die Atemfrequenz.

Diese Ermittlungen zeigen die **individuelle Erfordernisatmung** auf.

▶ **Blutdruck, Puls und Atmung** müssen, besonders bei älteren und polytraumatisierten Patienten, vor jedem Aufstehen kontrolliert werden.

▶ Anschließend soll die **Erholungszeit überprüft** werden durch Zählen der Atem- und Pulsfrequenz. Zu bewerten sind auch die Medikamente, die der Patient erhält (s. auch Kap. 2, »Atembefund«).

Übersicht 3.1: Gesichtspunkte der Atemtherapie zur Pneumonieprophylaxe

1. Vermeiden von Atelektasen und ihre Behandlung durch Vertiefung der Atmung.
2. Umverteilung der Blutzirkulation in den Lungenabschnitten.
3. Verbesserung der mukoziliären Clearance.
4. Reduktion der Infektanfälligkeit. Sekretmobilisation und Eliminierung, Atemgeräte.
5. Verbesserung der Diffusion (Euler-Lillje-Strand-Reflex) und Perfusion (Durchblutung).
6. Anpassen der Atmung an körperliche Mehrbelastung.

Behandlungsmöglichkeiten

Gesichtspunkte der Atemtherapie zur Pneumonieprohylaxe

1. **Vermeiden von Atelektasen und ihre Behandlung durch Vertiefung der Atmung**

▶ Zur Vermeidung von Atelektasen (**Abb. 3.1a, b**) kommen als **Einatemtechniken** in Frage:

- Wahrnehmen des Atemmusters durch Handkontakt und Basaltexte nach Ehrenberg (1998);
- langsames, tiefes Einatmen durch die Nase, kurzes Anhalten und langsames Ausatmen (ca. 2–5 Wiederholungen);
- Nasenstenose;
- Schnüffeln und Gähnen;
- die Atembewegung nach hinten/unten lenken (**s. Abb. 3.2. und 3.3**);
- Stretch am Ende der Ausatmung;
- Griffe aus der Klassischen und Bindegewebsmassage (**s. Abb. 3.4**);
- Packegriffe aus der Lösungstherapie;
- aktive oder passive Dehnzüge an Armen und Beinen, modifiziert nach Verletzung;
- aktives Bewegen mit Anpassung an den Atemrhythmus (**s. Abb. 3.5**);

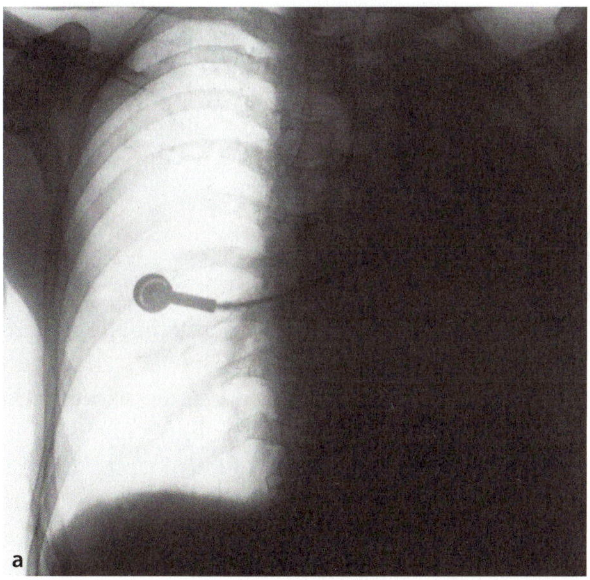
a

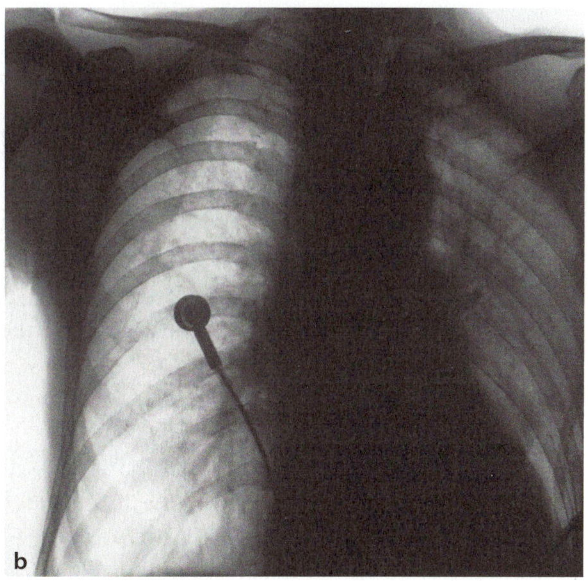
b

Abb. 3.1a, b. Lungenbelüftung **a** vor und **b** nach Atemtherapie

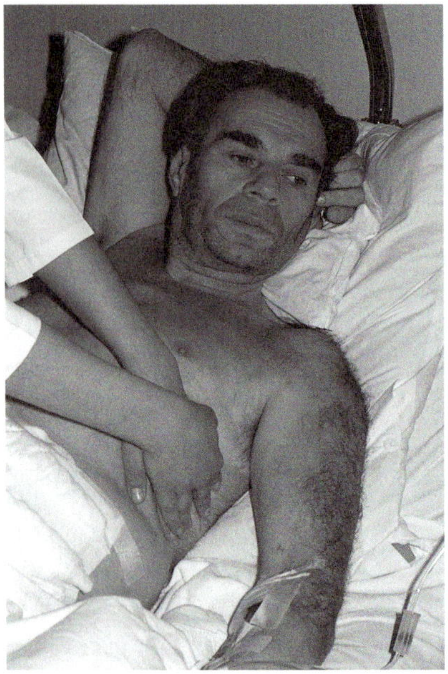

Abb. 3.2. Atmen gegen Handkontakt auf einer Seite

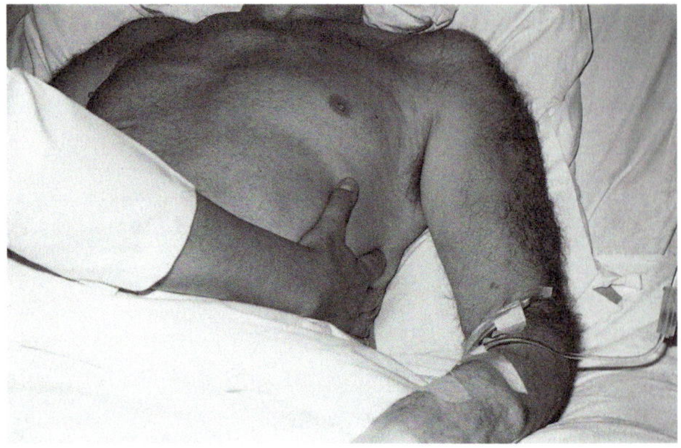

Abb. 3.3. Atmen gegen Handkontakt an beiden unteren Rippenbögen

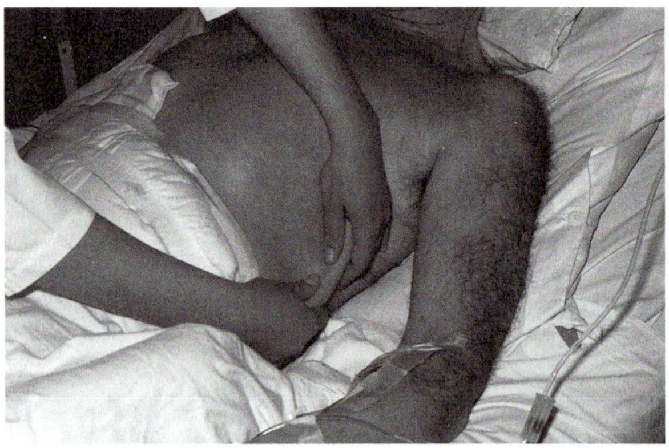

Abb. 3.4. Hautrollungen

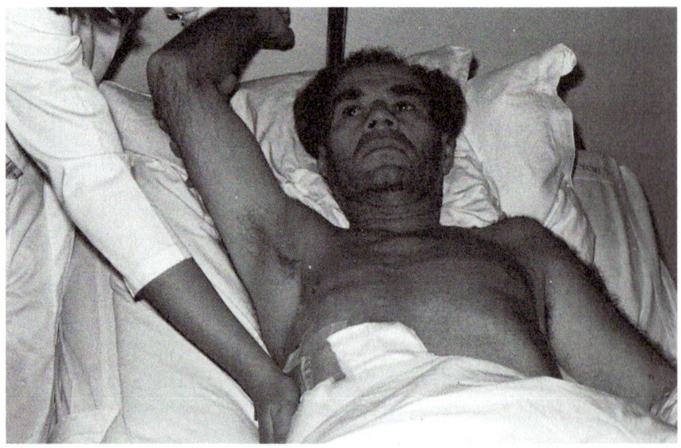

Abb. 3.5. Bewegen und Atmen

- Umlagerungen soweit möglich, individuell an die Verletzung angepasst;
- modifizierte Dehnlage nach Schaarschuch-Haase z. B. Strecklage.

Als **Ausatemtechniken** werden die »dosierte und lange Lippenbremse« eingesetzt.

Ein- und Ausatemtechniken werden auch kombiniert.

2. Umverteilung der Blutzirkulation in den Lungenabschnitten

- Die Verbesserung der Lungendurchblutung wird am besten **durch Lagewechsel** erreicht, so dass entsprechende Lungenabschnitte durch die schwerkraftbedingte Umverteilung des Lungenblutes unterschiedlich durchblutet werden.
- Umlagerungen werden zeitlich und technisch dem Patienten angepasst. Nicht jeder verletzte Patient kann in Seitenlage, Bauchlage oder in flacher Rückenlage liegen. Anzustreben, allerdings nicht immer durchführbar

sind, 2malige Umlagerungen am Tag über einen Zeitraum von 20 Minuten.

Tiefe Atemzüge, unterstützt durch Dehnungen und Handkontakte tragen zur Verbesserung der Ventilation bei.

3. Verbesserung der mukoziliären Clearance

Die Schutzfunktion der Lunge, »mukoziliäre Clearance« oder auch im Alltagssprachgebrauch »Waschanlage der Lunge« genannt, wird durch viel Trinken und Feuchtinhalation verbessert.

Ältere Patienten trinken immer zu wenig und werden im Krankenhaus auch zu selten ausreichend mit Getränken versorgt.

Inhalieren wird auf traumatologischen Stationen selten durchgeführt, es fehlt an Oszilationsgeräten und an korrekter Anleitung zu ihrer Anwendung.

- Physiotherapeutinnen sollten die Patienten zum Trinken motivieren und auch das Pflegepersonal entsprechend informieren und anleiten.
- Es können IPPB-Geräte in Kombination mit einem Vernebler oder der VRP-Cornet angewendet werden (s. auch den folgenden Abschnitt).

4. Reduktion der Infektanfälligkeit, Sekretmobilisation und -eliminierung, Atemgeräte

Zur Infektabwehr muss das Sekret mobilisiert, transportiert und eliminiert werden. Die Sekretmobilisation ist von einem feuchten Milieu und der Möglichkeit abhängig, Luft unter das Sekret zu bekommen. Dies geschieht durch tiefe Atemzüge und den Einsatz von **Atemhilfsgeräten.** Eine Kombination mit einer Inhalationstherapie ist sinnvoll.

Verschiedene **Atemhilfsgeräte** werden individuell eingesetzt im Zusammenhang mit den Gesichtspunkten 1, 3, 4 und 5 (Gärtner et al. 2000).

SMI-Geräte (Sustained Maximal Inspiration). Es werden Flow orientierte und Volumen orientierte Geräte verwendet. Zu den **Flow orientierten Geräten** zählen z. B. Inspirix, Mediflo und Triflo II, zu den **Volumen orientierten Geräten** z. B. der Coach oder der Voldyne.

Nach Gärtner soll der Patient langsam und maximal in dieses Geräte einatmen und ohne die Luft anzuhalten bei offener Stimmritze ausatmen. Nach Ehrenberg soll die Luft angehalten werden. **Flow orientierte Geräte** sollen messen, ob der Patient den vorgegebenen »inspiration flow« erreicht, sie können eine falsche Atemmechanik aber nicht ausschließen. **Volumen orientierte Geräte** messen Volumen und Flow.

Diese Geräte dienen zur Ventilationsverbesserung und der Atemschulung.

Der variable künstliche Totraumvergrößerer (Giebelrohr). Es besteht aus einem Mundstück und Rohrsegmenten à 100 ml Luftraum. Als Test gilt die Durchführung mit zwei bis drei Teilstücken über ca. 3 Minuten. Vor und nach dem Test wird die Atemfrequenz gezählt. Die Wahl der Teilstücke richtet sich nach der **Atemfrequenz,** sie soll 20–24 Atemzüge nicht überschreiten. Bei zugeklemmter Nase soll der Patient dann durch die getestete Giebelrohrlänge 3–6 Minuten lang ein- und ausatmen.

Dieses Gerät erhöht die CO_2-Konzentration in der Alveolarluft im arteriellen Blut. Um den PCO_2-Gehalt wieder zu normalisieren, reagiert der Körper mit einer Steigerung der Gesamtventilation. Dabei soll die erhöhte Atemarbeit nicht nur über eine Frequenzsteigerung, sondern auch über eine **gesteigerte Atemvertiefung** erfolgen.

Die Atmung durch das Giebelrohr bewirkt eine Ventilationssteigerung mit tiefen Atemzügen (Ehrenberg) und gilt als **Prävention von Mikroatelektase,** fördert den Sekrettransport und beseitigt ventilatorische Verteilunsstörungen. Der **Nachteil** besteht in einer möglichen **Atemfrequenzsteigerung.**

Das Vario-Resistance-Pressure-Gerät: Flutter- oder RC-Cornet-Gerät und VRP1 Desitin. Der **RC Cornet** besteht aus einem Mundstück, einem Ventilschlauch, einem Schalldämpfer und einer gebogenen Röhre (**Abb. 3.6,** nach Cegla 1997). Beim Ausatmen wird der Schlauch in der gebogenen Röhre vor seinem Knick gestaut, dann wird der Schlauch gerade geformt, das Schlauchende geht nach oben und knickt den Schlauch erneut ab, so entsteht eine Flatterbewegung mit definiertem Druck und Flussschwankungen. Nach langsamer Einatmung wird die Luft kurz angehalten und dann gegen den Widerstand des Schlauches ausgeatmet. Bei dieser Ausatmung wird die Luft in den

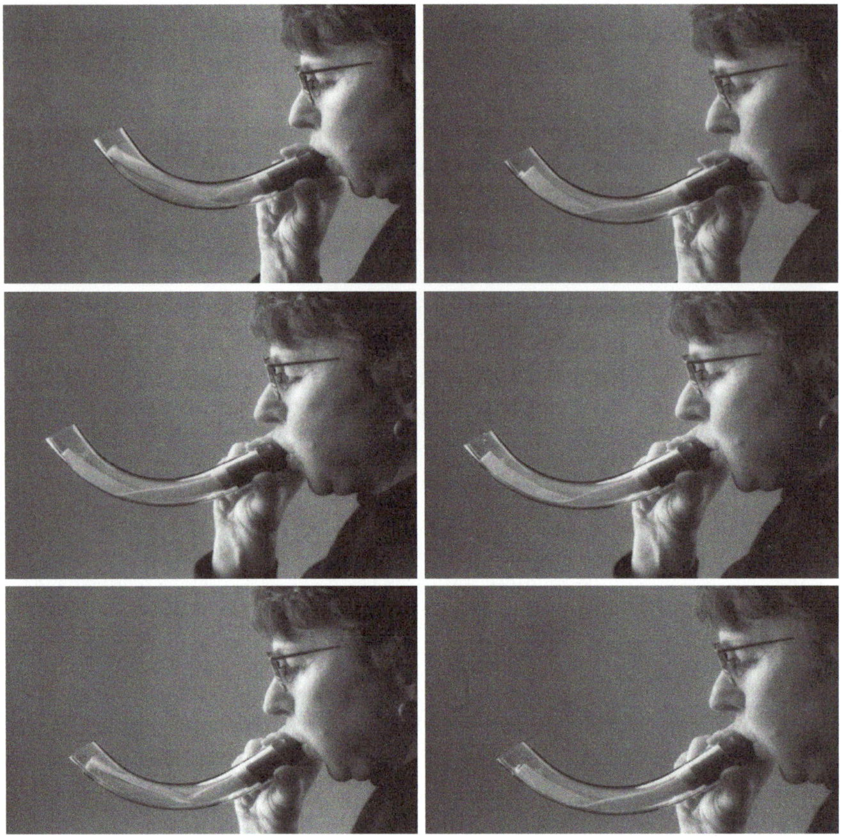

Abb. 3.6. Einsatz des RC-Cornet-Gerätes zur physikalischen Therapie der Atemwegs- und Lungenerkrankungen (Cegla)

Bronchien in Schwingung versetzt, das Sekret wird mobilisiert und kann leichter eliminiert werden. Nach ca. 10–15 Atemzügen kann das Sekret oft abgehustet werden.

Druck- und Flusswiederholungen werden nach Cegla et al. (1997) bis zum Ende der Exspiration weitgehend gleichgehalten. Über eine längere Zeit wird mit dem RC-Cornet im Gegensatz zu anderen Geräten ein **positiver Exspirationsdruck** beibehalten. Die mukoziliäre Clearance wird erhöht. Das Gerät ist signifikant wirksam und wird von Patienten gut akzeptiert. Deshalb wird es in der Physiotherapie zunehmend zur Behandlung postoperativer Atelektasen eingesetzt.

Der **VRP1 Desitin** ähnelt einer Trillerpfeife. Er besteht aus einem gebogenen Rohrstück(»Pfeife«), einem Trichter, einer Kugel und dem durchlöcherten Kopfteil. Bei der Ausatmung soll die Kugel aus dem Trichter angehoben werden, wenn die Luft entweicht, sinkt der Druck am Mundstück, und die Kugel fällt in ihr Bett zurück. Durch wiederholtes Anheben und Zurückrollen der Kugel entsteht eine mehrmalige Unterbrechung des Ausatmungsstromes. Diese Schwingungen setzen sich in den Bronchien fort und lösen das Sekret. Nach mehreren Atemzügen kann das Sekret wie beim RC-Cornet-Gerät abgehustet werden.

Das Pari-PEP Gerät (Cegla). Es besteht aus einer Maske und einem System, das einen positiven Ausatemdruck erzeugt. Der Patient atmet tief ein, hält kurz die Luft an und atmet gegen den Widerstand des Gerätes aus. Der Ausatemwiderstand kann durch verschieden große »Stenoselöcher« variiert werden. Nach ca. 10–20 Atemzügen wird die Maske abgenommen und die Huff-Hustentechnik durchgeführt. Es fördert die Mobilisation des Schleims und dessen Eliminierung. Nach Ehrenberg wirkt diese Technik wie die **dosierte Lippenbremse.**

«Intermittent Positive Pressure Breathing«-Geräte (IPPB). Diese Geräte, z. B. »Bird«, »Salvia Alveola« bewirken einen intermittierenden Überdruck in den Atemwegen.

Das Gerät bläht über einen eingestellten Druck die Lunge passiv auf. Das Ventil öffnet sich durch eine entsprechende Triggerpunkt-Einstellung bei Beginn der Inspiration (z. B. 1–1,5 mbar) und schaltet bei erreichtem Inspirationshöhepunkt in die Ausatmung um. Die Ventilation wird verbessert, es werden Mikroatelektasen geöffnet. Zum Einsatz kommen diese Geräte auch zur Sekretmobilisation.

Zusätzliche Behandlungstechniken. Perkussionstechniken und Vibrationen finden zusätzlich Anwendung.

Wichtig

Es ist darauf zu achten, dass der Schmerz abgefangen wird und kein Kompressionseffekt durch Pressen auftritt.

- Man kann den Patienten anlernen, nach der Einatmung etwas Luft abzuatmen und dann zu husten. Als Technik der Wahl gilt heute die sog. **»Huffing«-Technik.** Dabei soll die Luft nach einer tiefen Einatmung kurz angehalten, und anschließend bei offener Glottis auf »Huff« schnell ausgestoßen werden. Vor dem Hustenstoß muss eine Bauch- und Rückenspannung aufgebaut werden (**Abb. 3.7**).

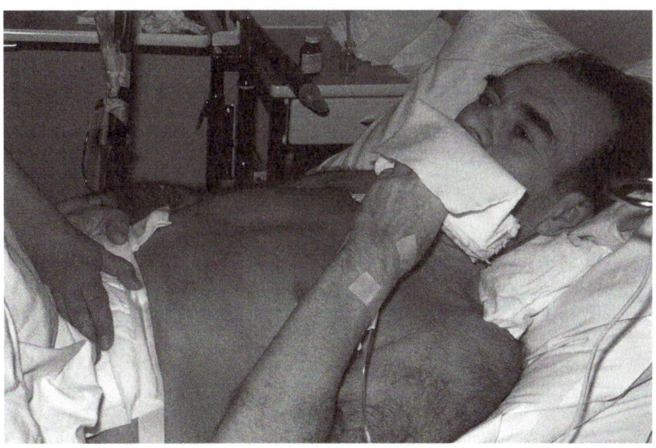

Abb. 3.7. Husten

- Über die Anwendung **autogener Drainagelagerungen** ist individuell zu entscheiden. Oft muss eine **Inhalationstherapie** die Atemtherapie ergänzen.
- Bei allen Maßnahmen zur Sekretelimination sollte der **Oberkörper,** wenn erlaubt, **höher gelagert** sein.
- Bei **polytraumatisierten Patienten** mit zusätzlichen Abdominalverletzungen ist eine angepasste Bauchmuskelspannung besonders wichtig. Auch eine Fixation der Rippen oder der Wunden im Abdominalbereich mit großflächig angelegten Händen der Therapeutin kann die fehlende Gegenkraft ersetzen und Schmerzen verringern. Bei Thoraxveletzungen kann auch ein weiches,flaches Kissen unter die fixierenden Hände gelegt werden.
- Wenn eine Oberkörperhochlagerung nicht erlaubt ist, kann das **Bettende abgesenkt** werden. Die Gabe von **Schmerz reduzierenden Mitteln** kann das Abhusten erleichtern (s. Kap. 4, »Schmerztherapie«).

5. Verbesserung der Diffusion (Euler-Lillje-Strand-Reflex) und Perfusion (Durchblutung)

Die Veränderung der Diffusion ist abhängig von der Lungendurchblutung. Die Lunge ist dort gut belüftet, wo sie ausreichend durchblutet ist.

! Warnung

Kompressionseffekte müssen vermieden und regelmäßig Lagewechsel vorgenommen werden.

Dazu werden tiefe Atemzüge, Umlagerungen, SMI-Geräte (»sustained maximal inspiration«, unterstützte maximale Einatmung) therapeutisch und prophylaktisch eingesetzt.

6. Anpassung der Atmung an körperliche Mehrbelastung

Heute werden Patienten bereits am ersten postoperativen Tag generell mobilisiert, d. h. sie müssen aufstehen. Dies bedeutet eine körperliche Anstrengung. Besonders beim Gehen im Gehwagen oder beim Hüpfen auf einem Bein können ältere Patienten ihre Atmung nicht an die geforderte Leistung anpassen.

Wichtig

Die vermehrte körperliche Arbeit steigert das Atemminutenvolumen durch erhöhte Atemfrequenz bei kleinerem Atemzugvolumen, also auf Kosten der Atemzugstiefe (Ehrenberg).

Die Patienten entwickeln eine **Belastungsdyspnoe**.

▶ Gehen mit entsprechenden Pausen, gleichmäßiges Weiteratmen und ein Anpassen der Schrittfolge an die Atmung kann hilfreich sein. Um ein Pressen zu vermeiden, muss dem Patienten bewusst gemacht werden, **in kleinen Atemzügen** weiterzuatmen.

▶ In den Pausen, z. B. im Sitz können dynamische Umkehrbewegungen der Arme im Rhythmus der Atmung sowie Entspannungstechniken durchgeführt werden.

Wichtig

▶ Individuelle Probleme **bei polytraumatisierten Patienten** oder bei Verletzten, die bereits eine obstruktive Atemwegserkrankung haben, erfordern eine individuelle am Befund orientierte Atemtherapie.

Thromboseprophylaxe

In der postoperativen Phase wird heute routinemäßig Risiko adaptiertes, niedermolekulares Heparin über einen Zeitraum von 10 Tagen und mehr zur Thromboseprophylaxe gegeben. Die Patienten werden angewiesen, sich auch zu Hause das Heparin weiterzuspritzen, solange sie immobilisiert sind (ca. 10–14 Tage).

▶ Während der postoperativen Phase sollen Physiotherapeutinnen zur Früherkennung einer Thrombose Venendruckpunkte kontrollieren (s. Kap. 1 »Befunderhebung«).

▶ Die Patienten sollen **frühzeitig mobilisiert werden**, d. h. sitzen, stehen und gehen.

▶ Übungen in dynamischer Ausführung und unter geringer Kraft beeinflussen den Körper- und den Lungenkreislauf.

▶ Es besteht auch ein **enger Zusammenhang zwischen Atmung und Kreislauf**, deshalb wirken Maßnahmen der Atemtherapie auch auf den Kreislauf und umgekehrt. Einatemübungen mit mäßiger Intensität können deshalb auch zur Thromboseprophylaxe eingesetzt werden.

▶ Nach Ehrenberg sollen kleine bis mittelgroße Muskelgruppen in **dynamischer und statischer Muskelarbeit** beansprucht werden. Die lokale aerobe **Ausdauer wird dadurch verbessert.**

▶ Die **Übungen** werden als freie, nicht zu schnelle aktive Umkehrbewegungen über mindestens 10 Min. ausgeführt, z. B. Treten mit den Füßen gegen ein weiches Kissen, Beugen und Strecken eines Beines mit schleifender Ferse, Bewegen in PNF-Mustern von einzelnen Arm- und Beingelenken.

▶ Ist aktives Bewegen nicht möglich, wird **passiv bewegt.**

▶ Als niedrige Belastungsstufe kann das **Gehen mit einer Schrittfolge von 80/Min.** angesehen werden, es entspricht dann einer Leistung von 20 Watt auf dem Fahrradergometer. Jedoch erfordert das Gehen ohne Belastung eines Beines (Hüpfen auf dem gesunden Bein) oder auch das Gehen mit Sohlenkontakt eine erheblich höhere Herz-Kreislauf- und Atemarbeit.

Bei dieser Kreislaufbelastung steigt der **Sauerstoffverbrauch** um ein Vielfaches an. Vermutlich ist eine erhöhte statische Muskelarbeit dafür verantwortlich. Beim **Gehen mit Sohlenkontakt** ist die Herzleistung etwas geringer, liegt aber gegenüber dem normalen Gehen immer noch im **Stressbereich**. Dies ist v. a. bei Polytraumatisierten und alten Menschen zu beachten.

Das Tragen von **angepassten Antithrombosestrümpfen, Kompressionsstrümpfen** oder das **Bandagieren von Beinen** wird heute nicht mehr als Routinemaßnahme verordnet. Unerlässlich sind diese jedoch bei starken Ödemen und Risikopatienten mit entsprechender Anamnese. Empfohlen wird das Tragen der Strümpfe in den ersten postoperativen 24 Stunden.

Manche Kliniken belassen die Antithrombosestrümpfe auch über 1 Woche und länger. Sie sollen individuell angepasst werden und faltenfrei sitzen. Wenn dies nicht möglich ist wird mit abnehmendem Druck vom Fuß bis zum proximalen Oberschenkel gewickelt.

▶ Alle betroffenen Extremitäten werden jedoch **routinemäßig hochgelagert**. In manchen Kliniken wird zusätzlich ein Bettfahrrad eingesetzt.

▶ Kreislauftraining im sportmedizinischen Sinn, z. B. mit dem Fahrradergometer oder Laufband, kann mit Unfallverletzten oder operierten Patienten im postoperativen Stadium nicht durchgeführt werden.

Schmerztherapie

Schmerztherapie wird heute unter der **Zielsetzung** gesehen, peri- und postoperativ chronischen Schmerzen entgegenzuwirken.

Grundsätzlich können zentral- oder regional-lokalwirkende Analgetika (Schmerzmedikamente) verwendet werden.

Opioide wie z. B. Tramadol oder Fentanyl sind **zentralwirksame Analgetika**, die während der Anästhesie und in der frühen postoperativen Phase Anwendung finden. Wegen der **möglichen Atemdepression** ist bei diesen Substanzen eine gute Überwachung der Patienten im Aufwachraum oder auf der Station erforderlich.

Opioide können vorteilhaft mit anderen Substanzen, z. B. Novalgin oder nichtsteroidalen Antiphlogistika wie Diclofenac oder Voltaren kombiniert werden.

Ärztliche und physiotherapeutische Maßnahmen

In der Praxis sind die Auffassungen unterschiedlich. Manche Kliniken bevorzugen eine routinemäßig durchgeführte Schmerztherapie unter Aufsicht des Anästhesisten, andere geben die Medikamente nur bei Bedarf.

Als **Richtlinie** kann jedoch gelten, dass eine **Basisanalgesie** verabreicht werden soll, bevor die Schmerzen für den Patienten sehr stark werden. Diese vorausschauende Schmerztherapie führt zu geringeren Dosierungen und zu einer besseren Schmerzfreiheit bei den Patienten.

Beim Prinzip der **Patienten kontrollierten Analgesie** (PCA-Pumpe oder »Schmerzpumpe«) wird die Dosis und das Dosisintervall vom Patienten selbst bestimmt. In Kliniken mit einem entsprechenden Anästhesiedienst kann dies in seltenen Fällen auch mit Hilfe eines überwachten Epiduralkatheter geschehen.

In Ausnahmefällen wird eine **Sympathikusblockade** durchgeführt, z. B. bei einer ausgeprägten CRPS. Gleichermaßen selten entschließt sich ein Traumatologe bei ausgeprägter Schmerzsymptomatik zur Gabe eines **Antidepressivums.**

In der **ambulanten Chirurgie** werden zentralwirkende Analgetika nicht verwendet. Üblich ist eher eine Behandlung mit Diclofenac über 10–14 Tage, sowie eine Gabe von Novalgin und Tramal bei Bedarf. Der sog. 3–1 Block wird in der ambulanten Chirurgie ebenfalls ungern verwendet.

Schmerzmindernd wirken auch Verfahren wie die **Kälteapplikation** und die **Transkutane Elektrische Nervenstimulation** (TENS). Sie sind besonders in der posttraumatischen und postoperativen Phase wirksam.

▶ **Kälte** wird in Form von Cryo-Packungen, (»cuffs«) Umschlägen, Kompressen, Abreibungen mit einem »Eislolly« oder als Tauchbad mit Natureis oder Kältegels verabreicht.

! Warnung

Immer muss darauf geachtet werden, dass die Eisapplikation nicht direkt auf die Haut gelegt wird, sondern in einem Baumwolltuch oder über dem Verband liegt. Der Patient muss in der Lage sein die Eispackung wegzunehmen, wenn der Kälteschmerz beginnt, sonst kann es zu einer Eisverbrennung kommen.

Ein signifikanter Zusammenhang wird in der Literatur (Mayr et al. 2000) zwischen chronischen Schmerzen, intensiven prä- und perioperativen Schmerzen und deren **Auslösung durch postoperative rigorose Physiotherapie** nachgewiesen. Dies gilt vor allem für die Entwicklung einer Arthrofibrose nach Gelenkverletzungen, wenn Physiotherapeuten in den Schmerz hinein üben oder passiv bewegen.

! Warnung

Physiotherapeutinnen müssen besonders in der postoperativen Phase alle Maßnahmen vermeiden, die Schmerzen auslösen.

Literatur

Cegla UH et al. (1997) Physiotherapie bei Patienten mit COAD und tracheobronchialer Instabilität – Vergleich zweier oszillierender PEP-Systeme (RC-Cornet, VRP1 Desitin). Pneumologie 51

Ehrenberg H (1998) Atemtherapie. Pflaum, München

Gärtner U, Roth G (2000) Physiotherapie in der Intensivmedizin. Pflaum, München

Göhring H. (2002) Atemtherapie, Therapie mit der Atmung. Thieme, Stuttgart New York

Mayr H et al. (2000) Arthrolyse nach vorderer Kreuzbandläsion, Arthroskopie. Springer, Berlin Heidelberg New York

Trentz O, Bühren V (2001) Checkliste Traumatologie. Thieme, Stuttgart New York

Physiotherapeutische Behandlung nach Früh- und Spätfolgen von Verletzungen

Einteilung

In der Traumatologie müssen Physiotherapeuten mit **typischen Komplikationen** rechnen, die ein Überdenken der geplanten Behandlung und eine enge Zusammenarbeit mit dem Operateur erfordern. Solche Komplikationen sind z. B.:

- Kompartmentsyndrom,
- Thrombose, Thrombophlebitis,
- Infektion, Osteitis,
- Pseudarthrosen,
- Fehlstellungen von Extremitäten, Gelenkinstabilitäten,
- Präarthrose.

Kompartmentsyndrom

Nach Trentz und Bühren (2001) handelt es sich bei einem Kompartmentsyndrom um eine multifaktorielle Gewebedruckerhöhung in einem durch Faszien geschlossenen Raum. Dabei kommt es

- zur Störung der Mikrozirkulation,
- zu einerEndothelzellschädigung,
- zu einem Kapillarleckbildung und
- zu Proteinverlust.

Bei längerem Bestehen entwickelt sich daraus eine Gewebsnekrose mit Funktionsverlust von Nerven und Muskeln.

Ursachen

Die Ursachen für ein Kompartmentsyndrom können sehr vielfältig sein, z. B.

- enge Verbände, Druckverband, zirkulärer Gips,
- starke Nachblutungen, arterielle Verletzungen,
- postoperative oder posttraumatische Schwellungen,
- Lagerung mit Kompression, Schiene,
- Extensionsbehandlung,
- Crush-Syndrom.

Symptomatik, ärztliche und physiotherapeutische Maßnahmen

Als **Erstsymptome** gelten Parästhesien und Schmerzen bei Druck auf den Muskel (z. B. M. gastrocnemius) bei starker Schwellung der Extremität.

Es besteht **Dehnschmerz** für den betroffenen Muskel. Bei weiterem Bestehen der Kompression nimmt der Schmerz zu und wird als stechend oder bohrend empfunden. Der Muskel ist deutlich verspannt, die Sensibilitätsstörungen nehmen zu, es kann zu motorischen Ausfällen und sogar zu Paresen kommen.

Der periphere Puls ist vorhanden.

Wenn Physiotherapeuten bei ihrer Befunderhebung den Verdacht eines Kompartmentsyndroms haben, müssen sie umgehend den Arzt verständigen.

Warnung
Keine Hochlagerung vornehmen!

▶ Als **Sofortmaßnahme** soll eine **Druckentlastung** erfolgen.

▶ Die Extremität wird freigelegt von der Unterlage (evtl. aufgehängt), ein Gips wird gespalten, ein Verband wird aufgeschnitten, Nervendruckpunkte werden entlastet (z. B. Fibulaköpfchen/N. peroneus).

▶ Bei **drohendem Kompartmentsyndrom** wird eine Fasziotomie über kleine Hautinzisionen vorgenommen.

▶ Bei **bestehendem Kompartmentsyndrom** muss eine konsequente Fasziotomie aller betroffenen Kompartments durchgeführt werden (Débridement).

▶ Die Wunden müssen offen bleiben und regelmäßig kontrolliert werden. Sie können erst verschlossen werden, wenn keine Hautspannung mehr besteht. Dann kann eine Spalthautdeckung (Mesh-graph) notwendig werden.

▶ Eine **antiphlogistische Behandlung** wird zusammen mit einer entsprechenden Volumentherapie eingeleitet oder intensiviert.

Bei **frühzeitiger Behandlung** kann ein Kompartmentsyndrom vollständig ausheilen, bei **zu spätem operativen Vorgehen** bleiben Schäden im Sinn von Muskel- und Nervennekrosen mit entsprechenden Ausfällen und Kontrakturen.

Wichtig

Die Physiotherapeutin hat ebenso wie der Arzt die Aufgabe, ein Kompartmentsyndrom früh zu erkennen und geeignete Maßnahmen einzuleiten.

Da sie zusammen mit dem Pflegepersonal für die Lagerung einer verletzten Extremität zuständig ist, muss sie für **druckfreies Lagern** sorgen und **zu enge Verbände lösen.**

Wann mit aktiven Übungen und Kühlen begonnen werden darf, entscheidet der Arzt. Frühzeitiges aktives Bewegen innerhalb der Schmerzgrenze ist sinnvoll.

Thrombose

Differentialdiagnostisch unterscheidet sich eine Thrombose von einem Kompartmentsyndrom durch eine deutliche Überwärmung im Bereich der druckempfindlichen Schwellung. Sie wird durch eine Doppler-Sonographie diagnostiziert. Als **Allgemeinsymptom** hat der Patient Fieber

Bei einer Thrombose handelt es sich um eine Veränderung der Veneninnenwand mit

- Verlangsamung des Blutstroms und
- einer Thrombozytenaggregation sowie -adhäsion.

Ärztlicherseits wird eine therapeutische Heparinisierung vorgenommen und evtl. eine Markumarbehandlung eingeleitet.

Zur Thromboseprophylaxe wird Physiotherapie eingesetzt (s. Kap. 3). Eine Behandlung nach beendeter Thrombose wird nach gleichen Gesichtspunkten durchgeführt.

Infektion, Osteitis/Osteomyelitis

Bei der Osteitis handelt es sich um eine Infektion der Weichteile und des Knochens durch Streptokokken und Staphylokokken sowie Mischinfektionen.

Symptome, ärztliche und physiotherapeutische Maßnahmen

Die **Symptome** sind die einer lokalen Entzündung mit zunehmender Allgemeinreaktion wie Fieber, Schüttelfrost und Abgeschlagenheit. Lokal bestehen Rötung, Überwärmung, Schwellung und Schmerz, aus der Wunde kommt ein trübes Sekret. Die Laborwerte sind verändert (Leukozytose, BKS und CRP erhöht) (**Abb. 4.1a, b**).

► Zunächst werden nach einem Abstrich nekrotische und schlecht durchblutete Weichteile entfernt (Débridement), dann wird eine Jet-Lavage durchgeführt.

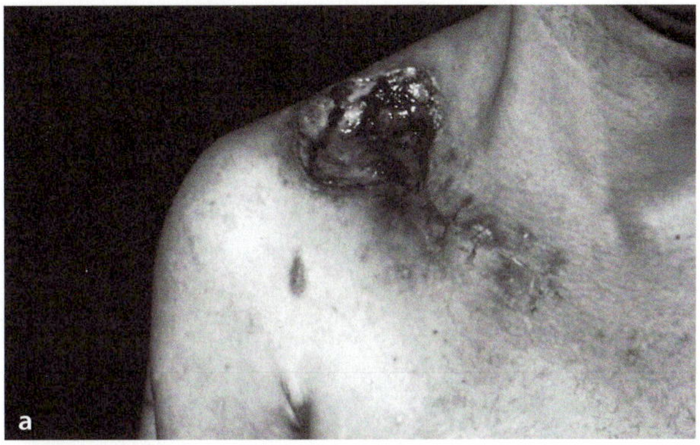

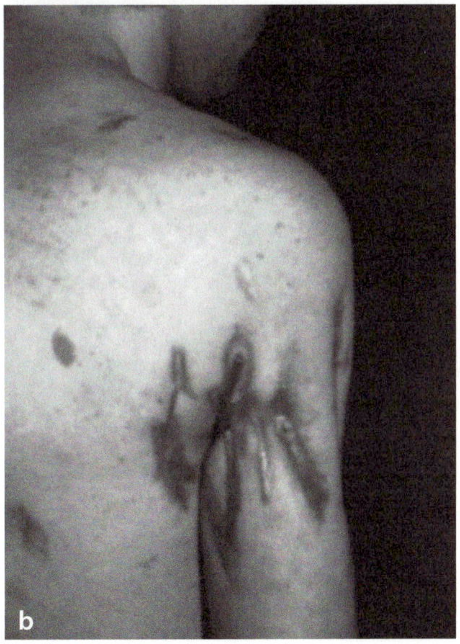

Abb. 4.1. **a** Klinische Symptome einer Osteomyelitis nach Klavikulafraktur und Osteosynthese. **b** Typische Narbenbildung an der dorsalen Achselwand nach Fasziotomien

! Warnung
Achtung! Bei Markrauminfektion keine Lavage!

In manchen Kliniken wird zusätzlich eine lokale Antibiotika-Behandlung mit Palacos-Kugelketten oder einem Vlies durchgeführt und eine Drainage gelegt. Die Weichteile müssen spannungsfrei verschlossen werden. Wenn dies nicht gelingt, wird die Wunde vakuumversiegelt. Zur Ruhigstellung wird für einige Wochen ein Fixateur externe, bei gößeren Defekten ein Ringfixateur angelegt.

Das Débridement und die spezifische Antibiotikabehandlung werden nach einem Infektmonitoring geplant. Saug-Spüldrainagen und oder Antibiotikaketten können zur Anwendung kommen.

Eine endgültige Hautdeckung und Frakturversorgung mittels einer internen Osteosynthese wird gegebenenfalls sekundär nach 2–8 Wochen erfolgen. (Trentz und Bühren 2001). Meistens können nach $1^1/_2$–2 Wochen die Drainagen und Ketten entfernt werden, so dass mit der aktiven Physiotherapie begonnen werden kann.

Die **Physiotherapie** umfasst die Behandlung nicht betroffener Gelenke und berücksichtigt die Stabilität der verletzten Strukturen.

► Nach 2 infektfreien Abstrichen wird in der Regel die **Mobilisation** und der **Muskelaufbau** im betroffenen Bereich verordnet und befundbezogen durchgeführt.

Müssen erneute chirurgische Eingriffe durchgeführt werden (Sequesterausräumung, Hautdeckung, Spongiosaplastik, endgültige Osteosynthese), beginnt die Physiotherapie erneut nach entsprechenden Intervallen.

! Warnung
Vorsicht ist geboten mit der Anwendung von Eis, in der Regel sind nur milde Kühlformen entfernt vom Infektbereich erlaubt.

► Die **Dosierung** aller physiotherapeutischen Maßnahmen muss sich an den Infektzeichen **Schmerz, Rötung, Schwellung, Temperaturerhöhung** orientieren.

► Die Belastung der Extremität muss langsam und sorgfältig aufgebaut werden, sie richtet sich nach dem knöchernen Durchbau und der Reizlosigkeit des Gewebes.

Pseudarthrose

Unter einer Pseudarthrose versteht man eine **gestörte Frakturheilung.** Normalerweise heilt eine Fraktur in 12–16 Wochen.

- Ist eine Konsolidierung nach 20–24 Wochen nicht erkennbar, spricht man von einer **verzögerten Bruchheilung.**
- Ist eine Bruchheilung nach 8 Monaten noch nicht abgeschlossen, bezeichnet man dies als **Pseudarthrose.**

Ursachen

- Instabilität,
- Knochendefekte,
- Nekrosen (abgestorbenes Gewebe, Gewebstod),
- Materialbruch oder Osteosyntheselockerung.

Symptome, ärztliche und physiotherapeutische Maßnahmen

Wenn die Frakturfragmente nach einer Reposition keinen Kontakt haben und nicht exakt durch eine Osteosynthese oder äußere Ruhigstellung stabilisiert sind, versucht der Körper selbst eine Stabilität zu erreichen und lagert über die gut durchbluteten Fragmentenden vermehrt Kallus an (»überschießender Kallus«, Knochenaufbaugewebe, das vom Periost oder Endost als Zwischenform ausgeht vor endgültiger Knochenheilung mit spezifischen Zellen).

Misslingt dies, entsteht eine **hypertrophe Pseudarthrose.**

► Das Mittel der Wahl ist dann eine stabile Osteosynthese und ein früher Beginn der Physiotherapie mit Sohlenkontakt und mit dosiertem Üben in der geschlossenen Kette.

Bei der **atrophen oder avitalen Pseudarthrose** verhindern Nekrosen und Sequester (Knochensplitter, freie Knochenstücke), wie sie bei der fortgeschrittenen Osteitis entstehen, die Heilung des Knochens. Instabilität mit nachfolgender Pseudarthrose entsteht ebenso durch einen Osteosynthesematerialbruch oder eine Implantatlockerung.

Die Therapie besteht dann aus Entfernung des lockeren Material, Ausräumung der Sequester, neuer stabiler Osteosynthese und einem Auffüllen des Defektes mit Spongiosa oder kortiko-spongiösem Span.

▶ Die Physiotherapeutin nützt diese gewonnene Stabilität der Fraktur durch eine Gehschulung mit Sohlenkontakt(10–15 kg) bei **Pseudarthrosen an der unteren Extremität** und einem entsprechend dosierten Übungsprogramm.

▶ An der **oberen Extremität** wird ein entsprechendes Übungsprogramm in geschlossener Kette durchgeführt.

Wichtig

Bis zur Anhaftung einer Knochentransplantation darf ein Muskel, der über diesen Bereich verläuft, nicht dynamisch geübt werden.

Fehlstellungen, Instabilitäten

Bei Mehrfragmentbrüchen und gelenknahen Frakturen sind anatomische Repositionen manchmal nicht möglich. Auch Stückbrüche im Schaftbereich eines Knochens können zu Fehlstellungen führen (Rotationsfehler).

Verkürzungen, Achsenabweichungen und Rotationsfehlstellungen sind Folgen unzureichender Reposition und haben für die Statik und Dynamik des Körpers große Bedeutung. Sie stellen eine ernstzunehmende posttraumatische oder postoperative Komplikation dar und erhöhen die Gefahr einer Arthrose.

Als **Beispiele** sind zu nennen:

- Genu valgum, varum, recurvatum nach Kniegelenkfrakturen und Bandverletzungen mit Instabilität,
- Coxa vara oder valga nach Schenkelhalsfraktur,
- »traumatische Plattfuß« nach Kalkaneusfraktur,
- posttraumatischer Knickfuß nach Sprunggelenkfraktur,
- Bajonettstellung nach Radiusfraktur,
- Cubitus valgus oder varus nach suprakondylärer Humerusfraktur,
- Wirbeldeformitäten nach Wirbelfrakturen,
- Instabilitäten nach Kapsel-Bandverletzungen, z. B.
  - habituelle Schulterluxation, habituelle Patellaluxation,
  - instabiles Kniegelenk.

Ärztliche und physiotherapeutische Maßnahmen

Ist die Frakturheilung noch nicht fortgeschritten, kann eine erneute Reposition mit entsprechender Retention erfolgen.

Wenn knöcherne manifeste Fehlstellungen bestehen, kann eine operative Korrektur vorgenommen werden mit nachfolgender Osteosynthese. Verkürzungs- oder Verlängerungsosteotomien werden häufig mit einem speziellen Fixateursystem durchgeführt. (z. B. Wagnerapparat), Rotationskorrekturen können mit einem Verriegelungsnagel stabilisiert werden.

▶ Nicht ausreichend behandelte Bandverletzungen zwingen zu Kapsel-Band-Plastiken und sorgfältiger Ruhigstellung mit spezifischer physiotherapeutischer Behandlung der gelenksichernden Muskulatur

Literatur

Ehrenberg H et al. (1998) Atemtherapie in der Physiotherapie. Pflaum, München

Idelberger KH (1993) Lehrbuch der Orthopädie. Springer, Berlin Heidelberg New York

Krämer J, Grifka J (2001) Orthopädie. 5. Aufl. Springer, Berlin Heidelberg New York

Jäger M, Wirth CJ (1992) Praxis der Orthopädie. Thieme, Stuttgart New York

Trentz O, Bühren V (2001) Checkliste Traumatologie. Thieme, Stuttgart New York

Physiotherapeutische Behandlung nach Distorsionen und Teilrupturen von Sehnen, Bändern und Muskeln

Sehnen- und Bandverletzungen

In den letzten Jahren konnten in der Bandchirurgie große Fortschritte erreicht werden. Bandchirurgie und Gelenkrekonstruktion wurden technisch verbessert, so dass eine frühfunktionelle Behandlung und ein individueller, frühzeitiger Belastungsaufbau möglich sind.

Ursachen

- Trauma, indirekt oder direkt, wie z. B. durch Zerrung, Überdehnung, Riss, Schlag, bei Arbeits- oder Sportunfällen,
- chronische Überlastungsschäden,
- Kortisonbehandlung.

Richtlinien, Biomechanik, Symptomatik und therapeutische Maßnahmen

Der Häufigkeit nach sind folgende Sehnen verletzungsgefährdet:

- Lig. fibulotalare anterius, Lig. fibulocalcaneare und Syndesmose (Syndesmosis tibiofibularis),
- Achillessehne,
- M. supraspinatus-Sehne,
- Quadrizepssehne,
- Aponeurose der Fingerextensoren,
- Sehne des Extensor policis longus,
- Sehne des langen Bizepskopfes.

Wichtig

Distorsionen oder Zerrungen sollten exakter Weise als **Subluxation mit spontaner Selbstreposition** bezeichnet werden.

Unter den oben genannten Mechanismen kommt es zu Teilrupturen oder Überdehnungen einzelner Sehnen oder Bänder mit intra- oder paraartikulären Blutungen, Überwärmung, spontanen Schmerzen, Druckempfindlichkeit, Gelenkerguss und eingeschränkter Beweglichkeit der betroffenen Gelenke.

Biomechanisch gesehen heilt jede Band- oder jede Sehnenverletzung mit einer Narbe aus, also mit einem Ersatzgewebe. Die strukturelle Schwächung wird durch eine Querschnittszunahme kompensiert. Dies kann die Ursache für Verklebungen, mangelnde Gleitfähigkeit und Kraftminderung der Sehnen sein.

Exkurs

Nach Bizzini (2000) und anderen Autoren betragen die Bodenreaktionskräfte ungefähr das 2–3fache des Körpergewichts beim Fersenkontakt. Gegenüber der Schwerkraft und den Bodenreaktionskräften muss der Körper beim Gehen ständig reagieren, um die Stabilität, das Gleichgewicht und die Symmetrie aufrecht zu erhalten. Dies geschieht durch synergistisch und antagonistisch wirkende Muskelketten. Am Kniegelenk wird die Kontrolle der anterior-posterioren Stabilität und der Rotationsstabilität beim Gehen durch die Hüftmuskulatur und Kniemuskulatur ausgeübt (M. gluteus. maximus, M. biceps femoris, Mm. pes anserinus, M. quadriceps, Mm. gastrocnemii, M. soleus).
Dies geschieht vor allem exzentrisch in der Phase Fersenkontakt – Mittelstand – Vorfußbelastung (s. auch Kap 16 und 18, »Knie- und Sprunggelenkbereich«).

Akute kleinere Sehnen- und Bandverletzungen, wie Distorsionen und Teilrupturen, werden im allgemeinen durch Kühlen und einen festen Tapeverband behandelt (**Abb. 5.1** und **5.2**).

▶ Nach anfänglicher Hochlagerung sollen die Gelenke frühzeitig in dem Umfang bewegt werden, den der Verband und die Schmerzen zulassen.

▶ Patienten mit Distorsionen an den Sprunggelenken sollen mit einem festen Verband, einer Kunststoffschiene oder einem Spezialschuh gehen und, soweit es die Schmerzen zulassen, auch be- oder teilbelasten. Meist gelingt dies nach einer Woche (**Abb. 5.3**)

Eine Vielzahl von Hilfsmitteln werden zur Sicherung der Sprung- oder Kniegelenke angeboten.

Komplette Rupturen mit Stabilitätsverlust der Gelenke erfordern arthroskopische Band- und Sehnennähte oder -Plastiken. Sie zählen nicht zu den kleinen Band- und Sehnenverletzungen.

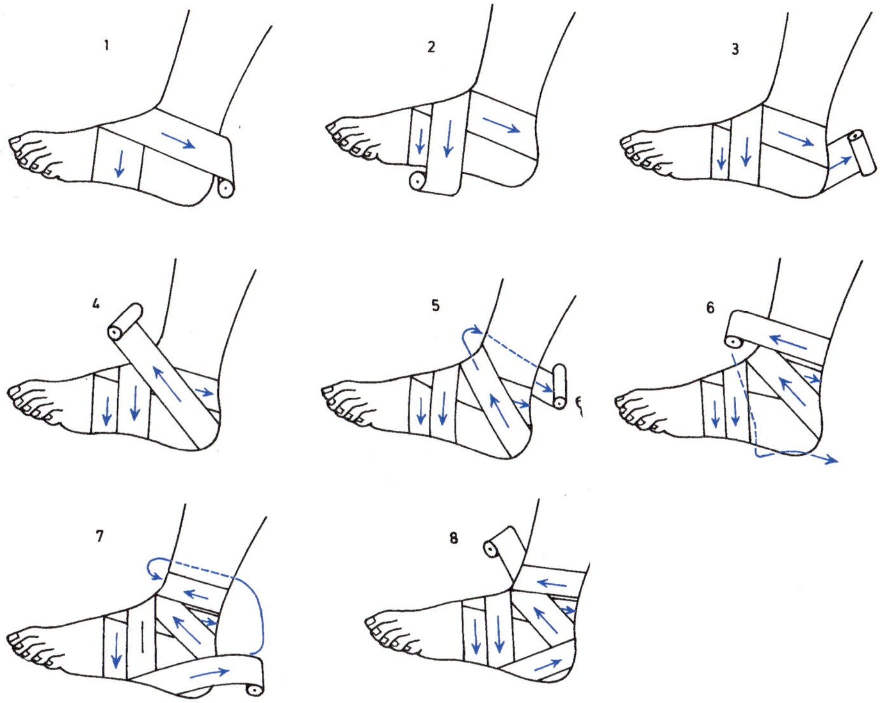

Abb. 5.1. Stützverband

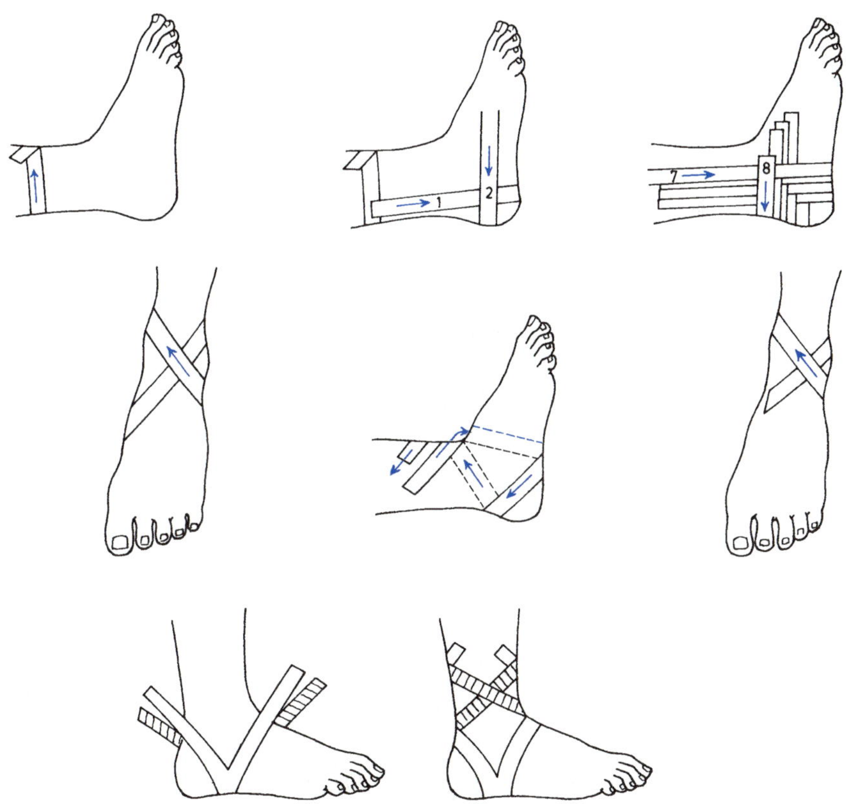

Abb. 5.2. Tapeverband

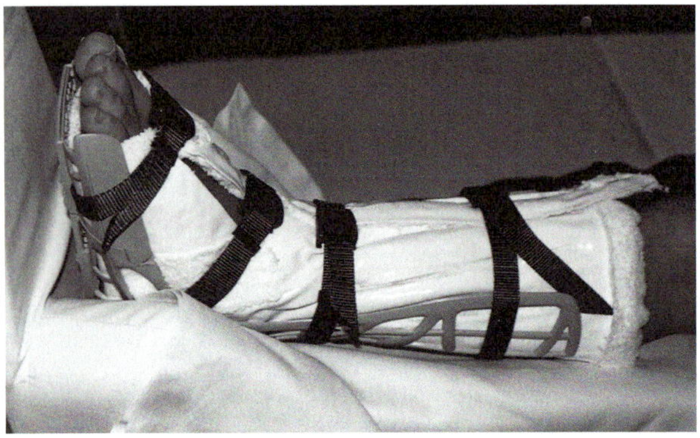

Abb. 5.3. Vaku-Pad-Schiene

▶ Die Ruhigstellung ist bei operativ versorgten Sehnen- und Bandnähten unterschiedlich. Spezielle Richtlinien und Entlastungszeiten sind zu beachten (s. auch Kapitel 2).

Noch vor kurzem wurden Orthesenbehandlungen und lange Entlastungszeiten nach einer Bandnaht oder -plastik an der unteren Extremität angegeben.

▶ Heute wird bei geeigneten Patienten ohne Orthese behandelt und frühzeitig in geschlossenen Muskelketten, d. h. mit Bodenkontakt, geübt.

▶ Bei fraglicher Stabilität und bestimmten Patienten werden Knieorthesen für wenige Wochen leihweise verordnet, wenn sie sich damit sicherer fühlen und dadurch mehr bewegen und gehen (s. Kap. 18 »Sprunggelenk« und Kap. 16, »Kniegelenk«).

Von besonderer Bedeutung sind
- die Sehnenverletzungen an der Hand,
- die Bänderverletzungen des Knie- und Sprunggelenkes sowie
- die Kapsel-Band-Verletzungen des Schulter- und Akromioklavikulargelenkes.

Diese schweren Verletzungen werden ausführlich in den Kapiteln der entsprechenden Bereiche beleuchtet (s. Kap. 7, 11, 16 und 18).

Wichtig

Generell gilt, dass mit Operateur, Physiotherapeutin und Patient **ein individuelles Behandlungsprogramm** geplant werden muss, das die Heilung der betroffenen Struktur und die Bedürfnisse des Patienten berücksichtigt.

! Warnung

Die Gelenke sollen unter bestimmten Kriterien belastet, aber nicht überlastet werden!

Zu den **Kriterien der Belastung** gehören:
- Schmerzfreiheit,
- ausreichende Tragfähigkeit,
- ausreichende Beweglichkeit,
- ausreichende Muskelfunktion,
- ausreichende Koordinationsfähigkeit.

Komplikationen

- Bandinstabilität, Gelenkinstabilität,
- Narbenadhäsionen,
- Kontrakturen,
- Arthrose.

Befunderhebung

Beurteilen	– Gelenkkontur und -stellung. – Ödem, Narben, Muskelrelief. – Röntgenbild (gehaltene Aufnahme). – Ausschluss knöcherner Verletzungen, evtl. Sonographie zur Klärung der Ergusslage.
Messen	– Aktives, erlaubtes Bewegungsausmaß (auch in der Schiene). – Umfang.

▼

Prüfen	– Art der Schwellung, Temperatur. – Sensibilität. – Qualität des Bewegungsstops. – Am Kniegelenk: Gleitfähigkeit der Patella. **Wichtig:** Spezielle Testverfahren, die die Instabilität eines Gelenkes prüfen, nach Absprache mit dem Arzt.
Notieren und Bewerten	– Art, Lokalisation und Auftreten der Schmerzen.

Die **Arthroskopie** wird heute als das geeignete Diagnoseverfahren angesehen. In der Regel wird auch die operative Versorgung arthroskopisch vorgenommen.

Klinische Zeichen von **frischen Bandrupturen** sind:
- Schwellung,
- Druckschmerz bei Teilrupturen,
- Bewegungsschmerz,
- Instabilitätsgefühl,
- mangelnde Kraft.

Bei **chronischen Bandschäden** bestehen als klinische Zeichen:
- Atrophie,
- harte Schwellung, Verklebungen,
- Dauerschmerz bei Belastung, v. a. am Sehnenansatz,
- Instabilitätsgefühl bei Belastung.

Chronische Symptome werden häufig an vorgeschädigten Sehnen beobachtet; typische Beispiele sind die Achilles- und die Tibialis-anterior-Sehne.

Als **Überlastungsschäden** an den Sehnen der Hand- und Fingerextensoren, besonders an ihren Ansatzstellen, gelten die Epikondylitis und die Tendovaginitis (»Tennisellbogen«).

Behandlungsmöglichkeiten

Gesichtspunkte der Behandlung

1. Resorption des Ödems

2. Durchblutungsverbesserung

Übersicht 5.1:
Gesichtspunkte der Behandlung
1. Resorption des Ödems.
2. Durchblutungsverbesserung.
3. Lösen der Verklebungen, Verbesserung der Gleitfähigkeit.
4. Erhalten der Gelenkbeweglichkeit innerhalb der vorgegebenen Bewegungsgrenze.
5. Funktionsschulung der gelenksichernden Muskulatur.

Kleine Sehnen- und Bandverletzungen:
- ▶ Eisbehandlung und anschließend Kompressionsverband (Tapeverband).
- ▶ Bewegen und Belasten mit Bandage ist erlaubt.

Schwere Verletzung, nach Arthroskopie oder nach operativer Versorgung:
- ▶ Verzögerte aktive Behandlung nach entsprechender Ruhigstellung, z. B. 6 Wochen nach Sehnenriss und -naht am Sprunggelenk, 1 Woche nach Distorsion. (Zur differenzierten Behandlung, Einschränkung der Pro- und Supination bei Kniegelenkbandverletzungen und der Rotatorenmanschette s. Kap. 16, »Kniegelenkbereich« und Kap. 7, »Schultergelenkbereich«.)

3. Verklebungen lösen
- ▶ Cyiax-, Frisch- oder Maitland-Techniken können angewandt werden, die durch aktive Umkehrbewegun-

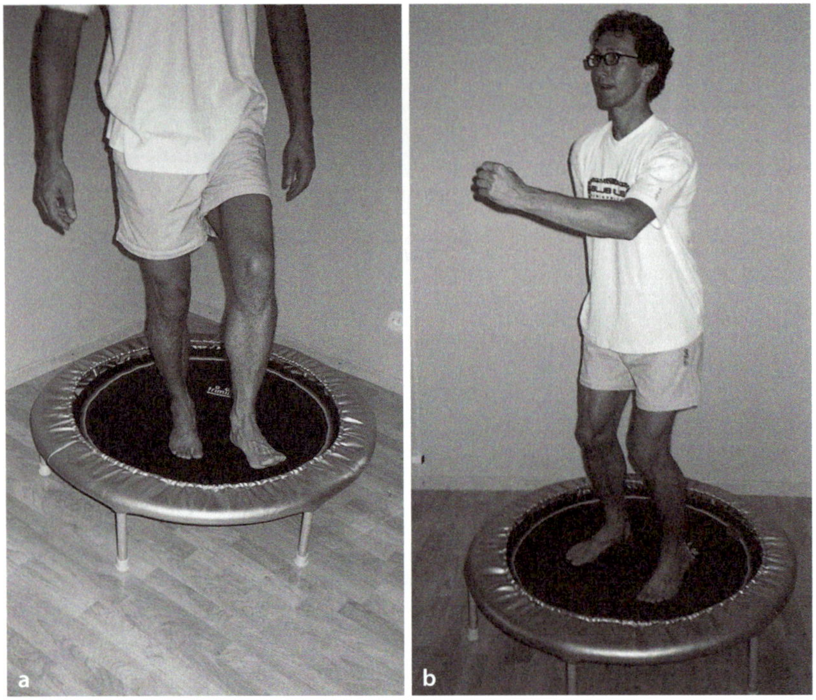

Abb. 5.4a, b. Stabilisation auf dem Trampolin

gen gegen angepassten Widerstand oder gegen Führungskontakt ergänzt werden.

▶ Bei chronischer Symptomatik dürfen spezielle Massagegriffe, Ultraschall, Diadynamik und vorsichtiges passives Dehnen hinzugenommen werden.

4. Die Gelenkbeweglichkeit erhalten

▶ Um die Bewegungsfreiheit zu erhalten, soll so früh wie möglich das betroffene Gelenk »spielerisch« bewegt werden. Dabei müssen **Bewegungsgrenzen eingehalten** werden, z. B. bei Sprunggelenkbändern: 0–0-freie Plantarflexion, keine dynamische Pro-Supination. Bei verletzten Kniegelenkbändern sind die Bewegungsgrenzen unterschiedlich (s. Kap. 16).

5. Funktionsschulung (Abb. 5.4.a, b)

▶ Schwerpunkt ist hier der **progressive Aufbau der Muskulatur**, die biomechanisch das betroffene Gelenk sichern soll. PNF-Techniken müssen vielfach abgeändert werden. Techniken, die in geschlossener Muskelkette eine Kokontraktion antagonistischer Muskelgruppen fordern, sind dazu besonders geeignet (s. auch Kap. 16 und 18).

Muskelverletzungen

Ursachen

- Trauma direkt oder indirekt, wie Kontusion, Riss, Einriss, Stich, Schnitt, nach Sport-, Arbeits- oder Verkehrsunfällen;
- Folge von Übermüdung, bei Sportlern nach unzureichender Aufwärmzeit vor der Wettkampfleistung.

Richtlinien, Symptomatik und ärztliche Maßnahmen

Muskelverletzungen bluten sehr stark und neigen deshalb zu **schmerzhaften Hämatomen** und **Verklebungen.** Der verletzte Muskel lässt sich weder schmerzfrei dehnen noch kontrahieren. Der Schmerz ist bei Kontraktion auslösbar und wird als stechend und scharf empfunden.

Oft kann eine Lücke im Faserverlauf getastet werden. Ist die Sensibilität intakt und kann keine Muskelaktivität ausgelöst werden, liegt der Verdacht eines **Muskelrisses** nahe. Bei chronischen Muskelfaserrissen können die Narben quer zum Faserverlauf getastet werden.

Muskelrisse oder -einrisse kommen vor an:

- M. gastrocnemius,
- Mm. adductores,
- Mm. ischiocrurales,
- M. quadriceps,
- M. biceps humeri.

Wichtig

Die physiotherapeutische Behandlung beginnt nach der operativen Versorgung oder/und Ruhigstellung im Gips.

Komplikationen

- Narben,
- Kontrakturen,
- sekundäre Infektionen.

Befunderhebung

Beurteilen	– Muskelrelief, Hämatom.
Messen	– Aktives und passives Bewegungsausmaß. – Umfang an vorgegebenen Stellen.
Prüfen	– Qualität der Schwellung. – Temperatur. – Sensibilität. – Pulse. – Muskelteststufe 2<3. – Qualität des Bewegungsstopps.
Notieren und Bewerten	– Schmerz bei Kontraktion, Dehnung; Art des Schmerzes und seine Lokalisation. – Narben.

Behandlungsmöglichkeiten

Gesichtspunkte der Behandlung

Akutstadium

▶ Eiskompressen und Kompressionsverband, nach 24 h evtl. Diadynamik, 5 min MF, 5 min CP oder Ultraschalltherapie mit sehr niedriger Dosierung in Kombination mit Eis.

▶ Hochlagerung für 24 h mit gleichzeitig kühlenden Maßnahmen.

▶ Nach 24 h isometrische Spannungsübungen im Sekundenrhythmus gegen Führungskontakt während der Eisbehandlung.

▶ Aktive dynamische Bewegungen ohne Widerstand.

Übersicht 5.2: Gesichtspunkte der Behandlung

1. Verhütung weiterer Blutungen und Förderung der Resorption.
2. Durchblutungsverbesserung.
3. Funktionsschulung des Muskels.
4. Verbesserung der Dehnfähigkeit, Lösen von Adhäsionen.
5. Verbesserung der Geschicklichkeit, Ausdauer, Kraft des Muskels.

Warnung

Verboten sind Massagegriffe jeglicher Art und Wärmeanwendungen!

Subakutes und Spätbehandlungsstadium

- Aktive Übungen gegen angepassten Widerstand.
- Weiche Massagegriffe (Spätphase).
- Unterwassermassage (Spätphase), Sprudelbad.
- Aktive Dehntechniken.
- Mobilisation mit Maitland-, Cyriax-, Frisch-Techniken.
- Training des Muskels in der Muskelkette zu Gebrauchsfunktionen.

Warnung

Während des biomechanischen Umbaus der Muskelfasern und der mangelnden Dehnfähigkeit besteht für den Muskel die Gefahr von neuen Muskeleinrissen. Abruptes Vorgehen und schmerzhaftes Üben tragen dazu bei, dass der Muskel Kalzifikationen einlagert. Es ist deshalb vor frühzeitiger Muskelbelastung auch bei der Arbeit oder im Sport zu warnen.

Schüleraufgabe

Zeichnen Sie eine Skizze eines Beines mit einem M. quadriceps-Faserriss im mittleren Drittel. Überlegen Sie, wie Sie nach 7 Wochen den Muskel dehnen und auftrainieren können.

Literatur

Bizzini M (2001) Sensomotorische Rehabilitation nach Beinverletzungen. Thieme, Stuttgart New York

Engelhardt M, Neumann G (1994) Sportmedizin. BLV, München

Hüter-Becker A et al. (1997) Sportmedizin. Physiotherapie Bd. 13. Thieme, Stuttgart New York

Hüter-Becker A et al. (1999) Biomechanik, Arbeitsmedizin, Ergonomie. Physiotherapie Bd. 1. Thieme, Stuttgart New York

Scherer MA (1993) Biomechanische Untersuchungen zur Veränderung der Patellarsehne nach Transplantatentnahme. Aktuelle Traumatol 23: 129

Trentz O, Bühren V (2001) Checkliste Traumatologie. Thieme, Stuttgart New York

(Siehe auch Literatur, Kap. 7. »Schultergelenk« und Kap. 16, »Kniegelenk«).

Physiotherapeutische Behandlung nach Wirbelfrakturen, Schleudertrauma und Rippenfrakturen

Wirbelfrakturen

Einteilung

- Wirbelkörperfrakturen
- Dornfortsatzfrakturen
- Querfortsatzfrakturen.

Im Folgenden soll die Behandlung der Wirbelkörperfrakturen ohne Querschnittlähmung besprochen werden.

Ursachen

- Fall aus größerer Höhe, Verkehrs-, Reit-, Sport-, Taucherunfälle usw.

Richtlinien und therapeutische Maßnahmen

In der Regel heilt eine Kompressionsfraktur im spongiösen Bereich am besten, wenn die Einstauchung belassen wird. Darüber hinaus besteht bei Verletzungen bis zum 50. Lebensjahr nur eine geringe Gefahr, dass der gebrochene Wirbelkörper weiter zusammensintert. Am häufigsten sind die 4.–6. Halswirbel, die Brustwirbel 10–12 sowie die ersten 3 Lendenwirbel verletzt.

Für die Therapie ist die Einteilung in **primär stabile und primär instabile Frakturen** von Bedeutung. Man hat bisher die Klassifikation nach Junghanns vorgenommen und dabei das **Bewegungssegment** Bandscheibe, Wirbelkörper, Gelenkfortsätze und Bandverbindung bewertet. Heute ist die Klassifikation nach Wolter und Magerl in A-,B- und C-Frakturen üblich.

> **Wichtig**
>
> **Einteilung der Frakturen nach Wolter und Magerl:**
>
> **A:** Wirbelkörperfraktur mit Kompression
>
> **B:** Wirbelkörperfraktur mit Distraktion
>
> **C:** Wirbelkörperfraktur mit zusätzlicher Rotation.

Patienten mit **primär stabilen Verletzungen (A-Frakturen)** können je nach Schmerzsituation sofort oder manchmal auch erst nach ca. 3 Wochen aufstehen. 85% aller Verletzungen werden als primär stabil angegeben. Zu den **A-Frakturen** zählen:

- isolierte Bandscheibenverletzungen,
- isolierte Wirbelkörperfrakturen ohne Bandscheibenbeteiligung, Kompressionsfrakturen,
- isolierte Wirbelbogenfrakturen,
- Wirbelkörperfrakturen mit Bandscheibenverletzung, sofern
  - der ventrale Achsenknick auf der exakten seitlichen Röntgenaufnahme höchstens 15° beträgt,
  - kein sagittaler Knick besteht,
  - keine Subluxation nachweisbar ist,
  - die Dornfortsätze nur gering oder gar nicht auseinander weichen.

Zu den **B-Frakturen** zählen

- Luxationsfrkturen eines Wirbels, meist HWS,
- bestehender Trümmerfraktur mit Interposition von Bandscheibengewebe und Dislokation von Fragmenten nach ventral und dorsal,
- Luxationsfrakturen mit Knickbildung von 25° und mehr (B Fraktur).

Zu den **C-Frakturen** zählen

- Frakturen der Gelenkfortsätze, Klaffen der Dornfortsätze,
- Wirbelbogenverletzungen.

> **Wichtig**
>
> B- und C-Frakturen werden heute operativ versorgt.

Die Möglichkeiten liegen bei der Verwendung des Fixateur interne von dorsal (**Abb. 6.1a–c**). Zusätzlich zur dorsalen Osteosynthese wird auch bei schwerer Instabilität eine ventrale Plattenosteosynthese durchgeführt (**Abb. 6.2a–d**). Außerdem kann eine Spananlage notwendig werden (kortikospongiöser Span aus dem Beckenkamm). Als Ersatz für pathologisch veränderte Wirbelstrukturen und bei schweren B- und C-Frakturen wird ein Titankorb eingesetzt (**Abb. 6.3a–c**).

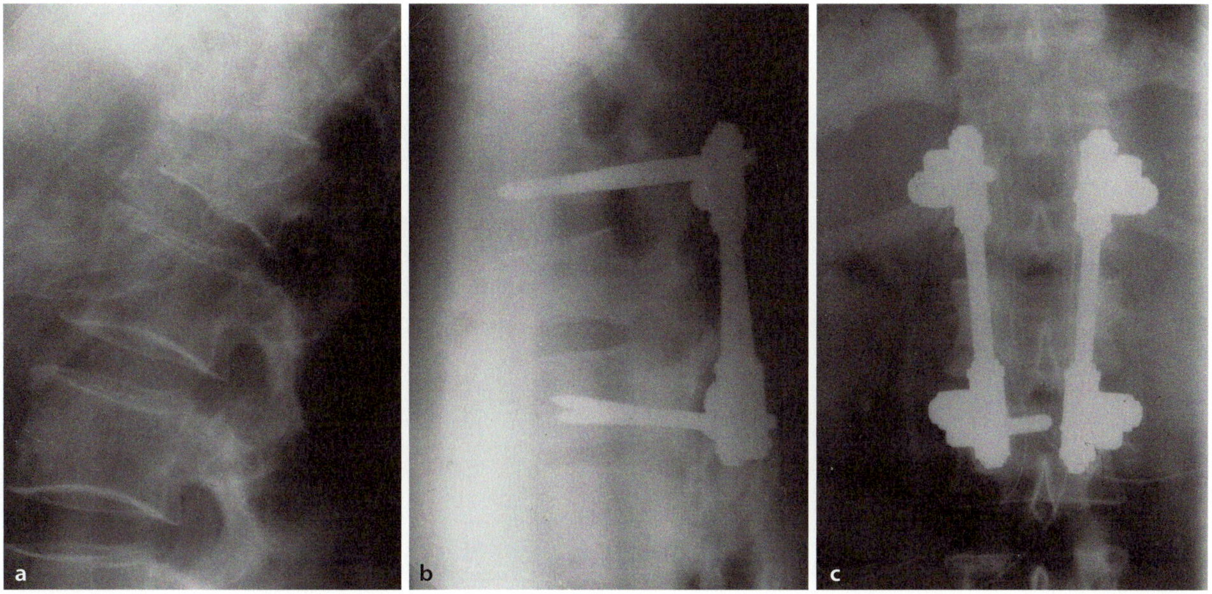

Abb. 6.1. **a** Fraktur des LWK 1, **b** Fixateur interne, **c** Seitenansicht der Osteosynthese

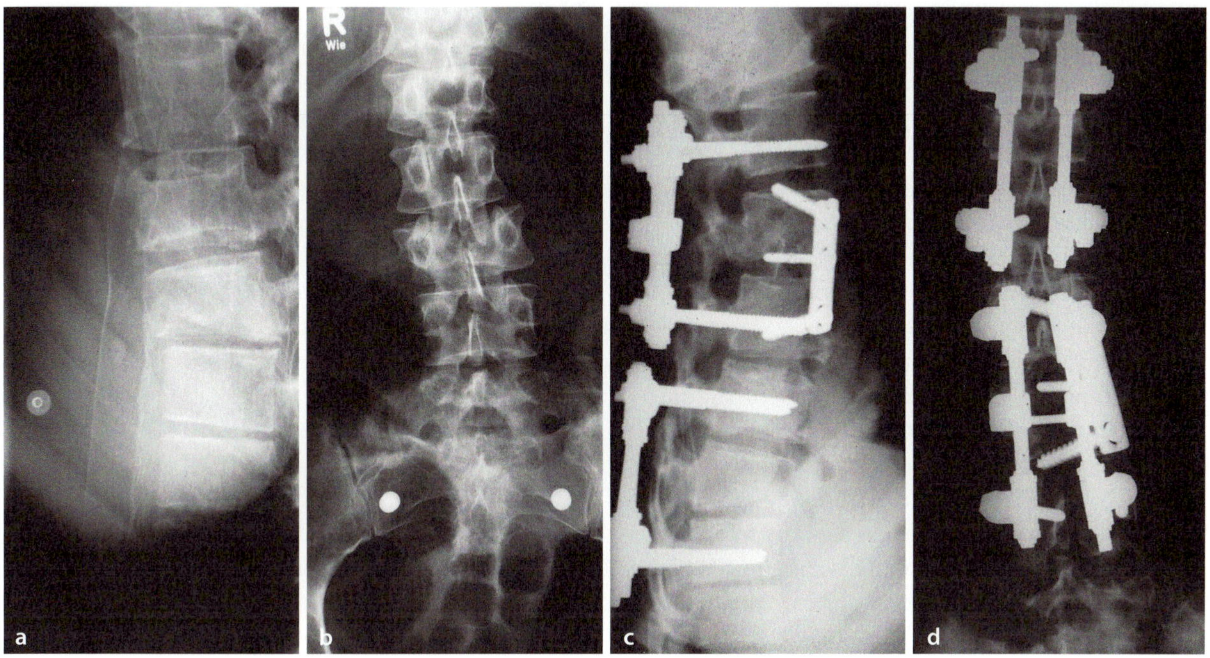

Abb. 6.2a–d. **2-Etagenfraktur mit dorsaler und ventraler Osteosynthese**

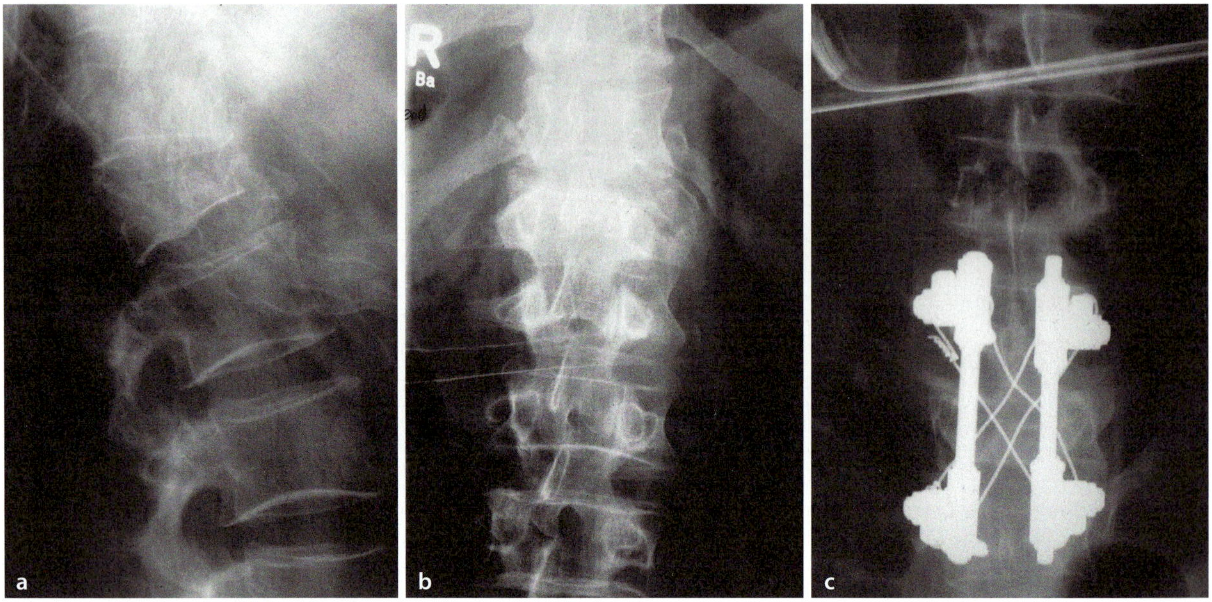

Abb. 6.3. **a** Fraktur des LWK 1; **b, c** Titankorb- und Plattenosteosynthese

Der Fixateur interne soll nach 9 Monaten wieder entfernt werden.

Kortikospongiöse Späne aus dem Beckenkamm werden auch in Verbindung mit Schraubenosteosynthesen bei Densfrakturen verwendet. Halswirbelfrakturen werden häufig von ventral mit einer kleinen Platte stabilisiert (**Abb. 6.4a, b**).

Im Gegensatz zu früheren Jahren werden ein Halo-Fixateur-externe oder eine Crutchfield-Klammer nur noch sehr selten angewandt.

- Stabile Brustwirbel- und Lendenwirbelfrakturen werden funktionell behandelt; die Verletzten dürfen sich entsprechend der Schmerzsituation mit gestreckter Wirbelsäule drehen und auch aufstehen.
- Alle Patienten mit Frakturen unterhalb BWK 10 erhalten ein Dreipunktkorsett, das sie 12 Wochen tragen sollen. Dies gilt für konservativ wie für operativ behandelte Patienten (**Abb. 6.5**).
- Diese Patienten dürfen auch 6 Wochen lang nicht frei auf einem normalen Stuhl sitzen.
- Patienten mit Halswirbelfrakturen erhalten, der erreichten Stabilität entsprechend, postoperativ eine weiche Schantz-Krawatte für ca. 8 Wochen (**Abb. 6.6**).

Exkurs

Biomechanik

Warum sind Frakturen im Bereich des thorakolumbalen Übergangs so häufig und zudem instabil?

Auf dem thorakolumbalen Wirbelsäulenabschnitt wirken hohe statische und dynamische Kräfte, denen die Wirbel ausgesetzt sind. Die **Belastung** eines Bewegungssegmentes (Wirbel, Wirbelgelenke und Bandscheiben) errechnet sich aus

- den Teilgewichten der darüberliegenden Körperabschnitte,
- der Spannung der autochthonen Muskulatur,
- der Bänderspannung,
- äußeren Gewichten und Widerständen.

Nach Kapandji teilt sich diese Belastung auf in eine **Druckkraft,** die auf die Wirbelkörper wirkt und eine **Schubkraft,** die auf die Wirbelbogengelenke ausgerichtet ist. Drehbewegungen des Kopfes, des Schultergürtels, des Beckens und der Beine wirken als **Drehkraft** auf die thorakolumbalen Bewegungssegmente (**Abb. 6.7**).

Die stärkste Belastung erfahren die Bewegungssegmente der Lendenwirbelsäule.

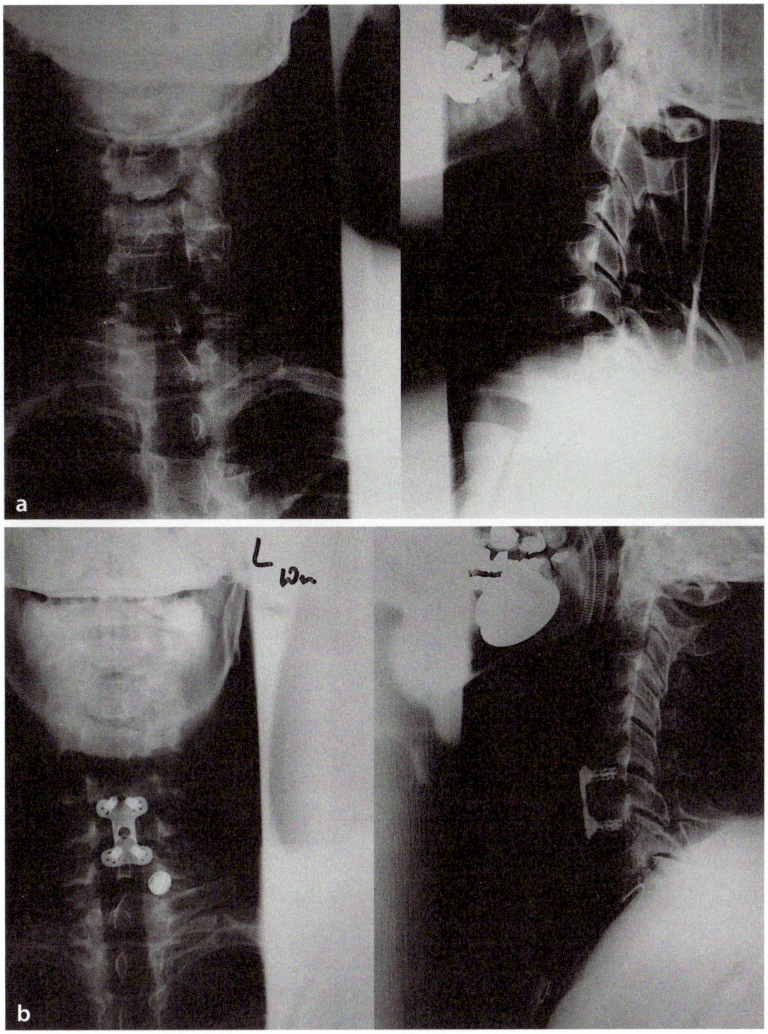

Abb. 6.4. **a** HWK-Fraktur (Vorder- und Seitenansicht), **b** Plattenosteosynthese

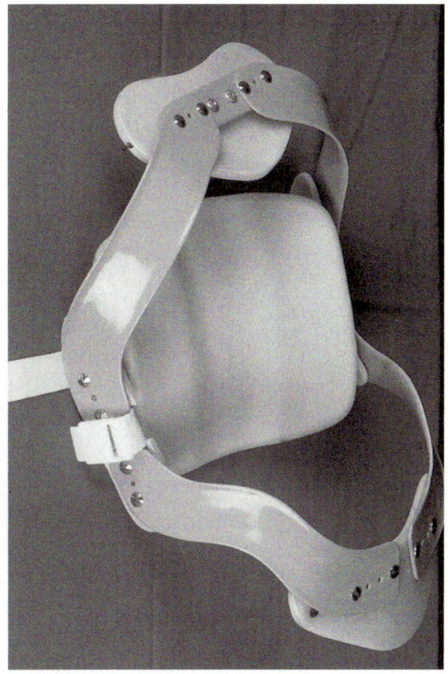

Abb. 6.5. Dreipunktkorsett

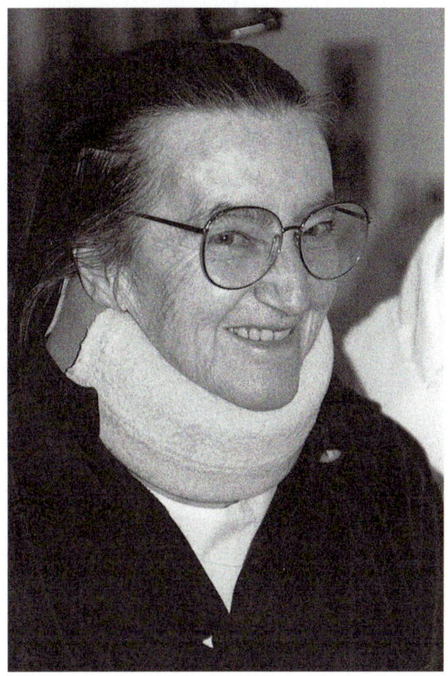

Abb. 6.6. Weiche Schantz-Krawatte

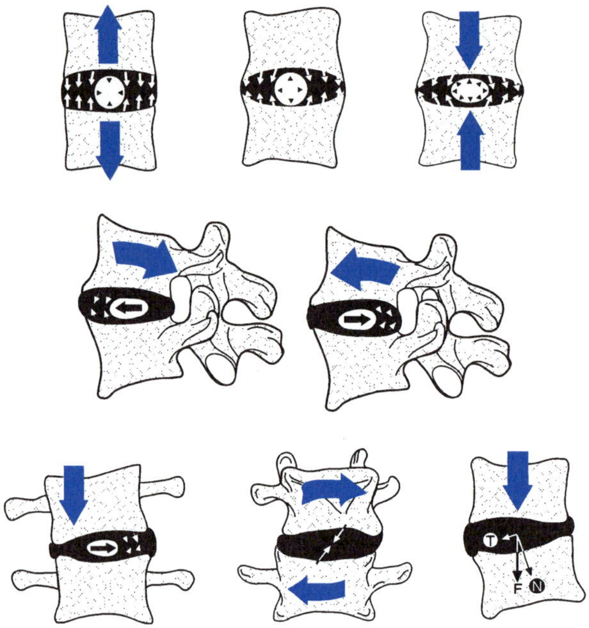

Abb. 6.7. **Kraftverteilung nach Kapandji in Ruhestellung, bei Extension und Flexion, Lateralflexion und Rotation**

Folgende **Belastungen** werden von Krämer (Krämer u. Grifka 2001) für das Bewegungssegment L 3 angegeben:

- in Rückenlage 15 kp (ausschließlich Muskel- und Bänderspannung),
- in Seitenlage 30 kp,
- im freien Sitz ohne Anlehnen 140 kp,
- im entlasteten Sitz mit Rückenlehne 70 kp,
- im geraden Stand 100 kp,
- im Stand mit Rumpfbeuge vorwärts 150 kp,
- im Stand mit leichter Vorbeugung und einem Gewicht von 20 kg in den Händen über 200 kp (**Abb. 6.8**).

In der aufrechten Haltung überwiegen die längsgerichteten Kräfte; sie verteilen sich gleichmäßig auf die Wirbelkörper und Bandscheiben. Eine **ausgewogene ventrale und dorsale Muskelspannung** sorgt dafür, dass die Schub- und Rotationskräfte verringert werden.

Bei jeder **Rumpfvorbeugung** vergrößern sich die Schubkräfte, bei **einseitiger Belastung** (z. B. Einbeinstand, Gehen ohne Belastung für ein Bein) die Rotationskräfte.

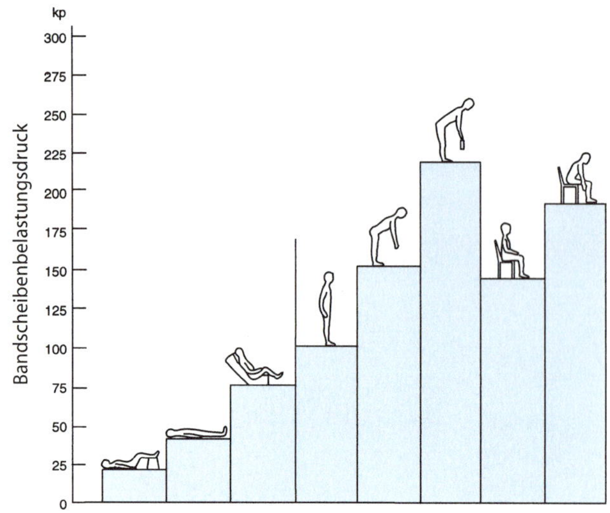

Abb. 6.8. **Belastungsdrucke.** (Krämer u. Grifka 2001)

Frühe Behandlungszeit oder postoperative Phase in der Akutklinik

Routinemäßig wird eine Thromboseprophylaxe (s. Kap. 3) und eine individuell angepasste Schmerztherapie durchgeführt.

Die genannten biomechanischen Aspekte haben große Bedeutung für die frühe Behandlungsphase von Patienten nach Wirbelfrakturen im thorako-lumbalen Bereich (s. auch Tabelle 2.2).

- ▶ In der Regel müssen die Patienten nur 1–2 Tage Bettruhe einhalten, bis Schmerzfreiheit besteht und das individuell angepasste Dreipunktkorsett geliefert wird (**s. Abb. 6.5**). Das Korsett wird möglichst über die Bridging-Position angelegt. Wenn dies nicht möglich ist, kann es auch über die gestreckte Seitenlage angezogen werden.
- ▶ Es hat sich auch bewährt, Patienten, die eine dorsale und ventrale Stabilisation erhalten haben, mit einem Dreipunktkorsett zu versorgen. Es dient dann als »Gedächtnisstütze« für die aufrechte Haltung.
- ▶ Belastende Positionen dürfen nicht vor Konsolidierung der Fraktur eingenommen werden. Bewegungsübergänge sollen möglichst in Streckstellung des Wirbelsäulenabschnitts und unter minimaler Rotation ausgeführt werden.
- ▶ Alle Patienten mit Frakturen unterhalb BWK 10 sollen deshalb von der Rückenlage über die gestreckte Sei-

autochtone Musk. = Rückenstrecker Multifidii

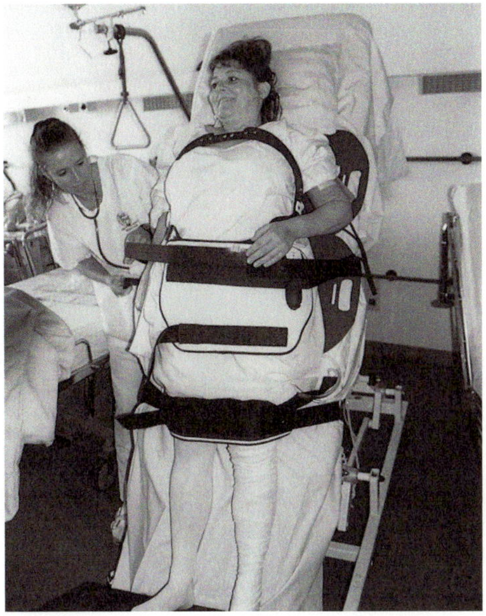

■ Abb. 6.9. Aufstehen mit dem Stehbrett bei Entlastung des linken Beines

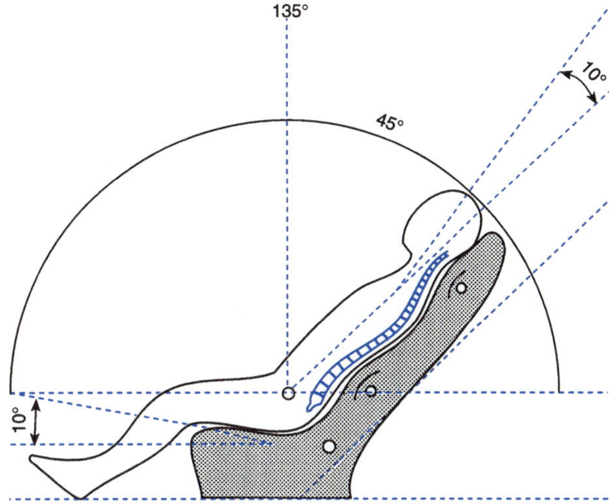

■ Abb. 6.10. Entlasteter Sitz. (Krämer u. Grifka 2001)

↳ REKO-Stuhl

tenlage und Bauchlage, durch Abstützen der Hände in den Stand kommen und über den umgekehrten Weg wieder zurück in die Rückenlage gelangen (■ **s. Abb. 6.15a, b**). Besteht die Notwendigkeit der Entlastung eines zusätzlich frakturierten Beines, muss der Stand über das Stehbrett erreicht werden (■ **Abb. 6.9**).

▶ Der entlastete Sitz (ca. 0 – 45 – 45° Hüftgelenkbeugestellung) mit angelehntem Rücken darf kurzfristig, z. B. in einem Reko-Stuhl, eingenommen werden (■**Abb. 6.10**). **Der freie Sitz ist jedoch 6 Wochen lang nicht erlaubt.**

▶ Entlastetes Sitzen ist möglich über Gewichtabgabe auf die hinter dem Körper abgestützten Hände. Später ist der Sitz auf einem hohen Stuhl und einem Brüggerkeil möglich. Zur Entlastung sollen die Unterarme auf dem Tisch abgelegt werden. Vor Entlassung aus der Klinik erhalten die Patienten einen Sitzkeil und einen Toilettenaufsatz, den sie nach Hause oder in die Rehabilitationsklinik mitnehmen.

▶ Patienten, die Wirbelfrakturen oberhalb von Th 10 erlitten haben, dürfen sich über die Seite aufsetzen; sie brauchen keine Hilfsmittel.

Exkurs

Dieses Behandlungskonzept wird durch eine Arbeit von Loew bestätigt, der nachweisen konnte, dass sich bei Patienten mit Wirbelfrakturen im thorakolumbalen Übergang der Kyphosewinkel signifikant um 1,5 – 2,5° innerhalb von 3 Monaten vergrößerte. Alle Patienten waren konservativ und mit einem Dreipunktkorsett behandelt worden. Die Belastungskräfte konnten offenbar nicht genügend abgefangen werden.

Heute werden Wirbelfrakturen im thorakolumbalen Übergang sorgfältig auf Instabilität überprüft und häufiger operativ versorgt.

Wir selbst konnten feststellen, dass bei der Materialentfernung des Fixateur interne nach 9 Monaten die Schantz-Schrauben meistens locker waren. Die Frakturen waren aber in der Regel durchbaut.

▶ Oberstes Ziel der frühen physiotherapeutischen Behandlungen muss deshalb die **muskuläre Sicherung** des betroffenen Wirbelsäulenabschnittes in der optimalen Streckstellung der Wirbelsäule sein.

▶ Man erreicht dies am besten durch Ganzkörperspannungen nach Brunkow oder in PNF-Mustern; dabei sollen in gerader Rücken-, Seiten- oder Bauchlage Muskelketten gegen manuellen Kontakt/Widerstand statisch beansprucht und über 7 – 10 s gehalten werden.

Anfangs sollen schwerpunktmäßig die Rückenmuskeln beansprucht werden.

Andere Autoren wie Brügger, Klein-Vogelbach und McKenzie haben Übungsprogramme entwickelt, aus denen geeignete Übungen ausgewählt werden können.

Wichtig

Ziele sind jeweils die Stabilisation der Wirbelsäule in der Mitte, deren Sicherung bei den Bewegungsübergängen und in der neuen Position.

Erste Behandlungsphase in der Reha-Klinik

Im Anschluss an einen kurzen Klinikaufenthalt werden die Patienten häufig in einer **Rehabilitationsklinik** weiterbehandelt.

▶ Ist die Wunde reizlos abgeheilt, können die Patienten mit dem Korsett im **Bewegungsbad** üben. Auch dort sollen die Flexions- und Rotationsmuster der Rumpfmuskulatur vermieden und die Streckmuster geschult werden. Ob die Patienten nach einer solch schweren Verletzung und/oder Operation kreislaufstabil genug sind, um eine Behandlung im warmen Wasser zu tolerieren, muss vom Arzt entschieden werden.

▶ Gezielt eingesetzte und kontrollierte kurzzeitige Behandlungen im Wasser sind eine gute Ergänzung zur Einzelbehandlung; sie ersetzen diese jedoch nicht. dann nicht Fel. -> gegen Schwerkraft arbeiten ist günstiger!

▶ Stabilisationsübungen können mit und ohne Auftriebskörper, gegen den Wasserwiderstand und in allen Lagen geübt werden.

▶ Alle dynamischen Bewegungsmuster, die eine Rotation, Lateralflexion oder Flexion der Wirbelsäule beinhalten, werden keinesfalls vor Ablauf der 12. Woche, oft nicht vor der 16. Woche begonnen. **Sie stellen ein Risiko für die Frakturausheilung dar.**

Behandlungszeit ab der 13. – 16. Woche

▶ Schwerpunkt der physiotherapeutischen Behandlung ist jetzt das **Erlernen physiologischer Bewegungsabläufe und Belastungen.**

▶ Natürliches Bewegungsverhalten, Einüben von Bewegungsübergängen, Arbeitspositionen, richtiges Tragen von Gegenständen und Bücken mit geradem Rücken sind die Ziele der Einzel- und Gruppenbehandlungen. Mit Hilfe von Musik und dem Einsatz von kleinen Geräten, wie Tüchern, Luftballons, Säckchen, Bällen und Keulen, können die Übungen variiert und die Bewegungsfreude gefördert werden.

Wichtig

Das Dreipunktkorsett muss 3 Monate lang getragen werden, alle Bewegungsübergänge werden mit Korsett ausgeführt. Normales Sitzen ist 6 Wochen lang nicht erlaubt!

Komplikationen

- Querschnittlähmung,
- Polytrauma,
- Serienfrakturen.

Befunderhebung

Beurteilen

- Allgemeinzustand (evtl. liegt der Patient auf der Intensivstation).
- Atmung, Kreislaufsituation.
- Lagerung.
- Röntgenbefund: Übergänge von Os occipitale zu HWK 1 und 2, zervikothorakaler und thorakolumbaler Übergang, evtl. Schrägaufnahmen.

▼

	Wichtig: Luxations- oder Translationsstellung, Deck- oder Grundplatten-einbruch, ungleiche Abstände der Wirbelbögen, Verschiebung der Wirbelhinterkanten zum nächsten Wirbel, Wirbelverformung, Achsenknickbildung, ventral-dorsale Dislokationen, Klaffen der Dornfortsätze,Spinalkanaleinengung. – Computertomogramm.

Prüfen	– Hautdurchblutung, Temperatur.
	– Sensibilität auf Berührung, Lagesinn.
	– Muskelkontraktionsfähigkeit, in flacher Rückenlage nur auf Teststufe 2.
	– Kennmuskeln bei HWK-Frakturen:
	  - C 1 – Kopfrotatoren
	  - C 2, 3, 4 – M. trapezius, Diaphragma (C 3, 4)
	  - C 5 – M. supraspinatus, M. infraspinatus, M. deltoideus
	  - C 6 – M. brachioradialis, M. biceps brachii, Mm. ext. carpi rad.
	  - C 7 – M. abductor poll. brev., Mm. thenari, M. flexor carpi rad., M. triceps brachii
	  - C 8 – M. abductor dig. V, M. adductor pollicis, Hypothenarmm., M. triceps brachii
	  - Th 1 – M. interosseus palm. III

Notieren und bewerten	Symptome, geordnet nach Zeit, Lokalisation und Qualität (Systematik nach Triano): **1. Schmerzen: wann – wo – wie?** – Lokal, paravertebral, ohne Ausstrahlung, – Mit Ausstrahlung nach proximal, nach distal, radikulär oder segmental, – Mit neurologischem Befund (Sensibilitätsstörungen, motorische Schwäche oder Paresen, Blasen-Darm-Störungen), postoperativ, beständig oder wechselnd, akut oder chronisch (**s. auch Abb. 1.4**). **2. Schmerztherapie und ihre Konsequenz für die Physiotherapiedosierung** – In individuellen Fällen 3–5 Tage Basis-Schmerztherapie mit zentralwirkenden Medikamenten. **3. Adäquater Rehabilitationszustand** – Mit symptomatischen oder gelegentlichen Beschwerden.

Manche Patienten geben im postoperativen Zustand **diffuse Schmerzen** an, die weniger mit einer Einengung der Nervenwurzel als mit einer Irritation neuromeningealer Strukturen erklärt werden können. Eine Nachblutung oder ein Ödem können ebenfalls solche Schmerzen auslösen. Schmerzen verursachen eine reflektorische Abwehrspannung der Muskulatur, die den Patienten davon abhält, sich zu bewegen. Daraus erwächst auch die Gefahr einer Thrombose.

Segmentale oder auch **radikuläre Schmerzen** können die Atembewegungen behindern und zu einer Bronchopneumonie führen. Zur Schmerzunterbrechung wird deshalb heute eine Schmerztherapie durchgeführt (s. auch Kap. 3).

Bestehen Paresen und/oder Blasen- und Darmfunktionsstörungen, muss ein **neurologischer Befund** durchgeführt werden und evtl. ein suprapubischer Katheter gelegt werden (»Puffi«).

Behandlungsmöglichkeiten

Wichtig

Alle Maßnahmen müssen schmerzfrei durchgeführt werden!

Die Bewertung der biomechanischen Kräfte und die Befunderhebung führen zu den im Folgenden erläuterten Behandlungsgesichtspunkten.

Beispiel: Fraktur des 3. Lendenwirbelkörpers, Osteosynthese mit Fixateur interne

Gesichtspunkte der Behandlung

1. **Atemtherapie**
2. **Thromboseprophylaxe**

(Siehe dazu Kap. 2, »Prä- und postoperative physiotherapeutische Behandlung«.)

3. **Lagerungskontrolle**

▶ Die Lagerung soll flach sein auf einer festen Matratze, evtl. kann auch ein Quaderbett mit einer Schaumstoffauflage benutzt werden. Die Kniegelenke werden mit einem Fell oder kleinen Schaumstoffkissen nur wenig unterlagert, die Fersen freigelegt und die Füße am Bettende abgestützt.

▶ Zum Essen kann das Bettende leicht schräg nach unten gestellt werden. Für die ersten Tage nach der Operation kann ein Spiegel am sog. »Galgen« angebracht werden. Der Haltegriff wird weggenommen, damit der Patient sich nicht zum Sitz hochziehen kann. Auch kippbare Standspiegel sind geeignet.

Übersicht 6.1: Gesichtspunkte der Behandlung

1. Atemtherapie, wenn erforderlich.
2. Thromboseprophylaxe, Resorption des Hämatoms/Ödems.
3. Lagerungskontrolle.
4. Aktive Stabilisierung der Fraktur, des Wirbelsäulensegmentes, in entlastender, schmerzfreier Position.
5. Erarbeiten einer ausgewogenen Muskelspannung der Rücken- und Bauchmuskulatur (axiale Spannung auf Osteosynthese und Wirbelkörper).
6. Schulen von Bewegungsübergängen unter Vermeidung von Schub- und Rotationskräften.
7. Schulen von biomechanisch richtigem Bewegungsverhalten für den Alltag.
8. Gehschulung mit Korsett, auch im Bewegungsbad.

Nach 6 Wochen:

9. Schulen des entlastenden Sitzes, des Bückens etc. mit Korsett.
10. Kräftigung der Rücken-, Schultergürtel- und Bauchmuskulatur.
11. Entspannung durch weiche Massage der Rückenmuskulatur, Eis- oder Wärmebehandlung.

Nach 12 – 16 Wochen:

12. Schulung von Gebrauchsbewegungen und Bewegungsübergängen ohne Korsett.
13. Einzel- und Gruppenbehandlung zur Schulung physiologischer Bewegungsabläufe und Verbesserung der Ausdauer.

4. **Aktive Stabilisierung der Fraktur**

▶ Die Stabilisation des Bewegungssegmentes L 3 wird über **komplexes Spannen der dorsalen Muskelkette nach Brunkow** durchgeführt. In korrigierter, flacher Lagerung wird die Grundspannung von den Fußgelenken bis zum Kopf aufgebaut, die Position wird dann gegen Führungskontakt oder angepassten manuellen Widerstand gehalten. Die Physiotherapeutin gibt anfangs Kontakte auf der Dorsalseite des Beckens und des Thorax. Symmetrische Muster werden ausgewählt, die die Lendenwirbelsäule in der Mitte halten. Können diese Übungen schmerzfrei ausgeführt werden, kann die Hebellänge vergrößert werden. Die Hände der Therapeutin wechseln zum Schultergürtel und an den Oberschenkel usw.

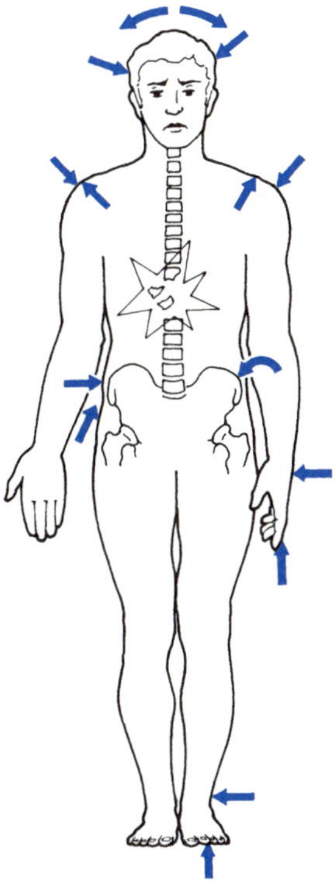

Abb. 6.11. Stabilisation bei Wirbelfraktur

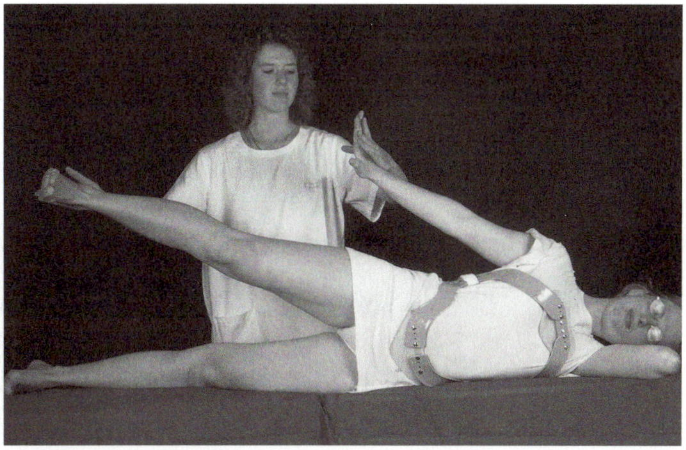

Abb. 6.12. Drehen en bloc in die gerade Seitenlage, Stabilisation

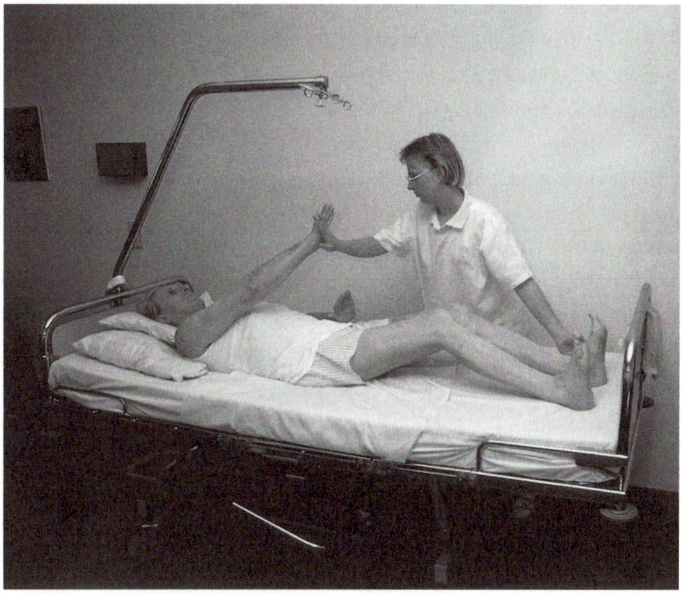

Abb. 6.13. Stabilisation der Wirbelsäule

- Die Spannung soll langsam aufgebaut, etwa 7–10 s gehalten und dann langsam gelöst werden (**Abb. 6.11**).
- Besonders stabilisierend für die Mitte des Rumpfes wirken **symmetrisch über beide Arme und Beine aufgebaute Muskelspannungen.** Der Kopf liegt dabei in der Mitte und wird in der Längsachse herausgestreckt. Die Muskelaktionen der Grundspannung verlaufen von distal nach proximal, von der Dorsalextension beider Füße über eine leichte Knieflexion, den Druck der Fersen gegen das Bett zur Rumpfmuskulatur. Die Arme spannen anfangs im symmetrischen Stützmuster, später gegengleich (**s. Abb. 6.12** und **6.13**).
- Übungsformen können auch als **Hausaufgabenprogramm** zusammengestellt werden, z. B. mit Übungen aus dem Gi-Gong Programm.
- **Aktive Stabilisationsübungen** können auch nach jedem Bewegungsübergang zwischengeschaltet werden, wenn Drehen in Seitenlage und Bauchlage vom Arzt erlaubt wurden (**Abb. 6.12**).

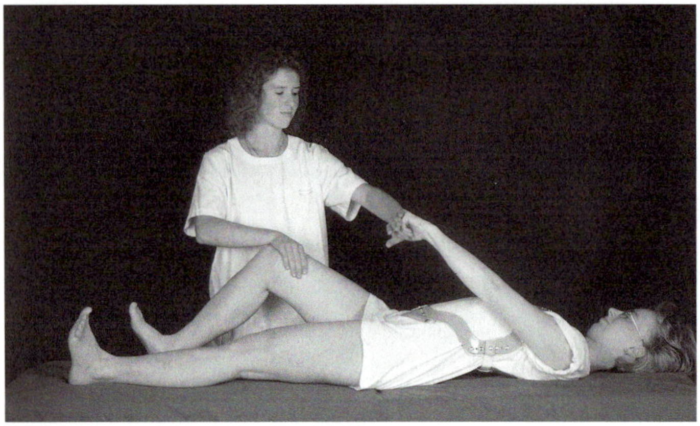

■ Abb. 6.14. Diagonale Wirbelsäulenstabilisation

5. **Erarbeiten einer ausgewogenen Muskelspannung von ventral und dorsal**

▶ Diagonale ventrale Muskelketten werden in der gleichen Technik geübt. Es bewährt sich, die ventrale und dorsale Muskelkette zu koordinieren, d. h. **eine Kokontraktion aufzubauen.** Diese Übungsmuster haben, wie schon erwähnt, R. Brunkow und S. Klein-Vogelbach für Patienten mit Rückenbeschwerden entwickelt. Sie sind auch für die Behandlung der Wirbelfrakturen gut einzusetzen.

▶ Eingeleitet werden diese Übungen über Dorsalextension der Füße und Druck der Fersen auf die Unterlage sowie über Dorsalextension der Hände und Druck der Handwurzeln auf das Bett (■ **Abb. 6.13**).

▶ Wenn die Kokontraktion von Bauch- und Rückenmuskeln aufgebaut werden soll, muss **die Beinstellung exakt festgelegt** werden. Bei **Wirbelfrakturen im Segment L 3 – 5** sollte das Hüftgelenk nur **20 – 30°** gebeugt sein. Als weitergeleitete Bewegung wirkt die Femurflexion im Hüftgelenk zunehmend im Sinne einer Abflachung/Flexion der Lendenlordose. Dies geschieht um so mehr, je früher die Dehngrenze der ischiokruralen Muskulatur erreicht ist (■ **Abb. 6.14**).

Wichtig

Folgende **Regel** kann als Anhaltspunkt dienen:
- Flexion bis 20 – 30° ist erlaubt bei L 3- bis L 5-Frakturen.
- Flexion bis 60° ist erlaubt bei L 1-, L 2-Frakturen.
- Flexion bis 90° ist erlaubt bei Th 10, 11- und -12-Frakturen.

▶ Alle Formen des Bewegens und Haltens der Hüftgelenke sollen entsprechend dieser Vorgaben aus den zugeordneten Flexionsstellungen beginnen oder dort enden.

Da in der modernen Wirbelchirurgie lange Liegezeiten entfallen, ist eine besondere Behandlung der **Extremitäten** nicht erforderlich, es sei denn, der Patient hat noch andere Verletzungen an den Beinen oder eine Querschnittssymptomatik.

▶ Handelt es sich um eine **Brustwirbelkörperfraktur oberhalb von Th 10,** kann die Streckstellung der Brustwirbelsäule über die Skapulaextension/-adduktion erreicht werden. Auch die Flexion/Abduktion/Außenrotation beider Arme und das Herausschieben des Kopfes verbessern die Aufrichtung der Brustwirbelsäule.

▶ **Nicht erlaubt** sind Flexions-/Anteversionsmuster der Skapula oder Flexions-/Rotationsmuster des Kopfes. Bedingt einsetzbar sind symmetrische Stützmuster der Arme, wenn sie neben dem Körper enden. Extensionsmuster der Schultergelenke leiten eine Flexion der Hals- und Brustwirbelsäule ein.

Diese Bewegungseinschränkungen gelten ebenso für die Halswirbelfrakturen.

Wichtig

Der Kopf soll in Nullstellung und der Schultergürtel gerade auf der Unterlage liegen bleiben!

6. **Schulen von Bewegungsübergängen**

▶ Mit Korsett dürfen sich Patienten nach einer Wirbelsäulenosteosynthese im thorakolumbalen Über-

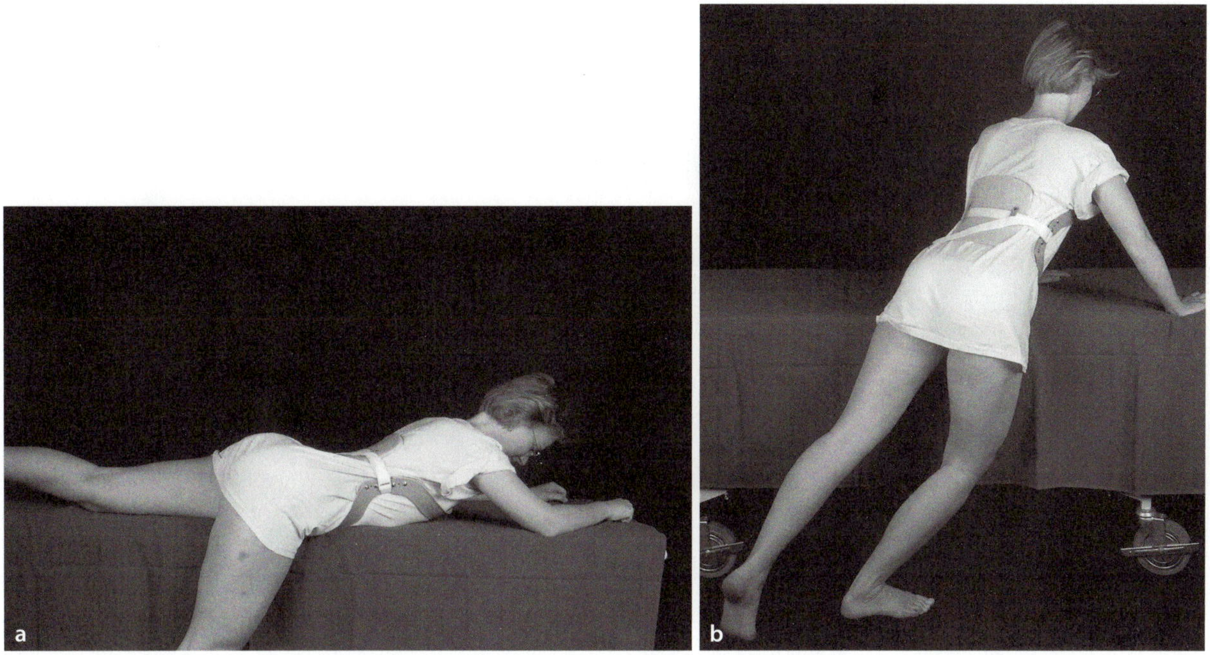

■ Abb. 6.15a, b. Aufstehen aus der Bauchlage

gang am 2. oder 3. postoperativen Tag en bloc auf die Seite drehen, dabei soll die Wirbelsäule ganz gestreckt bleiben. Das später obenliegende Bein und der Arm spannen dabei in Extension/Abduktion (■ s. Abb. 6.12).

- Zum Aufstehen aus dem Bett wird dieses entsprechend der Länge des Patienten hochgestellt. Von der geraden Seitenlage dreht sich der Patient in die Bauchlage und rutscht an die Bettkante bis die Beine nach unten abgesenkt werden können. Über den Unterarm- und Armstütz steht der Patient auf (■ Abb. 6.15a, b).
- Hat der Patient Schmerzen oder ist noch in einem schlechten Allgemeinzustand, werden ihm Gehhilfen angeboten (Gehwagen, Achsel- oder Unterarmstützen). Meistens muss man das Korsett im Stand nochmals nachziehen, damit die Pelotte fest anliegt.
- Patienten mit **BWK-Frakturen oberhalb von Th 10** und solche, die einen stabilen Titankorb erhalten haben, dürfen über Rotation und Unterarmstütz direkt in den Sitz kommen. Zwischen den einzelnen Phasen der Positionswechsel können Haltephasen eingebaut werden.

7. Schulen von Bewegungen für den Alltag

In den ersten postoperativen Tagen soll der Patient **möglichst schnell selbständig werden**, d. h. er muss lernen, sein Korsett selbst anzuziehen und den Transfer von der Rückenlage in den Stand allein auszuführen.

- Zum Anziehen des Korsetts soll der Patient zunächst die Bridging-Position beherrschen, damit er die Pelotte unter die LWS schieben kann.
- Gelingt in den ersten Tagen ein selbständiges Aufstehen nicht oder hat der Patient Teilschwächen oder Schmerzen, wird über das Stehbrett aufgestanden.
- Ein Toilettenaufsatz sowie ein Keilkissen für einen hohen Stuhl sind Hilfsmittel, die dem Patienten kurzfristig erlauben, mit dem Korsett zu sitzen.
- Hilfsmittel, die das Aufheben von heruntergefallenen Gegenständen erleichtern, und Anziehhilfen für Schuhe und Strümpfe werden über die Ergotherapeutin oder den Orthopädiemechaniker angeschafft.
- In seltenen Fällen muss von der Krankenkasse auch ein Klinikbett für zu Hause ausgeliehen werden.
- Der Patient soll sich noch öfter am Tag hinlegen, dazwischen spazieren gehen und seine Stabilisationsübungen als Hausaufgabenprogramm durchführen.

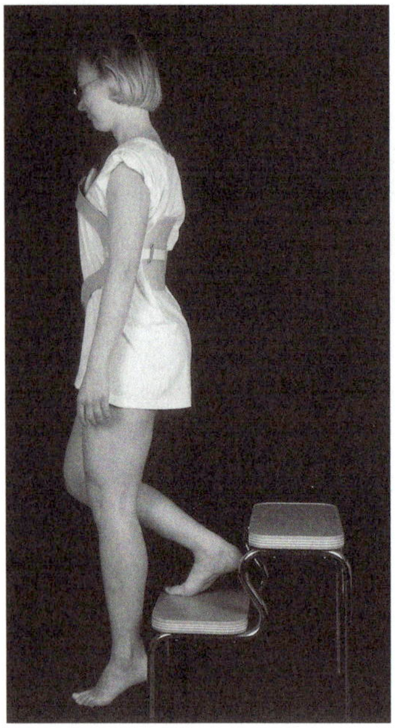

■ Abb. 6.16. Freies Gehen auf der Treppe

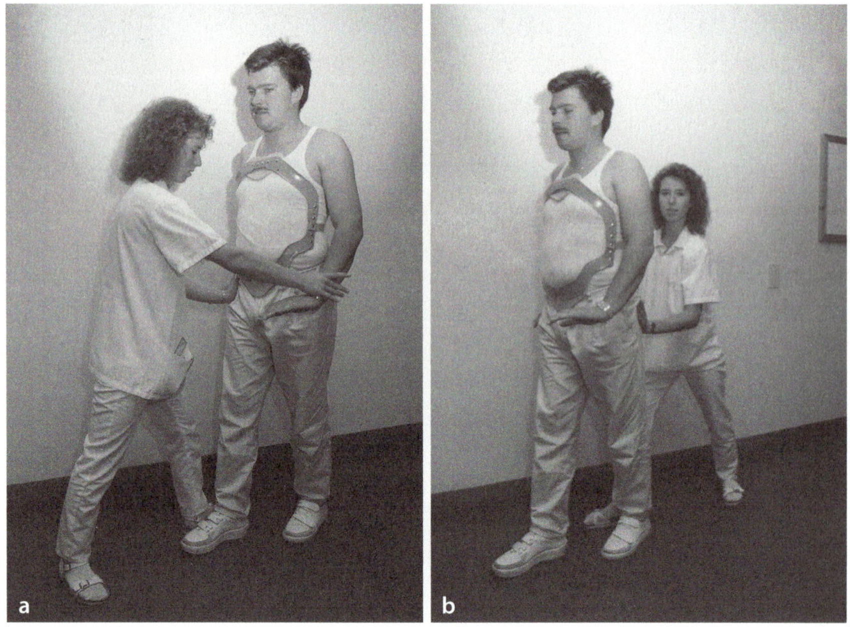

■ Abb. 6.17a, b. Stabilisation in Schrittstellung **a** von ventral und **b** von dorsal

! Warnung

Das Tragen von Gewichten ist nicht erlaubt!

8. Gehschulung und Bewegungsbad

Im Allgemeinen stellt das Gehen kein Problem dar; die Patienten haben keine Schmerzen, wenn die Osteosynthese stabil ist.

▶ Das Korsett zwingt den Patienten zu einer **geraden Haltung**, so dass die längsgerichteten Kräfte zur Stabilität beitragen. Das etwas steife Gehen ohne Rotation und mit leichter Rücklage muss in Kauf genommen werden (■ Abb. 6.16). Die **Stabilisation im Stand und beim Gehen** erfolgt über manuellen Widerstand (■ Abb. 6.17a, b).

▶ Im **Bewegungsbad** kann der Auftrieb des Wassers genutzt werden, die Gewichtsbelastung wird reduziert. Schwimmen in ruhigem Tempo ist mit Korsett erlaubt, ebenso stabilisierende Übungen, die unter den gleichen biomechanischen Kriterien ausgeführt werden sollen, wie vorab beschrieben.

Da der Mensch auch sonst nicht »im Wasser lebt«, hat die Behandlung im Bewegungsbad nur geringe Bedeutung für das normale Bewegungsverhalten, erhöht aber bei Schwimmbegeisterten das Wohlbefinden.

9. Entlastetes Sitzen, Bücken usw.

▶ **Mit dem Korsett** darf nach 6 Wochen das Sitzen eingeübt werden. Der Sitz auf dem Keilkissen fördert die gewünschte **gerade Sitzhaltung.** Dann kann diese Position gegen angepassten Widerstand stabilisiert werden (■ Abb. 6.18 – 6.20). Verschiedene Armhaltungen verlängern die Hebellänge und verlangen eine 4–5-mal höhere Kraftleistung der Muskulatur. Wie im Liegen werden **symmetrische Muster** bevorzugt eingeübt.

▶ **Bücken, Knien und Aufstehen** aus dem hohen Sitz (■ Abb. 6.21) oder über Halbkniestand sind Bewegungsübergänge, die nun gut durchgeführt werden können. Bewegen und Halten in der neuen Position sind relevante Techniken.

10. Kräftigung der Rücken-, Schultergürtel- und Bauchmuskulatur

In den folgenden 6 Wochen besteht nach wie vor die **Gefahr des Zusammensinterns der Fraktur.** Das Korsett soll die vermehrt auftretenden Schub- und Rotationskräfte der Alltagsbewegungen abfangen.

▶ Kräftigung heißt deshalb, die Rumpf- und Schultergürtelmuskulatur **nur gegen die Schwerkraft** aus der

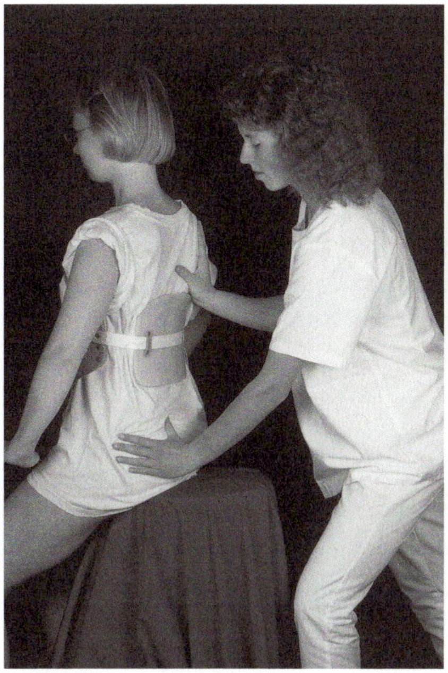

■ Abb. 6.18. Stabilisation im hohen Sitz von dorsal

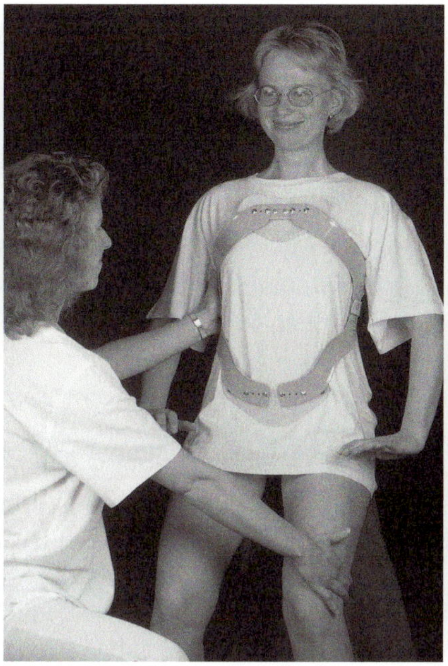

■ Abb. 6.19. Stabilisation von ventral

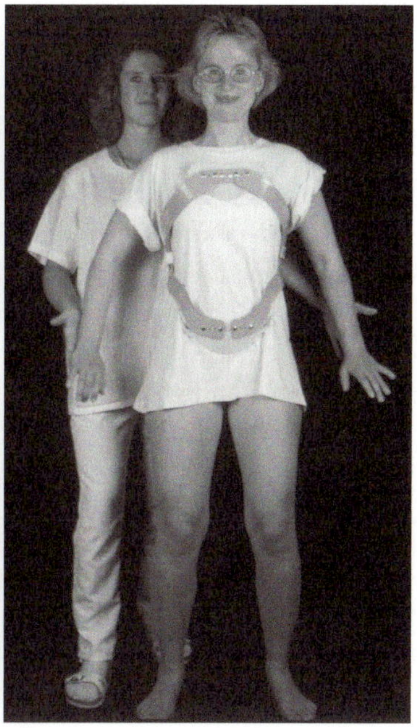

■ Abb. 6.20. Brunkow-Spannungsaufbau im Stand

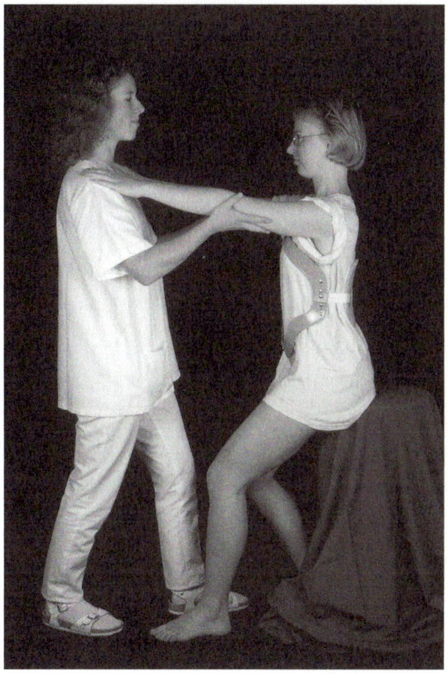

■ Abb. 6.21. Aufstehen vom hohen Sitz

Bauch- und Rückenlage zu üben. Die Ausdauer soll verbessert, die Übungszeit verlängert, die Pausen verkürzt und die dynamischen Übungen mit kleinen Handgeräten durchgeführt werden. Dosiert wird nach Befund.

► Leichte Expander und Therabänder können zum Einsatz kommen, Gewichte sollen jedoch noch nicht verwendet werden.

11. Massage der Rückenmuskulatur

► Die Massage wird, falls nötig, am besten in Bauchlage des Patienten durchgeführt. Zur Anwendung kommen Streichungen und alle Variationen von weichen Knetungen.

! Warnung

Die Massagegriffe dürfen keine Schmerzen verursachen.

► Sind extreme Verspannungen in dem Bereich des M. erector trunci im Lendenwirbelsäulenbereich vorhanden, können, je nach Verträglichkeit, **Eiskompressen oder Wärmepackungen** aufgelegt werden. Auch Formen aus dem Programm der »Progressiven Muskelrelaxanz« (PMR) sind gut einzusetzen.

▶ Alle passiven Maßnahmen, die der Entspannung dienen, sollen nur nach der Übungsbehandlung und in Ruhezeiten durchgeführt werden.

12. Schulung von Alltagsbewegungen und Bewegungsübergängen ohne Korsett

▶ Das Korsett kann langsam abtrainiert werden, die Patienten sollen nun lernen, sich **so natürlich wie möglich zu bewegen.** Da sie während der vergangenen 12 Wochen ständig darauf hingewiesen wurden, sich gerade zu halten, fällt es ihnen nun schwer, sich natürlich zu bewegen. Zum selbständigen Üben zu Hause eignen sich besonders gut die PNF-orientierten Übungen im Türrahmen nach Göhler. In besonders kreativer Weise kann die Haltungsschulung mit dynamischen Extremitätenbewegungen kombiniert werden und dem Patienten Spaß am Üben vermitteln (■ **s. Abb. 6.32–6.34**).

13. Schulung von physiologischen Bewegungsabläufen

▶ Übungsformen aus der **Bewegungserziehung**, z. B. auch mit Musik finden Anwendung, dabei lernt der Patient eher spontan, sich natürlich zu bewegen.

! Warnung

Zur Beweglichkeitsverbesserung dürfen **keine Mobilisationstechniken aus der manuellen Therapie** angewendet werden.

▶ **Üben in der Gruppe** ist sinnvoll und macht auch mehr Spaß.

▶ Als Ergänzung kann auch das **Bewegungsbad** hinzugenommen werden. Im Wasser dürfen alle Bewegungen locker und ohne Leistungsdruck geübt werden.

▶ Die **Ausdauerleistung** kann verbessert werden durch Schwimmen oder eine Ausdauergymnastik.

▶ Ein »**Verhaltenstraining für Alltagsverrichtungen**« wird zusammengestellt und vorgeübt. Es beinhaltet z.B.

- Schuhe und Strümpfe an-/ausziehen,
- Bücken mit geradem Rücken (dabei Knie und Hüftgelenke beugen),
- Ein- und Aussteigen in/aus der Badewanne,
- Ein- und Aussteigen in/aus dem Bett,
- Ein- und Aussteigen in/aus dem Auto,
- Hausarbeiten erledigen, z. B. Staubsaugen,
- Heben und Tragen von kleinen Gewichten.

? Schüleraufgabe

Überlegen Sie, wie Sie biomechanische Gesichtspunkte bei der Planung Ihrer Behandlung in den einzelnen Stadien des Rehabilitationsablaufes umsetzen.

Übungsbeispiele: LWK 3-Fraktur mit Fixateur interne – Osteosynthese von LWK 2 – LWK 4

Ausgangsposition

Rückenlage, Brunkow-Grundstellung.

Übung

▶ Stabilisation der Lendenwirbelsäule von dorsal.

Kontakt/Widerstand: Dorsal und dorsal/lateral am Becken und an der unteren Thoraxapertur.

Übungsauftrag: »Lassen Sie sich nicht verschieben – halten – langsam nachlassen!«

▶ **Dasselbe** mit wechselndem Kontakt/Widerstand von einer Seite zur anderen, auch diagonal, dann zusätzlich dorsal am Schultergürtel an Kopf, Armen oder Beinen.

▶ Zwischen jeder Übung wird die **Grundspannung gelöst** und wieder neu aufgebaut. Alle Haltephasen dauern 7–10 s.

Übung

▶ Bridging mit leicht angestellten Beinen, feste Rolle unter den Kniegelenken als Drehpunkt: assistiv, aktiv gegen die Schwere.

▶ Später, nach 6 Wochen gegen Widerstand.

Übung

▶ Extension/Abduktion/Innenrotation aus PNF.

Ausgangsstellung des Beines in 30°-Flexion/Adduktion/Außenrotation, Bewegen und Halten (auch Endstellung halten).

Kontakt/Widerstand: Lateral, dorsal an Fuß und Oberschenkel, lumbrikaler Griff.

Übungsauftrag: »Zehen, Fuß nach unten außen, Ferse nach außen drehen, gestrecktes Bein nach unten außen führen!«

Übung

▶ Extension/Abduktion/Innenrotation nach PNF des gleichseitigen Armes.

Übung

- Bewegungsübergang in gestreckte Seitenlage, durch Extensions-/Abduktions-/Innenrotationsspannung eines Beines und gleichseitigen Armes (s. vorherige Übung), halten in Endstellung und en bloc drehen.

Kontakt/Widerstand: Lateral/dorsal an Fußsohle und Handwurzel.

Übungsauftrag: »Stemmen Sie Fuß und Hand nach unten/außen und drehen sich mit geradem Rücken in die Seitenlage!«

Übung

- Stabilisation in Seitenlage.

Kontakte/Widerstand: Jeweils dorsal am Becken, am Thorax, am Schultergürtel, am Kopf, am obenliegendem Arm und Bein.

- **Dasselbe** auch als Kokontraktion von ventral und dorsal.

Übungsauftrag: »Bleiben Sie in der Stellung, lassen Sie sich nicht verschieben!«

- Erst nach 6 Wochen sollen Rotationswiderstände gesetzt werden.

Übung

- Bewegungsübergang Seitenlage zu Bauchlage durch Halten am Becken und Thorax (Bewegung mit der Schwere).

Ausgangsposition

Bauchlage, Kopf mit Stirn auf Unterlage.

Übung

- Halten beider Arme in Außenrotation/Extension/Abduktion.
- **Oder** in U-Halte mit Supination der Unterarme.
  Technik, Endstellung halten.

Kontakt: keiner.

Übungsauftrag: »Schieben Sie den Kopf nach oben heraus, heben Sie die Arme wenige Zentimeter von der Unterlage ab und bleiben Sie in der Stellung!«

Wichtig

Keine gestreckten Arme! Der Patient soll sich auch en bloc zurückdrehen.

Übung

- Bewegungsübergang von Rückenlage über Seitenlage, Bauchlage in den Stand (vorher Korsett über Bridging anziehen!).
- Erster Teil wie oben.
- Bett hochgestellt, Patient, in Bauchlage, rutscht mit kleinen Bewegungen mit den Beinen zur Seite, so dass er schräg auf dem Bett liegt und die Beine absenken kann. Über Unterarmstütz und Stützen kann er dann in den Stand kommen (◘ **s. Abb. 6.15 a, b**).
- Im Stand Korsett fest anziehen, anschließend Gehen mit und ohne Gehhilfen oder Stabilisation im Stand.
- Rückweg zu Rückenlage in umgekehrter Reihenfolge.

Nach 6 Wochen (mit Korsett)

Ausgangsposition

Rückenlage.

Übung

- Extension/Abduktion/Innenrotation beider Arme mit dem Pullingformer. Jede Hand hält 2 Schlaufen, Technik der »wiederholten Kontraktion«.

Übungsauftrag: »Fassen Sie die Schlaufen, drehen Sie die Hände nach unten, spannen Sie mit beiden Händen die Feder nach unten/außen, geben Sie etwas nach, ziehen Sie wieder nach unten/außen, geben Sie etwas nach, ziehen Sie wieder nach unten/außen und drehen Sie die Hände nach unten usw.!«

- **Dasselbe,** ein Arm arbeitet statisch, der andere dynamisch.
- **Dasselbe** mit gebeugten Ellbogen.

Übung

- Gangmuster aus PNF: wechselweise kann Bein oder Arm dynamisch arbeiten (symmetrisches Muster).

Nach 12 Wochen, wenn das Korsett abtrainiert werden soll

Ausgangsposition

Rückenlage (ohne Korsett).

Übung

- Drehen mit Rotation, z. B. nach Klein-Vogelbach, PNF (◘ **Abb. 6.12**).

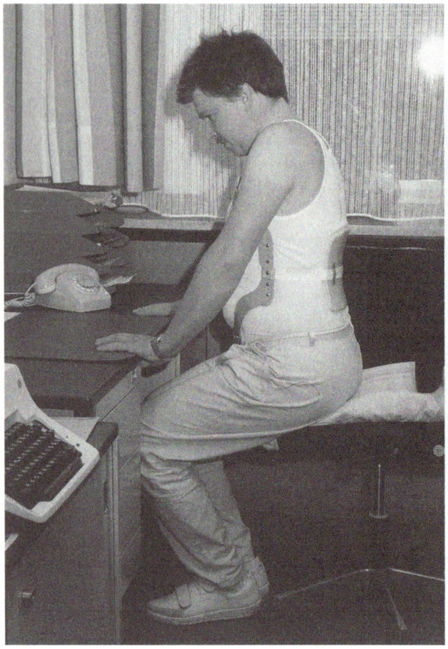

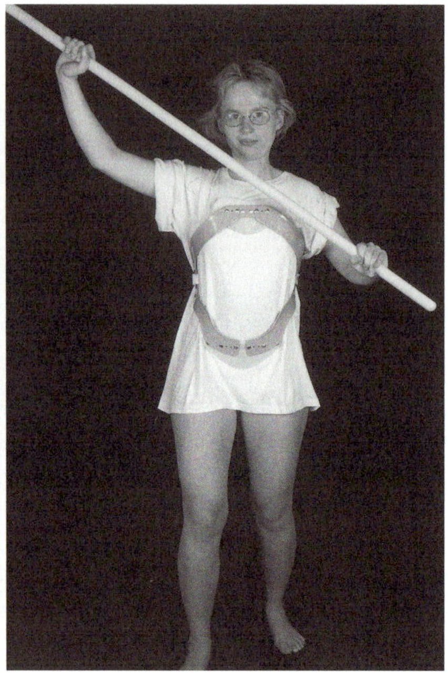

Abb. 6.22 *(links)*. **Korrekter Sitz am Schreibtisch auf dem Keilkissen**

Abb. 6.23 *(rechts)*. **Stabiler Stand: Bewegen eines Gerätes in verschiedenen Richtungen**

Ausgangsposition

Bauchlage.

Übung

- Kopf und Schultergürtel Rotation/ Extension
  Übungsauftrag: »Ziehen Sie den Kopf lang heraus, heben Sie ihn und die Schultern etwas ab, drehen Sie ihn und schauen Sie über die rechte/linke Schulter nach oben!«
- **Dasselbe** auch mit verschiedenen Armhaltungen.
- **Dasselbe** auch mit zusätzlichem Abheben des gegenseitigen Beines.
- **Dasselbe** mit gespanntem Seil, mit Stab, Gymnastikball, Keule usw..

Ausgangsposition

Rutschstellung mit Unterarmstütz.

Übung

- Stabilisation der Stellung durch Abheben eines Armes oder Beines.

Ausgangsposition

Vierfüßlerstand.

Übung

- Mit den Händen auf der Stelle treten.

Ausgangsposition

Tiefer Vierfüßlerstand.

Übung

- Ein Bein abheben oder einen Arm abheben und in der Luft halten.

Ausgangsposition

Sitz auf hohem Hocker, evtl. mit Keilkissen, Stabilisation von allen Seiten (**s. Abb. 6.18** und **6.19**).

Übung

- Ein Bein neben dem Hocker nach hinten abgestellt, mit gleichseitiger Hand zur Ferse greifen (Extension/ Lateralflexion/Rotation der Wirbelsäule).

Übung

- Bewegen in allen Richtungen, soweit ein gewähltes Gerät es zuläßt, z. B. mit Reifen, Stab, 4fach gespanntem Seil usw. (**Abb. 6.23**).

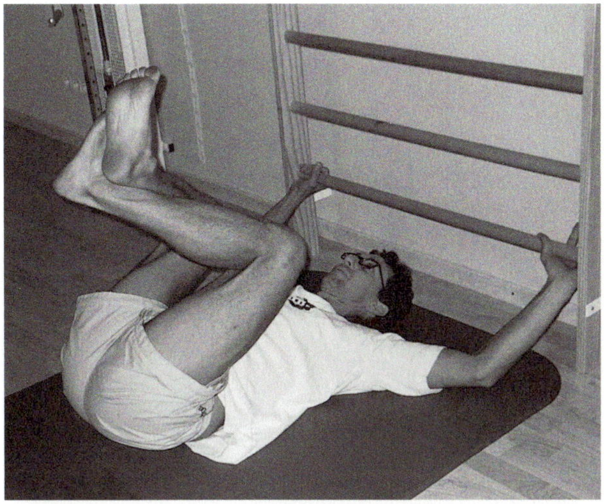

Abb. 6.24. Stabilisation des Rumpfes

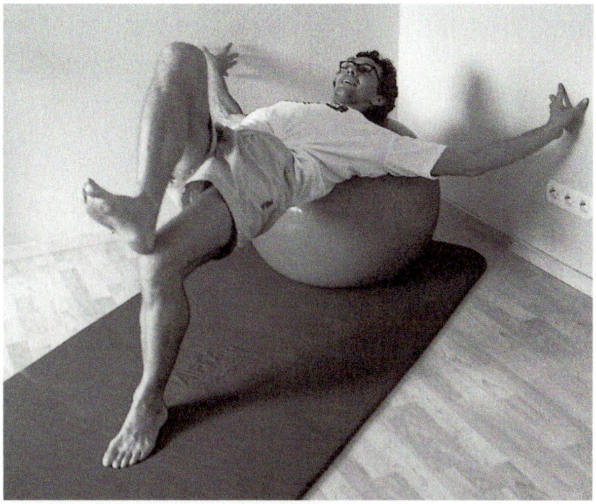

Abb. 6.25. Stabilisation der Rumpf-Becken-Beinachse

Übungsvorschläge: schmerzfreie aktive Bewegungen

Übung

- Rumpfseitneige mit 4fach gespanntem Seil über dem Kopf, Arme in U-Halte.
- **Dasselbe** auch als Dreh-/Seitbeuge.

Übung

- Gewicht leicht nach hinten verlagern, Rumpfrotation (Bauchmuskelarbeit).

Übung

- Stabilisation des Rumpfes
- Rückenlage auf der Matte vor der Sprossenwand, Hände ergreifen die unterste Sprosse, beide Beine nacheinander anbeugen und mit den Füßen überkreuzen. In dieser Position kleine Bewegungen mit den Beinen nach oben, unten und seitlich ausführen, dabei fest mit dem Rücken auf dem Boden bleiben (**Abb. 6.24**).

Übung

- Stabilisation: Rumpf-Becken-Beinachse.
- Kopf, Schultergürtel und Rücken auf dem Pezziball, ein Bein angestellt, das zweite mit der Ferse auf dem anderen Knie. Position halten bei kleinen Beckenbewegungen (**Abb. 6.25**).

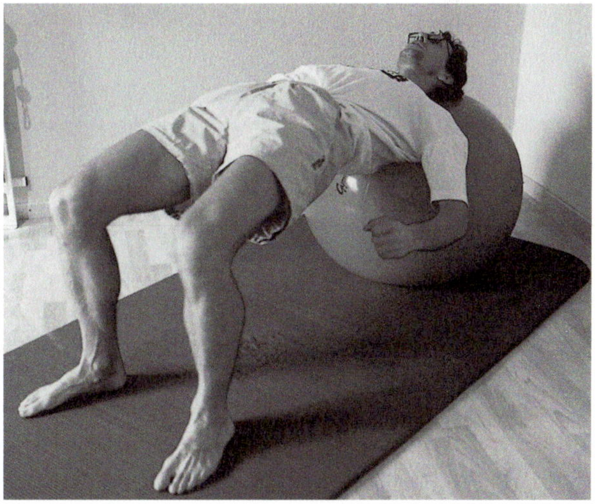

Abb. 6.26. Stabilisation der Bridging-Position

Übung

- Stabilisation der Rumpf-Becken- Beinachse.
- Kopf und Schultergürtel auf dem Pezziball, Arme seitlich neben dem Körper, beide Beine stehen auf der Matte. Halten der Bridging-Position bei kleinen Beckenbewegungen (**Abb. 6.26**).

Übung

- Stabilisation der Rumpf- Becken-Beinachse.
- Rückenlage auf der Matte, beide Arme stützen neben dem Körper auf den Boden, ein Bein mit der Ferse

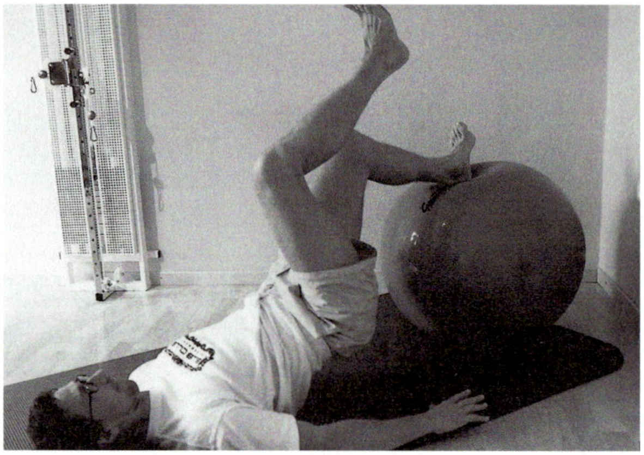

Abb. 6.27. Stabilisation der Bridging-Position auf einem Bein

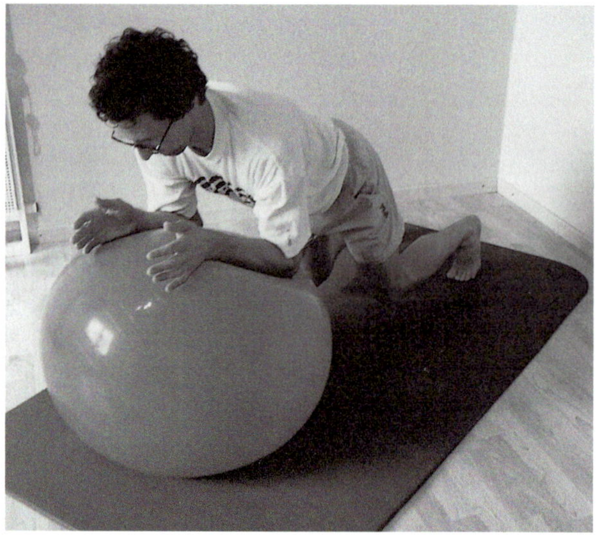

Abb. 6.28. Stabilisation der Rumpf-Becken-Beinachse aus Unterarmstütz auf dem Pezziball

auf dem Pezziball, zweites Bein abheben, Becken abheben und Position halten (Abb. 6.27).

Übung

- Stabilisation der Rumpf-Becken-Beinachse.
- Abgewandelter Vierfüßlerstand mit Unterarmstütz auf dem Pezziball, Füße aufgestellt, beide Knie abheben und Position halten (Abb. 6.28).

Übung

- Stabilisation und Bewegung.
- Gestreckte Bauchlage auf dem Pezziball, Hände stützen auf den Boden, diagonales Heranziehen des Balls mit den Unterschenkeln und wieder wegstrecken (Abb. 6.29a, b).

Übung

- Rückenlage auf 3 Ballkissen, Arme und Beine abgehoben (»Käferstellung«), Stabilisation durch Kontakt oder Widerstand der Therapeutin an den Fersen (Abb. 6.30).

Übung

- Bauchmuskelarbeit im Bauchmuskeltrainer
- Rückenlage, Arme stemmen mit Unterarmen gegen obere Stange, Beine anbeugen und von einer Seite zur anderen führen und ablegen. Die Bewegung wird durch Dorsalextension beider Füße eingeleitet (Abb. 6.31).

Übung

- Übungen aus dem Gigong Programm lassen sich sehr gut verwenden, sie werden langsam und kontrolliert ausgeführt und beinhalten natürliche Wirbelsäulenbewegungen. Sie eignen sich besonders zum Selbstüben und als dynamische Bewegungsformen zwischen den Stabilisationsübungen.

Gehschulung

- Gehen mit geringer Rotation, d. h. kleinen Armbewegungen.
- Rhythmisches Gehen mit viel Richtungswechsel nach Musik, Tamburin o. ä.
- Gehen mit Ballprellen, Werfen, Rollen usw.

Übungen aus der sog. Rückenschule

- Bücken mit gebeugten und gegrätschten Beinen.
- Aufheben von Gegenständen über Halbkniestand.
- Hinsetzen auf den Boden und Aufstehen über Halbkniestand, Kniestand, Seitsitz und zurück zum Stand mit Abstützen der Hände auf einem Hocker.
- Gewichtsverlagerungen nach vorn, hinten, zur Seite aus verschiedenen Stellungen wie Grätsche, Schrittstellung, Schrittgrätsche und Schlußstellung.

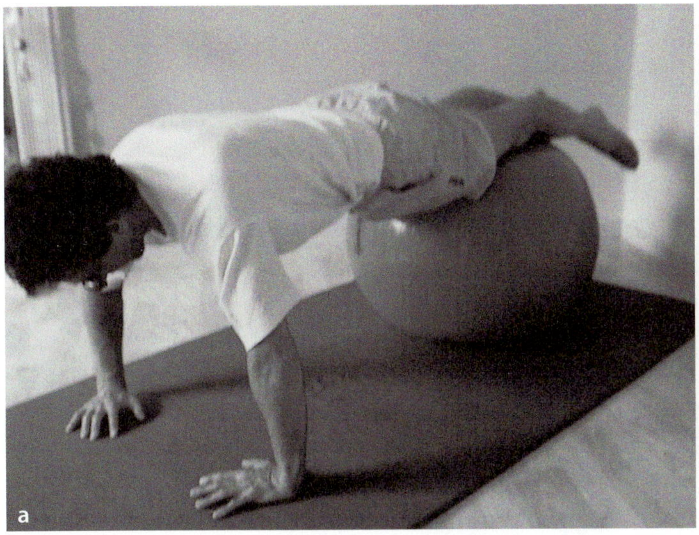

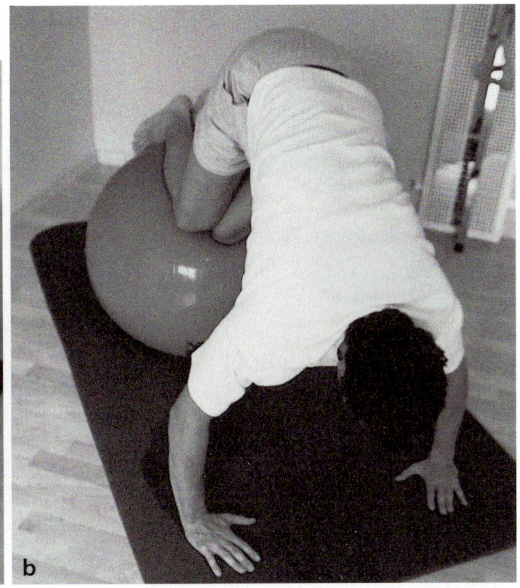

Abb. 6.29a, b. Stabilisation und Bewegung aus Bauchlage auf dem Pezziball

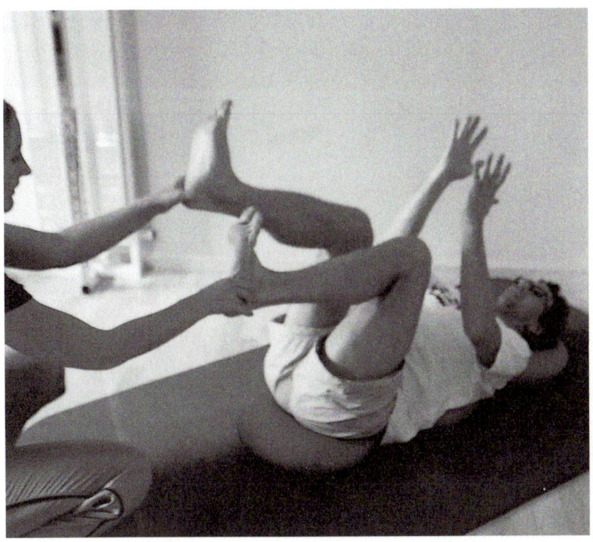

Abb. 6.30. Stabilisation auf Ballkissen

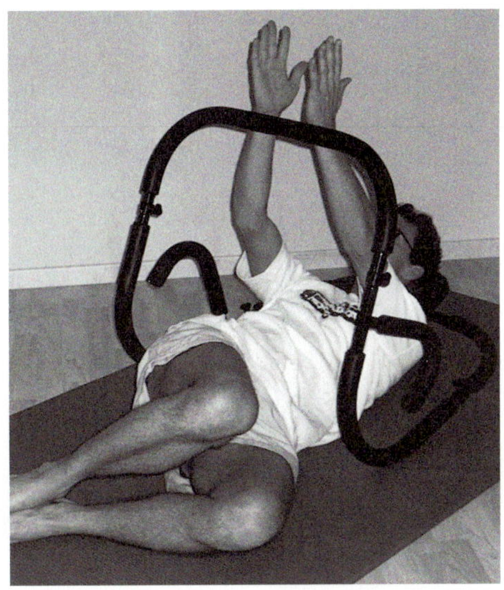

Abb. 6.31. Üben mit Bauchmuskeltrainer

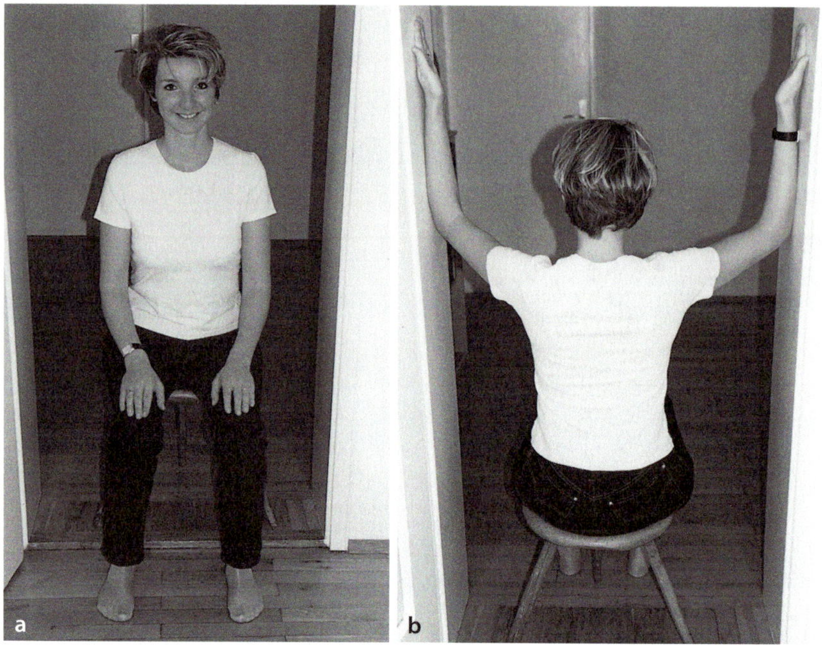

Abb. 6.32. a Finden des korrekten Sitzes auf dem Schemel. **b** Stabilisation der Mitte im Türrahmen nach Göhler

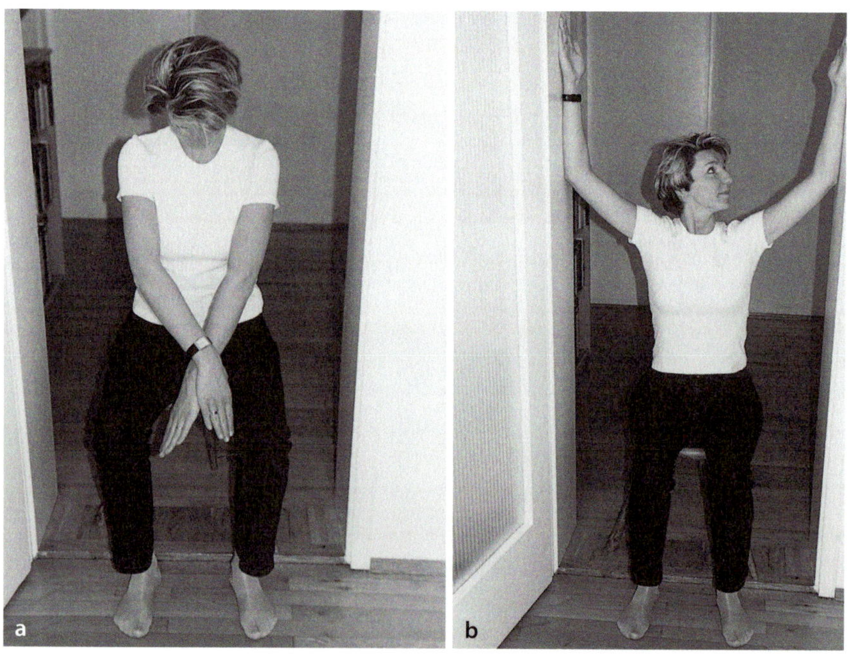

Abb. 6.33a, b. Stabilisation des Sitzes. a Ausgangsposition, **b** Endposition

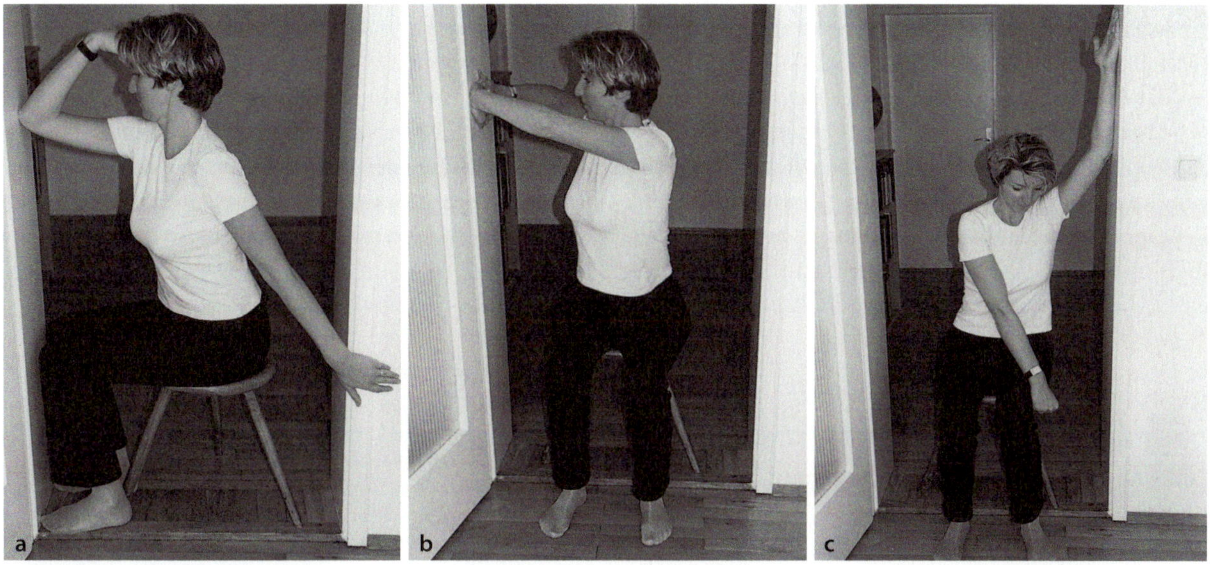

Abb. 6.34a–c. Stabilisation der Wirbelsäule im Türrahmen. **a** Über Rotation, auch kombiniert mit Umkehrbewegungen des linken Armes auf der Diagonalen, **b** Rotation und Stabilisation des Rumpfes, **c** Stabilisation und dynamische Armbewegung in der 2. PNF-Diagonale, Kopf folgt dann der Handbewegung des rechten Armes

Einzelbehandlung

► In der Einzelbehandlung muss auf **Haltungskorrektur** geachtet werden, die sich auf einen exakten Haltungsbefund bezieht. Allgemeine Übungen nach Brügger, Göhler (**Abb. 6.32–6.34**) oder Klein-Vogelbach können gezielt für die Haltungsschulung eingesetzt werden.

Sportliche Aktivitäten

► Die **Sportfähigkeit** gibt der behandelnde Arzt an. In der Regel darf vor einem Jahr nach der Osteosynthese und $^{1}/_{4}$ Jahr nach der Materialentfernung kein Sport betrieben werden, der den Rücken belastet.

Besondere Vorsicht ist bei Ballsportarten, Fitnesstraining mit Kieser-Geräten, aber auch bei Yoga und exzessiven Gymnastiksportarten geboten.

Wichtig

Bei Erwachsenen ist mit einer **physiologischen Beweglichkeit** des betroffenen Bewegungssegmentes nicht mehr zu rechnen. Die anderen Segmente kompensieren dies, sind aber gerade deshalb gefährdet, **hypermobil zu werden** und Beschwerden zu machen.

Schleudertrauma (vorübergehende Subluxation)

Die durch Auffahrunfälle häufig verursachten Schleudertraumen werden wie stabile Halswirbelfrakturen behandelt.

► Wir verordnen das Tragen einer weichen Schantz-Krawatte für ca. 3 Wochen. Kopfschmerzen und segmental ausstrahlende Schmerzen sind die Hauptsymptome, sie können lange anhalten.

Wichtig

Kennmuskeln überprüfen!

► Im **Akutstadium** bewähren sich:
- flache Lagerung mit kleinem Kopfkissen, das die Halskrawatte hohllegt,
- Eiskrawatte,
- viel Ruhe.

Nach einigen Tagen können evtl. Entspannungstechniken für die Nackenmuskulatur über Schulterblattpattern angezeigt sein, z. B. Techniken nach Jacobson (1990), Schaarschuch (1985) usw.

Bei bestehenden Kopfschmerzen verlangt der Patient eigentlich nur nach Ruhe. Nach 2–3 Wochen sollen die Beschwerden abgeklungen sein.

▶ Chronische Beschwerden sind Folgen von nicht beachteten Anfangssymptomen! Sie können, je nach Befund, nach Maitland und Cyriax behandelt werden. Reagieren der Plexus brachialis und andere neuromeningeale Strukturen, soll unter Entlastung geübt werden (s. auch Kap. 7, »Schultergelenk«).

Rippenfrakturen

Einzelne Rippenfrakturen werden symptomatisch behandelt.

▶ In der Regel wird kein ruhigstellender Verband angelegt. Die Patienten sollen intensiv **Atemtherapie** durchführen mit Betonung von Einatemtechniken (s. Kap. 3, »Prä- und postoperative physiotherapeutische Behandlung«).

Rippenserienfrakturen treten häufig in Kombination mit schweren anderen Verletzungen auf (Polytrauma). Die Patienten liegen dann auf der Intensivstation, erhalten eine Bülau-Drainage und werden überwacht wie Patienten nach thorakalen Eingriffen.

▶ Nach Verlegung auf eine Normalstation wird eine **befundbezogene Atemtherapie** durchgeführt. Es ist in der Regel mit einer schmerzhaften Schonhaltung des Thorax zu rechnen. Die geringe Atembewegung verursacht eine schlechte Lungenbelüftung und die Entwicklung von Atelektasen (s. Kap. 3, »Prä- und postoperative physiotherapeutische Behandlung«).

Literatur

Brügger A (1980) Die Erkrankungen des Bewegungsapparates und seines Nervensystems. G. Fischer, Stuttgart

Kapandji I (1985) Funktionelle Anatomie der Wirbelsäule und der Gelenke. Enke, Stuttgart

Klein-Vogelbach S, Eicke-Wieser K (2001) Funktionelle Bewegungslehre, 4. Aufl. Springer, Berlin Heidelberg New York

Krämer J, Grifka J (2001) Orthopädie. 5.Aufl. Springer, Berlin Heidelberg New York

List M (1994) Physiotherapie und Frühmobilisation nach operativ versorgten Wirbelfrakturen. Hefte zu »Der Unfallchirurg« 241:614

Loew M, Niethard FK, Cotta H (1992) Die Deformierung bei konservativer Behandlung von Wirbelfrakturen. Z Orthop 130:447

Nachemson AL (1992) Newest Knowledge of Low Back Pain. Clin Orthop 6:279

McKenzie RA (1991) McKenzie Method. In: White AH (Ed) Conservative Care of Low Back Pain. Williams & Wilkins, Baltimore

Maitland G (1994) Manipulation der Wirbelsäule, Springer, Berlin Heidelberg New York

Physiotherapeutische Behandlung nach Frakturen und Luxationen im Bereich des Schultergelenkes

Einteilung

Frakturen:
- Klavikulafraktur,
- Skapulafraktur,
- Oberarmkopffraktur.

Luxationen des Humeruskopfes und **Luxation des Schultereckgelenke:**
- nach vorne unten (subkorakoidal),
- seltener nach hinten (**subglenoidal**),
- nach hinten oben (subspinal).

Bei Luxationen ist ein Abriss des Tuberculum majus eine häufige Begleiterscheinung.

Biomechanik, Anatomie und Pathophysiologie

Als Kugelgelenk hat das Schultergelenk in Kombination mit den Schultergürtelgelenken eine große Beweglichkeit. Das Missverhältnis zwischen der kleinen, flachen Pfanne und dem großen Humeruskopf wird durch die Einstellung der Pfanne auf den Humeruskopf ausgeglichen. Die dabei entstehende **Rollgleitbewegung** bedeutet eine ständige Achsenverschiebung (▫ **Abb. 7.1**). Die Rotatorenmanschette stellt die Gelenkpfanne immer in Richtung der größten Humeruskopfbelastung ein, sie zentriert den Kopf. Das Schultergelenk hat deshalb keinen fixen Drehpunkt. Unter der Rollgleitbewegung bei Adduktions-, Abduktions- und Rotationsbewegungen kommt es zu Achsenverschiebungen.

Exkurs

Nach Cailliet bewegt sich bei der Armflexion oder Abduktion die Skapula jeweils um die Hälfte der Wegstrecke, die der Humerus zurücklegt (▫ **Abb. 7.2**); das bedeutet z. B. eine Bewegung der Skapula nach lateral um 30°, des Humerus um 60°, wenn der Arm in 90° Abduktion gehoben wird. Konsequenterweise soll deshalb eine passive oder aktive Fixation des Schulterblattes nicht in Nullstellung des Schultergelenkes erfolgen, wenn der Arm über die Horizontale mobilisiert werden soll.

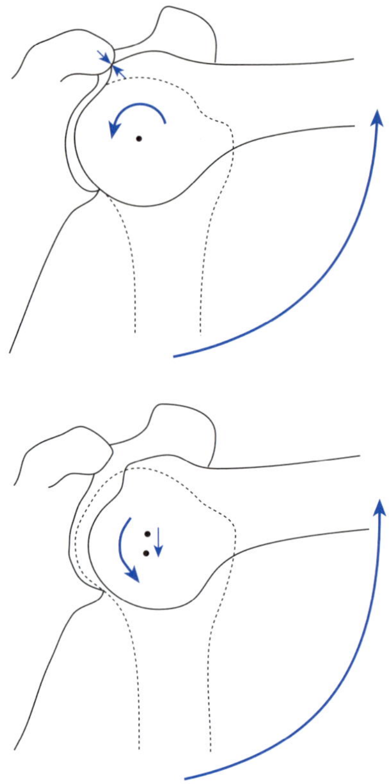

▫ **Abb. 7.1.** Rollgleiten des Humeruskopfes (aus Cailliet 1975)

Besondere Bedeutung für alle Verletzungen des Schultergelenkes hat die **Funktionseinheit** des Schultergelenkes und der Skapula mit dem Akromioklavikulargelenk und dem Sternoklavikulargelenk.

Exkurs

Loeweneck hat für das Akromioklavikulargelenk einen Bewegungsumfang von 40° für die Schwenkbewegung nach ventrolateral und von 45° für die Rotation angegeben.
Die Beweglichkeit des Sternoklavikulargelenkes beträgt nach ihm 55 – 0 – 5° für das Heben und Senken und 14 – 0 – 15° für das Vor- und Zurückführen. Die Klavikularotation beträgt ebenfalls 45°, wenn der Arm über 90° gehoben wird.
Cailliet beschreibt eine Kippbewegung der Klavikula um 30° bei einer Armhebung bis 90°, bei zunehmender Flexion bis 180° eine weitere Rotation um 30° (▫ **Abb. 7.3**, s. auch Abschnitt »Luxation des Schultereckgelenkes« in diesem Kapitel).

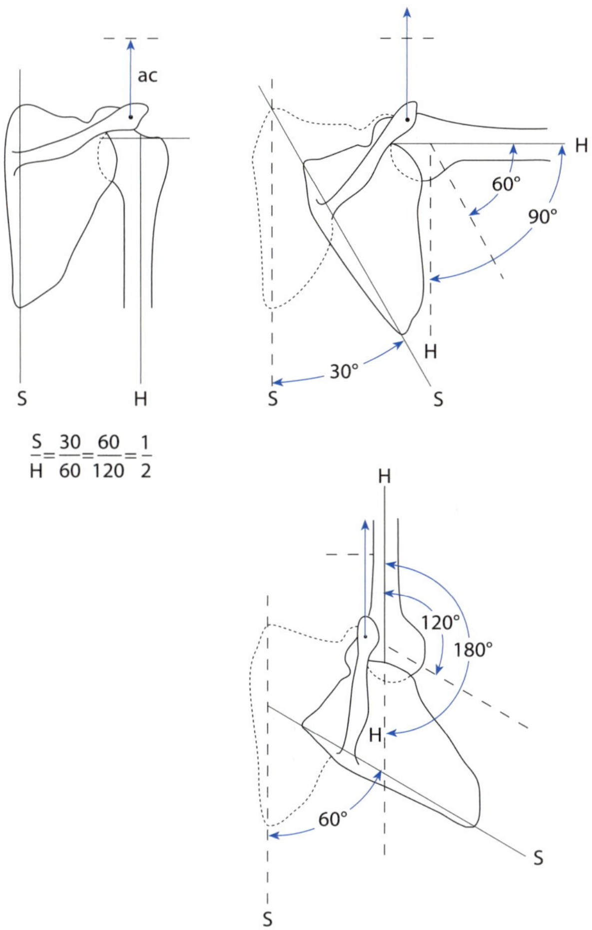

■ Abb. 7.2. **Skapulabewegung bei Armhebung** (aus Cailliet 1975)

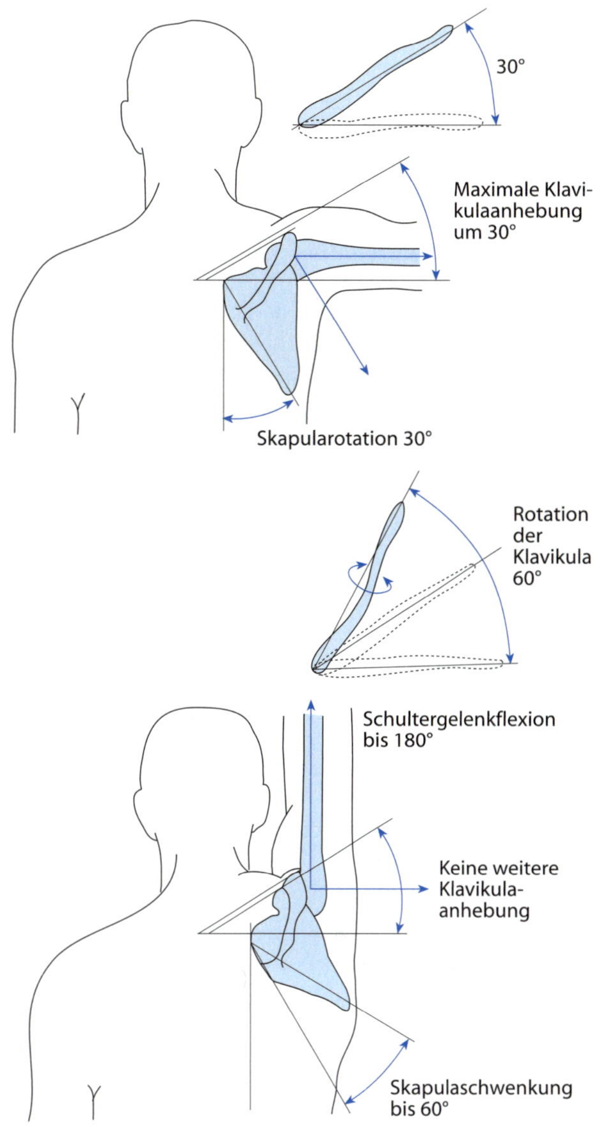

■ Abb. 7.3. **Skapula- und Klavikulabewegung bei der Armflexion** (aus Cailliet 1975)

Funktionell ebenso bedeutungsvoll ist die **Außenrotationsbewegung** des Humerus bei Armhebung; dadurch kann das Tuberculum majus unter dem L. coracoacromiale durchschlüpfen. Bei Innenrotation stößt der Humeruskopf bei ca. 60° Abduktion dort an und verursacht Schmerzen der in diesem Bereich verletzten Strukturen. Auf engem Raum befinden sich dort die Bursa subacromialis, die Supraspinatussehne, ein Teil der Bizepssehne und die oberen Kapselanteile. Funktionelle Tests können exakt ermitteln, um welche Struktur es sich handelt (s. auch »Cyriax-Test«, Abschnitt »Befunderhebung«).

Exkurs

Cailliet hat auch die Funktion der langen Bizepssehne untersucht und beschrieben, wie wichtig ihr Gleiten für die schmerzfreie Bewegung des Armes ist (■ **Abb. 7.4**). Sie durchläuft die Kapsel und wird deshalb bei Verletzungen des Gelenkes meist in Mitleidenschaft gezogen. Als typische Schmerzauslösung gilt das Anspannen des M. biceps in Flexion des Schultergelenkes bei ca. 70 – 80°.

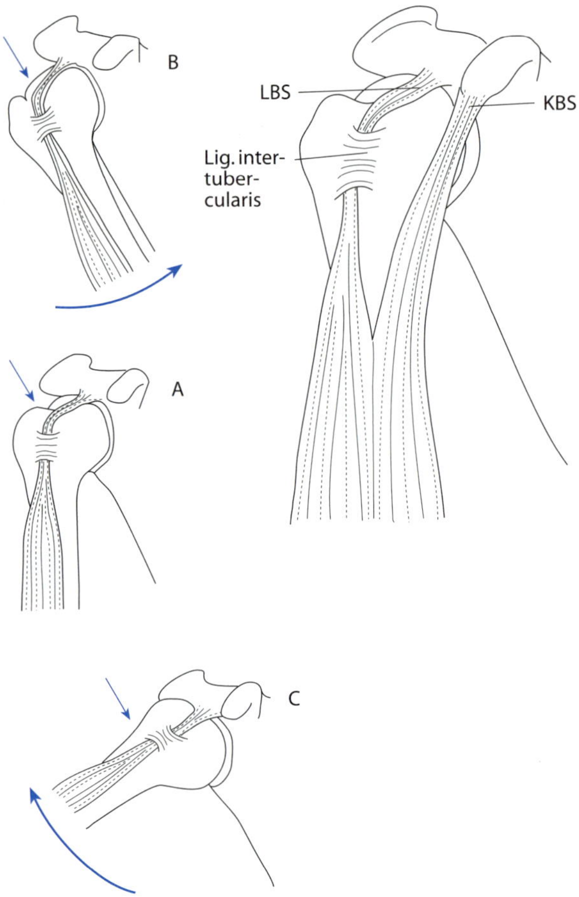

Abb. 7.4. Bizepsgleitmechanismus. *LBS*, lange Bizepssehne, *KBS*, kurze Bizepssehne (aus Cailliet 1975)

Nicht weniger wichtig für die volle Funktion des Schultergelenkes ist die **Kapsel**. Die Rotatorenmanschette mit ihren Sehnenansätzen und die wenigen schwachen Kapselbänder lassen in der Kapsel Schwachstellen entstehen, durch die der Humeruskopf leicht luxieren kann. Die schlaffe Kapsel wird durch die Sehnen der Rotatorenmanschette gestrafft.

Der kaudale Abschnitt wird bei Abduktion gespannt und begrenzt die Bewegung.

Warnung

Schrumpft die Kapsel durch Ruhigstellung in Adduktion des Schultergelenkes (z. B. bei länger anliegendem Gilchrist- oder Desaultverband), entsteht eine Adduktionskontraktur.

Alle Strukturen des Schultergelenkbereiches werden aus C 4 und C 5 innerviert. Bestehende Sensibilitätsstörungen können den entsprechenden Hautdermatomen zugeordnet werden (s. »Befunderhebung«, Kap. 1). Prüfung hinsichtlich Sensibilitätsstörungen ist deshalb zwingend erforderlich. Es muss auch über die Irritation neuromeningealer Strukturen und ihre Auswirkungen auf die Funktion des Armes nachgedacht werden. Der Plexus brachialis (C 5 – Th 1) ist von seiner Lage her bei Verletzungen im Schultergelenkbereich gefährdet, ebenso seine Äste: N. suprascapularis, N. subclavius und der N. axillaris. Wird der Plexus brachialis durch eine Luxation oder eine Fragmentdislokation unter Druck gesetzt, können auch die Armnerven N. radialis, ulnaris und medianus irritiert werden. Bestimmte Dehn- oder Entlastungsstellungen können zur Diagnostik beitragen (s. auch »Befunderhebung«, dieses Kapitel).

Luxation des Schultergelenkes

Ursachen

- Sturz auf die Schulter,
- Rotation des Rumpfes bei feststehendem Arm (z. B. Skistock), im Sport bei forcierten Würfen, bei extremer Außenrotation und Abduktionsstellung des Armes.

Richtlinien zur Behandlung und Symptomatik

Klinik und Röntgenbild lassen eine Luxation des Schultergelenkes eindeutig erkennen; der Humeruskopf luxiert am häufigsten nach vorn zwischen die Zügel des L. glenohumerale und L. coracohumerale (**Abb. 7.5**). Es besteht eine federnde Fixation mit starker Schmerzhaftigkeit.

Bleibt der Schmerz nach der Reposition und Ruhigstellung bestehen, sollte man an eine zusätzliche Verletzung der Rotatorenmanschette, an Verletzungen von neuromeningealen Strukturen oder an einen vor-

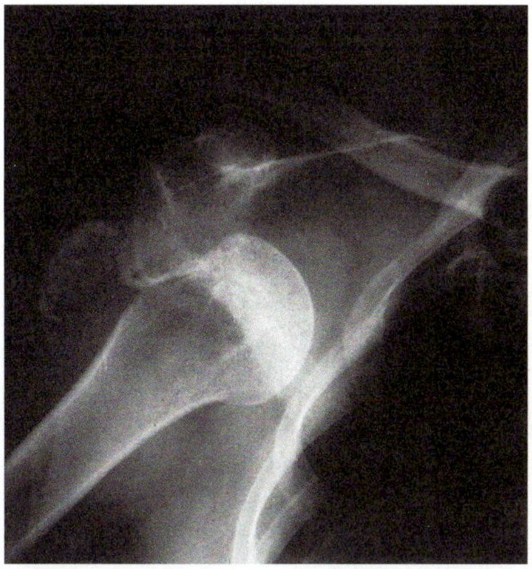

Abb. 7.5. Luxation des Humeruskopfes

deren Pfannenrandabriss denken. Zusätzlich besteht häufig eine Abrissfraktur des Tuberculum majus.

In den meisten Fällen werden Schmerzen auch bei kurzer Ruhigstellung an der Bizepssehne, an der Supraspinatus- und Subskapularissehne, am Tuberculum majus oder der Bursa subdeltoidea angegeben. Kapselverklebungen durch Hämatom oder Mikrotraumata oder ein Abriss des Tuberculum majus können als Ursache angesehen werden.

Die oft auftretende **Schmerzhaftigkeit** der langen Bizepssehnen resultiert aus ihrer intrakapsulären Lage und der Verhaftung unter dem intertuberkulären Band (s. Abb. 7.4).

Das therapeutische Vorgehen bei der **Erstversorgung** ist entscheidend für eine Ausheilung oder Rezidivneigung. Nach erfolgter Reposition legen deshalb die meisten Traumatologen einen Gilchristverband für wenige Tage an, und verordnen dann bei jüngeren Patienten ein 40°-Abduktionskissen für ca. 6 Wochen. Die für das Schultergelenk wichtigsten Muskeln sind der M. deltoideus und M. biceps sowie die Rotatorenmanschette.

Die M. deltoideus-Spannung soll frühzeitig zur Sicherung des Gelenkes aufgebaut werden. In der Frühphase nach dem Unfall oder einer Operation eignen sich die PNF-Skapulamuster besonders gut dazu.

Ab der 5. Woche darf die Innenrotation, ab der 8. Woche die Außenrotation dynamisch geübt werden.

Nicht ausgeheilte traumatische Luxationen führen zur **habituellen Luxation.** Verantwortlich dafür sind:
- eine erweiterte Kapsel,
- eine Verletzung und Abflachung des vorderen Pfannenrandes (Bankart-Läsion),
- eine Verletzung am dorsolateralen Humeruskopf (Hill-Sachs-Läsion) im Sinne einer Impressionsfraktur.

In diesen Fällen oder wenn beim Erstunfall eine solche Nebenverletzung bestand, soll der Arm in ca. 60° Abduktion, 30° Anteversion und in geringer Innenrotation für ca. 6 Wochen auf einer Schiene ruhiggestellt werden. Auf der Schiene kann der M. deltoideus isometrisch geübt werden.

Warnung
Retroversion und Extension sind bis zur Ausheilung der Kapsel nicht erlaubt.

Eine **Adduktions-Extensions-Kontraktur** entwickelt sich schnell über die spontane Atrophie des M. deltoideus, der Rotatorenmanschette und über die Kapselschrumpfung im kaudalen Bereich.

► Während der vorgegebenen Bewegungseinschränkungen muss die Physiotherapeutin sorgfältig die Ausgangs- und Endstellungen sowie die Fixationsstellungen der Skapula festlegen.

Komplikationen

- Verletzung des Plexus brachialis,
- besonders Verletzung des N. axillaris,
- Abriss des Tuberculum majus,
- Hill-Sachs-Läsion,
- Bankart-Läsion,
- Läsion der A. und V. axillaris.

Spätkomplikationen

- Habituelle Schulterluxation,
- Periarthropathia humeroscapularis,
- Arthrose des Schultergelenkes,
- Kalzifikationen.

Befunderhebung

Beurteilen	– Hautverfärbung. – Sichtbares Hämatom evtl. abgesunken entlang der Muskelloge des M. biceps – oder M. pectoralis major. – Atrophie. – Spannungserhöhungen. – Armhaltung. – Spontanbewegungen mit und ohne Skapulabewegungen. – Schultergelenk-, Skapula- und Kopfstellung.
Messen	– Aktives Bewegungsausmaß des Schultergelenkes in vorgegebenem Bewegungsausmaß, Abduktion (Rotationsnullstellung). Horizontale Adduktion bis Nullstellung (Rotationsnullstellung). – Ellbogenbewegungen: Extension, Flexion, Pro- und Supination. – Hand- und Fingerbewegungen. – Umfangmaße (genormte Abstände).

Prüfen	– Schmerz bei Bewegung, in Ruhe, am Bewegungsstop, Intensität, Qualität, Lokalisation, Ausbreitung.
	– Neuromeningeale Strukturen (C 5–Th 1) auf Entlastung/Annäherung und Dehnung/Schmerzauslösung oder Sensibilitätsstörung.
	– **Plexus brachialis,** Entlastung der Schulter nach kranial, ventral, Kopf in Lateralflexion und Rotation zur gleichen Seite (medialer Faszikulus), Rotation zur Gegenseite (dorsaler Faszikulus).
	– **Armnerven:**
	  – **N. radialis,** Entlastung durch Annäherung in Innenrotation, Ellbogenflexion, Supination, Dorsalextension.
	  – **N. ulnaris,** Entlastung in Innenrotation, Ellbogenextension, Supination und Palmarflexion.
	  – **N. medianus,** Entlastung in Außenrotation, Pronation, Ellbogenflexion, Palmarflexion.
	– Qualität und Bewegungsausmaß/Bewegungsstop.
	– Muskeltest der Hand und Ellenbogenmuskulatur, insbesondere der Kennmuskeln. M. deltoideus und M. pectoralis sollen bis zur Konsolidierung von Frakturen oder Heilung der Kapsel nur auf Teststufe 2 geprüft werden.
	– Test nach Cyriax (s. unten).
	
	Wichtig
	Erlaubt sind während der ersten 6–8 Wochen nur Test 1, 2, 11 und 12. Rücksprache mit dem Operateur ist notwendig!

▼

Notieren und Bewerten

- Sensibilität: Autonomgebiet des N. axillaris, Segment der Armnerven (s. »Funktionsbefund«, Kap. 1).
- Gebrauchsbewegungen im Gesichtsfeld.
- Sonstige Beschwerden.
- Bestehen nach Reposition einer Luxation noch Schmerzen, kann dies hindeuten auf eine Rotatorenmanschettenverletzung, eine Hill-Sachs- oder Bankart-Läsion, auf einen Tuberculum-majus-Abriss, eine Armplexusschädigung oder eine Ablösung des Labrum glenoidale.

Der Cyriax-Test

Der Test beinhaltet 13 Prüfungen:

1. Aktive Armhebung.
2. Passive Armhebung.
3. Schmerzhafter Bogen (über Abduktion zur Flexion); bei ca. 70° Schmerzauslösung → Supraspinatussehne verletzt).
4. Passive Abduktion.
5. Passive Innenrotation (nach 5 Wochen).
6. Passive Außenrotation (nach 8 Wochen).
7. Adduktion gegen Haltewiderstand.
8. Abduktion gegen Haltewiderstand.
9. Innenrotation gegen Haltewiderstand (nach 6 Wochen).
10. Außenrotation gegen Haltewiderstand (nach 8–9 Wochen).
11. Ellbogenflexion gegen Haltewiderstand.
12. Ellbogenextension gegen Haltewiderstand.
13. Passive horizontale Adduktion.

Nach Cyriax wird die Bewegungseinschränkung Außenrotation > Abduktion > Innenrotation als Kapselmuster interpretiert. Bei eingeschränkter Außenrotation ist konsequenterweise auch die Flexion eingeschränkt (s. Cailliet 1975, Kapandji 1984).

Alle anderen Bewegungseinschränkungen werden anderen Strukturen zugeordnet. Am häufigsten liegt eine **Innenrotations- und Abduktionseinschränkung** vor.

Bei Muskelverletzung besteht **Kontraktions**- oder **Loslassschmerz.** Bei inkompletten Einrissen der Rotatorenmanschette tritt eine deutliche Schwäche der Außenrotation auf. Falls keine Kontraktion zu spüren ist, besteht eine komplette Ruptur; sie ist diagnostisch eindeutig, wenn keine Sensibilitätsstörungen vorliegen. Der Patient hat dann auch ein unsicheres/instabiles Gefühl im Schultergelenk.

Die Schulter steht höher, wenn es sich um eine enge Kapsel mit Hochstand des Humeruskopfes handelt, sie steht tiefer, wenn der Humeruskopf nach kaudal abgerutscht ist.

Ergänzungen durch Tests auf Irritation der neuromeningealen Strukturen müssen vorgenommen werden, wenn sich dafür Anzeichen ergeben.

Testverfahren aus der Maitland-Technik müssen durchgeführt werden, wenn sich Anzeichen für eine Kapselverkürzung zeigen.

Abschließend ist eine Bewertung aller erhobenen Befunde notwendig!

Behandlungsmöglichkeiten

Gesichtspunkte der Behandlung

Die physiotherapeutische Behandlung richtet sich nach dem Befund der einzelnen Strukturen.

▶ Während der funktionellen Ruhigstellung im Gilchrist- oder Desault-Verband können über die Handmuskulatur und das Anspannen des M. deltoideus alle übrigen Armmuskeln stimuliert werden. In der Regel wird der Gilchrist-Verband nach wenigen Tagen durch ein 40°-Abduktionskissen ersetzt (**Abb. 7.6**).

1. Sicherung der Gelenkführung

▶ Vorrangig ist der Aufbau einer Muskelspannung der Muskeln, die den Kopf in der Pfanne halten können:

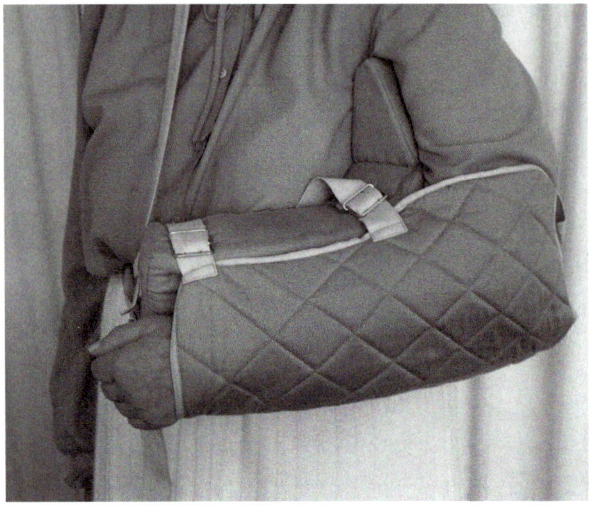

Abb. 7.6. Abduktionskissen

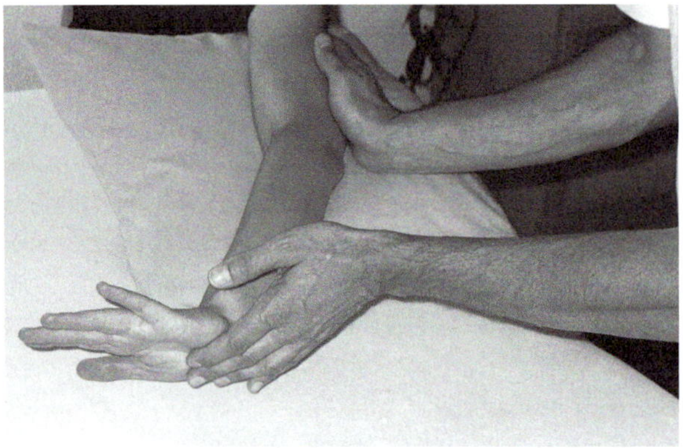

Abb. 7.7. Spannen des M. deltoideus gegen Kontakt

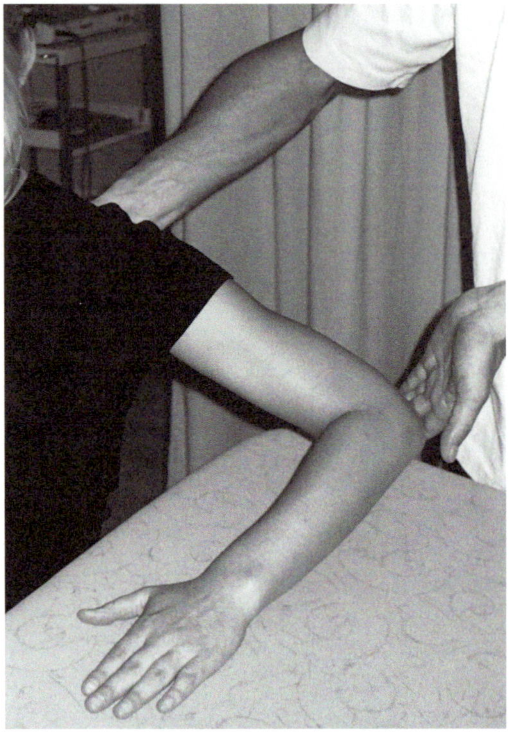

Abb. 7.8. Lagerung auf dem Handtisch, passive Fixation der Skapula, Herausschieben des Ellbogens zur Spannung des M. deltoideus

Übersicht 7.1: Gesichtspunkte der Behandlung

1. Sicherung der Gelenkführung durch Muskelspannung (Kräftigung).
2. Beseitigung von Schmerzen.
3. Entspannung des M. trapezius, M. biceps.
4. Mobilisation des Schultergelenks der Adduktions- Extensionskontraktur nach 6 – 8 Wochen.
5. Funktionsschulung der Gebrauchsbewegungen.

M. deltoideus, die lange Bizepssehne, M. subscapularis, Mm. supra- und infraspinatus, M. teres minor und M. pectoralis major.

► Die **Kräftigung des M. deltoideus** wird aus sicherer Gelenkstellung durchgeführt, d. h. der Arm wird nicht aus dem Abduktionskissen herausgenommen. Im Liegen soll darauf geachtet werden, dass der Humeruskopf von dorsal gut unterpolstert ist. Das Abduktionskissen verrutscht in der Rückenlage leicht, deshalb verordnen manche Ärzte auch eine Abduktionsschiene. Die Kräftigung der Rotatorenmanschette mit dynamischen Spannungsformen muss aus biomechanischen Gründen zurückgestellt werden.

Als **Techniken** kommen zur Anwendung:

- isometrisches Spannen gegen Führungskontakt, später gegen angepassten Widerstand (**Abb. 7.7** und **7.8**) und
- Bewegen und Halten der Skapulaabduktion (**s. Abb. 7.13**).

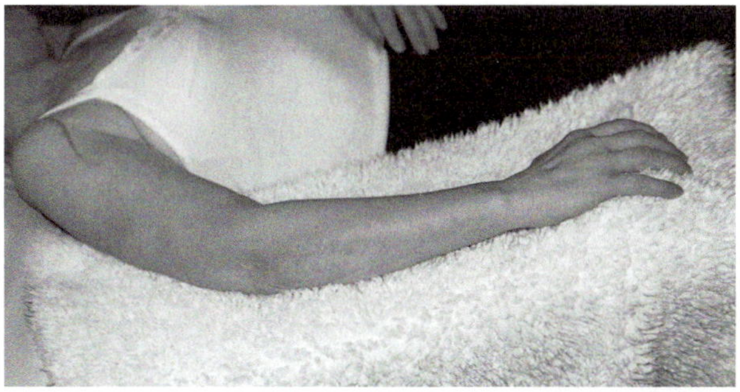

Abb. 7.9. Lagerung nach Oberarmkopffraktur auf einem Armkeil

▶ Das Ausnützen von Overflow-Spannungen über Widerstandsübungen des anderen Armes in Abduktionsmustern ist ebenfalls sinnvoll. Gleiches gilt für den Spannungsaufbau der Rotatorenmanschette und des M. pectoralis major. Auch wenn die dynamischen Rotationsbewegungen nicht erlaubt sind, kann über die Spannung der Hand- und Unterarmmuskulatur gegen Führungskontakt eine geringe Rotationsspannung aufgebaut werden.

▶ Dynamische und statische Übungsformen für die Ellbogenmuskulatur können bei passiver Fixation des Oberarmes gegen angepassten manuellen Widerstand deren Funktion erhalten.

Zeigt der M. biceps eine deutliche Schwäche und einen Loslassschmerz, muss an eine Mitverletzung der langen Bizepssehne gedacht werden.

▶ Die Behandlungen auf dem Abduktionskissen sind am besten im Sitz durchzuführen. Darf der Arm aus dem Abduktionskissen herausgenommen werden, ist der Sitz ebenfalls die sicherste Ausgangsposition. Dabei soll der Arm auf einem kippbaren Tischchen oder auf dem schräggestellten Kopfteil einer Behandlungsliege gelagert sein (**Abb. 7.7**).

▶ Wenn aus anderen Gründen die Rückenlage zwingend vorgegeben ist, soll der Arm auf einem Armkeil in 30° Abduktion und 30° Anteversion und in Rotationsnullstellung liegen. Der Armkeil muss dann den Humeruskopf gut unterstützen (**Abb. 7.9**).

! Warnung

Zur Erinnerung:

- Bis zur 5. Woche ist die dynamische Innenrotation, bis zur 8. Woche die dynamische Außenrotationsbewegung verboten.
- Ebenso kontraindiziert sind alle Bewegungen hinter die Körpermittellinie und die Bewegungseinleitungen durch Stretch.

Diese Bewegungen belasten die Kapselschwachstellen erneut. Reluxationsgefahr!

▶ Nach 6 Wochen kann in der Regel das Abduktionskissen abtrainiert werden.

▶ Bei bestehender Plexus-brachialis-Verletzung müssen die Schwächen oder Paresen der betroffenen Muskeln mit entsprechenden Techniken, z. B. Halten in Endstellung, Mentaltraining, Einsatz von Kontraktionshilfen und Verstärkungsmustern behandelt werden.

2. Beseitigung der Schmerzen

In der Regel bestehen nach Reposition und/oder operativer Stabilisation des Gelenkes und adäquater Ruhigstellung keine intensiven Schmerzen. Starke Schmerzen weisen auf die im allgemeinen Teil beschriebenen Nebenverletzungen hin, sie erfordern eine der Struktur zugeordnete Behandlung.

Zum Beispiel können **ausgeprägte Hämatome als Schmerzursache** angesehen werden, Sie führen zu Abwehrspannungen und Bewegungseinschränkungen.

▶ Die Resorption des Hämatoms kann über Eisabtupftechnik, Cool-pack-Auflage (in Baumwollkissenbezug!) in Verbindung mit Spannen im Sekundenrhythmus gefördert werden.

▶ Eine **sachgerechte Lagerung des Armes** ohne Belastung der verletzten Kapselstellen ist zur Vermeidung von Schmerzen besonders wichtig. Insbesondere muss die schmerzhafte Retroversions- und Innenrotationsstellung vermieden werden.

▶ Die Hand soll immer höher als der Ellbogen liegen. Vor allem nachts muss die Lagerung schmerzfrei sein.

▶ Bestehen Zeichen der **Irritation neuromeningealer Strukturen,** soll in Richtung der Entlastung dieser Strukturen vorsichtig passiv/aktiv unterstützt bewegt werden. Immer müssen die Angaben des Patienten über Schmerzverbesserung oder -verschlechterung beachtet werden. Reflektorische Abwehrspannungen verstärken in der Regel die Schmerzen und lassen einen Circulus vitiosus entstehen. Es sollte auch eine Halswirbelsäulenbehandlung durchgeführt werden.

- **Frühzeitiges Bewegen** des Schultergelenkes im vorgegebenen Bewegungsausmaß (0–0–60<90° Abduktion) und unter minimaler Traktion verhindert schmerzhafte Kontrakturen. Zur Anwendung kommen langsame Umkehrbewegungen und Bewegen und Halten gegen Führungskontakt, in Kombination mit Eisbehandlungen. Immer werden Skapulabewegungen vorgeschaltet. Alle Bewegungen müssen kurz vor dem Schmerzbeginn beendet werden.

Chronische Schmerzen, die über viele Wochen bestehen und zu erheblichen Bewegungseinschränkungen führen, müssen Behandlungsfehlern in der Frühbehandlung zugerechnet werden.

Wichtig

Schmerzhafte Schultergelenkbewegungen sollen spielerisch bewegt und nicht forciert mobilisiert werden.

Die zuvor im Abschn. »Befunderhebung« genannten Testverfahren und Röntgenkontrollbilder ermitteln die Strukturzugehörigkeit und bestimmen die Behandlungstechniken.

3. Entspannung der Mm. trapezius und biceps brachii

Die reflektorische Spannungserhöhung des M. trapezius, der den Schultergürtel zur Entlastung des Schultergelenkes und seiner Strukturen hochzieht, wirkt sich ungünstig auf die Funktion der Schultergelenkmuskulatur aus. Die Schulter erscheint verschmälert, der Muskelrand tritt als Strang hervor. Ziehende Schmerzen behindern den Patienten.

- Zunächst muss aber die **Schmerzursache** erkannt und behandelt werden. Techniken, die Schmerzen abbauen, werden auch die reflektorische Abwehrspannung verringern. Eine Eiskrawatte, um den Nacken gelegt, die beidseits bis zum Akromion reichen soll, kann diese Spannung reduzieren.
- Kopf- und Schulterblattbewegungen gegen Führungskontakt bei liegender Eiskrawatte können die geeigneten Maßnahmen sein (**Abb. 7.10 – 7.13**).

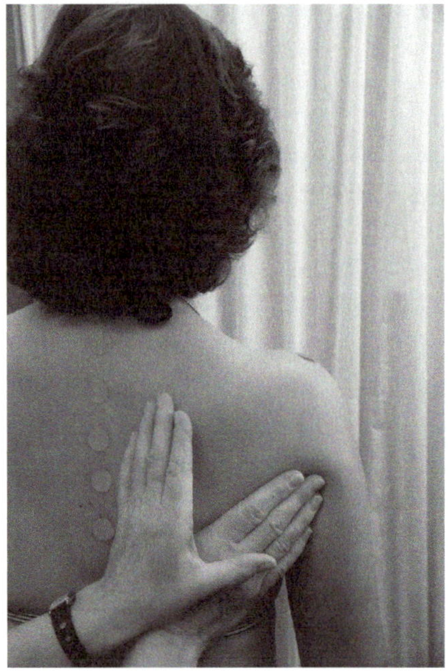

Abb. 7.10. Schulterblattpattern: posteriore Drepression

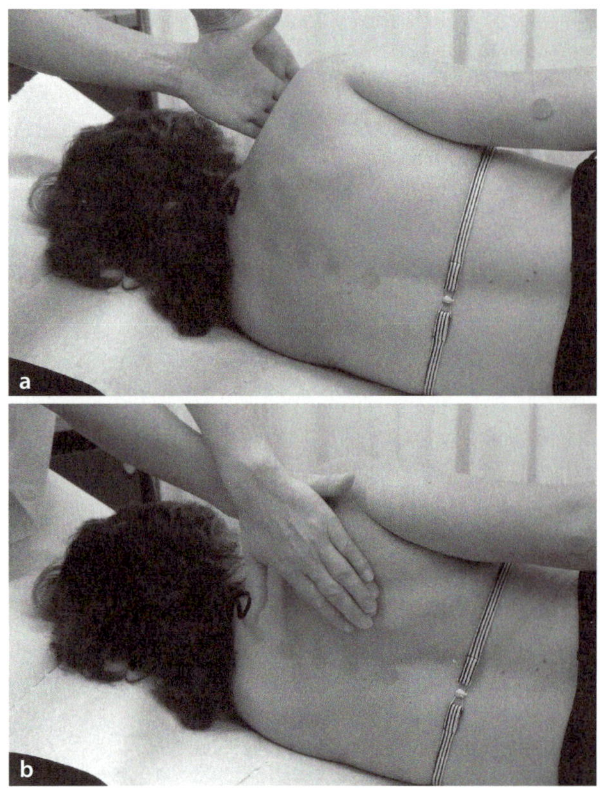

Abb. 7.11 a, b. Schulterblattpattern: anteriore Elevation

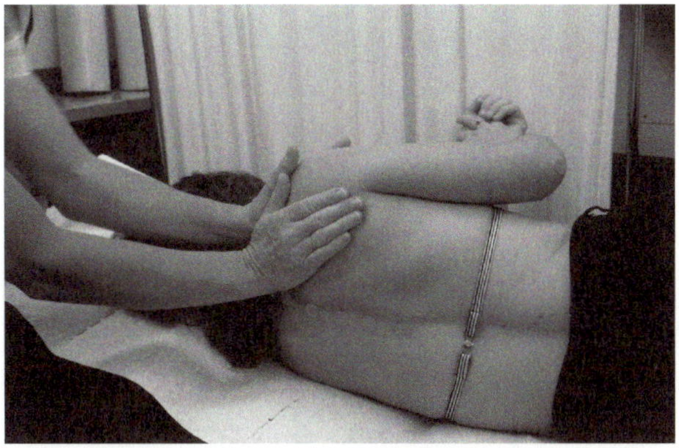

Abb. 7.12. **Schulterblattpattern: posteriore Elevation**

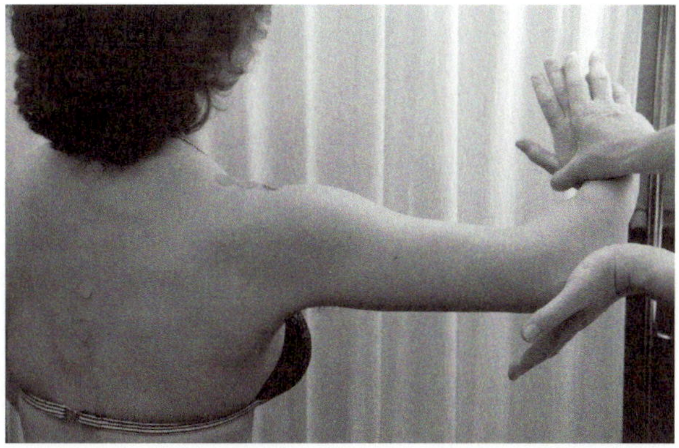

Abb. 7.13. **Schulterblattabduktion**

▶ Manche Patienten sind jedoch kälteempfindlich und sprechen auf weiche Massagegriffe, warme Kompressen oder eine heiße Rolle besser an.

▶ Alle Bewegungen sollen bis kurz vor die Dehnschmerzgrenze ausgeführt werden, wenngleich die bestmögliche Bewegungsamplitude angestrebt werden soll. Techniken wie Progressive Muskel-Relaxation oder »Stop and Go« eignen sich ebenso wie PNF-Techniken.

In vielen Kliniken wird heute auch eine kurzfristige Schmerztherapie mit Medikamenten durchgeführt

Die reflektorische Abwehrspannung des M. biceps muss in Zusammenhang mit der Einengung seiner langen Sehne oder der Verhaftung im Sulcus intertubercularis gesehen werden.

▶ Aktive Entspannungstechniken nach PNF, insbesondere die »rhythmische Stabilisation – Entspannen – aktives Weiterziehen«, sind effektiv einsetzbar. Steht der Humeruskopf zu hoch unter dem Akromion, kann mit einer minimalen Traktion nach kaudal/dorsal eine Entlastung der Bizepssehne erreicht werden (Maitland-Technik).

Ob diese Techniken eingesetzt werden dürfen, muss mit dem behandelnden Arzt besprochen werden.

4. Mobilisation des Schultergelenks

Entsprechend der 6wöchigen Armstellung auf dem Abduktionskissen und der vorgegebenen Bewegungsgrenze entsteht eine Adduktions-Extensions- Kontraktur mit zusätzlicher Einschränkung der Rotationen.

▶ Bis zu diesem Zeitpunkt musste die Mobilisation des Schultergelenke zurückgestellt werden. Erst bei erlaubter Außenrotation kann die Armhebung über die Horizontale sinnvoll erarbeitet werden (s. Biomechanik). Ist die Bewegungseinschränkung auf **Muskelverkürzungen** zurückzuführen (s. Befund nach Cyriax), werden aktive Entspannungstechniken in verschiedenen Dosierungsstufen eingesetzt.

▶ Unseres Erachtens bewährt es sich, wenn zunächst die Abduktion, dann die horizontale Adduktion und anschließend die Flexion mit der Außenrotation über die Horizontale hinaus erarbeitet wird.

Wichtig

Flexion/Außenrotation erst ab der 8. Woche.

▶ Bei allen Mobilisationstechniken muss die Stellung der Skapula und deren passive Fixation beachtet werden. Das Prinzip der PNF-Entspannungstechniken kann ebenso Anwendung finden. Die Originalbewegungsmuster müssen jedoch verändert werden.

▶ Handelt es sich um ein **Kapselmuster** und einen **zähen oder festen Bewegungsstopp,** werden Techniken aus der manuellen Therapie angewendet (Cyriax, Maitland, Frisch, z. B. **Abb. 7.14**).

▶ Der gewonnene Bewegungsweg soll anschließend aktiv ausgenützt werden durch weiche, aktive Umkehrbewegungen (**Abb. 7.15** und **7.16**), im Sinne unterstützter und/oder hubfreier Bewegungen. Dies kann auch in abgewandelten PNF-Mustern geschehen.

▶ Als Hausaufgabenprogramm können kleine Pendelbewegungen aus der lotrechten Armstellung Verwen-

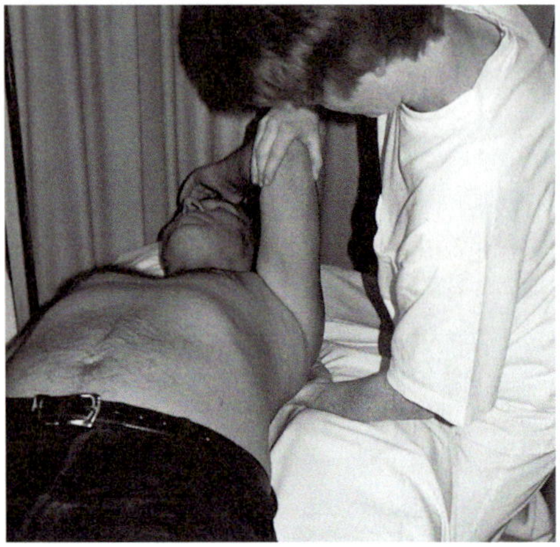

Abb. 7.14. Manuelle Therapie

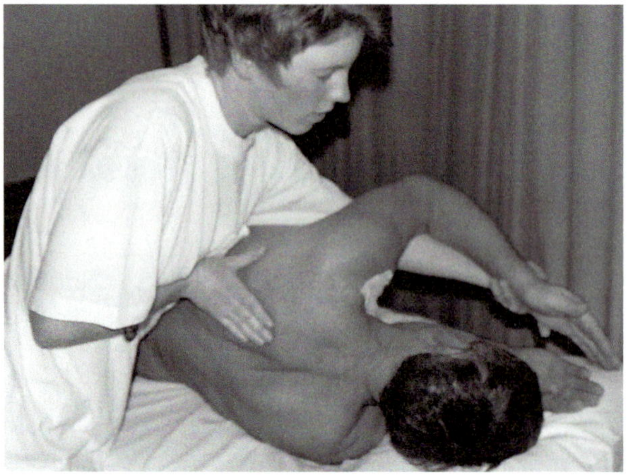

Abb. 7.15. Hubarmes Bewegen bei aktiver Fixation der Skapula

dung finden. Der Patienten beugt sich im Rumpf nach vorn, bis der Arm senkrecht nach unten hängt und pendelt leicht aus der Lotstellung heraus. Zeigen von verschiedenen Punkten auf dem Boden aus dem Lot heraus ist ebenfalls eine gute Übung (**Abb. 7.17** und **7.18**).

Warnung

Pendel- oder Schwungübungen aus dem aufrechten Stand sind kontraindiziert!

- Mobilisationstechniken werden aus dem Sitz oder der Rückenlage des Patienten unter leichter Traktion ausgeführt. Welche Ausgangsstellung geeigneter ist, muss individuell entschieden werden. Wichtig ist die Kontrolle der Ausweichbewegungen der Skapula und Wirbelsäule.
- Zunächst soll der Versuch der aktiven Fixation der Skapula unternommen werden. Wenn dies misslingt, muss passiv oberhalb der Spina scapulae oder am lateralen Skapularand fixiert werden. Diese Fixation soll das vorzeitige, unphysiologische Bewegen der Skapula ausschalten. Immer kann in möglicher Abduktions- oder Flexionsstellung des Armes die Skapulabewegung nach kaudal-medial zur Wirbelsäule dynamisch gefordert werden (»posteriore Depression«); dies bedeutet ein Vertauschen des Punctum fixum und mobile (**Abb. 7.19** und **7.20**).
- Bei richtiger Lagerung des Oberarmes in Nullstellung können Skapulabewegungen auch aus der Seitenlage durchgeführt werden.

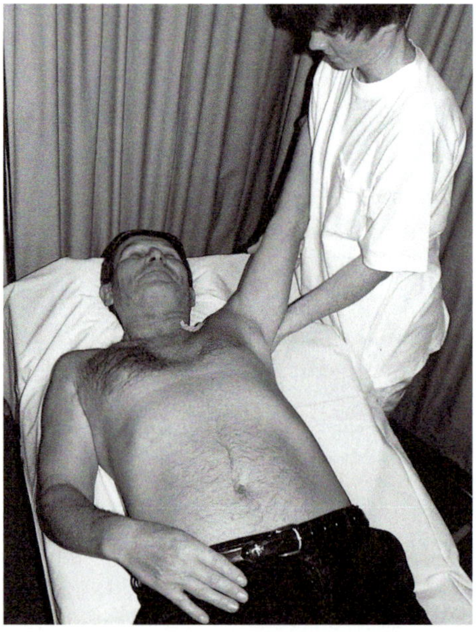

Abb. 7.16. Aktive, unterstützte Umkehrbewegung nach der manuellen Therapie

- Zu vorgeschriebener Zeit kann die Innenrotation und Außenrotation in der 90°-Abduktionsstellung mobilisiert werden. Die auszuwählende Technik richtet sich nach der Qualität des Bewegungsstops; es können »rhythmische Stabilisation – Entspannen mit aktivem, evtl. aktiv – passivem Weiterziehen«, langsame Umkehr – Halten – Entspannen oder Techniken aus der manuellen Therapie wirkungsvoll sein.

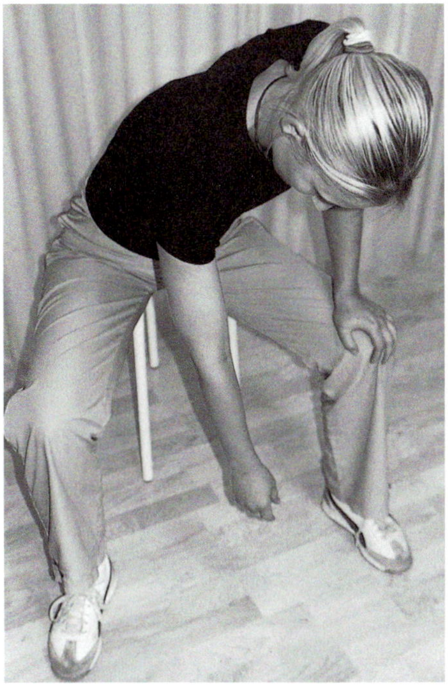

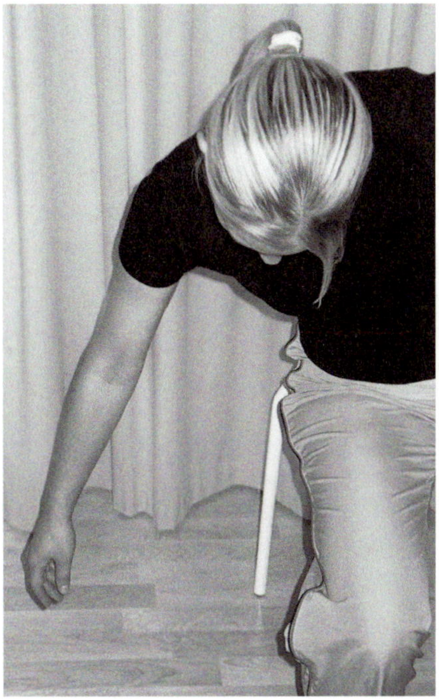

Abb. 7.17 *(links)*. Zeigen auf verschiedene Punkte aus dem Lot

Abb. 7.18 *(rechts)*. Gewichtsverlagerung nach lateral, Pendel aus dem Lot

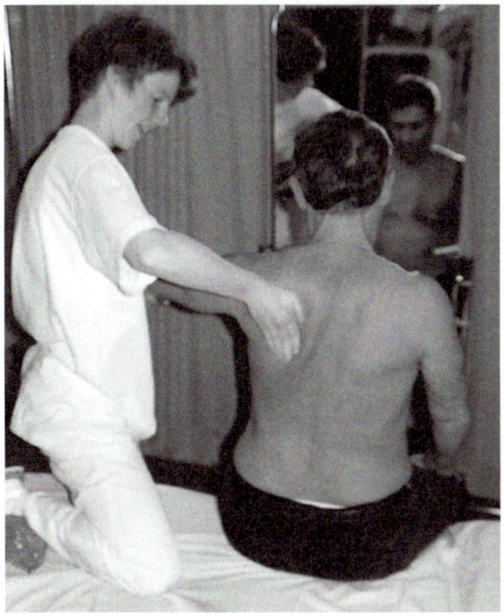

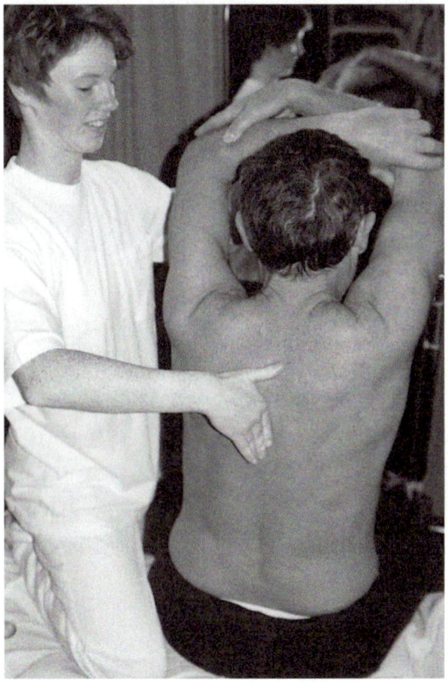

Abb. 7.19 *(links)*. Aktive Skapulabewegung nach medial-kaudal bei fixierter Abduktionsstellung vor dem Spiegel

Abb. 7.20 *(rechts)*. Aktive Skapulakorrektur bei Armflexion vor dem Spiegel

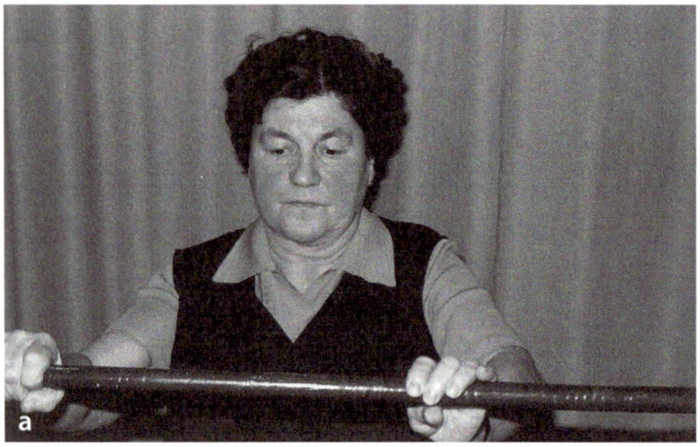

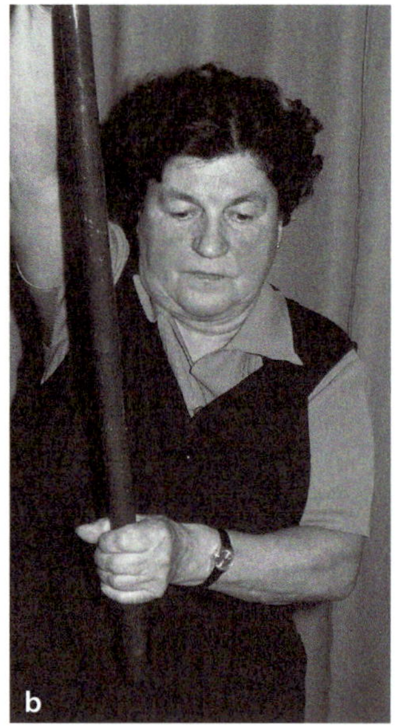

Abb. 7.21a, b. Symmetrische Armabduktion mit dem Stab aus dem Sitz

5. **Funktionsschulung**

Das Schultergelenk ist in seiner Funktion abhängig von dem Zusammenspiel der 3 Schultergürtelgelenke und der Koordination aller dort wirksamen Muskelgruppen.

- Das **Üben in komplexen Bewegungsmustern** ist deshalb nach dem Erreichen der freien Beweglichkeit einzelner Gelenke sinnvoll.
- Techniken mit betonter Bewegungsfolge, wiederholter Stretch oder Verstärkungstechniken werden eingesetzt. Zu achten ist auf das »**normale Timing**« des Bewegungsablaufes. Gezielt sollen Skapula- und Schultergelenkfunktionen auch in wechselnden Ausgangsstellungen eingeübt werden.
- Handelt es sich um **Kraftdefizite**, werden die PNF-Übungen gegen optimalen Widerstand mit Techniken der wiederholten Kontraktion ausgeführt.
- Geht es eher um das **Erlernen geschickter Bewegungsabläufe**, werden Umkehrbewegungen mit und ohne leichte Geräte, wie Stab, Keule, Ball, Seil, Tücher und Säckchen verwendet (**Abb. 7.21** und **7.22**). Das Festhalten beider Hände am Gerät garantiert, dass die Bewegungen **nicht hinter die Körpermittellinie** ausgeführt werden. Werden Zuggeräte verwendet, werden sie mit geringen Widerständen eingestellt. Natürlich können zu diesem Zeitpunkt auch Übungsformen der Funktionellen Bewegungslehre Anwendung finden, wenn sie der Biomechanik des Schultergelenkes angepasst werden.

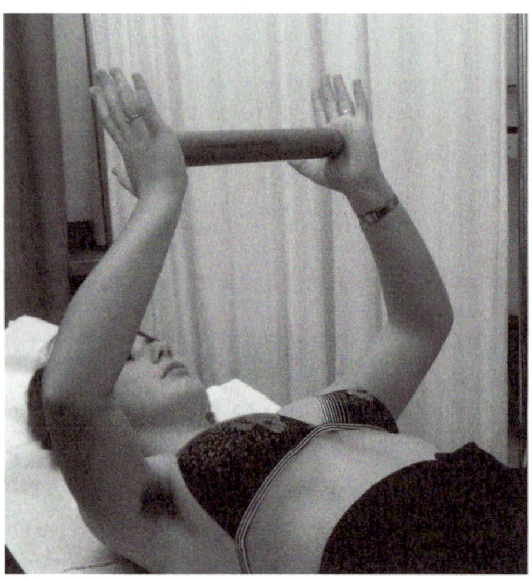

Abb. 7.22. Symmetrische Abduktion beider Arme mit dem kleinen Stab

Wichtig

Häufig wird Schwimmen verordnet, was u. E. kritisch bewertet werden sollte. Rückenschwimmen mit Armbewegungen neben dem Körper kann empfohlen werden. Dagegen sind Brustschwimmen, Vorwärts- oder Rückwärtskraulen gefährliche Schwimmstilarten.

- Die volle Funktion des Armes wird am besten im **alltäglichen Gebrauch** geschult. Alle Bewegungen, die dem Patienten Probleme bereiten, z. B. Kämmen, Haarewaschen, Rasieren, Krawatte oder Schürze binden, in den Ärmel schlüpfen usw. sollen vorgeübt werden.
- Berufsbezogene Bewegungsmuster sollen ebenfalls erfragt und vorgeübt werden. Insbesondere müssen Arbeitshaltungen überdacht werden.
- Über die Sportfähigkeit für Ballsportarten entscheidet der Arzt.

Übungsbeispiele: Schulterluxation (ohne neuromeningeale Irritationen)

Ausgangsposition

Sitz. Arm in Abduktionskissen oder auf Tisch (**s. Abb. 7.8**).

Übung

- Skapulaabduktion. Schieben des Ellbogens in Verlängerung des Oberarmes weg vom Ohr (**s. auch Abb. 7.8**).

  Kontakt: Am Olekranon.

  Aktive Fixation: Am Angulus inferior der Skapula.

  Passive Fixation: Oberhalb der Spina scapulae.

  Übungsauftrag: »Bleiben Sie mit dem Schulterblatt an meiner Hand und schieben den Ellbogen gegen meine Finger nach unten, halten. «

Übung

- Langsame Umkehrbewegung Ellbogenflexion – Extension im schmerzfreien Bewegungsausmaß.

  Kontakt: Wechselnd richtungsweisend am jeweiligen Bewegungsstop.

  Übungsauftrag: »Drehen Sie die Hand nach oben und beugen Sie den Ellbogen soweit möglich, drehen Sie den Ellbogen zurück und strecken Sie den Arm usw.«

Wenn die Abduktionsschiene abgenommen werden darf

Ausgangsposition

Rückenlage/Sitz.

Übung

- Schulterblattabduktion. Oberarm in 30° Abduktion und Anteversion, Armschwere durch Therapeutin gehalten. **Kontakt** und **Übungsauftrag:** s. oben.

Übung

- Schulterblattmuster aus PNF-Programm (1. Diagonale), posteriore Depression (**Abb. 7.10**).
- **Dasselbe** auch mit wiederholten Kontraktionen.

  Kontakt: Medial, kaudal am unteren Schulterblattwinkel.

  Übungsauftrag: »Ziehen Sie das Schulterblatt an die Wirbelsäule, geben Sie etwas nach, ziehen Sie wieder usw. !«

Übung

- Schulterblattabduktion, (**s. Abb. 7.13**).

Übung

- Isometrisches Spannen, Armabduktion, Endstellung halten

  Aktive Fixation der Skapula s. oben.

  Kontakt: Über dem M. deltoideus oder lateral distal am Oberarm, der Unterarm liegt auf der Unterlage (**s. Abb. 7.7**)

  Übungsauftrag: »Schieben Sie den Ellenbogen lang heraus und lehnen Sie den Oberarm gegen meine Hand.«
- **Dasselbe** als Bewegen und Halten gegen Führungskontakt.
- **Dasselbe** mit gestreckten Ellbogen und Kontakt an der Handwurzel.
- **Dasselbe** mit Verstärkung über die kontralaterale Seite durch Spannen des Armes in Extension, Abduktion, Innenrotation bei gestrecktem Ellbogen gegen die Unterlage.

Übung

▶ Rhythmische Stabilisation. Skapula in der 2. PNF-Diagonale mit nachfolgender langer Entspannungszeit.

Übung

▶ Sitz, Rumpfvorbeuge, Arm senkrecht hängen lassen und mit der Hand auf einzelne Punkte am Boden zeigen (Pendel!) (s. Abb. 7.17 und 7.18).

Übung

▶ Sitz, Rumpfseitbeuge, Arm senkrecht hängen lassen und leicht aus dem Lot nach lateral pendeln.

Übung

▶ Horizontale Adduktion bei ausgeschalteter Schwere (aus Sitz) oder gegen die Schwere aus Rückenlage, mit gebeugtem Ellbogen;

Kontakt: Medial proximal oder distal am Oberarm.

Übungsautrag: »Ziehen Sie den Arm zur anderen Schulter, halten!« Dabei kann der Patient mit seiner anderen Hand die Unterarmschwere halten.

Übung

▶ Flexion gegen Führungskontakt. Die Physiotherapeutin steht dabei am Kopfende und hat den Unterarm des Patienten auf ihrem Arm, Beginn bei 90° Flexion.

Kontakt: richtungsweisend.

Fixation: Skapula von lateral bei ca. 30°.

Übungsauftrag: »Ziehen Sie den Arm in Richtung Ohr!«

Nach 5 Wochen

Übung

▶ Dynamische Innenrotation aus Rotationsnullstellung, auch Bewegen und Halten, Endstellung halten.

▶ Dasselbe mit Extension/Abduktion und Extension/Adduktion.

▶ Dasselbe mit betonter Bewegungsfolge.

Nach 7 Wochen

Übung

▶ Dynamische Außenrotation, Bewegen und Halten, auch rhythmische Stabilisation mit Betonung der aktiven Rotation.

Übung

▶ PNF-Übungen in 1. und 2. Diagonale mit Betonung der Rotation und angepasstem Widerstand.

Übungen mit Zuggeräten und Hanteln können begonnen werden, wenn die Widerstände gering sind und die Anzahl der Übungen gesteigert wird (s. Abb. 7.23a–e).

Warnung

Ausweichbewegungen und Schmerzen sind Zeichen einer falscher Dosierung!

Übung

▶ Langsame Umkehr – Halten – Entspannen und aktives Weiterziehen; evtl. aktiv-passives Weiterziehen. Im Anschluss an die Mobilisationstechnik soll die gewonnene Flexion gehalten werden.

▶ Da der Rückweg zur Nullstellung oft einen deutlichen Bizepsschmerz auslöst, sollte möglichst gegen Führungskontakt und unter Zug in die Ausgangsstellung zurückgegangen werden.

Wichtig

- Innerhalb des Übungsprogramms können immer wieder die beschriebenen Entspannungsmaßnahmen für den M. trapezius eingeschoben werden.
- Eisumschläge oder Eiskompressen, um das Schultergelenk gelegt, ergänzen die Mobilisationstechniken.
- Bei bestehendem Kapselmuster werden Techniken wie Traktion und Gleiten nach lateral, dorsal und kaudal aus der manuellen Therapie angewendet.

Funktionsschulungen werden am besten im Sitz vor dem Spiegel durchgeführt.

Übung

▶ Beide Hände fassen einen Kleiderbügel und führen in waagerecht bis in Schulterhöhe hoch. Ellbogen seitlich bis in Höhe des Kleiderbügels abduzieren, halten, etwas absinken, wieder anheben etc.

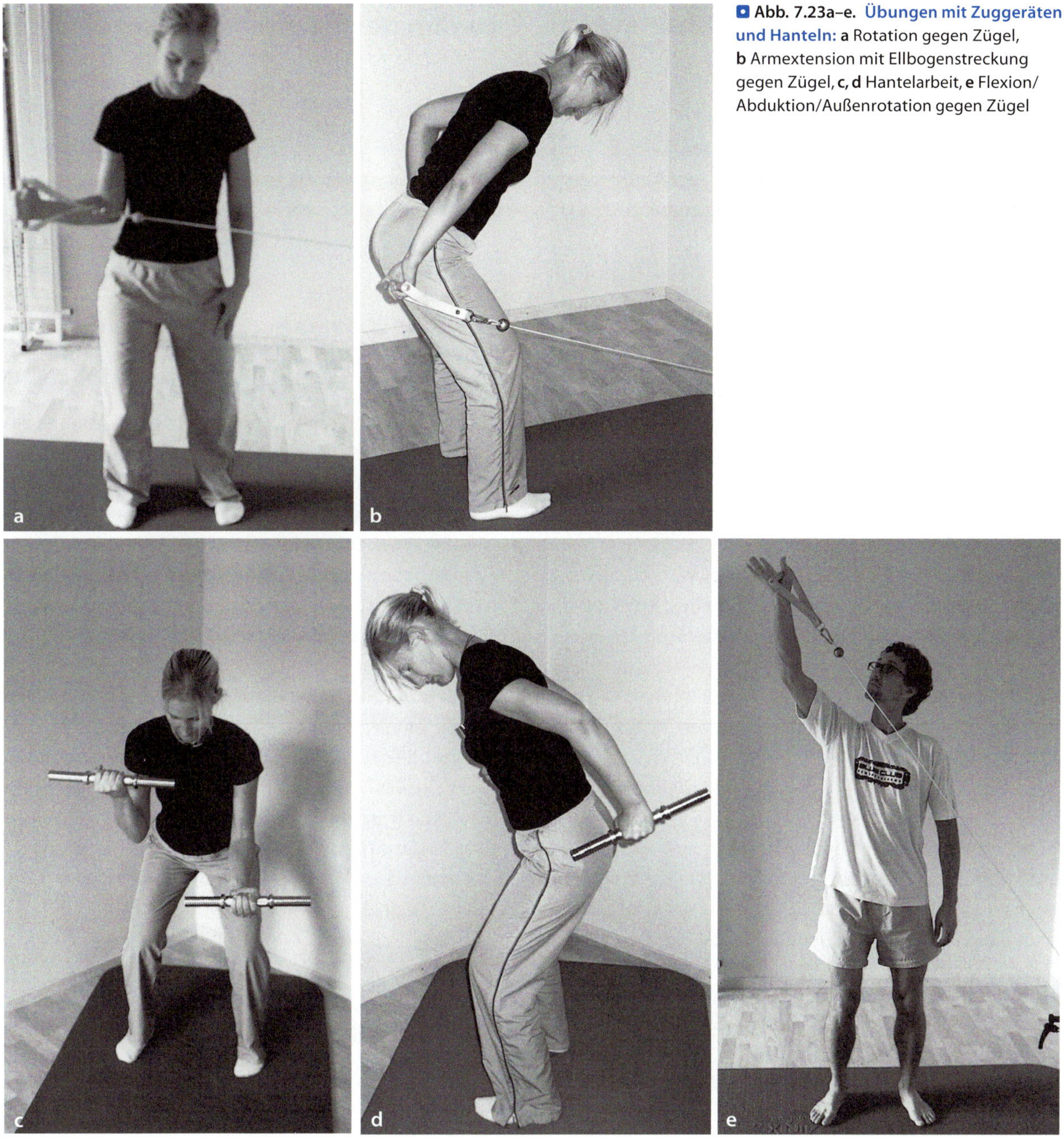

Abb. 7.23a–e. Übungen mit Zuggeräten und Hanteln: **a** Rotation gegen Zügel, **b** Armextension mit Ellbogenstreckung gegen Zügel, **c, d** Hantelarbeit, **e** Flexion/Abduktion/Außenrotation gegen Zügel

▶ Dasselbe auch aus Rückenlage mit einem kurzen Stab (**Abb. 7.22**).

Übung

▶ PNF-Übungen mit Geräten vor dem Körper. Werden Zuggeräte verwendet muss der Widerstand gering gehalten sein und die Anzahl der Übungen gesteigert werden.

▶ Dasselbe mit Handgeräten wie kleinem Stab Seil, Tuch oder Ball.

Übung

Arm mit der Hand auf einem Tisch auf einer Holzrolle oder einem Ball ablegen, Rollbewegungen mit und ohne Rotation im kontrollierten Bewegungsradius ausführen.

Übung

Haltungsschulung mit Aufrichtung der Wirbelsäule zur Aktivierung der Armabduktion/Flexion/Außenrotation aus dem Sitz, mit Kopfdrehung zur Seite des übenden Armes und Skapula und posteriorer Elevation gegen Widerstand.

▶ Dasselbe mit bilateralen asymmetrischen PNF-Armmustern.

Übung

Schattenboxen in variablem Tempo, aus dem Stand oder Gehen auf der Stelle mit Gewichtverlagerung und wechselnden Richtungen. Bei Musik ausgeführt machen sie als Hausaufgaben mehr Spaß.

! Warnung

Achtung: Vorüben der Bewegungsmuster ist notwendig!

Alle Bewegungsformen, die eine extreme Außenrotation beinhalten, sind bei Patienten nach einer Schultergelenkluxation bis zur völligen Ausheilung zu vermeiden. Dies gilt auch für die meisten Ballsportarten.

Luxation des Schultereckgelenkes

Ursachen

- Stauchungsmechanismus,
- Sturz auf die Schulter,
- Motorrad-/Fahrradunfälle, Sportunfälle.

Biomechanik, Symptomatik und ärztliche Maßnahmen

Das Akromioklavikulargelenk (ACG) ist funktionell gesehen ein Kugelgelenk, das, wie schon beschrieben, eine Rotations- und Schwenkbewegung bei der Armflexion und -abduktion ausführt. Eine horizontale Parallelverschiebung ist ebenfalls möglich (**s. Abb. 7.3**).

Die Führung des Gelenkes, das keine knöcherne Begrenzung besitzt, haben die Ligg. acromioclavicularia und das Lig. coracoclaviculare.

Mit zunehmender Gewalt auf das Akromion und die Klavikula reißen die Ligg. acromioclavicularia, wenn die Skapula um den Fixpunkt Korakoid rotiert. Als Folge können die Ligg. coracoclavicularia reißen, so dass es zur Luxation des Akromioklavikulargelenkes kommt. Die Klavikula wird durch den M. sternocleidomastoideus und den M. trapezius nach kranial gezogen, die Schwere des Armes zieht nach kaudal, das AC-Gelenk wird disloziert (**Abb. 7.24**).

Wichtig

Üblich ist heute die **Einteilung nach Tossy**:
- **Tossy I** ist die Distorsion des ACG, sie wird konservativ versorgt.
- **Tossy II** ist die Subluxation der ACG.
- **Tossy III** beschreibt die komplette Luxation, sie wird heute immer operativ versorgt.

Bei **Tossy-I-Verletzungen** kann die aktive Beweglichkeit des Armes frei und schmerzlos sein, die passive Abduktion ist jedoch am Ende der Bewegungsbahn schmerzhaft. In dieser Situation beginnt die Rotation der Klavikula. Der Schmerz bleibt lokal.

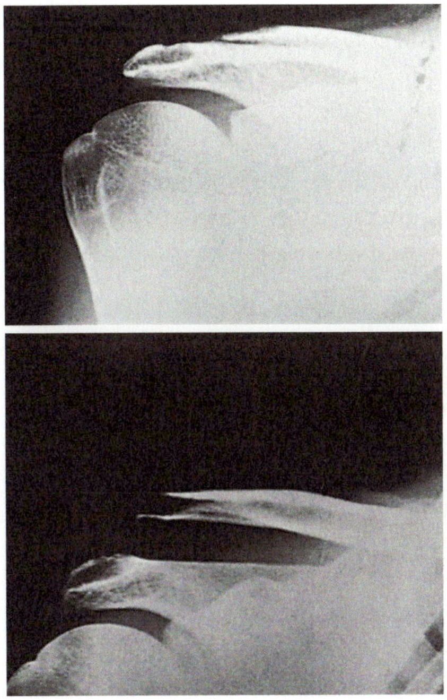

Abb. 7.24. Dislokation des ACG

Besteht eine **Tossy-III-Verletzung** des ACG, so ist eine Stufe zu tasten, das sog. »Klaviertastenphänomen«, die Klavikula steht zu weit oben.

Ein Röntgenbild unter einer Gewichtsbelastung von 15 kg und eine Sonographie werden zur Objektivierung der klinischen Diagnose durchgeführt. Bei seitlicher Armhebung ist die Bewegung bis ca. 60° frei, dann beginnen die Beschwerden bei zunehmender Skapula- und Klavikularotation (**Abb. 7.3**).

Tossy-I-Verletzungen werden **konservativ** behandelt, sie werden nicht ruhiggestellt und schmerzabhängig funktionell behandelt.

Die angegebenen **operativen Verfahren** für die Behandlung der **Tossy-II, und III- Verletzungen** sind vielfältig. Zur Anwendung kommen

- Bandnähte,
- Zuggurtungsverfahren,
- Bandersatzoperationen sowie
- Platten und Haken.

Rahmanzadeh hat eine Gelenkplatte entwickelt, die eine frühfunktionelle Übungsbehandlung erlaubt, weil die Gelenkplatte die Rotations- und Schwenkbewegungen der Klavikula mitmacht. Es wird auch eine modifizierte Balserplatte in Kombination mit einer Bandnaht verwendet.

▶ Die Patienten erhalten dann für wenige Tage einen Gilchristverband oder dürfen am ersten postoperativen Tag passiv bis 90° bewegen (sie dürfen z. B. aus dem im Lot hängenden Arm kleine Bewegungen ausführen). Gegen die Schwerkraft darf der Arm bis ca. 60° abduziert/flektiert werden, Nach 6 Wochen wird die Platte entfernt und der Bewegungsumfang auf 90° erweitert, nach 8–10 Wochen kann die volle Funktion erarbeitet werden.

Die vielfach durchgeführte Zuggurtungsosteosynthese wird in der Literatur ebenfalls positiv beurteilt, sie ist technisch einfacher. Ruhigstellungen im Thoraxabduktionsgips zeigen keine Vorteile und werden deshalb heute kaum noch verwendet. Winkler gibt eine Ruhigstellung im Desault-/Gilchrist-Verband von 4–7 Tagen an.

Die Ergebnisse sind positiv, wenn man anschließend eine Bewegungsbegrenzung von 90° Abduktion für 6 Wochen einhält.

Komplikationen

- Schultergelenkkontraktur,
- Arthrose,
- dauerhafter Kraftverlust durch bestehende Instabilität,
- Kalzifikation,
- Infektion.

Befunderhebung

(Allgemeines: siehe »Luxation des Schultergelenkes«)

Beurteilen	– Röntgenbild bei Gewichtsbelastung mit 15 kg. – Postoperatives Röntgenbild.

Prüfen	– Spezielle Tests nach **Frisch:**
	– 1. Schultern aktiv hochziehen, Ellbogen in 90°-Stellung gebeugt, passive Abduktion beider Arme, Skapulaschwenkung seitengleich 10–12 cm nach kranial.
	– 2. Schultern senken, beide Skapulae nach unten schieben: seitengleiche Bewegung um ca. 10 – 12 cm nach kaudal.
	– 3. Patient sitzt mit krummen Rücken, Schultern nach vorn ziehen, beide Skapulae passiv nach vorn schieben: seitengleiche Bewegung um ca. 5 cm.
	– 4. Aufrechter Sitz, Schultern zurücknehmen, passiv Skapulae nach medial drücken: seitengleiche Bewegung um ca. 5 cm.
	– 5. Schmerzhaftes Schulterblattkrachen am Ansatz der Mm. levator scapulae und rhomboidei.
	– 6. Passive Bewegungen der Schulter in alle Richtungen mit Palpation des ACG und Sternoklavikulargelenk (Sternoclavikulargelenk), dasselbe auch bei 90° abduziertem Arm: keine Stufe, schmerzfreie seitengleiche Beweglichkeit.
	– 7. Translatorische Bewegung im StCG, kraniokaudales Gleiten bei passiv aufgerichteter Wirbelsäule.
	– 8. Palpation der Muskulatur auf Schmerzhaftigkeit und Spannung (M. trapezius, M. levator scapulae).
	– 9. Palpation des Plexus brachialis zwischen den Mm. scaleni bei Lateralflexion des Kopfes und Rotation zur Gegenseite und maximaler Inspiration.
	– 10. Schultergelenkbeweglichkeit:
	  – Abduktion bis 60° bei Außenrotation,
	  – Abduktion bis 60° bei Innenrotation.
	– 11. Tests nach Cyriax nach 6 Wochen (s. dieses Kapitel, Abschn. »Luxation des Schultergelenks«, »Befunderhebung«).
	– Bleibt der Schmerz lokal (C 4) und strahlt nicht in den Arm aus, deutet dies auf eine **Schultereckgelenkverletzung** hin. Eine Schmerzerleichterung tritt bei flektiertem Unterarm und Abnahme der Armschwere ein.

Behandlungsmöglichkeiten

Beispiel: Nach Osteosynthese

Gesichtspunkte der Behandlung

1. Aktivierung der Schultergelenkmuskulatur

► Zur Entlastung des Schultereckgelenkes wird bis zu 6 Wochen unter Abnahme der Schwere oder ausgeschalteter Schwere geübt. Das Bewegungsausmaß soll Abduktion 60–0–0° nicht überschreiten.

► Ausgangsposition kann der Stand mit Rumpfbeuge nach vorn oder zur Seite sein, der Sitz oder die Rückenlage (**Abb. 7.25 – 7.27**). Die Armschwere wird durch die Physiotherapeutin gehalten, bei Übungen mit Rumpfbeuge hängt der Arm im Lot.

► Geübt werden die Abduktion/Außenrotation und die horizontale Adduktion bis zur Nullstellung mit der Technik »unterstütztes Bewegen und Halten gegen Führungskontakt«.

Übersicht 7.2: Gesichtspunkte der Behandlung (nach Osteosynthese)

1. Aktivieren der Schultergelenkmuskulatur unter Vermeidung von Zug- oder Druckbelastung des Schultereckgelenkes.
2. Durchblutungsverbesserung.
3. Verbesserung der Beweglichkeit des Schultergelenkes und der Skapula.
4. Funktionsschulung der Hand-, Ellbogen- und Schultergelenke im Zusammenspiel mit den Schultergürtelgelenken.

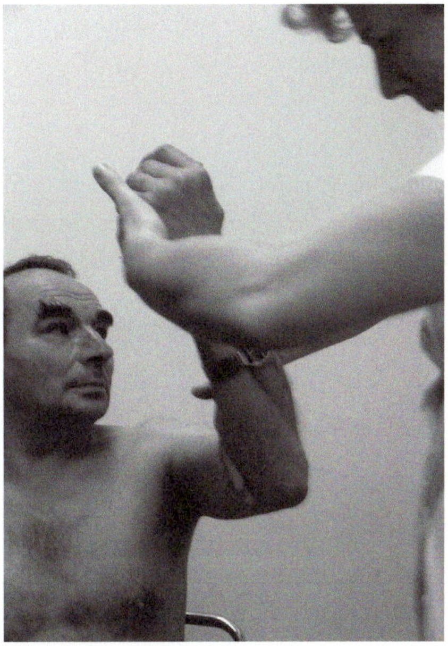

Abb. 7.26. Flexion/Adduktion/Außenrotation bis zur vorgegebenen Bewegungsgrenze

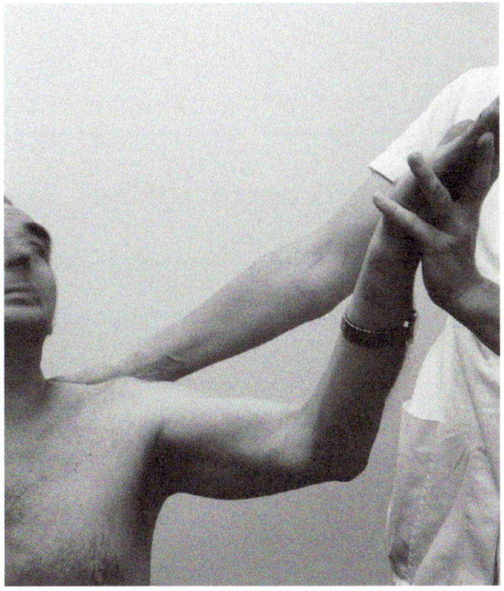

Abb. 7.25. Modifiziertes PNF-Muster: Flexion/Abduktion gegen Führungskontakt bis zur vorgegebenen Bewegungsbegrenzung

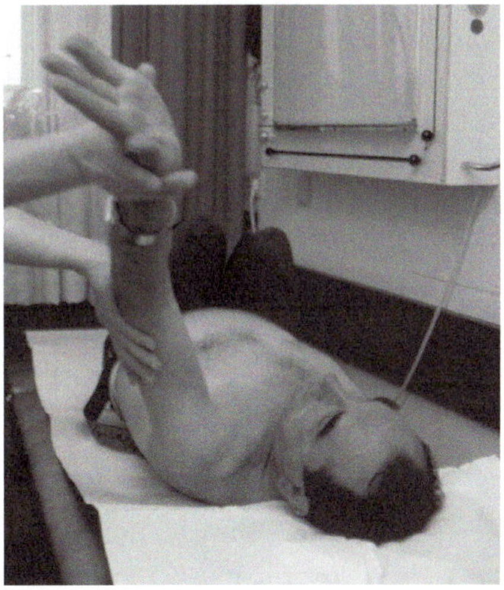

Abb. 7.27. Flexion/Abduktion/Außenrotation mit gestrecktem Ellbogen bis zur vorgegebenen Bewegungsgrenze

Wichtig

- Bewegungen über die Nullstellung hinaus in Richtung horizontaler Adduktion und Retroversion sind bis zur 7. Woche nicht erlaubt.
- Bei Abduktion mit Innenrotation soll entsprechend der Biomechanik des Schultergelenkes die Bewegung bei 60° begrenzt werden.
- Ab der 7. Woche besteht in der Regel keine Bewegungsbegrenzung mehr.

Die bereits erwähnten kleinen Pendelbewegungen aus der Lotstellung des Armes können nach ventral, lateral und als kleine Kreisbewegungen erweitert werden.

! Warnung

Die Pendelbewegungen sollen nicht aus dem aufrechten Stand oder Sitz angewendet werden.

▶ Patienten mit einer **Gelenkplattenosteosynthese** nach Rahmanzadeh dürfen nach ca. 2 Wochen ihren Arm ohne Bewegungsbegrenzung aktiv bewegen. Widerstandsübungen sind jedoch nicht erlaubt.

2. Durchblutungsverbesserung

▶ In der postoperativen Zeit können Eiskompressen zur Resorption von Hämatomen aufgelegt werden.

▶ Die Durchblutung des M. trapezius, M. levator scapulae, Mm. rhomboidei etc. wird am besten durch Entspannungstechniken und dynamische oder statische Muskelarbeit erreicht (z. B. Kopfmuster nach PNF).

3. Verbesserung der Beweglichkeit

▶ Bindegewebige Verklebungen können, wenn nötig, durch Cyriax-Techniken, Friktionen, Querdehnungen und Griffe aus der Bindegewebsmassage sowie durch Techniken aus der manuellen Therapie gelöst werden. Sie kommen **erst nach 6 Wochen** zur Anwendung.

▶ Kontrakturen des Schultergelenkes werden heute selten beobachtet, wenn das Schultergelenk komplikationslos in den ersten 6 Wochen passiv oder unterstützt bewegt wurde (0–0–60/90°).

▶ Die Skapulabewegungen dürfen im schmerzfreien Bereich passiv und aktiv ausgeführt werden, wenn der Arm in kapselentlastender Stellung gelagert ist (30° Abduktion und Anteversion).

▶ Die **Gleitfähigkeit** der Skapula wird meistens durch langsame Umkehrbewegungen in PNF-Mustern gut erhalten. Bis zur 7. Woche werden modifizierte PNF-Armübungen bis zur 60/90°-Abduktions- und 60/90°-Flexionsstellung begrenzt:

Diagonale von der Armstellung neben dem Körper bis zur Flexions-/Adduktions-Nullstellung mit aktueller Außenrotation und zurück;

Diagonale aus Armstellung neben dem Körper bis zur 90°-Flexion/geringe Abduktionsstellung mit aktueller Außenrotation und zurück. Der Ellbogen kann gebeugt werden.

▶ Können die aktiven Bewegungen nicht schmerzfrei ausgeführt werden, kommen Techniken aus der manuellen Therapie (Frisch, Maitland) zur Anwendung.

4. Funktionsschulung

Der natürliche Gebrauch des Armes und der Hände im Alltag muss nach ACG-Luxationen selten geübt werden. Wenn durch Komplikationen chronische Beschwerden auftreten, werden sie wie zuvor beschrieben behandelt.

Die **Sternoklavikulargelenkfraktur** ist sehr selten. Das Prinzip der physiotherapeutischen Behandlung unterscheidet sich nicht von der des Akromioklavikulargelenkes.

Klavikulafraktur

Richtlinien, Symptomatik und ärztliche Maßnahmen

Wichtig

Die Klavikulafraktur betrifft am meisten jugendliche Patienten. Sie wird unter denselben biomechanischen Gesichtspunkten wie die Akromioklavikulargelenkluxation behandelt. Die Unfallmechanismen sind die gleichen. An Stelle der Bandzerreißung bricht die Klavikula meistens im lateralen Drittel.

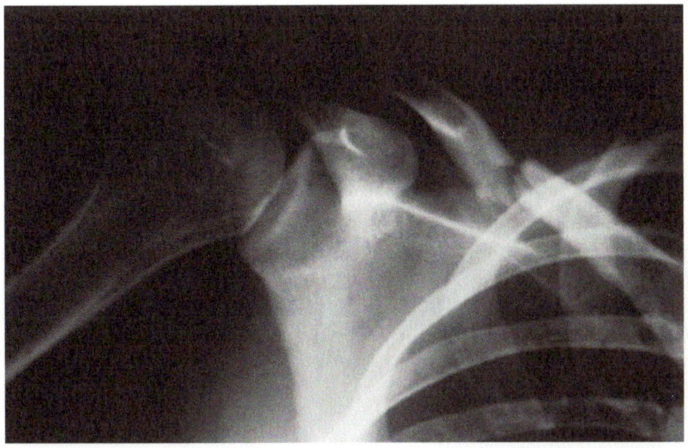

■ Abb. 7.28. Klavikulafraktur

Sie ist röntgenologisch und klinisch einfach zu diagnostizieren (■ **Abb. 7.28**). Das laterale Fragment wird der Armschwere folgend nach unten verschoben, das mediale Fragment wird durch den Zug des M. sternocleidomastoideus und M. trapezius nach oben gezogen. Eine Stufe ist sowohl sicht- wie tastbar. Gleichzeitig steht der Arm in Adduktion und Innenrotation, da der Stützpfeiler als Gegenkraft für den M. pectoralis fehlt.

Geringgradig dislozierte Frakturen werden **konservativ für 4 Wochen** mit einem Rucksackverband behandelt. Dieser hat jedoch nur seine Wirkung, wenn der Patient überwiegend sitzt, steht oder geht. Der Verband muss ca. alle 2 Tage nachgezogen werden. Ärztlicherseits wird eine Bewegungsbegrenzung von 0–0–60° Abduktion festgelegt. Nach 6 Wochen kann angepasster Widerstand gegeben werden. Stützen und Heben schwerer Gegenstände ist erst nach 8 Wochen und erneuter Röntgenkontrolle erlaubt.

Als **operative Verfahren** kommen AO-Platten (■ **Abb. 7.29**), Zuggurtungen, resorbierbare Biofixstifte, die spezielle Balserplatte oder die Gelenkplatte nach Rahmanzadeh in Frage. Zwingende Indikation zur Operation sind eine Gefäß- oder eine Plexus-brachialis-Verletzung.

► Nach übungsstabiler Versorgung kann am 2. postoperativen Tag mit aktiven Schulterblattpattern (■ **s. Abb. 7.10 – 7.13**) der isolierten Abduktionsbewegung des Schultergelenkes unter Abnahme der Armschwere begonnen werden. Die Behandlung gleicht der Behandlung der ACG- Luxation (Tossy III). Die Bewegungen werden ebenfalls bei 90° Abduktion bis zur 7. postoperativen Woche oder neben dem Körper begrenzt (■ **Abb. 7.30** und **7.31**). Anschließend sind die Bewegungsbegrenzungen aufgehoben (■ **Abb. 7.32** und **7.33**).

In der Rehabiliationsphase werden zur Erlangung der Sportfähigkeit und vollen Funktion Zuggeräte und Hanteln eingesetzt (■ **s. Abb. 7.23a–e**).

Skapulafraktur

Die funktionelle Bedeutung der **freien Beweglichkeit der Skapula** in 3 Ebenen und ihre Stabilisation durch die Schultergürtelmuskulatur ist für das Schultergelenk besonders groß. Frakturen, die in die Gelenkfläche hineinreichen, sind deshalb funktionell besonders ernst zu nehmen (■ **Abb. 7.34** und **7.35**).

Das AO-Kleinfragmentinstrumentarium kann eine Stabilisation dieser Frakturen erreichen; i. Allg. werden gelenkferne Frakturen an der Skapula nicht

■ Abb. 7.29. Klavikulafraktur, Plattenosteosynthese

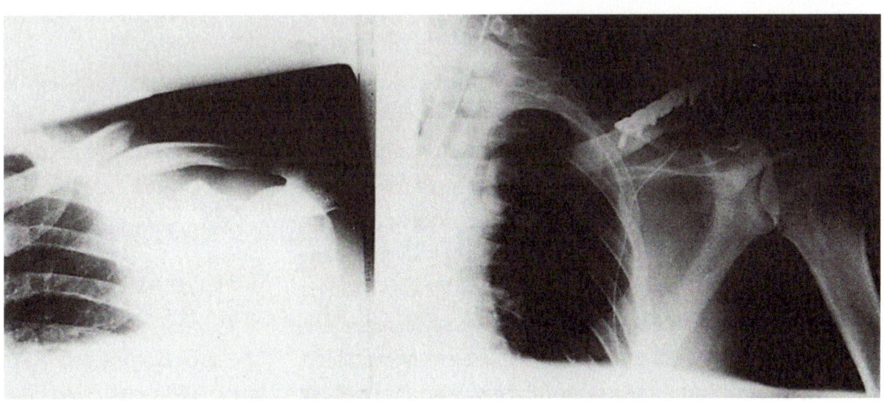

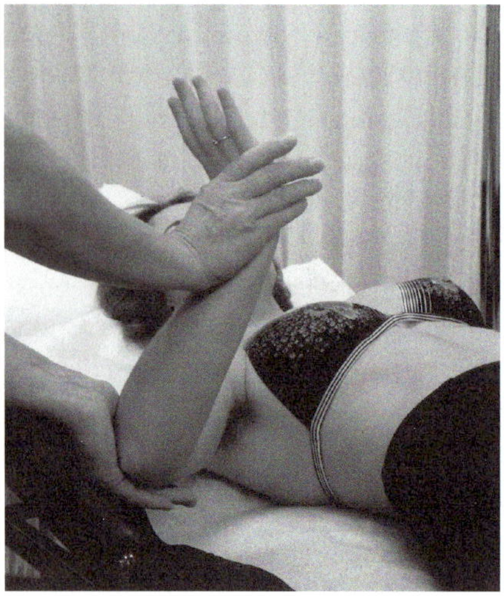

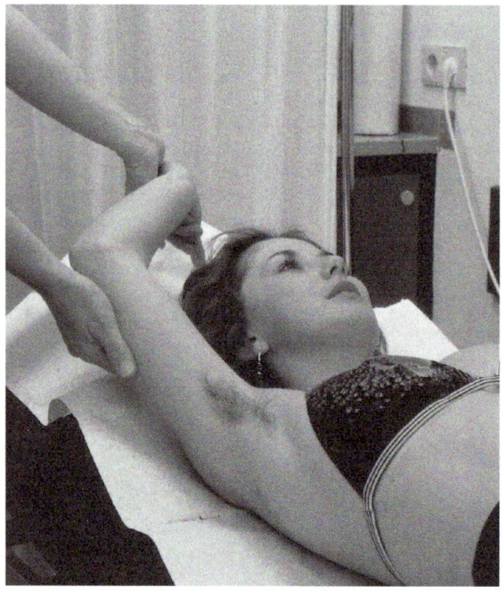

Abb. 7.30 *(links)*. Abduktion des Armes bei 90°

Abb. 7.31 *(rechts)*. Extension/Abduktion neben dem Körper

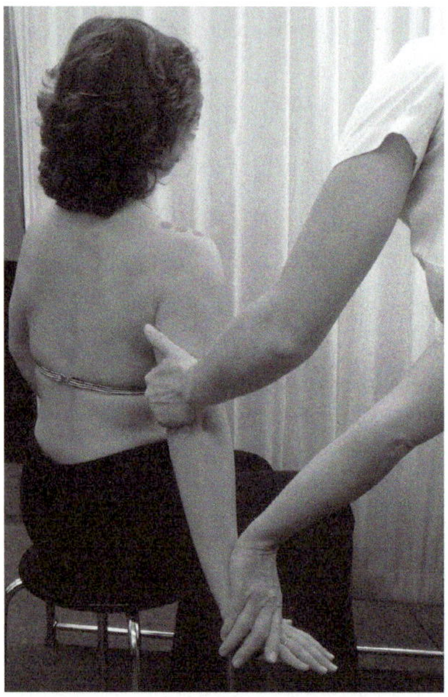

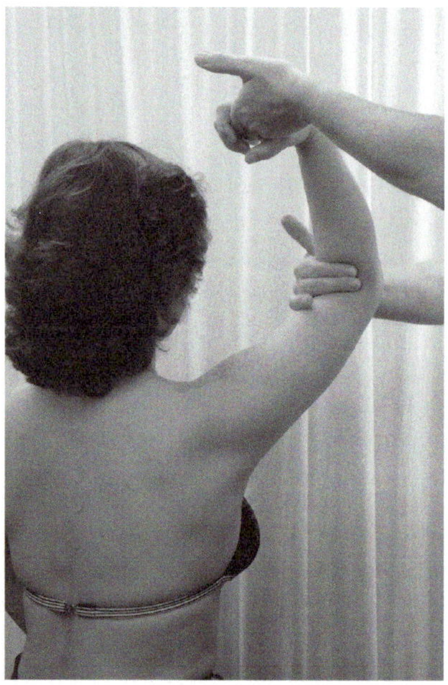

Abb. 7.32 *(links)*. Extension/Adduktion zum gebeugten Ellbogen statisch gegen Führungskontakt

Abb. 7.33 *(rechts)*. Flexion/Adduktion/Außenrotation nach 6 Wochen

weiter beachtet, da sie kaum behandlungszugänglich sind.

Die **physiotherapeutische Behandlung** wird schmerzabhängig dosiert. Ein Kraftverlust der Armmuskulatur ist zu erwarten. Als Ursache dafür werden Schmerzen und der fehlende Gegendruck der Pfanne bei Armbewegungen angesehen.

▶ Funktionelle Einschränkungen des Schultergelenkes müssen entsprechend dem physiotherapeutischen Befund symptomatisch behandelt werden.

▶ Die Gleitfähigkeit der Skapula kann erhalten werden, wenn keine Stufe vorhanden ist. Passive und aktive Skapulaumkehrbewegungen werden so früh wie möglich durchgeführt.

Oberarmkopffraktur

Die Oberarmkopffraktur kommt am häufigsten bei älteren Menschen in Höhe des Collum chirurgicum vor.

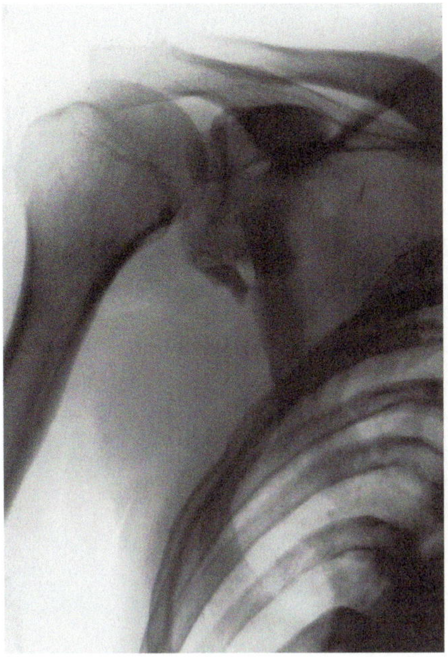

Abb. 7.34. Skapulafraktur

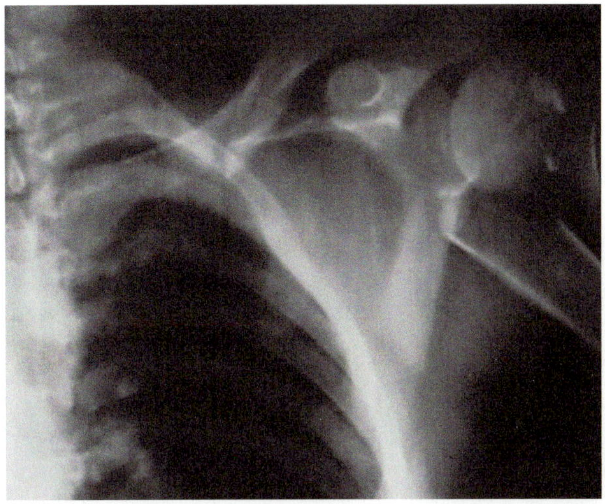

Abb. 7.36. Oberarmkopffraktur mit Luxation

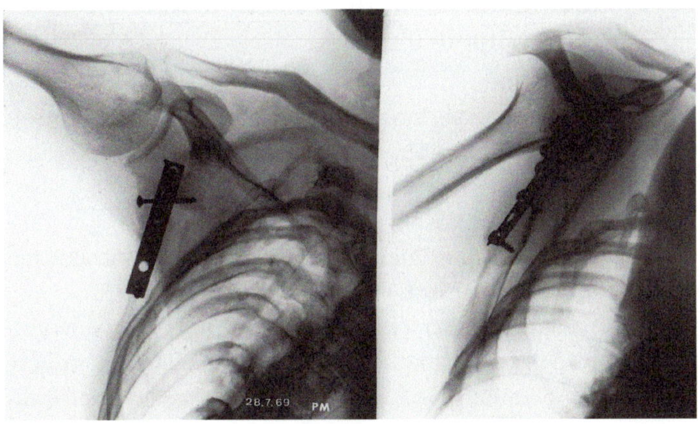

Abb. 7.35. Osteosynthese der Skapulafraktur

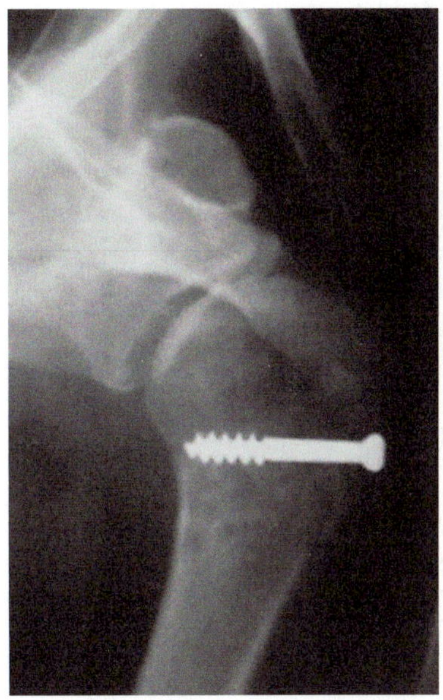

Abb. 7.37. Osteosynthese nach Oberarmkopffraktur

Ursachen

Hauptursachen sind Stürze auf die Schulter, den Ellbogen oder die Hand. Bei massiver Stauchung mit einer Drehung kommt es nicht selten zum Abriss des Tuberculum majus und einer Luxation des Humeruskopfes. Man spricht dann von einer **Luxationsfraktur** (**Abb. 7.36 – 7.39**). **Pathologische Frakturen** sind heute keine Seltenheit mehr. Sie können mit einer Humeruskopfprothese behandelt werden (**Abb. 7.40** und **7.41**).

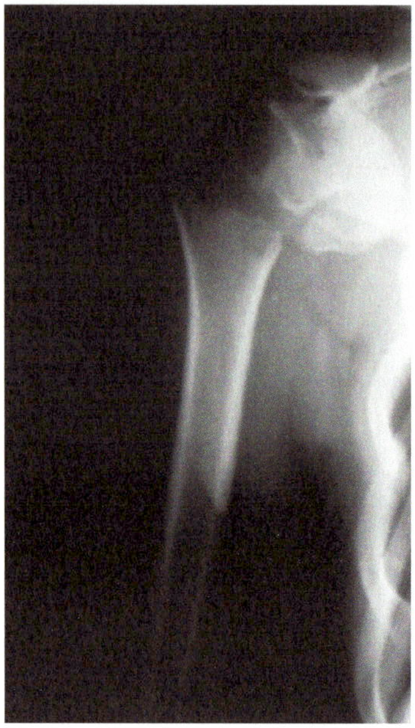

Abb. 7.38. Humeruskopffraktur

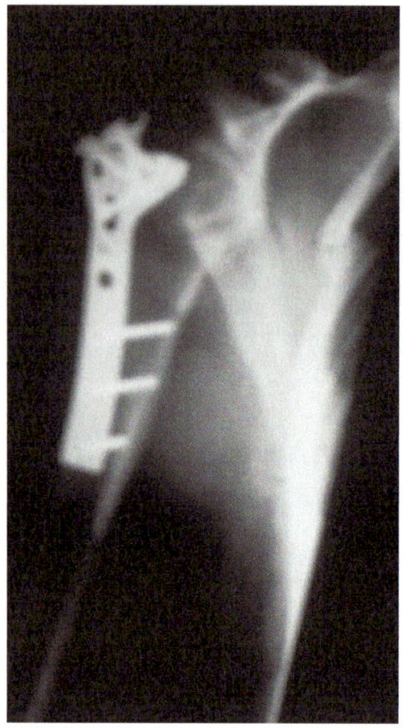

Abb. 7.39. Osteosynthes

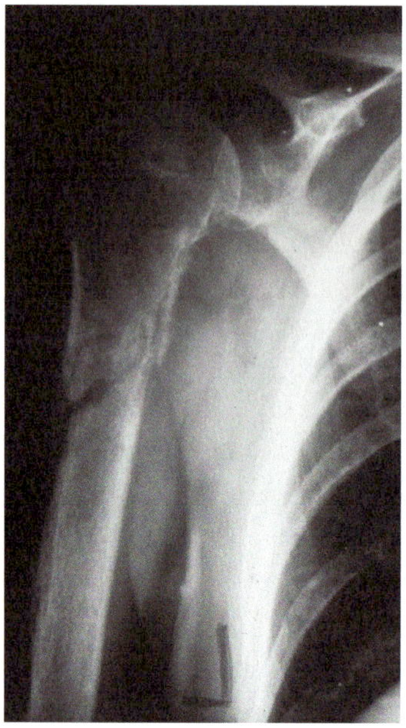

Abb. 7.40. Osteolyse des Humeruskopfs

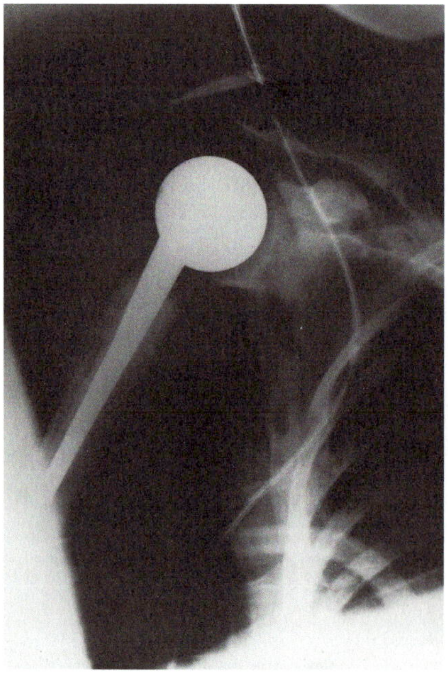

Abb. 7.41. Humeruskopfprothese

Richtlinien, Symptomatik und ärztliche Maßnahmen

Eingestauchte Humeruskopffrakturen werden **konservativ** behandelt. In Frage kommen der Gilchrist- oder Desault-Verband.

- Patienten über 60 Jahre sollen nur ca. 8–10 Tage ruhiggestellt werden, da sie vermehrt zu Kontrakturen im Schultergelenk neigen.
- Von der Verwendung eines genormten Schaumstoffabduktionskissens, wie wir es bei der Behandlung der Schultergelenkluxation oder Humerusschaftfraktur verwenden, sind wir abgekommen. Auch die Abduktionsschiene kann den Frakturbereich nicht unterstützen, sie wirkt eher als Drehpunkt. Es entstehen Hebelwirkungen an der Fraktur. Üblich ist deshalb heute eine Ruhigstellung im Gilchristverband.

Jüngere Patienten und Patienten mit dislozierter Fraktur werden **operativ** versorgt, z. B. mit Klee- oder Winkelplatten sowie mit Schraubenosteosynthesen. Wenn erforderlich wird das Tuberkulum majus refixiert. Trümmerfrakturen erfordern bei älteren Patienten ein Humeruskopfprothese.

▶ Die operierten Patienten benötigen keine Ruhigstellung; die Osteosynthesen sind übungsstabil.

In den Tagen nach der Verletzung haben Patienten, die **konservativ** behandelt werden, starke Schmerzen. Probleme bereitet die Lagerung. Vor allem nachts klagen die Patienten über Schlafstörungen wegen großer Schmerzen im Frakturbereich. Der häufigste Grund dafür ist das Absinken des Humerus nach dorsal (Retroversion). Die Fraktur ist im Gilchrist-Verband nicht ausreichend ruhiggestellt. Heute wird deshalb in den ersten Tagen nach dem Unfall eine Schmerztherapie mit zentral wirkenden Medikamenten durchgeführt.

Ältere Patienten leiden an Atembeschwerden, wenn der Unterarm zu fest an den Thorax fixiert ist. Die Thoraxbewegung ist dann eingeengt. Das ausgeprägte Hämatom und das Ödem sind zusätzliche Ursachen für Schmerzen. Das Hämatom sinkt entlang der Muskellogen ab und wird nach einigen Stunden am Thorax, an der Innenseite des Oberarmes und sogar am Unterarm sichtbar. Zusätzlich entwickelt sich sehr bald eine ausgeprägte Atrophie des M. deltoideus, der Rotatorenmanschette und der Oberarmmuskulatur.

Patienten mit einer **übungsstabilen Osteosynthese** haben in der Regel kaum Schmerzen, weniger Probleme mit dem Hämatom und der Lagerung des Armes.

Pathologische Frakturen werden nach Tumorexstirpation auch mit einer Humeruskopfprothese versorgt (**Abb. 7.41**). Gleiches gilt für Trümmerbrüche.

▶ Die Patienten erfordern, entsprechend ihrer Grundkrankheit, eine vorsichtige Dosierung der Bewegungstherapie. Es besteht, mechanisch gesehen, Übungsstabilität.

Komplikationen

- Sekundärer Plexusschaden (selten),
- Bleibende Kontraktur, Arthrose (häufig),
- Pseudarthrose, Kopfnekrose.

Befunderhebung

Beurteilen	– Röntgenbild im Hinblick auf Frakturstellung und Konsolidierung. – Lagerung des Armes, Stellung des Schultergürtels, des Kopfes. – Hämatom (ansonsten s. auch Schulterluxation).
Messen	– Umfang. – Ellenbogen- und Handbeweglichkeit, nach Abnahme des Gilchrist-Verbandes. – Aktive Schultergelenkbeweglichkeit, soweit nicht ärztlicherseits begrenzt.
Prüfen	– Muskeltest bis Stufe 3 der Hand- und Ellbogenmuskulatur bei passiver Fixation der Fraktur. – Qualität des Bewegungsstopps. – Test der neuromeningealen Strukturen. **Warnung** **Kein Testen nach Cyriax!** (Bevor die Bewegungsgrenze aufgehoben wurde.)
Notieren und Bewerten	– Intensität, Qualität und Lokalisation von Schmerzen.

Behandlungsmöglichkeiten

Gesichtspunkte der Behandlung

1. Schmerzfreiheit

Die **Lagerung** des Armes ist in der posttraumatischen oder postoperativen Zeit ein wichtiger Behandlungspunkt zur Linderung der Schmerzen (s. allgemeiner Teil). Wenn das Abduktionskissen 24 Stunden getragen werden muss, gestaltet sich die Lagerung im Bett schwierig.

▶ Der Oberarm muss in ganzer Länge (bis unter den Humeruskopf!) im Abduktionskissen mit einem kleinen Schaumstoffkeil so weit unterlagert werden, bis der Ellbogen etwas höher als der Rumpf liegt. In manchen Fällen ist eine Schmerzlinderung nur durch den entlasteten Sitz im Bett möglich. Dieser soll jedoch nicht als Dauerlösung gewählt werden (Schwellung, Hämatom!).

▶ Nach einiger Zeit, wenn die akuten Schmerzen nachlassen, lagern wir den Arm nachts auf einen Schaumstoffkeil (30° Abduktion und 30° Anteversion). Diese Lagerung wird auch für die operierten Patienten empfohlen.

▶ Bei der Lagerung auf dem Armkeil kann zusätzlich ein Fell unter den Unterarm gelegt werden, das am Ende zusammengerollt wird. Dadurch liegt das Olekranon frei und die Hand locker über einer Rolle.

Übersicht 7.3: Gesichtspunkte der Behandlung

1. Größtmögliche Schmerzfreiheit.
2. Resorption des Hämatoms.
3. Sicherung der Fraktur/Osteosynthese durch aktive Muskelspannung.
4. Kräftigung des M. biceps, M. triceps; M. deltoideus, M. pectoralis und Mm. supra- und -infraspinatus (gegen Widerstand erst nach 6 Wochen).
5. Mobilisation des Schultergelenkes, Entspannung des M. trapezius.
6. Funktionserhaltung der Ellenbogen-, Hand- und Fingergelenke.
7. Funktionsschulung des Schultergelenkes.

2. Resorption des Hämatoms

Diese Hochlagerung trägt zur Resorption der Schwellung und des Hämatoms bei. Eiskompressen oder Umschläge mit kühlen Tüchern sowie Spannungsübungen im Sekundenrhythmus werden zusätzlich angewendet.

▶ Massagetechniken werden heute kritisch bewertet; jedoch ist nach Rücksprache mit dem Arzt bei konservativ behandelten Patienten eine sog. manuelle Lymphdrainage effektiv.

3. Sicherung der Fraktur/Osteosynthese

Die physiotherapeutische Übungsbehandlung muss in den ersten 6 Wochen die **muskuläre Sicherung** der Fraktur erreichen. Geeignete Techniken dazu sind »Halten in Endstellung« und Bewegen und Halten gegen Führungskontakt bei »abgenommener Armschwere«.

▶ Kann der Arm bei ausgeschalteter Schwere abduziert werden, wird gegen die Schwere geübt. Der Schwerpunkt liegt bei der Erarbeitung der Teststufe 3 für den M. deltoideus. Es bewährt sich, mit Skapulabewegungen zu beginnen (2. Diagonale, s. auch »Behandlung der Schultergelenkluxation«).

4. Kräftigung des M. biceps und M. triceps

▶ Sie wird bei passiver Fixation der Fraktur distal am Oberarm mit der PNF-Technik »Wiederholte Kontraktionen« gegen angepassten Widerstand oder anderen Formen des Bewegens und Haltens durchgeführt.

▶ Bei schmerzhafter Bizepsspannung und -dehnung muss eine Entspannungstechnik vorgeschaltet werden. Dies kann durch die PNF-Technik »Rhythmische Stabilisation – Entspannen – Drehpunkt Ellbogengelenk« geschehen. Zusätzlich wird eine Eisbehandlung durchgeführt.

▶ Die Kräftigung des M. deltoideus und der Schultergelenkrotatoren gegen angepassten Widerstand darf erst nach 6 Wochen erfolgen, wenn das Röntgenbild eine »Teilbelastung« erlaubt.

5. Mobilisation des Schultergelenks

Die **typischen Bewegungseinschränkungen** nach Humeruskopffrakturen zeigen ◘ **Abb. 7.42** und **7.43** (s. auch die dazu gehörenden Röntgenbilder, ◘ **Abb. 7.38** und **7.39**). Mit der Einschränkung der Außenrotation

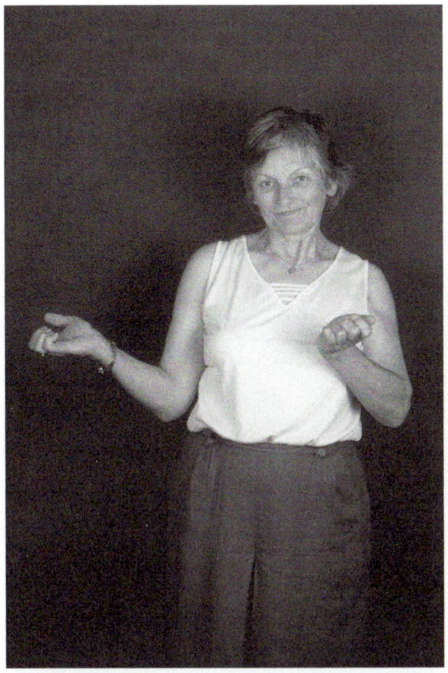

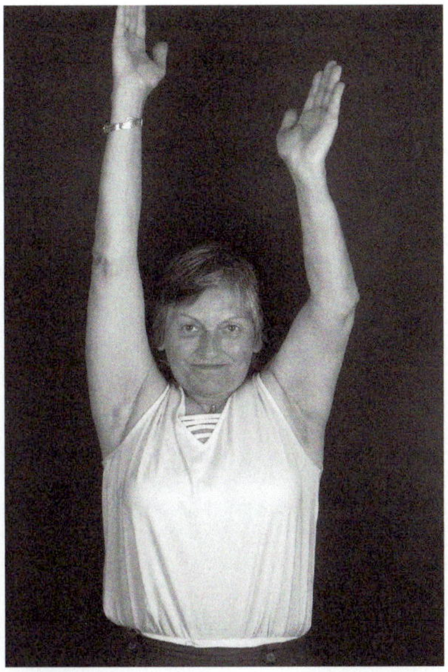

■ Abb. 7.42 *(links)*. **Einschränkung der Außenrotation links**

■ Abb. 7.43 *(rechts)*. **Einschränkung der Flexion/Außenrotation links**

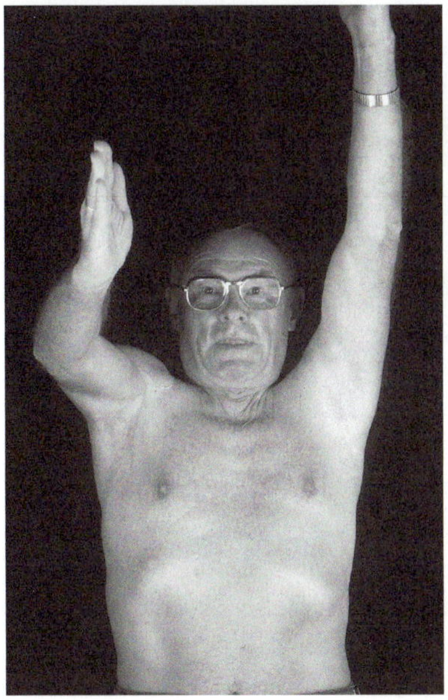

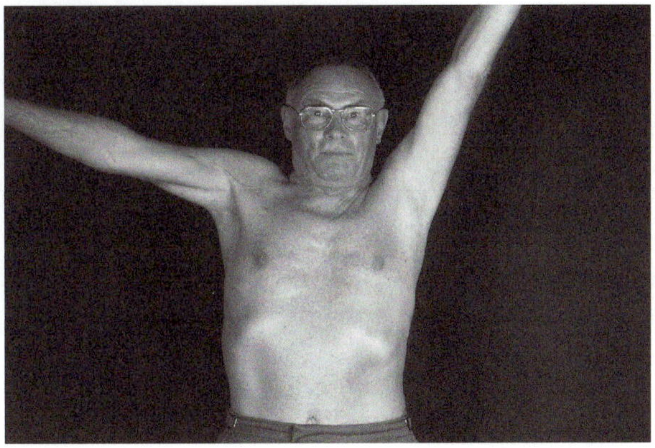

■ Abb. 7.44 *(links)*. **Einschränkung der Armflexion nach Einsetzen einer Humeruskopfprothese**

■ Abb. 7.45 *(oben)*. **Einschränkung der Abduktion**

kann auch die Flexion nicht erreicht werden. Während hier ein gutes Ergebnis erwartet werden kann, wird das Bewegungsausmaß des Patienten mit der Humeruskopfprothese aus biomechanischen Gründen im Schultergelenk immer deutlich eingeschränkt sein (■ **Abb. 7.44** und **7.45**; s. auch die dazugehörenden Röntgenbilder, ■ **Abb. 7.40** und **7.41**).

▶ Die Ausweichbewegungen der Skapula müssen zugunsten der Funktion toleriert werden.

Die **aktive oder passive Fixation** der Skapula ist Voraussetzung für eine erfolgreiche Mobilisation des Schultergelenkes. Häufig wird die Abduktion des Schultergelenkes nur durch vorzeitiges Schwenken der Skapula nach lateral vorgetäuscht. Bei alten Menschen wird man jedoch zugunsten der Funktion Kompromisse schließen und nicht hartnäckig auf der exakten Skapulastellung beharren. Die vorab genannte Bewegungseinschränkung resultiert aus dem Ungleichgewicht der Kräfte: Armschwere, Muskelzug und Gegenkraft der Pfanne in der für die Bewegungsachse richtigen Stellung.

▶ Als **Techniken** kommen in Frage:
- »Chirurgische Technik« (PNF),
- »Rhythmische Stabilisation, Entspannen, Weiterziehen ohne Rotation« oder
- »Langsame Umkehrbewegung – Entspannen – aktiv Weiterziehen« in Rotationsnullstellung.

▶ Zunächst wird die Abduktion, dann die horizontale Adduktion und dann erst die Flexion mit der Außenrotation mobilisiert.

Wichtig

- Wichtig ist die **Grifftechnik**: Die Führungskontakt gebende Hand der Physiotherapeutin soll **so dicht wie möglich unterhalb des Akromion** liegen. Eventuell müssen beide Hände den Humeruskopf umfassen. Auf passive Schulterblattfixation kann eher verzichtet werden.
- Werden **Schmerzen** an der Fraktur angegeben, muss die Physiotherapeutin darauf reagieren durch **Änderung des Griffes** oder der **Armstellung.** Vorsichtige Traktion kann eine Erleichterung bringen (Maitland-Technik).

▶ Die zuvor beschriebenen kleinen Pendelbewegungen aus dem Lot können ebenfalls zur Anwendung kommen, wenn der Arm im Lot hängen kann. Diese Übungen sollen nicht durchgeführt werden, wenn der M. biceps verkürzt ist und ein lockeres Hängen des Armes verhindert.

▶ Erst nach Konsolidierung der Fraktur dürfen passive oder aktiv-passive Techniken zur Mobilisation angewandt (s. auch Behandlung der Schulterluxation).

▶ Beruht die Bewegungseinschränkung nicht auf einer muskulären Verkürzung, sondern auf einer **Kapselschrumpfung,** kommen Techniken der manuellen Therapie zur Anwendung (**Abb. 7.46 – 7.48**). Die Konsolidierung der Fraktur und die Interpretation des Befundes geben die Auswahl der Mobilisationstechniken an (s. auch Befunderhebung und Behandlung bei der Schulterluxation). Eigene Erfahrungen mit resorbierbaren Osteosynthesen lassen den Schluss zu, dass diese Patienten sehr behutsam physiotherapeutisch behandelt werden müssen.

▶ Eine sorgfältige Kontrolle der Symptome und Dosierung der Maßnahmen ist notwendig. Die Behandlung ähnelt eher der Behandlung der nicht operierten Patienten.

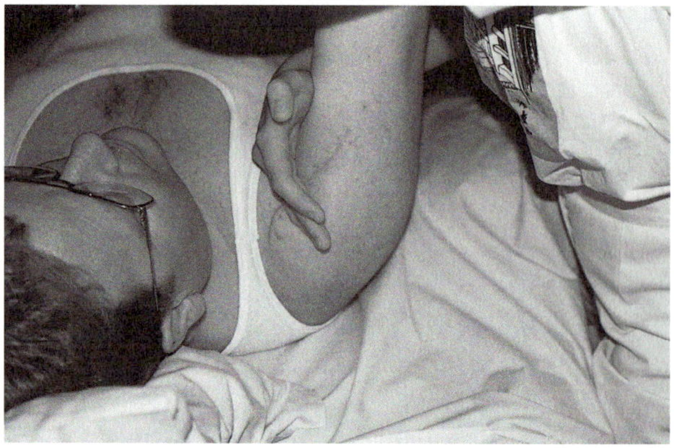

Abb. 7.46. Manuelle Therapie: Traktion nach lateral

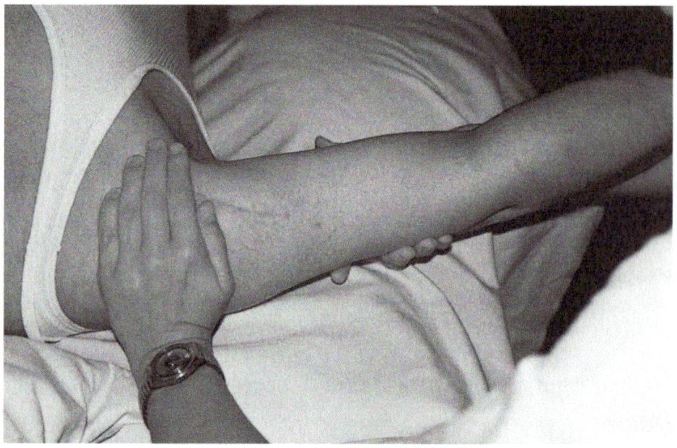

Abb. 7.47. Manuelle Therapie: Kaudalgleiten

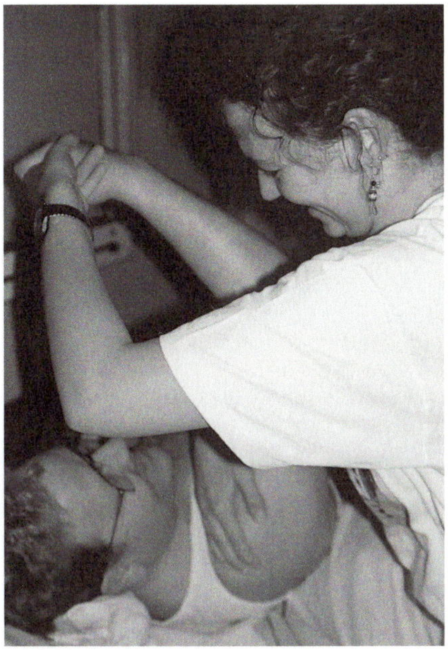

Abb. 7.48. Ausnutzen der gewonnenen Bewegung durch aktive Umkehr im PNF-Muster

6. **Funktionserhaltung der Ellenbogen-, Hand- und Fingergelenke**

► Diese Gelenke sollen bei passiver Fixation der Fraktur in allen Bewegungsrichtungen von Anfang an mit manuellen Techniken endgradig geübt werden, später können auch kleine Handgeräte wie kurzer Stab, Keule, Ball etc. dazugenommen werden. Voraussetzung für den Einsatz von Geräten ist, dass gegen Eigenschwere des Armes geübt werden darf.

7. **Funktionsschulung des Schultergelenks**

► Sind die Einzelbewegungen des Schultergelenkes fast frei, können komplexe Bewegungen in PNF-Mustern oder deren Abwandlungen nach Klein-Vogelbach geübt werden. Variiert werden die komplexen Bewegungsmuster mit Seil, Stab, Keule oder Ball.

► Die Patienten können nun auch in Gruppen zusammengefasst werden. Ältere Menschen werden dadurch oft sehr positiv zu größerer Eigenaktivität motiviert.

► Gebrauchsbewegungen und ein einfach ausgearbeitetes Übungsprogramm zum Selbstüben müssen exakt vorgeübt und kontrolliert werden. Die im Abschnitt »Schulterluxation« angegebenen Übungsbeispiele können übernommen werden, wenn die Grifftechnik geändert wird und sie in entsprechender Reihenfolge den Gesichtspunkten der Behandlung von Oberarmkopffrakturen untergeordnet werden.

Wichtig

- Der richtungsweisende Führungskontakt soll bis zur 6. Woche so dicht am Schultergelenk wie möglich sein. Ein distal von der Fraktur angesetzter Widerstand darf erst nach Konsolidierung der Fraktur gegeben werden.
- **Schmerzen** im Bereich der Fraktur sind ein Zeichen von Instabilität, verbunden mit Rötung, Überwärmung und Schwellung ein Hinweis auf eine beginnende Infektion.

► Alte Menschen haben weniger Kraft, Ausdauer und Koordination als junge. Ihre Behandlung muss deshalb entsprechend dosiert werden. Statische Muskelarbeit kann nicht im gleichen Umfang wie bei anderen Trainingsprogrammen gefordert werden (Atmung beachten!). Es sollte überlegt werden, ob Gebrauchsbewegungen sinnvoller und deshalb effektiver sind.

► Patienten, die nach den Prinzipien der AO **mechanisch übungsstabil** versorgt wurden, können das Schultergelenk ab dem 2. postoperativem Tag aktiv dynamisch üben. Die Beweglichkeit des Schultergelenkes wird dadurch sehr viel schneller zurückgewonnen. Jedoch darf dies die Physiotherapeutin nicht dazu verleiten, vorzeitig Widerstand unterhalb der Fraktur zu geben.

► Jede Form der Belastung ist auch bei diesen Patienten erst nach der Knochenheilung erlaubt.

► Bei **Kombinationsverletzungen,** z. B. Luxationsfraktur mit Beteiligung des N. axillaris oder Plexus brachialis, werden entlastende Verbände oder das individuell angepasste Abduktionskissen angelegt. Geht die Schwellung nicht zurück, muss ein Armstützstrumpf angepasst werden.

► Auch bei **röntgenologisch schlechtem Befund** kann das funktionelle Ergebnis einer Oberarmkopffraktur durchaus befriedigend werden. Eine längerfristige, fachgerechte physiotherapeutische Behandlung hat deshalb ihre Berechtigung und sollte nicht zu früh abgebrochen werden.

Schüleraufgabe

- Werten Sie Ihr Vorgehen bei den unterschiedlichsten Kontrakturformen des Schultergelenkes nach Schulterluxation, Humeruskopffraktur oder einer ACG-Sprengung anhand eines Patienten.
- Beobachten Sie das Bewegungsverhalten Ihres Patienten und erarbeiten Sie mit ihm ein Hausaufgabenprogramm.

Literatur

Burstein AH Wright TM (1997) Biomechanik in der Orthopädie und Traumatologie. Thieme, Stuttgart New York

Cailliet R (1975) Shoulder Pain. Davis, Philadelphia, pp 78 – 84

Cyriax J (1978) Textbook of orthopedic medicine. 7. Aufl., Bailliere Tindall, London

Frisch H (1990) Programmierte Untersuchung des Bewegungsapparates, 4. Aufl. Springer, Berlin Heidelberg New York

Hüter-Becker A. et al. (1997) Physiotherapie. Bd. 9 Thieme, Stuttgart New York

Hüter-Becker A et. al. (2002) Lehrbuch zum neuen Denkmodell, Band 1. Thieme, Stuttgart New York

Kapandji I (1984) Funktionelle Anatomie der Gelenke. Obere Extremität. Enke, Stuttgart

Krämer J, Grifka J (2001) Orthopädie 5. Aufl. Springer, Berlin Heidelberg New York

Loeweneck H (1994) Funktionelle Anatomie für Krankengymnasten, 2. Aufl. Pflaum, München

Trentz O, Bühren V (2001) Checkliste Traumatologie. Thieme, Stuttgart New York

Physiotherapeutische Behandlung nach Oberarmschaftfrakturen

Einteilung

- Rotationsbrüche,
- Biegungsbrüche,
- Trümmerbrüche.

Ursachen

- Sturz auf den Ellbogen, auf die Hand oder direkter Schlag (Autounfall),
- außerdem pathologische Frakturen.

Richtlinien, Symptomatik und ärztliche Maßnahmen

Die Oberarmschaftfraktur wird heute zunehmend operativ mit einer DC-Platte oder einem ungebohrten, verriegelten Marknagel behandelt. Sie ist übungsstabil und benötigt keine äußeren Ruhigstellungsmaßnahmen. Bei Marknagelung darf allerdings keine Rotationsbewegung im Schultergelenk bis zur 6. Woche durchgeführt werden. Wird die Fraktur konservativ behandelt, kommen als ruhigstellende Maßnahmen in Frage:

- Gilchrist- oder Desault-Verband kurzzeitig,
- Abduktionskissen mit Keilaufbau (**s. Abb. 7.6**), ca. 6 Wochen,
- Sarmiento-Brace nach Gilchristverband bis zur 7. Woche.

Achsenfehlstellungen von bis zu 10° und Rotationsfehler werden toleriert.

Bei bestehender Nervenläsion, bei offenen Frakturen oder wenn die Fragmente **operativ** besser zu reponieren sind, wird die Indikation zur Osteosynthese gestellt (**Abb. 8.1 – 8.3**).

Bei **pathologischen Frakturen** besteht immer die zwingende Indikation zur Operation. Nach Ausräumung des Tumors wird eine Humerusschaftprothese eingesezt (**Abb. 8.4** und **8.5**). In seltenen Fällen muss bei schweren Weichteilverletzungen ein Fixateur externe angelegt werden.

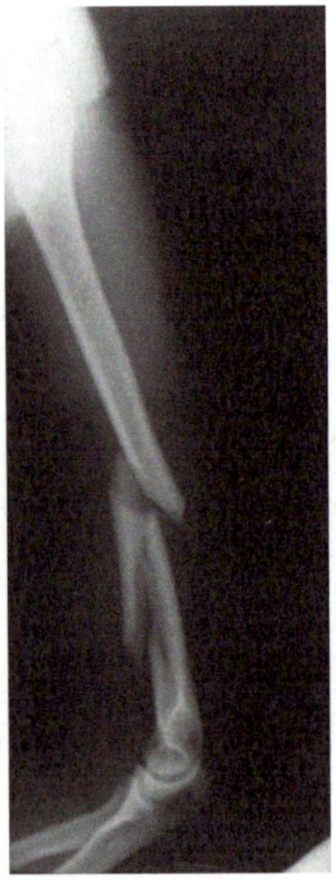

Abb. 8.1. Oberarmschaftfraktur

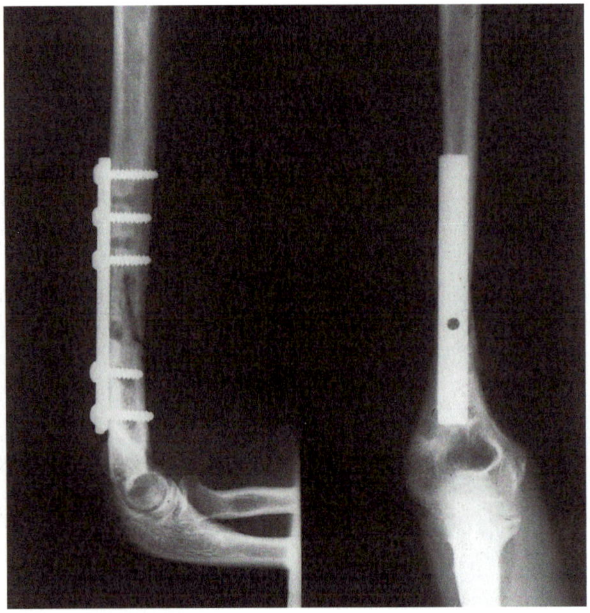

Abb. 8.2. Osteosynthese nach Oberarmschaftfraktur

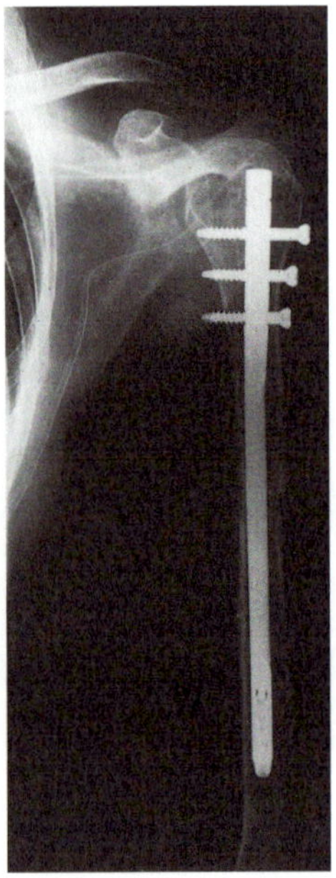

Abb. 8.3. Oberarmschaftfraktur: Osteosynthese mit Verriegelungsnagel

Komplikationen

- N. radialis-Schädigung (primär oder sekundär, auch bei Plattenentfernung),
- A. brachialis-Verletzung,
- Pseudarthrose,
- Infekt.

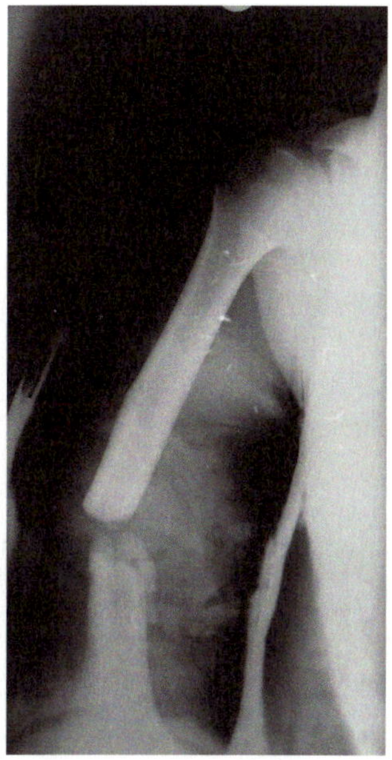

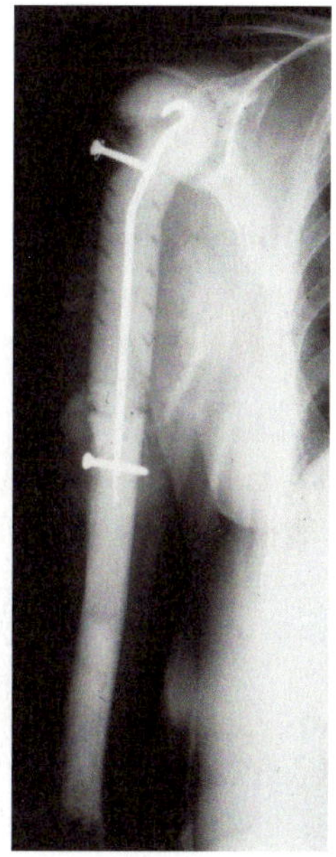

Abb. 8.4 *(links)*. Pathologische Humerusschaftfraktur

Abb. 8.5 *(rechts)*. Humerusschaftprothese

Befunderhebung

Beurteilen	– Hautverfärbung (Hämatom). – Atrophie des M. biceps, M. triceps, M. deltoideus. – Schwellung und Temperatur. – Muskuläre Spannungserhöhung. – Gelenkstellung und Kontur des Schulter- und Ellbogengelenkes. – Röntgenbild: Frakturstellung, Osteosynthese und Konsolidierung.
Messen	– Aktives Bewegungsausmaß des Schulter- und Ellbogengelenkes. – Umfangmaße an Ober- und Unterarm.
Prüfen	– Muskeltest bis Teststufe 2, bei Osteosynthesen bis Stufe 3. – Sensibilität im Versorgungsgebiet des N. radialis (täglich!). – Kontraktionsfähigkeit der vom N. radialis versorgten Muskulatur (täglich!). – Qualität des Bewegungsstops in Schulter- und Ellbogengelenk. – Puls. – Gebrauchsbewegungen.
Notieren und Bewerten	– Qualität, Intensität und Lokalisation von Schmerzen und sonstigen Beschwerden.

Behandlungsmöglichkeiten

Gesichtspunkte der Behandlung

1. Sicherung einer Oberarmschaftfraktur/Osteosynthese oder Prothese

Sie ist vorrangiges Ziel der frühfunktionellen Behandlung. Dabei spielt es keine Rolle, welche ärztliche Behandlungsform gewählt wurde. Lediglich der **Zeitpunkt des Behandlungsbeginns** ist unterschiedlich.

- **Konservativ versorgte Patienten** müssen ca. 6 Wochen lang ruhiggestellt werden (s.oben). Aus der Schiene oder dem Abduktionskissen heraus können Ellbogen-, Hand- und Fingergelenke geübt werden.
- **Plattenosteosynthesen** sind übungsstabil, ebenso die zementierte **Schaftprothese.** Diese Patienten dürfen nach Entfernung der Redon-Drainage aktiv/unterstützt statisch und dynamisch üben. Ziel ist das freie Halten und Bewegen gegen die Schwere.
- Der **Muskeltest** gibt Aufschluss über die Spannungsqualität des M. biceps, M. triceps, M. brachialis, M. deltoideus etc. Die schwächeren Muskelgruppen müssen schwerpunktmäßig »auftrainiert« werden, bis alle Muskeln gleiche Kontraktionsfähigkeit im Sinne der **Muskelteststufe 3** zeigen.
- **Sicheres Fixieren** der Fraktur ist dabei ebenso wichtig wie die **exakte Lagerung** des ganzen Oberarmes auf einer geraden und festen Unterlage (**Abb. 7.9**).
- Hebelwirkungen an der Fraktur entstehen, wenn ein Teil des Oberarmes nicht unterlagert ist, der Ellbogen tiefer als das Schultergelenk liegt (Innenrotation) oder die Hand der Therapeutin nicht sicher genug den distalen Oberam hält.

Wichtig

Schmerzauslösung an der Frakturstelle beachten!

Ist das Schultergelenk **frei beweglich**, kann im Sitz an der Behandlungsbank oder dem Handtisch geübt werden (**s. Abb. 7.7**). Ist es dagegen **eingeschränkt**, empfiehlt es sich, die Rückenlage als Ausgangsstellung zu wählen.

- Als Technik wird bei **Teststufe 2** »Endstellung halten gegen Führungskontakt« und unterstütztes Bewegen und Halten gewählt. Kontraktionshilfen und Verstärkungsmuster über die kontralaterale Seite verbessern die Spannung der schwachen Muskeln. Effektiv ist eine von den Fingern aufgebaute komplexe Spannung, die nach proximal weitergeleitet wird, z. B. durch leichten achsialen Druck an der Handwurzel oder durch einen festen Fausstschluss.

Übersicht 8.1: Gesichtspunkte der Behandlung

1. Sicherung der Fraktur durch gleichmäßige Muskelspannung.
2. Resorptionsförderung von Schwellungen und Hämatomen.
3. Entspannung verspannter Muskulatur.
4. Erhalten der freien Gelenkbeweglichkeit, wenn nötig, Mobilisation der Schulter- und Ellbogenkontrakturen.
5. Aufbau der Oberarmmuskulatur, der Unterarm- und Handmuskulatur.
6. Schulung von Gebrauchsbewegungen.

2. Resorptionsförderung von Schwellungen und Hämatomen

(Siehe Kap. 3)

3. Entspannung verspannter Muskulatur

Durch die nahe Lage zur Fraktur, aber auch durch die Haltung des Armes während der Ruhigstellungszeit und weil der M. biceps ein typischer Antigravitatsionsmuskel mit einer physiologisch höheren Grundtonuslage ist, neigt dieser Muskel zur Kontraktur. Die Verkürzung des M. triceps ist in der Regel weniger ausgeprägt. Beide Bewegungseinschränkungen können den **schmerzbedingten muskulären Kontrakturen** zugeordnet werden. Bei Verletzung des N. radialis und einer Parese des M. triceps wird der M. biceps besonders schnell kontrakt.

Es ist deshalb besonders wichtig, frühzeitig mit der **Bewegungstherapie** und **weichen, unterstützten Umkehrbewegungen** zu beginnen, die den M. biceps schmerzfrei bis zur Bewegungs- oder Dehngrenze führen.

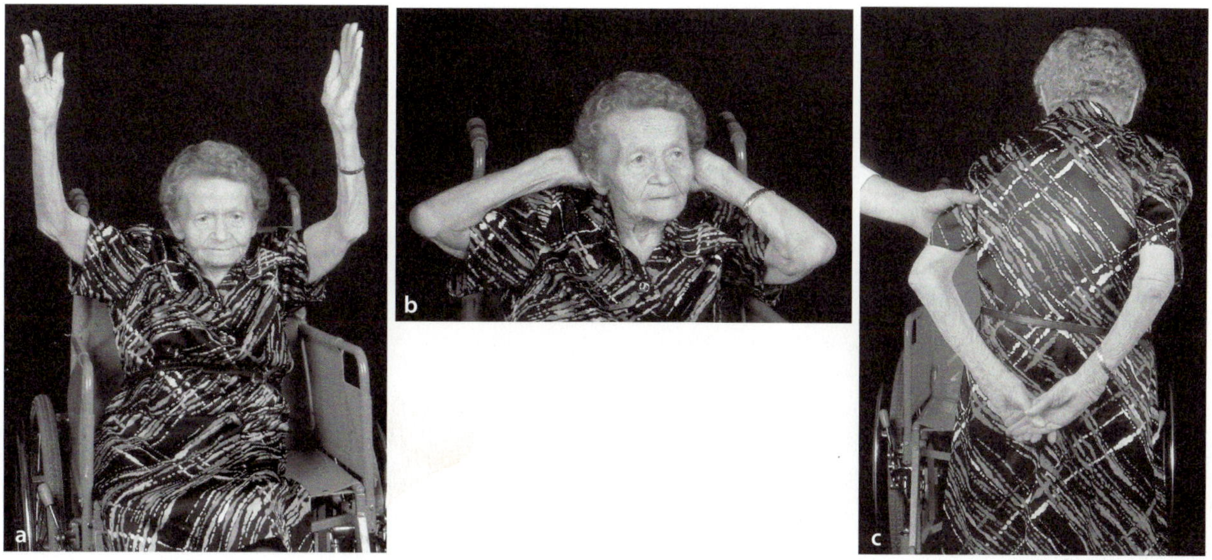

Abb. 8.6a–c. Funktion nach Einsetzen einer Humerusschaftprothese

▶ Zusätzlich können **milde Eiskompressen** über der gesamten Länge des M. biceps aufgelegt werden.

▶ Entspannungstechniken aus dem PNF-Programm kommen zur Anwendung, z. B. die rhythmische Stabilisation gegen Führungskontakt – Entspannen – aktiv Weiterziehen, die langsame Umkehr oder die »chirurgische Technik« (s. auch Kap. 22, PNF-Techniken).

▶ In der Regel ist die **M. biceps-Kontraktur** behandlungszugänglich, wenn die Physiotherapeutin auf Schmerzvermeidung achtet, und der Patient vermeidet, den Arm im Stand und beim Gehen mit gebeugtem Ellbogen hängen zu lassen. Als typischer Antigravitationsmuskel muss der M. biceps in dieser Stellung ständig Haltearbeit leisten. Das Tragen einer Armschlinge wird nicht gern gesehen, jedoch kann der Patient seine Hand in den Gürtel oder eine Hosentasche stecken und dadurch das Gewicht des Armes abfangen.

▶ Gleiche Techniken und Maßnahmen werden für die **M. triceps-Kontraktur** verwendet.

▶ **Reflektorische Verspannungen** der Schultergürtelmuskulatur können, wie in Kap. 7 unter »Schulterluxation« beschrieben, behandelt werden.

▶ Techniken aus dem Schaarschuch-Haase-Programm oder der »progressiven Muskelrelaxierung« nach Jakobson können auch lokal zur **Muskelentspannung** eingesetzt werden. Wichtig ist, dass der Patient selbst wahrnimmt, wann die Muskulatur ge- oder entspannt ist. Die Technik »Stop and go« gibt dem Patienten selbst die Entscheidung, wann er bereit ist weiterzuziehen.

▶ **Massagegriffe** an der Schultergürtelmuskulatur sind möglich, an der Oberarmmuskulatur sind sie in der frühen Behandlungsphase kontraindiziert. Empfohlen wird eine **Lymphdrainage.**

Wichtig

Alle natürlichen Bewegungen und Armstellungen sind richtig; der Patient darf zu keiner schmerzhaften Bewegung veranlasst werden.

4. Erhalten der freien Gelenkbeweglichkeit

Einschränkungen der Beweglichkeit im **Schultergelenk** kommen bei konservativen Behandlungen und Osteosynthesen mit einer Schaftprothese vor (**Abb. 8.6 a–c**).

▶ Wenn **ältere Menschen mit pathologischen Frakturen** sich ausreichend bewegen können, wird man keine intensive Mobilisationstechnik durchführen, sondern sie ermuntern, ihre alltäglichen Arbeiten soweit wie möglich selbständig zu erledigen.

▶ Bei anderen Patienten wird das Schultergelenk anfangs **unter Abnahme der Armschwere** mobilisiert. Der

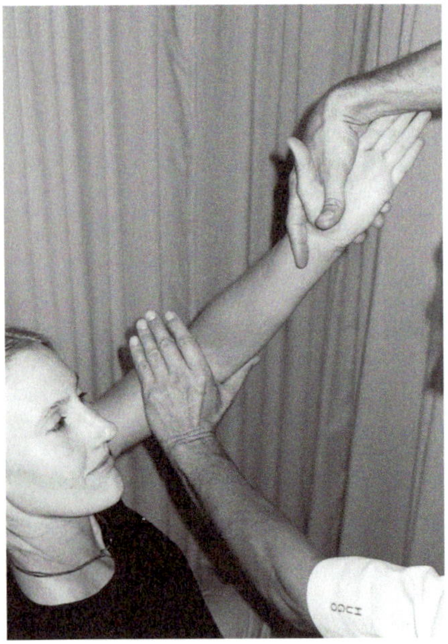

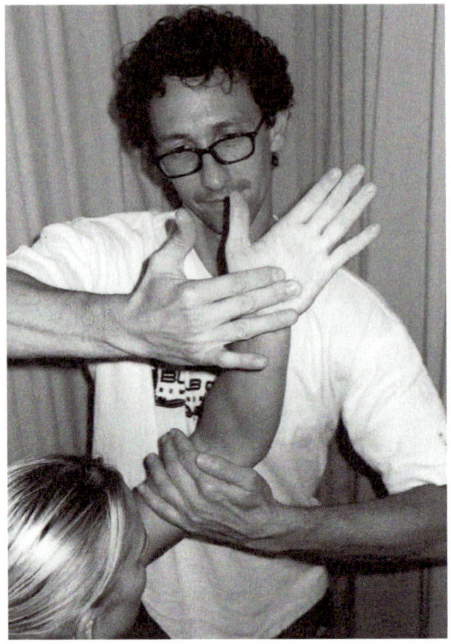

Abb. 8.7 *(links)*. Trizepsstoßbewegung aus PNF, Stemmen gegen Widerstand

Abb. 8.8 *(rechts)*. Trizepsstoßbewegung gegen Widerstand an der Handwurzel

richtungsweisende Kontakt liegt zwischen Fraktur und Schultergelenk.

▶ Wir empfehlen, zuerst die Beweglichkeit der Abduktion zu verbessern, anschließend wird die horizontale Adduktion und zuletzt die Flexion mit Außenrotation mobilisiert.

▶ Da erst nach ca. 6 Wochen mit einer Grundfestigkeit der Fraktur gerechnet wird, müssen alle **Mobilisationstechniken vorsichtig dosiert** werden. Patienten mit einer reinen Schaftfraktur müssen keine manifesten Kontrakturen im Schulter- oder Ellbogengelenk erleiden. Deutliche **Kapseleinschränkung** beobachten wir **nur bei den Schaftprothesen.** Die Techniken der manuellen Therapie (nach Maitland und Frisch) bieten dann die besten Möglichkeiten, das Gelenk freizubekommen (s. auch Kap. 7).

Wichtig

Röntgenbild beurteilen, Arzt fragen!

Gleiches gilt für das **Ellbogengelenk.**

▶ Soll das Ellbogengelenk **aktiv mobilisiert** werden, wird bei aufliegendem Oberarm die Fraktur passiv fixiert. Als angenehm wird es der Patient empfinden, wenn das Olekranon frei gelagert ist und nicht durch die fixierende Hand gegen die Unterlage gedrückt wird. Nach Rücksprache mit dem Patienten kann auch von unten fixiert werden.

▶ Techniken aus dem PNF-Programm und aus der manuellen Therapie bewähren sich gut. Entsprechend der Qualität des Bewegungsstops wird die Mobilisationstechnik ausgewählt und ihre Wirkung bewertet. Bleibt das Gelenk reizlos und gewinnt es an Beweglichkeit, war die Technik richtig.

Warnung

Das Ellbogengelenk ist ein sehr empfindliches Gelenk; es verträgt keine harten Mobilisationstechniken!

5. Aufbau der Oberarmmuskulatur

Ein gewonnener Bewegungsweg lässt sich auf die Dauer nur halten, wenn die **schwächere Muskulatur** im Anschluss an eine Mobilisationstechnik **intensiv gekräftigt** wird. Erfahrungsgemäß ist der M. triceps der schwächere und muss deshalb vorrangig geübt werden.

▶ Die Technik »Wiederholte Kontraktionen mit wechselnden Drehpunkten« (Kombination von statisch und dynamischen Bewegungsfolgen) aus dem PNF-Programm und alle Formen des Bewegens und Haltens gegen angepassten Widerstand sind nach Konsolidierung der Fraktur das richtige Mittel.

► Es bieten sich vielfältige Möglichkeiten mit **Geräten** wie Hantel, Stab, Expander, Therabänder, Züge etc. an. Häufiges Testen der Oberarmmuskulatur wird die Übungsauswahl und die Dosierung für die Beuge- und Streckmuskulatur bestimmen.

► Anfangs werden Verstärkungsmöglichkeiten über die kontralateralen Muskelketten ausgenützt.

► Im weiteren Verlauf der Behandlung wird die Anforderung an den zu kräftigenden Muskel **isoliert** gestellt. Die Übungsserien werden verlängert, die Pausen verkürzt und der Patient zu einem Hausaufgabenprogramm verpflichtet.

► Stützen und Stemmen gegen manuellen Widerstand oder das Körpergewicht sind Übungsformen in der geschlossenen Kette. Sie müssen stufenweise gesteigert werden (**Abb. 8.7** und **8.8**).

6. Schulung von Gebrauchsbewegungen

Gebrauchsbewegungen können in **komplexen Bewegungsmustern mit Umkehrbewegungen** vorgeübt werden. Bewegungen, die die Körperpflege, Essen und Trinken betreffen, sind ebenso wichtig wie das Holen und Abstellen von Geräten und das Umgehen mit Werkzeugen.

In modernen Physiotherapiepraxen können komplexe Bewegungen an Rollenzuggeräten mit leichten bis schwereren Gewichten vorgeübt werden.

► Durch Ausrichten der Zugrichtung und der Ausgangsstellung der Patienten sind **natürliche Bewegungsabläufe** möglich.

► **Unerwünschte Ausweichbewegungen** können schnell erkannt und z. B. durch Gewicht- und Übungszeitreduktion und Pausenverlängerung korrigiert werden.

Wichtig

- Ziel der physiotherapeutischen Arbeit muss die Selbständigkeit des Patienten im häuslichen und beruflichen Alltag sein.
- Gutes Vorüben und Kontrollieren der notwendigen Bewegungsmuster werden den Kranken motivieren, erfolgreich selbst weiterzuüben.

? Schüleraufgabe

Bewerten Sie die Effektivität Ihres Übungsprogramms für die Funktion der Oberarmmuskulatur nach einer Humerusschaftfraktur.

Literatur

Buck M, Beckers D, Adler S (2001) PNF in der Praxis, 4. Aufl. Springer, Berlin Heidelberg New York

Klein-Vogelbach S, Spirgi-Gantert I, Werbeck B (2001) Funktionelle Bewegungslehre, 4. Aufl. Springer, Berlin Heidelberg New York

Krämer J, Grifka J (2001) Orthopädie, 5. Aufl. Springer, Berlin Heidelberg New York

Loeweneck H (1994) Funktionelle Anatomie für Krankengymnasten. Pflaum, München

Trentz O, Bühren V (2001) Checkliste Traumatologie, 5. Aufl. Thieme, Stuttgart New York

Physiotherapeutische Behandlung nach ellbogennahen Frakturen und nach Ellbogenluxation

Einteilung

- Olekranonfrakturen,
- Radiusköpfchenfrakturen,
- Humeruskondylenfrakturen,
- suprakondyläre Frakturen.

Suprakondyläre Frakturen reichen häufig bis in die Gelenkfläche hinein und sind als schwere Verletzungen anzusehen.

Ursachen

- Direkte oder indirekte Gewalteinwirkung,
- Sturz auf den Ellbogen,
- Arbeitsunfälle oder Verkehrsunfälle.

Richtlinien, Biomechanik, Symptome und ärztliche Maßnahmen

Das Ellbogengelenk setzt sich aus 3 Teilgelenken zusammen und ist funktionell ein Scharnierdrehgelenk. Seine Bänder werden bei allen Bewegungen in Teilbereichen angespannt. Das Ellbogengelenk ist ein sehr empfindliches Gelenk, dessen Knochenführung gering ist. Sein Bewegungsumfang (Extension 0–0–150°, Supination 80–0–80°) ist von der Bänder- und Muskelführung abhängig. Aus diesem Grund sind Reizzustände mit nachfolgenden Kalzifikationen besonders funktionseinschränkend.

Für die Beurteilung des Ellbogengelenkes ist das **Hueter-Dreieck** von Bedeutung. In Streckstellung befindet sich der Epicondylus medialis humeri, der Epicondylus lateralis humeri und die Olekranonspitze auf einer Linie. Bei Beugung bilden die 3 Eckpunkte ein gleichschenkeliges Dreieck (**Abb. 9.1**).

Wichtig

Bei **Epikondylen-** und **Olekranonfrakturen** verändert sich die Form des Dreiecks.

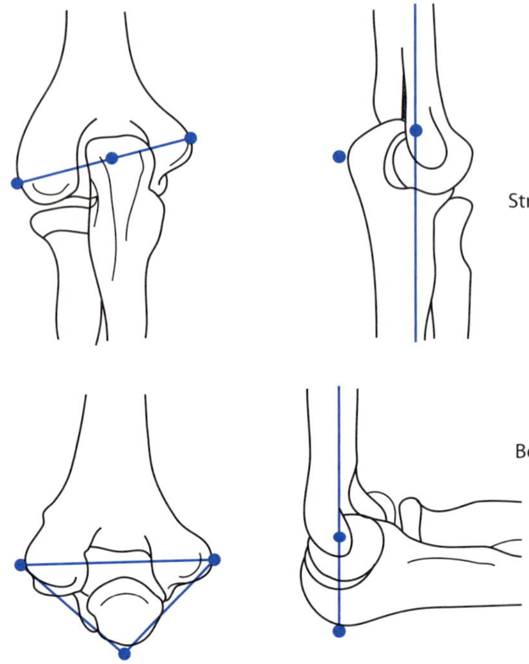

Abb. 9.1. Hueter-Dreieck

Ellbogengelenknahe Frakturen werden heute **operativ** behandelt (**Abb. 9.2a, b, 9.3a–c, 9.4a, b, 9.6a, b**). Ihre anatomische Reposition ist besonders wichtig. Zu den schwersten Verletzungen gehören die **Ellbogenluxationen**. Bei **Luxationen** werden Bandnähte oder -plastiken durchgeführt (**Abb. 9.5a, b**). Eine äußere Ruhigstellung im Oberarmgips für 4 – 6 Wochen ist erforderlich.

Vor der Osteosynthese **distaler Humerusfrakturen** muss das Olekranon durchsägt werden, um an die Fraktur heranzukommen. Dies erfordert eine zusätzliche Zuggurtungsosteosynthese am Ende der Operation. Für die Frakturstabilisationen kommen in Frage: Zuggurtungs-, Platten- und Schraubenosteosynthesen mit und ohne Spickdrähte. Eine Gipsschale für ca. 4 Wochen ist erforderlich.

Radiusköpfchenfrakturen können verschraubt oder mit Biofixstäben stabilisiert werden. Gelingt es nicht, eine gute Stellung des Fragmentes zu halten, wird es reseziert. Nicht selten muss der N. ulnaris verlegt werden.

Für die **physiotherapeutische Behandlung** ist die erreichte Stabilität der Osteosynthese und eine anatomische Wiederherstellung des Gelenkes von Bedeutung.

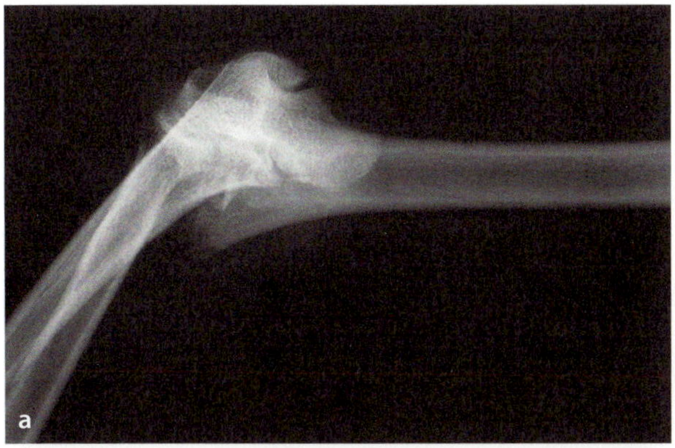

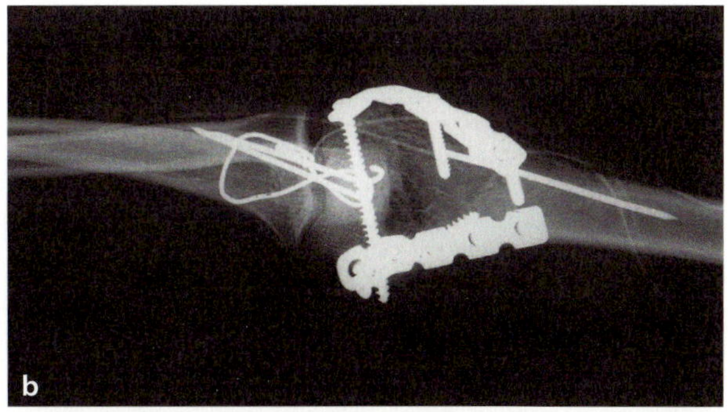

Abb. 9.2. **a** Ellbogenfraktur, **b** Osteosynthese

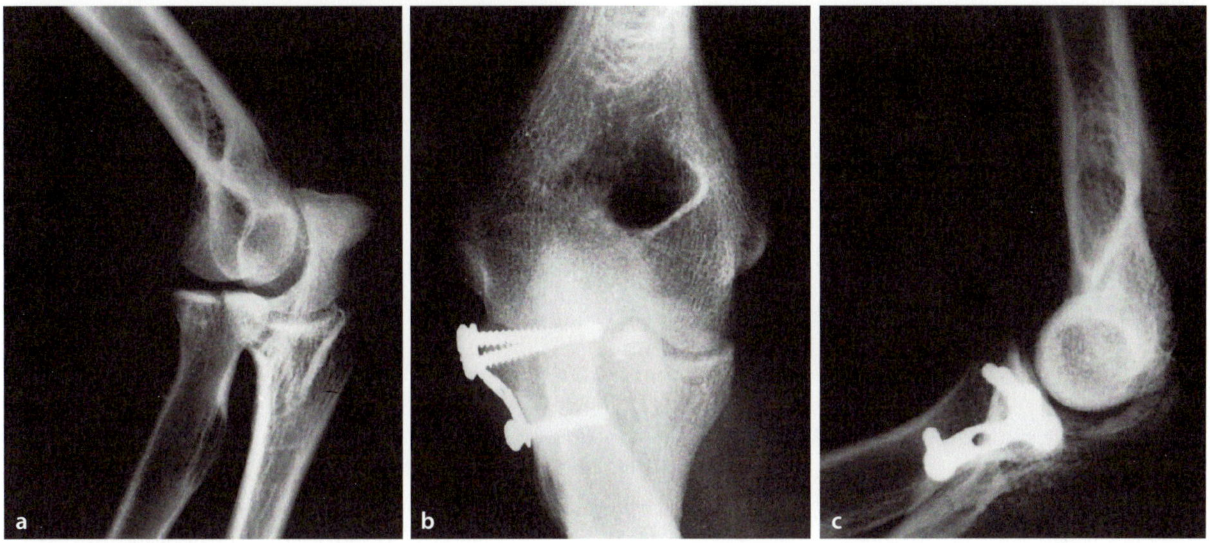

Abb. 9.3. **a** Radiusköpfchenfraktur, **b** Osteosynthese, **c** Seitenansicht

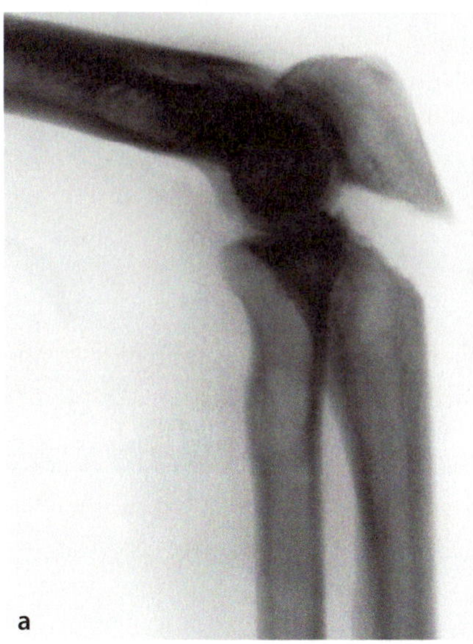

Abb. 9.4. **a** Olekranonfraktur, **b** Zuggurtungsosteosynthese

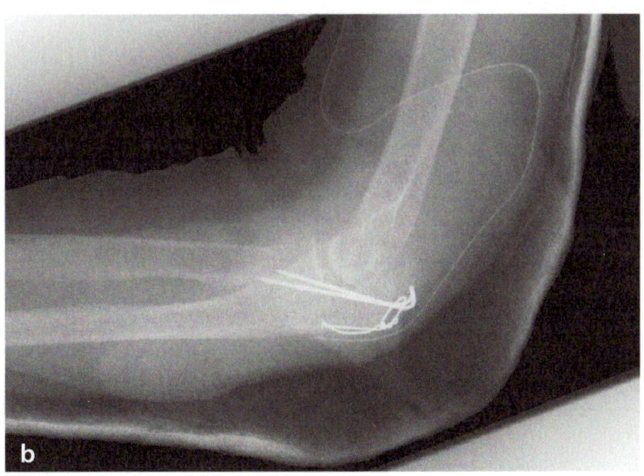

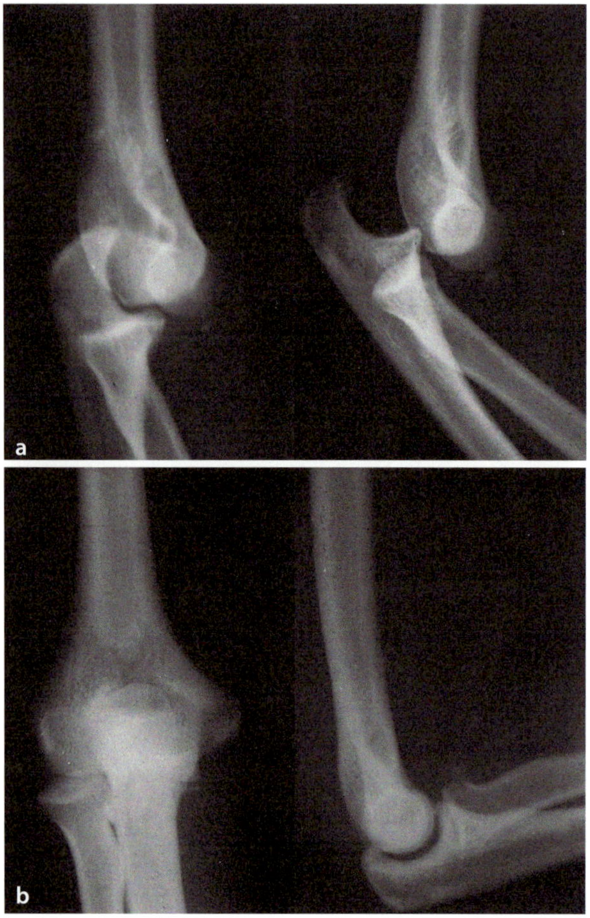

Abb. 9.5. **a** Ellbogenluxation, **b** Reposition

► Nach der Osteosynthese wird der Arm für 3–4 Wochen auf einer lateralen Oberarmschiene (Gips oder Prothera) **ruhiggestellt**, aus der heraus evtl. aktiv ohne Pro-/Supinationsbewegungen gebeugt und gestreckt werden darf. Das Bewegungsausmaß gibt der Operateur an.

Exkurs

Die Literatur ist bezüglich der Nachbehandlung uneinheitlich. Es herrscht jedoch die Meinung vor, dass frühfunktionelle, subtil dosierte Behandlungen bessere Ergebnisse erbringen.

Dies setzt voraus, dass die Physiotherapeutin eine **exakte Befunderhebung** des Ellbogengelenkes vornimmt und die Symptome bei jeder Behandlung kontrolliert.

► **Aktive Bewegungen im freien Raum**, auch gegen Führungskontakt sind nach 4 Wochen erlaubt. Dann wird auch mit der Rotation begonnen. Je nach Konsolidierung der Fraktur darf nach Beurteilung des Röntgenbildes mit angepasstem Widerstand begonnen werden.

► **Mobilisationstechniken** aus der Manuellen Medizin sind meist nach ca. 6 Wochen erlaubt. Vorsichtige Traktionen aus dem Maitland-Programm können früher angewendet werden.

Die CPM-Schiene muss individuell zum Einsatz kommen, sie darf keine Schmerzen auslösen.

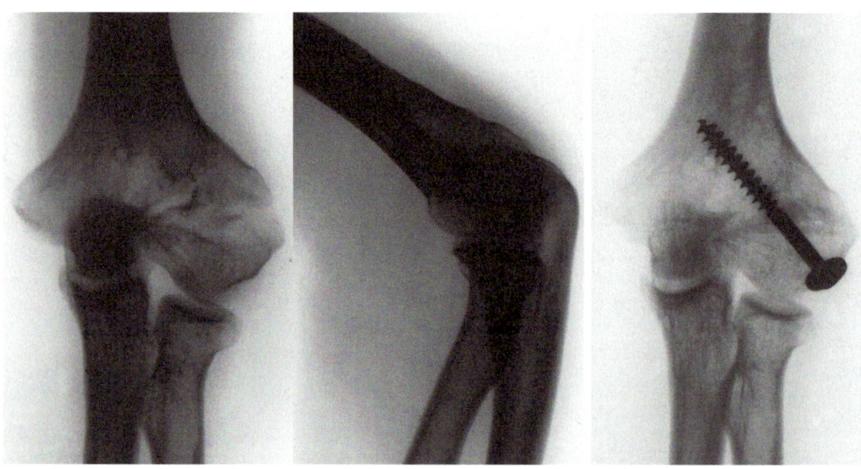

Abb. 9.6. **Kondylenfraktur und Schraubenosteosynthese**

Wichtig

Schwellungszunahme, Überwärmung, verbunden mit zunehmender Schmerzhaftigkeit, sind ernstzunehmende Symptome. Sie erfordern Rücksprache mit dem Arzt und eine Rücknahme der Dosierung.

Leider zeigen vor allem mehrfachverletzte Patienten nach einigen Wochen deutliche **Kalzifikationen**, die evtl. hätten vermieden werden können bei einfühlsamerer physiotherapeutischer Behandlung (**Abb. 9.7a,b**).

! Warnung

Besonders das frühzeitige Bewegen auf der »Continuous Passive Motion«(CPM)-Schiene sowie die Anwendung von passiven Manipulationen sind **mögliche Gründe** für Kalzifikationen. Wie bereits erwähnt, zählt das Ellbogengelenk zu den empfindlichsten Gelenken.

Komplikationen

- Dermatomyositis, Myositis ossificans,
- ischämische Kontraktur, A. brachialis-Verletzung,
- arthrogene Kontraktur,
- Arthrose,
- Infektion,
- N. ulnaris-Kompressionssyndrom.

Befunderhebung

Beurteilen	– Röntgenbild, Stufenbildung, Osteosynthesenlage, Hueter-Dreieck, proximales Radioulnargelenk-Handgelenkstellung. – Operationsnaht. – Hautduchblutung, Schwellung, Hämatom. – Hauttemperatur. – Gelenkstellung.
Messen	– Aktives Bewegungsausmaß (ohne Pro-/Supination, wenn kontraindiziert). – Umfang.
Prüfen	– Muskeltest unterschiedlich bei einzelnen Frakturen, bis Stufe 2 oder bis Stufe 3. – Rotationsbewegungen sind nur nach Erlaubnis durch den Arzt zu testen. – Die passive anguläre Gelenkbeweglichkeit ist bei den Humeruskondylen- und suprakondylären Frakturen nicht vor der 5. postoperativen Woche erlaubt (nach Röntgenkontrolle!) – Sensibilität, v. a. N. ulnaris-, N. medianus-Bereich. – Tests der neuromeningealen Strukturen (nach Rücksprache mit dem Operateur, evtl. nicht vor der 5. Woche). – Qualität des Bewegungsstopps in Beugung und Streckung.
Notieren und Bewerten	– Qualität, Intensität und Lokalisation von Schmerzen.

Warnung

Bei den Radiusköpfchenfrakturen und -luxationen wird die Supinations- und Pronationsbewegung für ca. 4 Wochen nicht erlaubt. Dies ist auch bei der Befunderhebung zu berücksichtigen.

Wichtig

Manche Traumatologen empfehlen für wenige Tage eine Gipsschale, in der Regel jedoch ist keine Ruhigstellung erforderlich.

Besondere Bedeutung für die Behandlung erhält die Qualität der **Funktion des M. biceps** und seine Schmerzhaftigkeit bei Kontraktion oder Dehnung. Die Funktion des Humeroradialgelenkes ist abhängig von der anatomischen Reposition des Radiusköpfchens und seiner Drehfähigkeit im L. anulare radii. Ergebnisse über die mit Biofixstäben versorgten Radiusköpfchenfrakturen sind nicht überzeugend genug, um diese Methode zu befürworten.

▶ Wir empfehlen besonders vorsichtiges Bewegen während der ersten 4 postoperativen Wochen. Jede Reizerscheinung muss beachtet werden, die Behandlung sollte dann niedriger dosiert, aber nicht zwingend abgebrochen werden.

Wichtig

Die physiotherapeutische Behandlung der Ellbogengelenkfrakturen gehört unbedingt in die Hand erfahrener Physiotherapeutinnen.

Als unproblematischer erweist sich die Behandlung der **isolierten Olekranonfraktur**, wenn sie anatomisch wiederhergestellt werden konnte.

▶ Es dürfen alle Bewegungsrichtungen der Ellbogengelenke aktiv getestet und ihre Muskulatur bis zur Teststufe 3 bei Beachtung der Bewegungsgrenze geprüft werden. Die Bewegungsgrenze 0–0–60 muss allerdings einhalten werden. Besondere Bedeutung erhält die Qualität der **Funktion des M. triceps** bei Kontraktion und Dehnung.

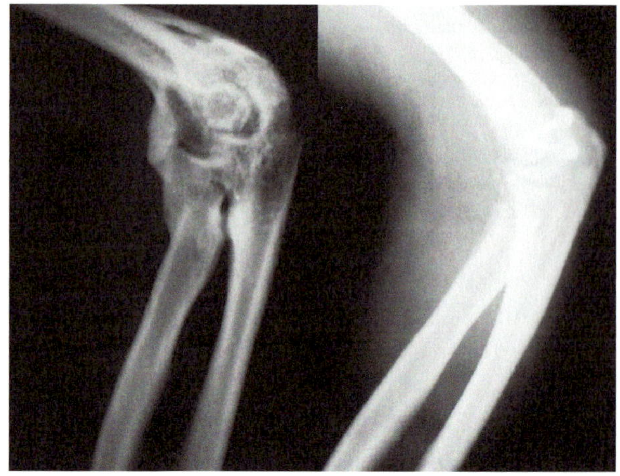

Abb. 9.7a, b. Kalzifikation nach Polytrauma und Ellbogenfraktur

Warnung

Zu vermeiden ist eine passive Dehnung des M. triceps sowie ein Üben aus der maximalen Ellbogenbeugestellung gegen Widerstand bis zur Ausheilung der Fraktur.

Wurde eine anatomische Reposition und Fixation durch die Zuggurtungsosteosynthese erreicht, kann eine Restitutio ad integrum erwartet werden.

In der Regel kann das Material nach 9 Monaten entfernt werden.

Behandlungsmöglichkeiten

▶ Die Olekranonfraktur und die Radiusköpfchenluxation oder -fraktur werden nach gleichem Schema, aber mit unterschiedlichen Schwerpunkten behandelt.

In jedem Fall gibt der funktionelle Befund die Zielsetzung und Dosierung der Behandlung an.

Beispiel: Kondylen- und suprakondyläre Frakturen (s. Abb. 9.2 und 9.6)

Gesichtspunkte der Behandlung

1. Verbesserung der Durchblutung

▶ Um die Schwellung zu resorbieren und die lokale Überwärmung zu senken, wird der Arm auf einem Schaumstoffkeil **hochgelagert und gekühlt** (Eiskompresse, Eiswasserumschlag, nur nach Entfernung der Fäden, Eisabtupftechnik).

Übersicht 9.1: Gesichtspunkte der Behandlung (Kondylen- und suprakondyläre Frakturen)

1. Verbesserung der Durchblutung.
2. Spannungsabbau.
3. Verbesserung der Beweglichkeit.
4. Verbesserung der Muskelkraft, Ausdauer und Geschicklichkeit.
5. Verbesserung der Funktion.

► **Wärmemaßnahmen sind im Bereich des Ellbogengelenkes kontraindiziert;** sie verstärken die Reizempfindlichkeit. Für die Oberarmmuskulatur können während der Spannungsübungen gegen Führungskontakt kühlende Umschläge oder Kompressen Anwendung finden. Selbstverständlich darf keine Feuchtigkeit an die noch nicht verheilte Operationsnarbe gebracht werden. Intensive Kälte ist zu vermeiden.

► Das Ellbogengelenk reagiert in der postoperativen Phase positiv auf weiche, **eher »spielerische« Umkehrbewegungen**, welche die Schmerzgrenze nicht überschreiten sollen.

► Wird in den ersten postoperativen Tagen eine **Schmerztherapie** durchgeführt, ist dies die Technik der Wahl.

2. Entspannung

Entsprechend der Frakturlokalisation werden unterschiedliche Muskeln eine reflektorische Abwehrspannung zeigen. **Supra- und perkondyläre Humerusfrakturen** sowie die Radiusköpfchenfraktur lassen eine deutliche Abwehrspannung des M. biceps erkennen (s. auch Kap. 8).

Olekranonfrakturen lassen den M. triceps in Abwehrspannung geraten, er zieht das proximale Fragment deutlich nach kranial. Nach der Osteosynthese ist deshalb mit einer vermehrten Abwehrspannung dieses Muskels zu rechnen (**◘ s. Abb. 9.4a, b**).

► Parallel zu **aktiven Entspannungstechniken** wird eine **milde Kühlung** durchgeführt. Es werden je nach Verträglichkeit kühle Kompressen auf den zu entspannenden Muskel gelegt und häufig gewechselt.

► Als **Entspannungstechniken** können verwendet werden: PNF-Techniken, Techniken nach Schaarschuch, Haase und Jacobson, und spielerisches Bewegen bis kurz vor die Schmerzgrenze.

► **Bewusstes Anspannen und Entspannen** mit bewusstem Nachspüren der Hand- und Armstellung kann ebenfalls ausprobiert werden. Der Patient soll selbst die Spannungslage der Armmuskulatur erspüren. Für die Entspannung ist auch die Lagerung wichtig (**◘ Abb. 9.9**).

Häufig kommt es nur darauf an, wie man mit dem Patienten sprachlich und manuell umgeht, damit er selbst lernt zu entspannen.

► Die Technik des »**Stopp and go**« kann ebenfalls sehr wirkungsvoll angewendet werden. Dabei vereinbart die Physiotherapeutin mit dem Patienten ein Zeichen (z. B. Anheben des Zeigefingers der anderen Hand) oder eine Äußerung, wenn die Bewegung in den Bereich des Schmerzes gelangt. Die Physiotherapeutin muss das Zeichen wahrnehmen und die Bewegung sofort wieder ein Stückchen zurücknehmen. Der Patient entscheidet dann, wann er weiterbewegen möchte.

3. Verbesserung der Beweglichkeit

Kann die betroffene Muskulatur erfolgreich enspannt werden, wird sich die Beweglichkeit der Ellbogengelenke spontan verbessern, es sei denn, knöcherne oder kapsuläre Einschränkungen lassen dies nicht zu.

► Folgende **PNF-Techniken** können empfohlen werden, um eine vorangegangene Spannung und Entspannung auszunützen:

- rhythmische Stabilisation gegen Führungskontakt – Entspannung – aktives Weiterziehen, weil sie feine Rotationsbewegungen im Ellbogen zulässt,
- »Chirurgische Technik« ohne Rotation mit aktivem, geführten Weiterziehen,
- dynamisches Bewegen mit vertauschtem Punctum mobile und Punctum fixum (Rumpf-/Oberarmbewegungen).

Nach mehrmaliger Ausführung der gewählten Technik soll eine Kräftigung der schwächeren Muskelgruppe erfolgen, z. B. durch Endstellung – Halten gegen Führungskontakt (7–10 s). Diese Dosierungsstufen gelten

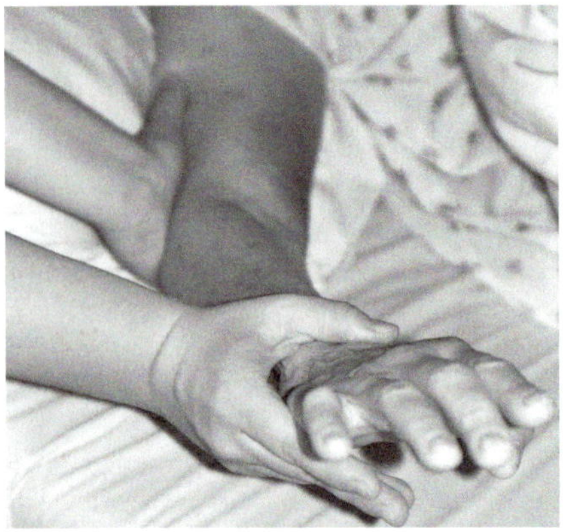

Abb. 9.8. Ellbogenextension gegen Führungskontakt

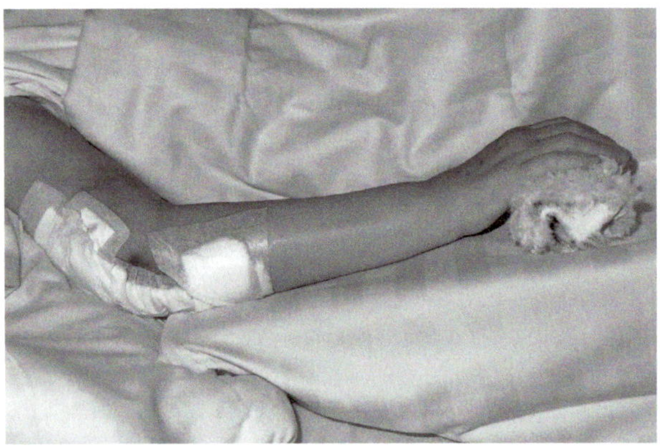

Abb. 9.9. Lagerung nach Ellbogenfraktur und Osteosynthese

für die ersten 4–6 postoperativen Wochen (Abb. 9.8 – 9.11).

▶ In der sich anschließenden Behandlungszeit kommen **je nach Befund** folgende Techniken zur Anwendung:

- Kapseltechniken nach Maitland und Frisch,
- PNF: Langsame Umkehr – Halten – Entspannen mit aktivem/passivem Weiterziehen,
- zusätzlich evtl. die CPM-Schiene.

▶ Werden diese Mobilisationstechniken von einer **Langzeiteisbehandlung** begleitet, müssen sie besonders **sorgfältig dosiert** werden. Der analgetische Effekt der Eiskompresse nimmt dem Patienten den Schmerz als Schutzsymptom gegen zu starkes Mobilisieren. Es kann zu Mikrotraumen in der Kapsel oder im Muskel kommen.

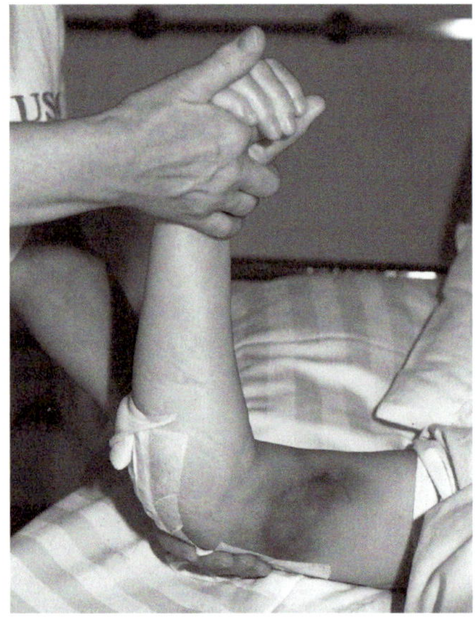

Abb. 9.10. Üben gegen Führungskontakt bei passiver Fixation

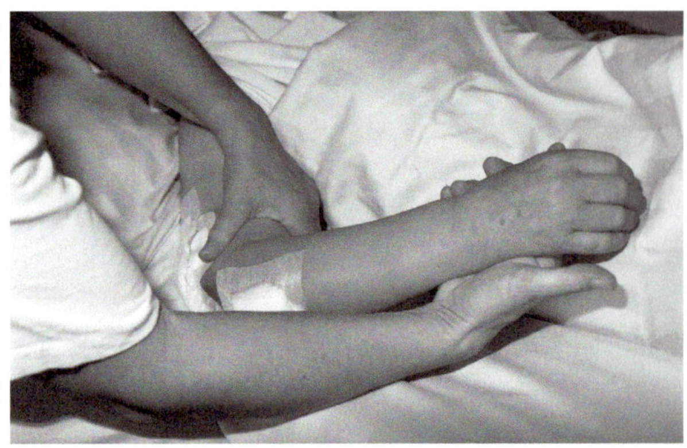

Abb. 9.11. Üben der Flexion in Pronationsstellung gegen Führungskontakt

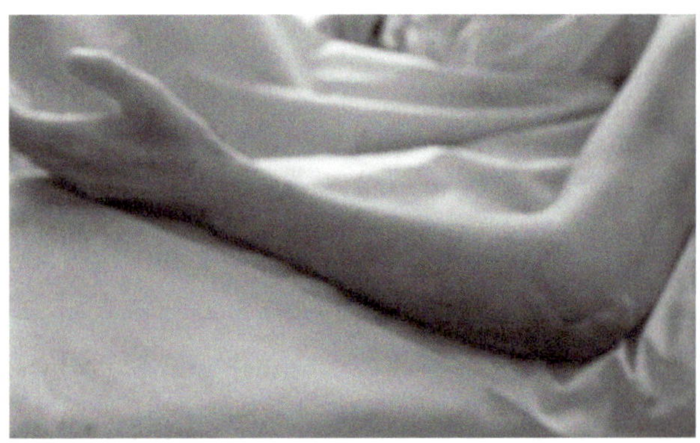

Abb. 9.12. Einschränkung der Supination

▶ Die Mobilisation der Ellbogengelenke kann auch über dynamisches Bewegen und Halten durch **Vertauschen des fixierten und sich bewegenden Hebels** erfolgen (Wechsel von Punctum fixum und Punctum mobile).

▶ Bei **Humeruskondylenfrakturen** wird der Oberarm fixiert und der Unterarm zum bewegenden Hebel, bei der **Olekranon- oder Radiusköpfchenfraktur** wird der Unterarm aktiv ruhiggehalten, und der Oberarm bewegt sich. Die Schlussstreckung des Ellbogengelenkes kann über Innenrotation und Anteversion des Oberarmes, die Beugung/Supination über Retroversion und Innenrotation des Oberarmes erreicht werden.

Wichtig

Die verletzten Gelenkanteile müssen immer passiv oder aktiv fixiert werden!

Nicht nur bei polytraumatisierten Patienten entstehen in den ersten Monaten nach dem Unfall **Kalzifikationen** in der Kapsel und im M. biceps (**s. Abb. 9.7**) Ihre **Entfernung** muss besonders sorgfältig geplant werden. Die Verlegung des N. ulnaris muss evtl. in Betracht gezogen werden. Günstig wäre das Abwarten bis zur möglichen, aber vorgezogenen Materialentfernung. Anschließend muss die physiotherapeutische Behandlung in Abstimmung mit dem Patienten noch behutsamer, aber konsequent durchgeführt werden.

4. Verbesserung der Muskelkraft, Ausdauer und Geschicklichkeit

▶ Die Muskelkraft wird durch **Anpassen des manuellen Widerstandes** an die Muskelkraft bei allen Übungsformen verbessert. Die Spannungszeiten müssen mindestens 7–10 s dauern, die Übungsanzahl wird erhöht, die Pausendauer zwischen den einzelnen Übungen gekürzt.

▶ Bei Reizlosigkeit des Gelenkes kann der **Widerstand gesteigert** werden. Bei Kondylen- oder suprakondylären Frakturen muss bis zur Knochenausheilung passiv über der Fraktur gut fixiert werden. Bei Olekranon- und gelenknahen Radiusfrakturen muss die Widerstand gebende Hand anfangs in Frakturhöhe liegen, später dann distal (**Abb. 9.13, 9.14a, b, 9.15**).

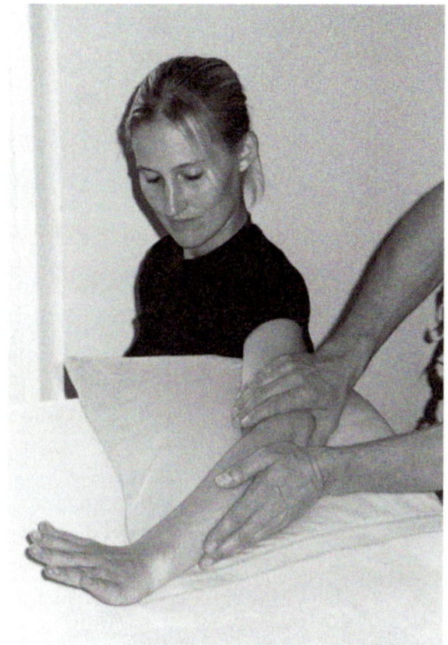

Abb. 9.13. Ellbogenextension, passive Fixation und proximaler Kontakt

▶ An **Techniken** kommen aus dem PNF-Programm zur Anwendung:
- wiederholte Kontraktionen gegen Widerstand,
- Verstärkungstechniken,
- »Techniken mit wechselndem Drehpunkt« gegen Widerstand,
- Kombinationen von Bewegen und Halten gegen Widerstand.

▶ Alle Widerstandsübungen sollen unter leichter Traktion ausgeführt werden.

▶ Zur Verbesserung der Ausdauer und Geschicklichkeit werden **komplexe Bewegungsmuster** zusammengestellt, die mit geringerem Widerstand und höherer Übungszeit geplant werden.

5. Verbesserung der Funktion

▶ **Komplexes Üben** in PNF- oder in anderen Gebrauchsmustern sollen die Bewegungen vorüben, die der Patient im Alltag, in seinem Beruf oder für seine Sportfähigkeit braucht.

▶ Armbewegungen **mit Geräten** wie Stab, gespanntem Seil, Theraband, Ball, Hantel usw. bieten Möglichkeiten, ein vielseitiges Übungsprogramm zusammenzustellen.

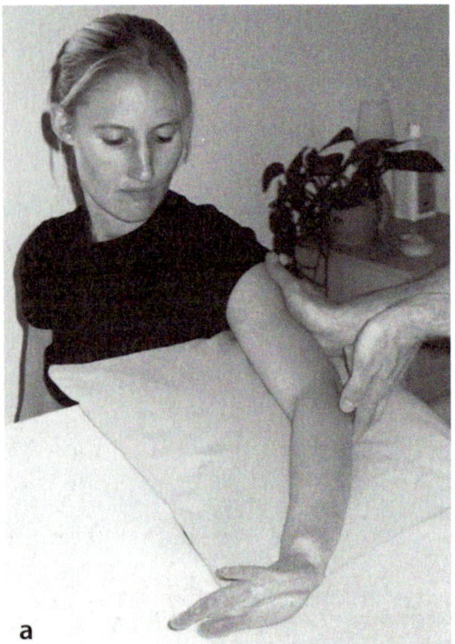

a

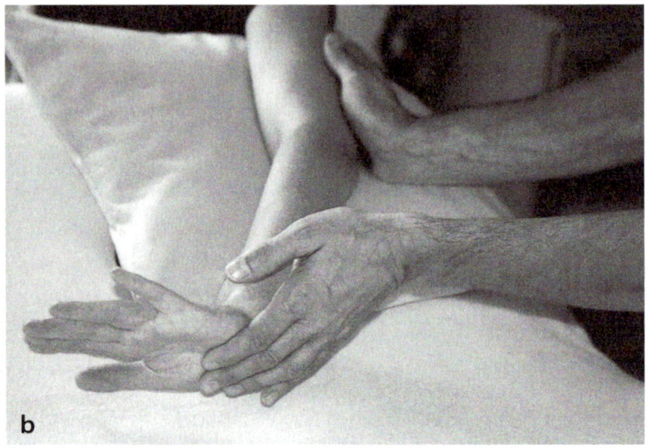

b

Abb. 9.14a, b. Ellbogenextension **a** bei aktiver Stabilisation des Oberarmes und Kontakt am Olekranon und **b** mit Kontakt an der Handwurzel

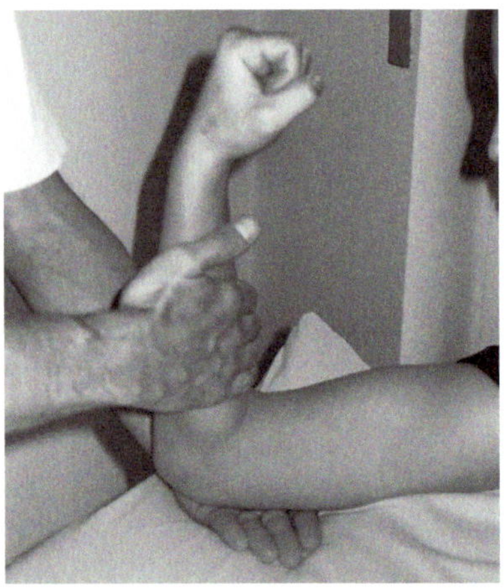

Abb. 9.15. Ellbogenflexion bei aktiver Stabilisation des Oberarmes, proximaler Kontakt

- **Zu vermeiden** sind ruckhafte, unkontrollierte oder schwunghafte Bewegungen, die zu Ausweichbewegungen im Schultergelenk oder in den Schultergürtelgelenken führen.
- Der Patient sollte lernen, seinen Ellbogen so natürlich wie möglich zu gebrauchen.

Warnung

Das Tragen von schweren Gegenständen sowie Stützen und Schieben sollten bis zur Ausheilung vermieden werden (**Röntgenkontrolle, Arztentscheidung abwarten!**).

Schüleraufgabe

Werten Sie typische Symptome nach ellbogennahen Frakturen und erarbeiten Sie ein geeignetes Behandlungskonzept für die ersten 4 Wochen nach der Osteosynthese.

Übungsbeispiele: Suprakondyläre Humerusfraktur

2 Wochen postoperativ, Protheraschiene als Schutz

Ausgangsposition

Rückenlage oder Sitz an einem kippbaren Tisch oder an der Behandlungsbank. Oberarm und Unterarm müssen ganz aufliegen, das Olekranon soll frei gelagert sein.

- Üben aus der Schiene ist erlaubt, die Schiene muss anschließend wieder angelegt werden.
- Die 1. Behandlung wird möglichst in der gewohnten Schienenposition des Armes begonnen, entsprechend müssen die Tischfläche gekippt oder Lagerungspolster aufgebaut werden.

Übung

- Isometrisches Spannen gegen Führungskontakt im Sekundenrhythmus für M. biceps, M. triceps und M. deltoideus.

Kontakt: Richtungsweisend am Oberarm lateral/medial, proximal der Fraktur.

Übungsauftrag: »Lehnen Sie den Oberarm gegen die Hand!«

Übung

- Umkehrbewegung im schmerzfreien Bewegungsumfang gegen Führungskontakt:
  - Extension – Flexion in Rotationsnullstellung,
  - Flexion/Supination – Extension/Pronation,
  - Flexion/Pronation – Extension/Supination.

Passive Fixation: Über der Fraktur mit dem Zeigefinger so nah am Ellbogengelenk wie möglich, Daumen ist abgespreizt und greift weich, aber sicher bis unter den Epicondylus ulnaris.

Kontakt: Entsprechend distal am Unterarm oder an der Hand.

Warnung
Kein Widerstand, kein Stretch, nur minimale Traktion!

Übungsauftrag: »Strecken Sie den Ellbogen, beugen Sie wieder usw. 3- bis 4-mal«.

Oder: »Strecken Sie den Ellbogen und drehen Sie dabei die Hand nach unten, beugen Sie wieder und drehen Sie die Hand nach oben usw.«

Oder: »Strecken Sie den Ellbogen und drehen Sie die Hand nach oben, beugen Sie wieder und drehen Sie die Hand nach vorn.«

Technik

- **Bei Beugekontraktur:** Rhythmische Stabilisation – Entspannen – aktives Weiterziehen gegen Führungskontakt.

Fixation: s. oben.

Kontakt: Distal am Unterarm, wechselnd lateral und medial.

Übungsauftrag/Ausführung: »Strecken Sie den Ellenbogen bis kurz vor die Schmerzgrenze« (Griffwechsel distal), »lehnen Sie den Unterarm ganz weich gegen meine Hand an und drehen Sie dabei die Hand ganz gering nach außen« (Griffwechsel distal). »Nun drehen Sie die Hand ein wenig nach innen und lehnen den Unterarm gegen meine Hand in Richtung Streckung usw.« Wiederholung, dann folgt eine lange Entspannungsphase und der Versuch, ein wenig in Richtung Streckung weiterzuziehen.

- Anschließend Endstellung halten gegen Führungskontakt in Streckstellung.

Alternative Ausgangsposition: Arm auf dem Tisch vor dem Körper abgelegt, Bewegen des Rumpfes nach hinten.

Technik

- »Chirurgische Technik« (PNF); Eiskompresse liegt über M. biceps.

Fixation: Über der Fraktur passiv.

Kontakt: Unterarm distal/ulnar dann radial.

Übungsauftrag: »Strecken Sie den Ellbogen so weit wie möglich (Griffwechsel), spannen Sie kurz und weich in Richtung Beugung, lange lockerlassen (Griffwechsel), und nun versuchen Sie ein wenig weiter zu strecken usw.!«

Anschließend Endstellung halten in der möglichen Streckstellung oder Bewegen und Halten.

Technik

- Schaarschuch-Entspannungstechnik.

Übungsauftrag: »Spüren Sie nach, ob der Schultergürtel locker aufliegt, der Oberarm ganz aufliegt, der Unterarm bequem liegt usw.«

- **Dieselbe** Technik zugeordnet für eine M.-triceps-Kontraktur.

Nach ca. 4–6 Wochen

Übung

- Wiederholte Kontraktion (PNF) für M. bicpes und M. triceps gegen angepassten Widerstand mit Betonung der Supination/Pronation.

Kontakt: Radial, palmar für M. bizeps, ulnar/dorsal (Hand) für M. trizeps.

Übungsauftrag: »Finger und Hand beugen, Hand nach oben drehen, Ellbogen beugen und bei ca. $^2/_3$ des Weges anhalten, bis zum Ende weiterziehen, etwas nachgeben, wieder beugen, etwas nachgeben, wieder beugen usw.« Entsprechend umgekehrt für den M. trizeps.

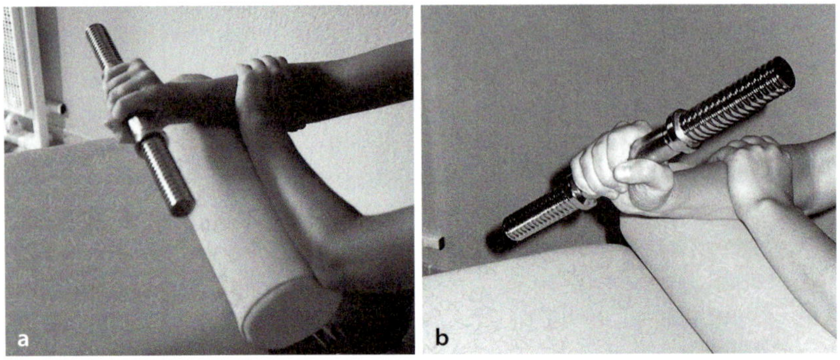

Abb. 9.16a, b. Hanteltraining

Übung

▶ Schultergelenkbewegungen (PNF) gegen Widerstand proximal von der Fraktur und Führungskontakt distal an der Hand.

Technik

Wiederholte Kontraktion, Bewegen und Halten.

- **1. Diagonale:**
  Extension – Abduktion – Innenrotation mit neutralem Ellbogen, Flexion – Adduktion – Außenrotation mit neutralem Ellbogen.
- **2. Diagonale:**
  Flexion – Abduktion – Außenrotation mit neutralem Ellbogen, Extension – Adduktion – Innenrotation mit neutralem Ellbogen.

Manuelle Therapie

▶ Traktion, Radius translatorisch verschieben.

Ausgangsposition

Sitz auf Hocker vor dem Spiegel.

Übungen

Vor dem Körper das 4fach zusammengelegte Seil waagrecht spannen und vom Körper aus nach vorn bewegen bis größtmögliche Ellbogenstreckung erreicht ist.

Übung

▶ Technik der wechselnden Drehpunkte, Kombination von Bewegen und Halten, Ellbogengelenk zunächst aktiv, dann gegen angepassten Widerstand bewegen.

Übung

▶ Gespanntes Seil oder Stab so nah an das Brustbein heranziehen wie möglich.

Übung

▶ Gespanntes Seil waagerecht durch Strecken des einen Armes, dann des anderen Armes nach rechts und links verschieben.

Übung

▶ Gespanntes Seil senkrecht vor dem Körper drehen.

Übung

▶ Mit gespanntem Seil größtmögliche Figuren, z. B. eine 8 oder einen Kegel, beschreiben.

Nach 6–8 Wochen, bei röntgenologischer Konsolidierung

Übung

▶ Hanteltraining aus verschiedenen Armstellungen, auch in PNF-Diagonalen (**s. Abb. 9.16 a, b**).

Literatur

Buck M, Beckers D, Adler S (2001) PNF in der Praxis. 4. Aufl. Springer, Heidelberg Berlin New York

Jacobson E (1990) Progressive Relaxation in Theorie und Praxis. Pfeiffer, München

Jacobson E (1995) Entspannungstraining. In: Bernstein D (Hrsg) Handbuch der progressiven Muskelentspannung. 7. Aufl. Pfeiffer, München

Loeweneck H (1994) Funktionelle Anatomie für Krankengymnasten. 2. Aufl. Pflaum, München

Schaarschuch A (1979) Der atmende Mensch. 4. Aufl. Turm, Bietigheim

Trentz O, Bühren V (2001) Checkliste Traumatologie. Thieme, Stuttgart New York

Physiotherapeutische Behandlung nach Unterarm- und distaler Radiusfraktur

Unterarmfrakturen

Einteilung

Unterarmschaftfrakturen kommen an beiden Unterarmknochen isoliert und kombiniert vor.
- In Verbindung mit einer Luxation des Radiusköpfchens heißt die Ulnaschaftfraktur **Monteggia-Fraktur** (**◘ Abb. 10.1 und 10.2**).
- In Verbindung mit einer Luxation des distalen Ulnaköpfchens wird die Radiusschaftfraktur als **Galeazzi-Fraktur** bezeichnet (**◘ Abb. 10.3 und 10.4**).
- Die isolierte Ulnaschaftfraktur nennt man **Parierfraktur** (**◘ Abb. 10.5 a, b**). Hier besteht zusätzlich eine Sprengung des Radioulnargelenkes und eine Handwurzelluxation.

Häufig brechen beide Unterarmknochen (**◘ Abb. 10.6 a, b**).

Ursachen

- Indirekte Gewalteinwirkung, z. B. Sturz auf die Hand,
- direkte Gewalteinwirkung, z. B. Schlag, Autounfall.

Richtlinien, Symptomatik, Biomechanik und ärztliche Maßnahmen

Die Funktion der Hand ist in besonderem Maß abhängig von der intakten Umwendbewegung. Pro- und Supination sind Bewegungen der beiden Radioulnargelenke, sie erlauben die exakte Einstellung der Hand für differenziertes Greifen der vielfältigsten Gegenstände.

Die Umwendbewegungen werden mit den Handgelenk- und Ellbogengelenkbewegungen funktionell kombiniert. Bei Pronation dreht sich der Radius um die Ulna und beschreibt das Segment eines Kegels. Seine Längsachse verläuft dann schräg nach vorn. Die Umwendbewegung kann durch die Schultergelenkbewegung, sowie durch Rumpfrotation und -lateralflexion vergrößert werden. Pronationsbewegungen können über eine Schultergelenkabduktion, eine fehlende Supination Außenrotation und Adduktion des Schultergelenkes vorgetäuscht werden.

Frakturen der Unterarmknochen und Luxationen der Radioulnargelenke bewirken eine gravierende Funktionsstörung.

Unterarmfrakturen im mittleren und proximalen Bereich werden in der Regel **operativ** behandelt. Die Stabilität der Osteosynthese der Unterarmschaftfrak-

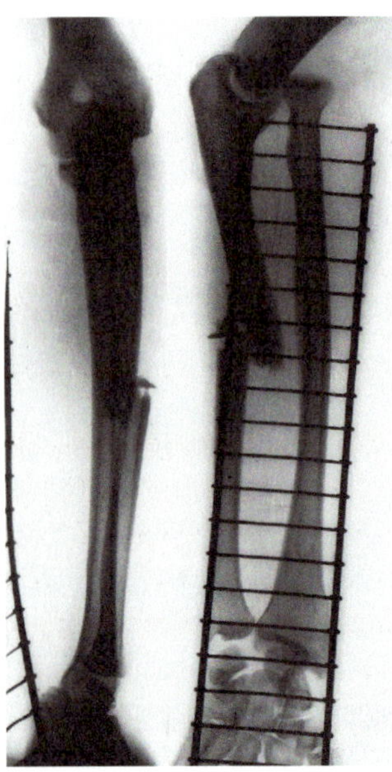

◘ Abb. 10.1 *(links)*. Monteggia-Fraktur

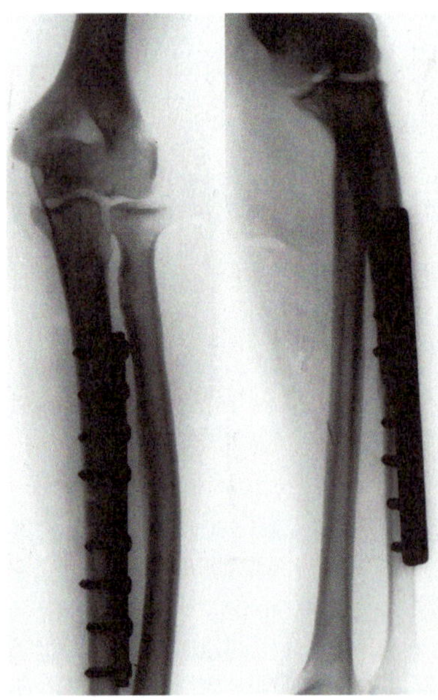

◘ Abb. 10.2 *(rechts)*. Osteosynthese nach Monteggia- Fraktur

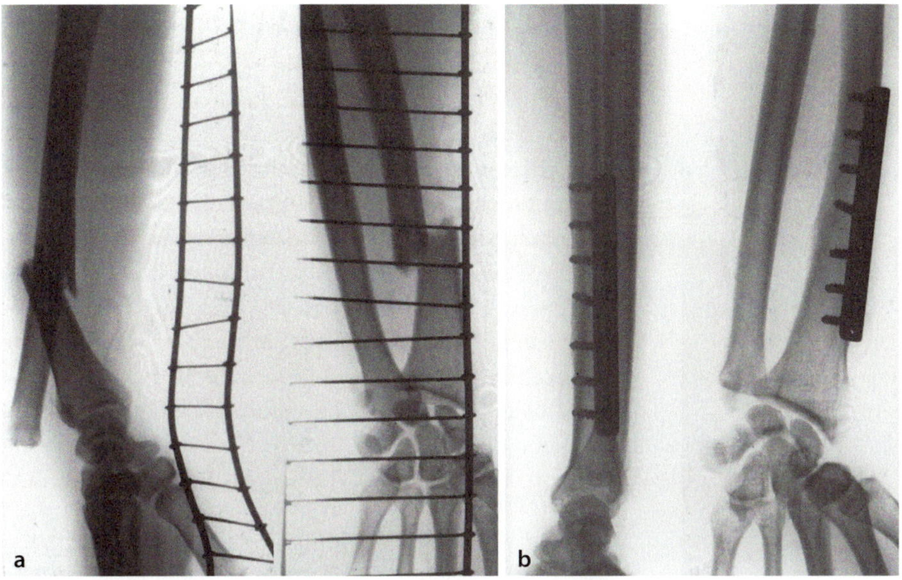

Abb. 10.3a, b. Galeazzi-Fraktur und Osteosynthese

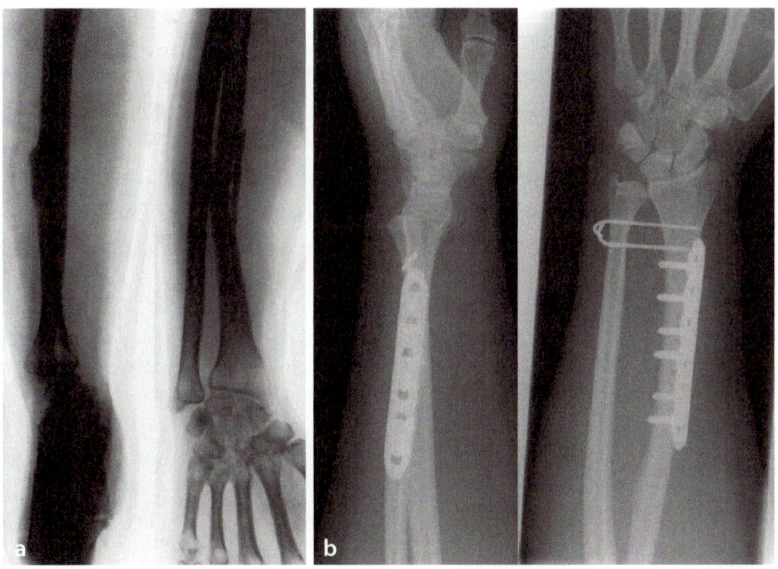

Abb. 10.4. **a** Galeazzifraktur mit Ulnarvorschub, **b** Plattenosteosynthese und Stellhaken

turen und die Kapsel- bzw. Bandläsion bestimmen den Beginn der physiotherapeutischen Behandlung.

- Die stabile Plattenosteosynthese ohne Kombinationsverletzungen erfordert keine Ruhigstellung (**Abb. 10.6**). Sie kann frühfunktionell behandelt werden.
- Offene Frakturen erhalten meist einen Fixateur externe, auch sie benötigen keine zusätzliche Ruhigstellung.
- Bei zusätzlichen Luxationen des Radius oder der Ulna wird evtl. eine Oberarm-, Prothera- oder Gipsschiene für 3–4 Wochen angelegt. Die Schiene darf zum Üben abgenommen werden. Jedoch darf nur aktiv gebeugt und gestreckt, aber nicht supiniert oder proniert werden.

Von besonderer Bedeutung für die Wiederherstellung der vollen Hand- und Ellbogengelenkfunktion ist

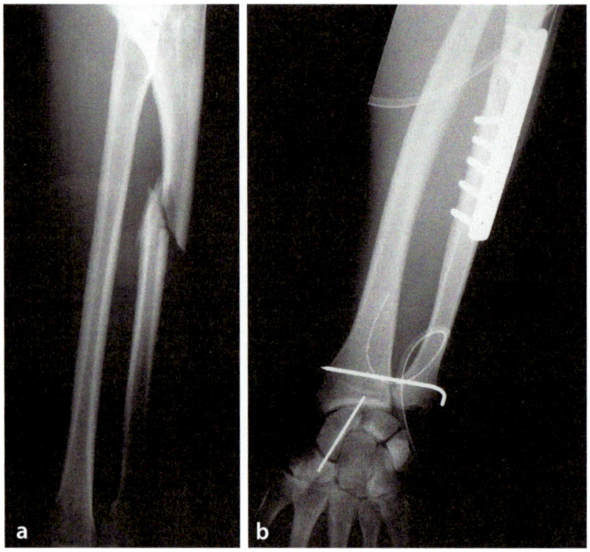

Abb. 10.5. a Parierfraktur bei Luxation des distalen Radioulnargelenks. b Plattenosteosynthese, Spickung bei Radioulnargelenksprengung und perilunärer Luxation

die **anatomische Reposition** des proximalen Handgelenkes und des humeroradialen Gelenkes.

► Die Physiotherapeutin muss die Gelenkstellungen klinisch und röntgenologisch beurteilen und bewerten. Bei bestehendem Radius- oder Ulnavorschub ist die Handgelenkfunktion arthrogen eingeschränkt (s. auch Abschn. »Distale Radiusfraktur«).

Wurde eine stabile Osteosynthese erreicht und die anatomische Länge der Ulna oder des Radius wiederhergestellt, reponiert sich das Radiusköpfchen oder das Ulnaköpfchen von selbst.

► Die **physiotherapeutische Behandlung** beginnt am postoperativen Tag mit isometrischen Spannungsformen und kühlenden Maßnahmen. Dynamische Bewegungsformen werden erst nach der Entfernung der Redondrainagen eingesetzt. Bei Unterarmschaftfrakturen ohne proximale oder distale Luxationen werden die Osteosynthesen als übungsstabil gewertet, eine Bewegungseinschränkung besteht nicht.

Warnung

Patienten mit einer Monteggia- oder Galeazzi-Fraktur dürfen in den ersten 3–4 Wochen keine dynamischen Umwendbewegungen durchführen.

Folgende **Symptome** werden erwartet:
- postoperatives Ödem,
- geringe lokale Temperaturerhöhung,
- geringer Wundschmerz,
- Einschränkung der Beweglichkeit mit weichem Bewegungsstop,
- bei Radiusköpfchenluxation ein schmerzhafter, festelastischer Bewegungsstop im Ellbogengelenk.

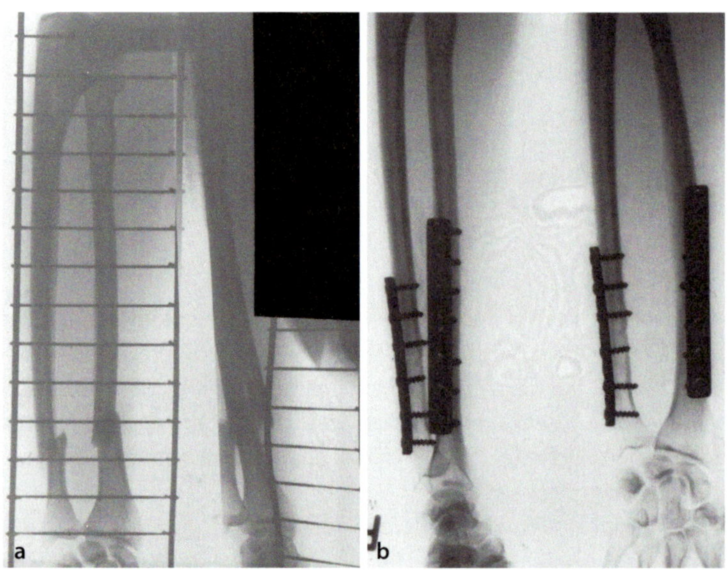

Abb. 10.6. a Komplette Unterarmfraktur, b Osteosynthese mit zwei Platten

Komplikationen

- Nervenverletzung, z. B. des N. radialis in Form von Teil- oder kompletter Parese der Hand- und Fingerstreckmuskulatur,
- Infektion nach offenen Frakturen,
- Pseudarthrose,
- Brückenkallus,
- CRPS, Complex Regional Pain Syndrome.

Befunderhebung

Beurteilen	– Narben/Operationswunden. – Hautdurchblutung. – Schwellung/Hämatom. – Unterarmachse und Hand-Ellbogen-Stellung. – Atrophie. – Röntgenbild: Frakturstellung, Osteosynthesestabilität, proximales Handgelenk auf Radius- bzw. Ulnavorschub, Radiusköpfchenstellung.
Messen	– Aktive Gelenkbeweglichkeiten. – Umfang in festgelegten Abständen vom Olekranon aus.
Prüfen	– Muskeltest auf Teststufe 3 von allen Handbeugern- und -streckern; von Pro-/Supinatoren nur, wenn erlaubt. – Qualität des Bewegungsstopps des Ellbogen- und der Handgelenke. – Sensibilität. – Beweglichkeit des Schultergelenkes. – A.-radialis-Puls. – Tinel-Zeichen, Phalen-Test (**s. Abb. 10.10 und 10.11**).
Notieren und Bewerten	– Schmerzen, deren Qualität, Intensität und Lokalisation. – Andere Auffälligkeiten.

Behandlungsmöglichkeiten

Gesichtspunkte der Behandlung

1. Verbesserung der Durchblutung, Resorption des Ödems

► Nach Knutsson wird die **Kontraktionsbereitschaft** eines Muskels nach Kurzzeiteisanwendung angeregt, z. B. durch Abtupfen mit dem Eisbeutel oder Abreiben mit einem Eislolly. Die Kontraktionsbereitschaft kann sehr günstig ausgenützt werden, um über Pumpbewegungen die Ödemresorption zu fördern und den Muskelstoffwechsel anzuregen.

Übersicht 10.1:
Gesichtspunkte der Behandlung

1. Verbesserung der Durchblutung, Resorption von Ödem und Hämatom.
2. Aktive muskuläre Sicherung der Fraktur.
3. Verbesserung der Gelenkbeweglichkeit.
4. Verbesserung der Muskelkraft, Ausdauer und Geschicklichkeit.
5. Schulung der Funktion für den Alltag, Beruf und Sport.

► Wir verbinden deshalb isometrisches Spannen im Sekundenrhythmus oder Pumpbewegungen der Hand mit einer Eisbehandlung. Beide Techniken können in der Hochlagerung des Armes zur Ödemresorption angewendet werden.

► Diese Übungen und Umlagerungen nach Ratschow (Ehrenberg) sollen als Hausaufgabenprogramm vom Patienten mehrmals am Tag selbständig durchgeführt werden.

2. Sicherung der Frakturen durch aktive Muskelspannung

Plattenosteosynthesen an Ulna und/oder Radius sind übungsstabile Osteosynthesen, das bedeutet, die Unterarmmuskulatur darf aktiv gegen Eigenschwere, nicht aber gegen Widerstände arbeiten.

► Sind Umwendbewegungen erlaubt, sollen die Ellbogenbewegungen mit kleinen Drehbewegungen kombiniert werden. Dies entspricht den physiologischen Bewegungsmustern der Ellbogengelenke.

Geeignete **Techniken** sind:

- langsame Umkehr mit und ohne Halt gegen Führungskontakt,
- Endstellung halten gegen Führungskontakt,
- aktive »wiederholte Kontraktionen« aus dem PNF-Programm ohne Kontakt, evtl. mit Widerstand am Oberarm,
- aktive Stabilisation des Unterarmes und dynamisches, aktives Bewegen des Oberarmes (Vertauschen von Punctum fixum und mobile).
- ► Alle Übungen beginnen mit einer distalen Grundspannung von der Hand aus. Die Führungskontakte sollen proximal von der Frakturlage angelegt werden. Der Oberarm wird aktiv oder passiv fixiert. Der Unterarm wird bei dynamischen Bewegung des Oberarmes unterstützt (**s. Abb. 9.8.**).

3. Verbesserung der Gelenkbeweglichkeit

Selten kommt es bei isolierten Unterarmschaftfrakturen zu manifesten **Kontrakturen.** Die vorab angewendeten Techniken reichen in der Regel aus, um die Gelenke frei zu halten. Die **Monteggia**- und die **Galeazzi-Fraktur** nehmen durch ihre Gelenkbeteiligungen eine Sonderstellung ein.

Bei der **Monteggia-Fraktur** besteht meistens eine Kontraktur der Umwendbewegung.

► Feine translatorische Gleitbewegungen aus der manuellen Therapie können die Verklebungen der Kapsel des humeroradialen Gelenkes lösen und eine anschließend durchgeführte aktive Technik vorbereiten. Zur Anwendung kommen die »chirurgische Entspannungstechnik« und »rhythmische Stabilisation – Entspannen« aus dem PNF-Programm, aber auch alle unter (2.) angeführten Bewegungen, wenn sie unter leichter Traktion endgradig ausgeführt werden.

Bei der **Galeazzi-Fraktur** handelt es sich eher um eine Einschränkung der Dorsalextension und je nach Ulna- oder Radiusvorschub um eine Einschränkung der Ulna- oder Radialabduktion. In beiden Fällen ist die Supinationsbewegung behindert.

► Traktion und translatorische Gleitbewegungen am proximalen Handgelenk müssen anhand des Röntgenbildes und des klinischen Befundes festgelegt werden. Dabei wird der Unterarm immer passiv nahe am Handgelenk fixiert.

► Im Anschluss an die manuelle Therapie sollen aktive Techniken, wie vorab beschrieben, zur Anwendung kommen.

Eisanwendungen werden immer wieder zwischengeschaltet.

► Der gewonnene Bewegungsweg soll gehalten werden. So hat es sich bewährt, im Anschluss an die Mobilisationstechnik »Endstellung halten« gegen Führungskontakt durchzuführen.

! Warnung

An dieser Stelle soll auch noch einmal davor gewarnt werden, Eiskompressen oder -Beutel ohne Kontrolle über eine längere Zeit auf das Ellbogengelenk aufzulegen. Die Folge kann eine lokale Ischämie oder Eisverbrennung sein!

Der analgetische Effekt kann so groß sein, dass der Patient eine zu starke Mobilisation nicht spürt. Der Schmerz als Schutzfunktion fällt aus, und es können Mikrotraumen, Fibroarthosen oder eine Myositis ossificans entstehen.

► Entsteht ein Kälteschmerz, muss die Kompresse weggenommen werden. Eine milde Kühlung wird erreicht durch ein Baumwolltuch zwischen Haut und Kompresse.

Wichtig

Längerfristige Eisbehandlungen müssen vom Pflegepersonal, Physiotherapeutinnen oder dem Patienten selbst kontrolliert werden.

4. Verbesserung der Muskelkraft, Ausdauer und Geschicklichkeit

Training eines Muskels oder einer Muskelgruppe bedeutet die Verbesserung der Ausdauer, der Kraft und des ökonomischen Einsatzes der Hand für Alltagsverrichtungen.

▶ Erreichbar ist dieses Ziel durch wiederholtes Üben, durch systematische Steigerung des Widerstandes, Verlängerung der Spannungszeiten und durch Einüben von methodisch aufgebauten komplexen Bewegungsmustern.

▶ Bis zur Konsolidierung der Fraktur darf **keine Hebelwirkung** an ihr erfolgen, sie würde den Heilungsablauf stören. Der Widerstand muss deshalb für die Ellbogenbewegungen zwischen Ellbogen und Fraktur platziert werden. Bei Handbewegungen muss zwischen Fraktur und proximalem Handgelenk passiv fixiert werden. Ist dies z. B. bei einer Fixateur-externe-Osteosynthese nicht möglich, muß auf distalen Widerstand verzichtet werden.

▶ Wie bei allen Techniken muss die Dosierung des Widerstandes abgestimmt sein auf den aktuellen Muskel- und Gelenkbefund. Schmerzen, Muskelzittern, Nichterreichen des möglichen Bewegungsausmaßes und Ausweichbewegungen zwingen zu einer Dosierungsänderung.

▶ Übungen zur Ausdauerverbesserung sollen mit niedrigem Widerstand, jedoch höherer Übungszahl und geringen Pausen ausgeführt werden. Ein adäquates Hausaufgabenprogramm ist unerlässlich.

5. Funktionsverbesserung

▶ Das Üben mit kleinen Handgeräten darf nach ca. 4–6 Wochen post operationem begonnen werden, wenn die Fraktur/Luxation ausreichend geheilt ist (**Röntgenkontrolle, Erlaubnis durch Arzt!**)

▶ Kleine Handgeräte, wie Tücher, Seil, Ball, Stab, Therabänder etc., können für alle Formen des Greifens eingesetzt werden. Schwerpunktmäßig sollen in spielerischer Form Umwendbewegungen ausgeführt werden.

▶ Festes Umgreifen der Geräte bewirkt eine Kokontraktion aller Unterarmmuskeln, die sich positiv als achsiale Druckspannung auf die Fraktur auswirken kann.

Eine Steigerung erfolgt über Geräte, die einen Widerstand setzen, z. B. Hanteln oder Zuggeräte. Ihr Einsatz setzt die Konsolidierung der Fraktur voraus (s. Kap. 7 und **▫ Abb. 10.19 und 9.16a, b**).

▶ Alle Übungen werden vorgeübt, korrigiert, kontrolliert und dann als Hausaufgabenprogramm zusammengestellt. Der Patient muss auf Warnsignale, die bei falschem Üben auftreten, hingewiesen werden.

! Warnung

Überdosierung führt zu Reizzuständen und Kalzifikationen!

Übungsbeispiele: Übungsstabil versorgte Unterarmschaftfraktur

Ausgangsposition

Sitz. Oberarm, Unterarm und Hand auf gekipptem Handtisch in bestmöglicher Streckung.

Übung

▶ Isometrisches Spannen des M. triceps, Endstellung halten.

Kontakt: Lateral und proximal der Fraktur.

Fixation: Aktiv, distal/medial am Oberarm.

Übungsauftrag: »Lehnen Sie den Ellbogen gegen die Hand des Therapeuten, halten und lockerlassen!«

▶ **Dasselbe** mit vorherigem aktivem Strecken und Spreizen der Finger.

Übung

▶ Bewegen – Halten, Bewegen – Halten – Bewegen,

Kontakt: s. vorherige Übung.

Fixation: s. vorherige Übung.

Übung

▶ Ellbogenextension mit betonter Bewegungsfolge gegen Führungskontakt, nach 4 Wochen evtl. gegen angepassten Widerstand.

Kontakt: lateral und proximal der Fraktur.

Fixation des Oberarmes aktiv gegen Widerstand (◘ **Abb. 9.13**).

Übungsauftrag: »Strecken Sie den Ellbogen – halten – weiterstrecken – etwas nachgeben – wieder strecken usw.!«

Ausgangsstellung

Im freien Raum.

Übung

▶ PNF: Extension – Abduktion – Innenrotation zur Ellbogenextension, mit wechselndem Drehpunkt Ellbogengelenk, betonte Bewegungsfolge, Haltewiderstand am Oberarm.

Kontakte: Lateral/dorsal distal am Oberarm und proximal am Unterarm.

Übungsauftrag: Richtungsweisend von den Fingern beginnend.

Übung

▶ PNF: Flexion – Abduktion – Außenrotation zur Ellbogenextension, Haltewiderstand am Oberarm, aktive Bewegungsfolge im Ellbogengelenk.

Übung

▶ Therapeutin steht auf der anderen Seite des zu übenden Armes.

▶ PNF: Flexion – Adduktion – Außenrotation zum gestreckten Ellbogen (Trizepsstoßbewegung oder Thrustpattern) in Abänderung des Originalmusters (◘ **s. Abb. 10.17 a, b**). Hier: Dorsalextension und Faustschluss.

Kontakt: Medial/distal am Oberarm, proxima/medial am Unterarm.

Übung

▶ Unterarm auf Tisch, Oberarm zieht in Adduktion Außenrotation gegen Führungkontakt bis zur möglichen Streckung. (Vertauschen punctum mobile), dort Haltewiderstand.

Ausgangsposition

Arm auf gekipptem Handtisch.

Übung

▶ Isometrisches Spannen der Ellbogenbeuger in bestmöglicher Beugestellung.

Kontakt: medial und proximal der Fraktur.

Fixation: aktiv, distal/lateral am Oberarm.

Übungsauftrag: s. oben.

▶ **Dasselbe** mit vorgezogenem aktivem Faustschluss.

Übung

▶ Ellbogenflexion, Bewegen – Halten – Bewegen, Bewegen und Halten gegen Führungskontakt.

Kontakt: s. oben (◘ **s. Abb. 9.15.**).

Fixation: s. oben.

Übung

▶ Ellbogenflexion mit betonter Bewegungsfolge gegen Führungskontakt.

Kontakt: Medial und proximal der Fraktur.

Fixation: s. oben.

Übungsauftrag: »Beugen Sie den Ellbogen, halten Sie, ziehen Sie weiter, geben Sie etwas nach, ziehen Sie weiter usw.«.

Übung

▶ Ellbogenflexion mit Supination und Fingerflexion bei aufliegendem Oberarm.

Übung

▶ Ellbogenflexion mit Pronation und Fingerextension bei aufliegendem Oberarm.

Übung

▶ Unterarm auf Tisch liegend, Oberarm zieht gegen Führungskontakt in Abduktion/Retroversion bis zur möglichen Beugung.

Ausgangsposition

Frei im Raum.

Übung

▶ PNF: Flexion – Adduktion – Außenrotation zur Ellbogenbeugung, betonte Bewegungsfolge, nach 4 Wochen auch gegen angepassten Widerstand und mit aktiver Supination. Rotationswiderstand erst nach ca. 6 Wochen.

Kontakt: medial/ventral, proximal am Unterarm und distal am Oberar.

Übungsauftrag: »Beugen Sie Finger und Hand, beugen Sie den Ellbogen, halten Sie, ... weiterziehen, geben Sie etwas nach, ziehen Sie weiter usw. ...«

Übung

- PNF: Flexion – Abduktion – Außenrotation zur Ellbogenbeugung, betonte Bewegungsfolge, wiederholte Kontraktion.

  Kontakt: lateral/ventral, proximal am Unterarm und distal am Oberarm.

  Übungsauftrag: »Strecken Sie Finger und Hand, beugen Sie den Ellbogen, halten Sie, ziehen Sie weiter usw.«

Ausgangsposition

Unterarm flach auf einem Tisch mit dem Handgelenk an der Kante liegend.

Übung

- Handdorsalextension, Palmarflexion, Radial- und Ulnarabduktion, Fingerflexion, -extension.

  Kontakt: richtungsweisend.

  Fixation: passiv dicht oberhalb des Handgelenkes.

  Übungsauftrag: Entsprechend der Technik.
- Bewegen und Halten, betonte Bewegungsfolge mit Haltewiderstand dicht am Ellbogen.

Technik

- »Chirurgische Technik«, »langsame Umkehr – Halten – Entspannen«, »rhythmische Stabilisation – Entspannen« aus dem PNF-Programm entsprechend dem vorliegenden Bewegungsstop.

4–6 Wochen postoperativ

Manuelle Therapie

- Traktion am proximalen Radius, Gleiten nach ventral/kaudal, Traktion des Radius in leichter Beugestellung des Ellbogengelenkes, anschließend weiche Umkehrbewegungen.

Übungen

- Mit Handgeräten, spielerischer Umgang mit Ball, Tüchern, Seil, Bändern etc. mit Betonung der Umwendbewegungen, sowie Stabilisationsübungen mit dem Spin Ball, Hanteln oder elastischen Zügeln (**s. Abb. 10.19 und 10.20**).

! Warnung

Bevor die Fraktur konsolidiert ist darf der Patient nicht stützen, prellen oder hart fangen!

Distale oder »klassische« Radiusfraktur

Ursache

- Fall auf die ausgestreckte Hand.

Richtlinien, Biomechanik, Symptomatik und ärztliche Maßnahmen

Die beiden Handgelenke sind funktionell gesehen ein Eigelenk. Das **proximale Handgelenk** besteht aus der Gelenkfläche des Radius und dem Os scaphoideum des Os lunatum und dem Os triquetrum. Das **distale Handgelenk** besteht aus der proximalen und distalen Reihe der Handwurzelknochen.

Die Bewegungen der beiden Handgelenke als gemeinsame Funktion sind Dorsalextension/Palmarflexion, Radial- und Ulnarabduktion.

- **Dorsalextension** (80/85–0–80/85°): Nach Lanz/Loeweneck ist bei der Dorsalextension das distale Handgelenk mit ca. 50°, das proximale mit ca. 35° beteiligt.
- **Palmarflexion:** Hier ist es umgekehrt; das proximale Handgelenk ist mit 45–50°, das distale mit 30–35° beteiligt.
- **Radialabduktion** (20–0–45°): Nach Lanz d/Loeweneck dreht sich bei Dorsalextension/Radialabduktion die proximale Handwurzelreihe etwas um ihre eigene Achse. Das Skaphoid wird bei der Radialabduktion nach palmar, bei Ulnarabduktion nach dorsal verschoben. Die Handwurzelreihe gleitet in

entgegengesetzter Richtung zur Handbewegung. Bei eingeschränkter Dorsalextension besteht häufig auch eine Kontraktur in Richtung Radialabduktion.

- **Ulnarabduktion:** Die Bewegung geschieht bevorzugt im proximalen Handgelenk und ist häufig eingeschränkt, wenn die Palmarflexion nicht frei ist.

Pro- und Supination finden in den Radioulnargelenken und im Humeroradialgelenk statt, sie werden durch die straffen Bänder auf die Hand übertragen. Der Bewegungsumfang ist bei Supination 80–0–80°.

Für die Beurteilung der Radiusfraktur wird der sog. **Basiswinkel** und der **dorsale Kippwinkel** anhand des Röntgenbildes ausgemessen (**Abb. 10.7a, b und 10.8 a, b**).

Die Gefäßversorgung der Hand geschieht überwiegend aus der A. radialis. Von besonderer Bedeutung ist der oberflächliche und tiefe **Hohlhandbogen.** Im Zusammenhang mit einem zu engen Gips bei Radius- oder Skaphoidfrakturen kann der oberflächliche und tiefe Hohlhandbogen abgedrückt werden; aus dieser Situation kann ein Comlex Regional Pain Syndrom (**CRPS**)entstehen.

Das venöse und lymphatische Gefäßnetz wird von volar nach dorsal abgeleitet, Ödeme und venöse Stauungen werden deshalb besonders am Handrücken sichtbar.

Die gelenknahe Radiusfraktur kann über ihre typische Dislokation (Fourchette-, Bajonettstellung, **Abb. 10.9a–c**) oder einen zu engen Gips zu Stauungen und Druckbelastungen des N. medianus und der Gefäße im Bereich des Retinaculum flexorum führen. Die daraus entstehenden Beschwerden werden auch als **traumatisches Karpaltunnelsyndrom** bezeichnet. Kraftvolles Greifen ist dann nicht möglich, die Daumen- und Kleinfingermuskulatur atrophiert, die Bewegungen der Handgelenke sind schmerzhaft, es kann zu Parästhesien und motorischen Ausfällen der durch den N. medianus versorgten Muskulatur kommen (s. auch Tinel-Test, **Abb. 10.10**, Phalen-Test, **Abb. 10.11**). Ein totaler Ausfall der Sensibilität ist nicht zu erwarten, da zwischen den einzelnen Nerven zahlreiche Anastomosen bestehen.

Die **biomechanischen Besonderheiten** der Handgelenke und die **Pathologie der Verletzung** müssen so-

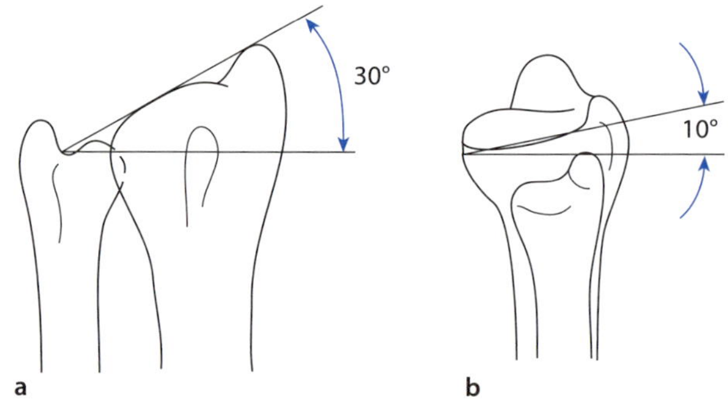

Abb. 10.7a, b. **Beurteilung des Basiswinkels und des dorsalen Kippwinkels**

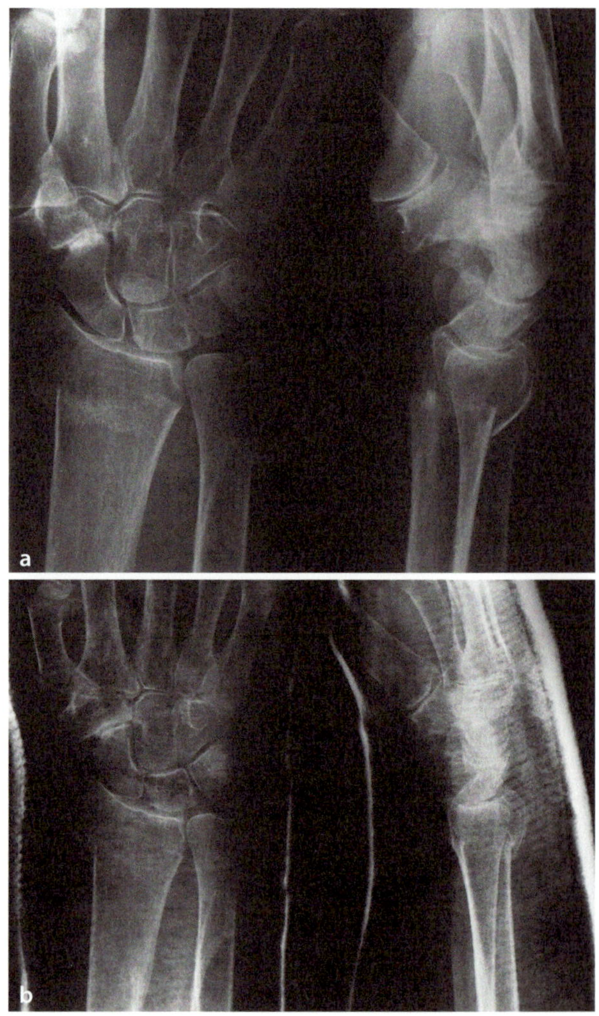

Abb. 10.8. **a** Radiusfraktur, **b** konservative Behandlung im Gips

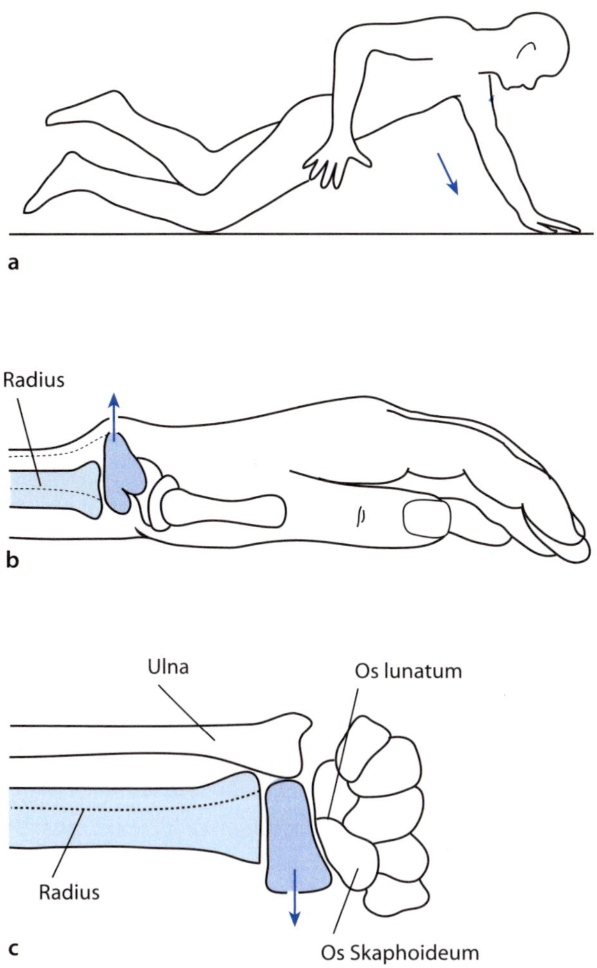

Abb. 10.9a–c. Mechanismus der Dislokation

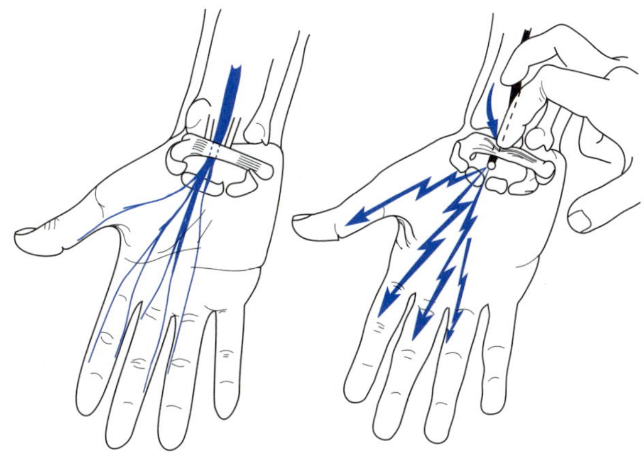

Abb. 10.10. Karpaltunnelsyndrom: Tinel-Test

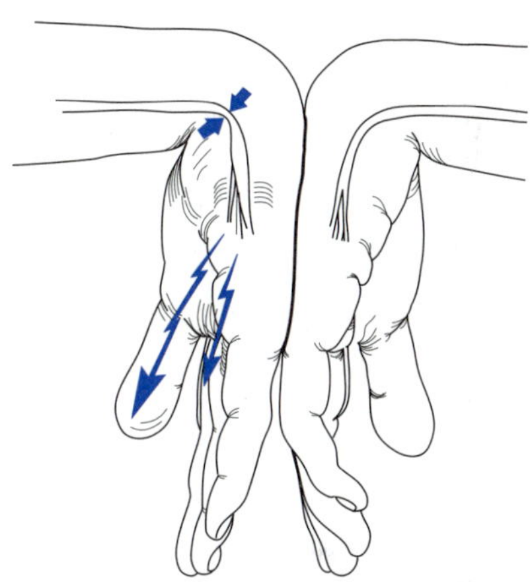

Abb. 10.11. Phalen-Test zur Ermittlung des Karpaltunnelsyndroms

wohl bei der Frakturversorgung der distalen Radiusfraktur als auch bei der sich anschließenden ärztlichen und physiotherapeutischen Behandlung besondere Beachtung.

Der distale Radius bricht am häufigsten im Bereich der ehemaligen Epiphysenfuge. Das distale Fragment kippt in typischer Weise nach dorsal und radial und verursacht die bereits erwähnten **Bajonett-** und **Fourchettestellungen** (**s. Abb. 10.12 a, b**). Werden die Fragmente nicht korrekt reponiert, drücken sie den Inhalt des Karpaltunnels gegen das straffe Retinaculum flexorum. Auf diese Weise kann, wie bereits erwähnt, ein Karpaltunnelsyndrom, aber auch eine CRPS entstehen (**s. Abb. 10.13**, Radiusvorschub).

Eine bleibende Fehlstellung der Fragmente verursacht außerdem eine Inkongruenz im Radioulnargelenk mit nachfolgender Einschränkung der Pro- und Supinationsbewegung. Calliet (1975) gibt eine Drucksteigerung bei jeder Dorsalextension auf den Karpaltunnel um das 3fache an, bei Fehlstellungen der Radiusgelenkfläche erhöht sich dieser Wert um ein Vielfaches.

Die Radiusfraktur wird vielerorts auch heute noch **konservativ** behandelt. Nach Reposition der Fraktur wird die Hand in leichter Palmarflexion und Ulnarabduktion ruhiggestellt. Zunächst wird eine palmare Gipsschale angelegt, die dann nach Abschwellung in einen **zirkulären Gips** oder **»light cast«** vervollständigt

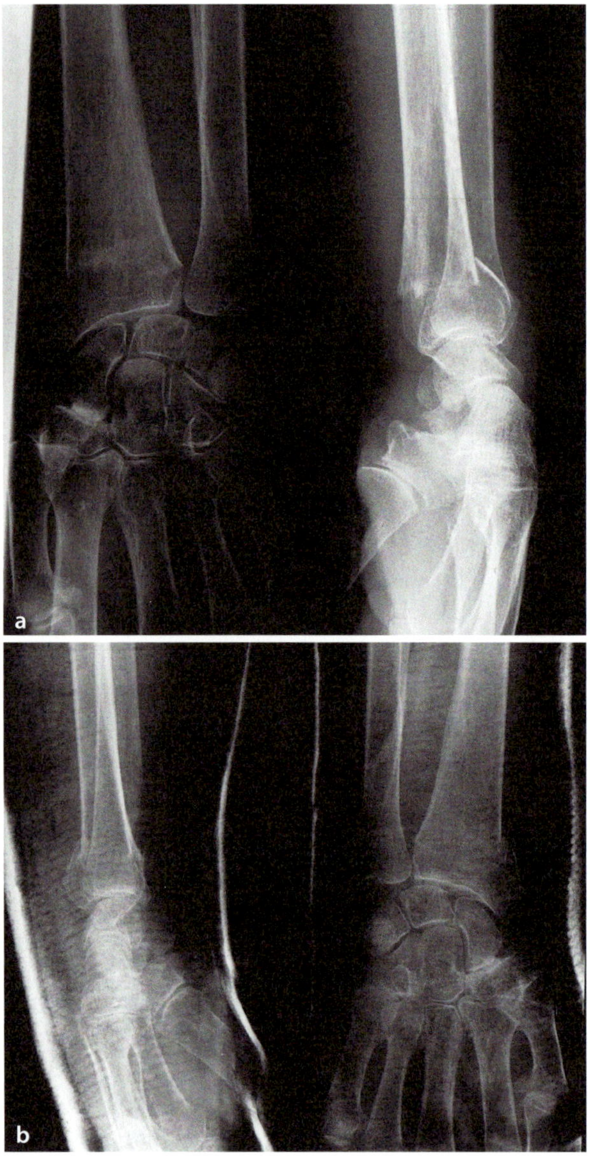

Abb. 10.12. a Radiusfraktur, b konservative Versorgung

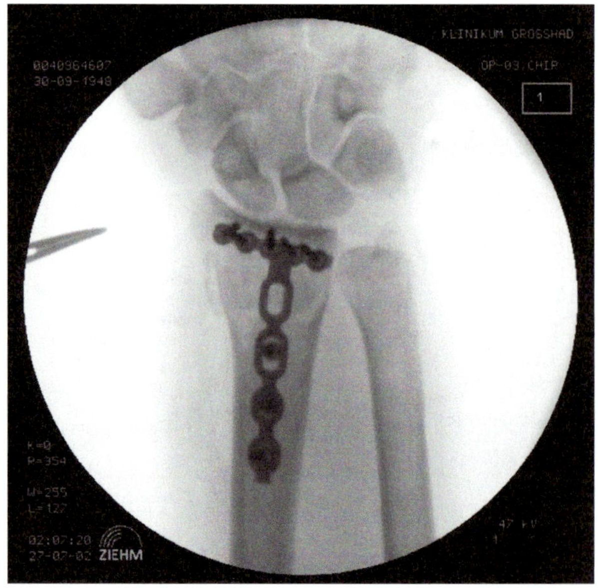

Abb. 10.13. Osteosynthesen bei bestehendem Radiusvorschub

wird. Der Daumen kann bis zum Grundgelenk mit eingegipst sein. Die Gipszeit beträgt 5 Wochen, bei jüngeren Patienten evtl. etwas weniger.

Der Gips darf nie zu eng sein. Auch heute gilt der zu enge Gips als Hauptursache für die Entstehung einer CRPS oder eines Karpaltunnelsyndroms. Engmaschige Röntgenkontrollen, z. B. 2-mal wöchentlich sind nötig, um ein Abrutschen der Fraktur früh zu erkennen. Die Patienten müssen auch angeleitet werden, auf Schmerzen und Engegefühl zu achten und ggf. einen Arzt aufzusuchen.

Um frühfunktionell behandeln zu können, entschließen sich viele Traumatologen heute zur operativen Versorgung.

Bei Gelenkfrakturen wird eine **Plattenosteosynthese** (**s. Abb. 10.13**), bei **Smithfrakturen** oder wenn die Reposition nicht gelingt wird eine **Kirschnerdraht-Osteosynthese** mit nachfolgender Gipsbehandlung durchgeführt. Trümmerfrakturen mit Zerstörung der Gelenkfläche und Spongiosaimpression (»**Pilon-radial-Fraktur**«, sowie offene Frakturen werden mit einem **Fixateur externe** behandelt (**Abb. 10.14 a, b und 10.15 a, b**).

Der Fixateur externe wird gelenkübergreifend angelegt.

- Wir empfehlen zusätzlich das Anlegen einer leichten palmaren Schiene, die zum Üben abgenommen werden kann. Die kleinen, nicht gefassten Fragmente rutschen leider schnell ab.
- Geübt werden dürfen dann nur die freien Fingergelenke und die Beuge-/Streckbewegungen des Ellbogengelenkes. **Pro- und Supinationsbewegungen sind untersagt.**

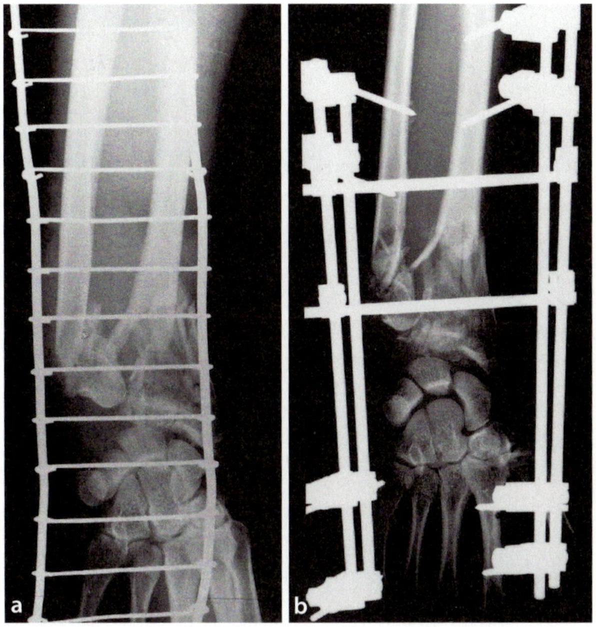

Abb. 10.14. **a** Radiusfraktur »pilon radial«, **b** Osteosynthese mit Fixateur externe

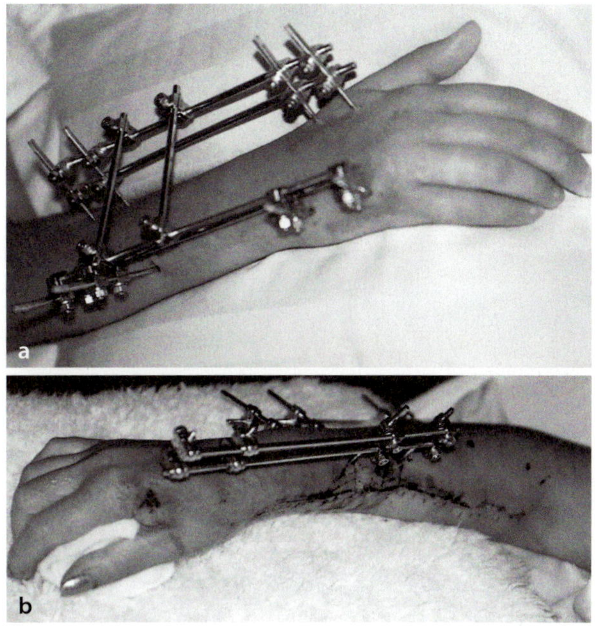

Abb. 10.15. **a** Radiusfraktur mit Fixateur externe, **b** Lagerung

Nach 5 Wochen werden die **Kirschnerdrähte**, der **Gips** oder der **Fixateur externe** entfernt und der Beginn der aktiven Übungsbehandlung für die Handgelenke und Radioulnargelenke festgelegt.

▶ Die gipsfrei behandelten Patienten können umgehend nach der Osteosynthese aktiv üben, die Osteosynthese muss jedoch übungsstabil sein.

Wichtig

Besondere Kontrolle und Sorgfalt ist bei der Anlage von Unterarmgipsen erforderlich, die Mittelhand darf nicht zusammengedrückt werden. Alle Fingergrundgelenke und das Ellbogengelenk sollen frei bleiben.

Die Behandlung des **Karpaltunnelsyndroms** geschieht über eine Spaltung des Retinaculum flexorum. Eine vorherige Abklärung, ob die Sensibilitätsstörungen nicht durch ein Halswirbelsäulensyndrom hervorgerufen sind, ist unbedingt erforderlich. Auf die Komplikation des »**complex regional pain syndrome**« wird in Kap. 11.9 eingegangen.

Behandlungsmöglichkeiten

Gesichtspunkte der Behandlung

Die Auswahl der physiotherapeutischen Techniken richtet sich nach der ärztlichen Behandlung und dem Befund. Sie können zu unterschiedlichen Zeiten Anwendung finden. Der **Behandlungsbeginn** kann am 2. postoperativen Tag oder erst nach 5 Wochen sein.

▶ **Während der Gipsbehandlung** kann auch eine Gruppenarbeit durchgeführt werden, die darauf zielt, die freien Gelenke funktionstüchtig zu erhalten, Durchblutungsstörungen zu vermeiden und Komplikationen frühzeitig abzufangen.

▶ Bei Verdacht auf ein **CRPS** soll die Stellung der Fraktur überprüft und ggf. operativ behandelt werden. Auch der Gips muss ggf. geweitet oder erneuert werden. Die Physiotherapie muss mit ihren Maßnahmen versuchen, die Schwellung abzubauen, die Druckläsion zu vermindern, sowie die Handgelenkstellung zu verbessern.

1. Verbesserung der Durchblutung

(Siehe Abschnitt »Unterarmfraktur«).

Übersicht 10.2:
Gesichtspunkte der Behandlung

1. Verbesserung der Durchblutung.
2. Spannungsaufbau.
3. Entspannen der Handbinnenmuskulatur.
4. Mobilisation der Handgelenke.
5. Verbesserung der Muskelkraft, Ausdauer und Geschicklichkeit.
6. Funktionsschulung.

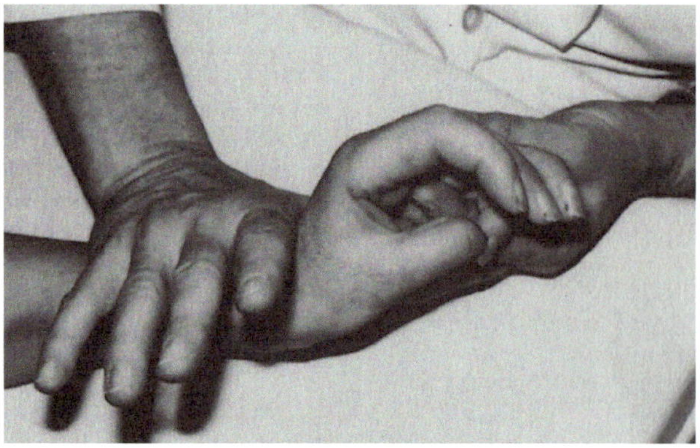

Abb. 10.16. Dorsalextension des Handgelenkes bei Flexion der Finger

2. Spannungsaufbau

Da das proximale und distale Handgelenk an allen 4 Bewegungsrichtungen der Hand beteiligt sind, soll die Spannung möglichst komplex aufgebaut werden.

▶ Die Fraktur wird am besten gesichert durch eine Kokontraktion der langen Fingerbeuger mit den Handgelenkstreckern (**Abb. 10.16**). Die Palmarflexion wird entsprechend mit der Extension der Finger ausgeführt.

▶ An **Techniken** kommen in Frage: Endstellung halten, Bewegen und Halten in allen Variationen mit Faustschluss oder gestreckten Fingern.

▶ Die Dosierungsstufe ist Führungskontakt. Bei isoliertem Üben wird dicht über dem proximalen Handgelenk passiv fixiert. Komplexe Übungsformen mit Rotationsbewegungen sind erst nach 5 Wochen erlaubt.

▶ Übungen aus dem PNF-Programm mit wechselndem Drehpunkt der Handgelenke sind abzuwandeln, dann aber eine willkommene Abwechslung:

- Die sog. »Trizepsstoßbewegung« (**Abb. 10.17 a, b**) wird in der 1. Diagonalen original mit einer radialen Dorsalextension und Fingerextension angegeben. Lässt man die Finger zur Faust schließen, wird diese Übung zu einer wertvollen Übungsform bei der Behandlung der Radiusfraktur. Das Handgelenk kann dann aktiv betont üben.

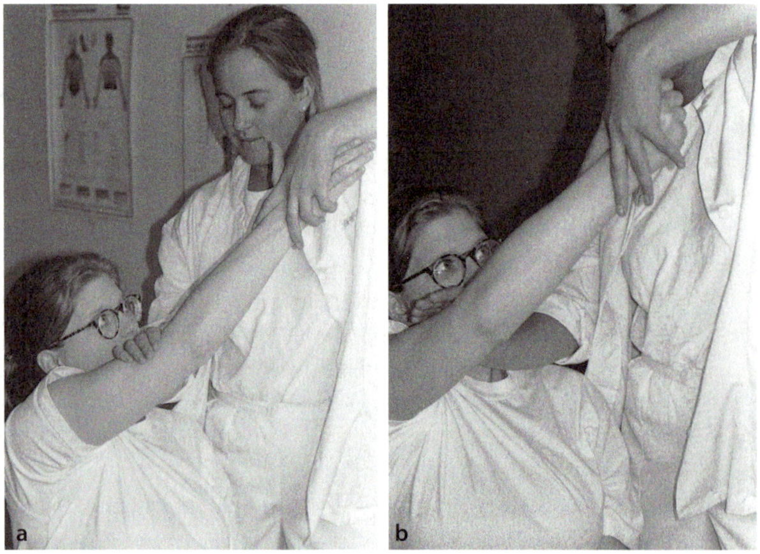

Abb. 10.17. **a** Trizepsstoßbewegung nach PNF, **b** Abwandlung zu Faustschluss und Dorsalextension der Hand

- Eine Änderung der PNF-Übung Flexion – Abduktion – Außenrotation und Extension – Abduktion – Innenrotation mit Fausschluss ist ebenso möglich.
- Entsprechend werden alle PNF-Muster, die mit Palmarflexion des Handgelenkes geplant sind, mit Fingerextension eingeleitet.

3. Entspannen der Handbinnenmuskulatur

Jede Form der Ruhigstellung bewirkt eine Schrumpfung der Kapseln, Bänder und Muskeln an der Hand. Nur eine **gipsfreie Behandlung** und die entsprechende Möglichkeit, die Finger von Anfang an frei bewegen zu können, bewahrt die Hand vor einer Kontraktur der Mm. lumbricales und interossei. Sie atrophieren schnell und geben Anlass für einen vermehrten Druck auf den tiefen Hohlhandbogen mit nachfolgender Minderdurchblutung der Hand.

Auch die häufig geübte primäre Behandlung der Radiusfraktur mit einem Fixateur externe zeigt die gleiche Symptomatik.

▶ Physiotherapeutinnen sollen deshalb besonderen Wert auf die **Funktion der Binnenmuskulatur** legen.

▶ Das Entspannen der Mittelhandmuskulatur ist aktiv, aber auch durch minimale Gleitbewegungen der Mittelhandknochen zu erreichen. Diese können jedoch erst nach Entfernung der Ruhigstellung (Gips oder Fixateur externe) angewendet werden.

▶ Kurzes Eintauchen in ein Eisbad kann diese Techniken unterstützen.

4. Mobilisation

Grundsätzlich gilt das gleiche wie im vorangehenden Kapitel beschrieben.

▶ Zu beachten ist die besondere Beteiligung der beiden Handgelenke an den eingeschränkten Funktionen. Selten ist das Endgefühl weichelastisch, dann sollen aktive PNF-Entspannungstechniken gewählt werden.

▶ In der Regel ist der Bewegungsstop, vor allem für die Dorsalextension und Radialabduktion, fest. Techniken nach Maitland und Frisch sind dann die geeigneten Maßnahmen. Translatorisches Verschieben des Os scaphoideum, des Os lunatum und der übrigen Handwurzelknochen des distalen Handgelenkes werden nach entsprechender Untersuchung vorgenommen. Weiche Umkehrbewegungen unter Traktion verbessern ebenfalls die Handfunktion.

Wichtig

Die Physiotherapeutin muss anhand des Röntgenbildes und des klinischen Befundes entscheiden,
- wo sie gezielt ansetzt und
- ob ein bestehender Ulnar-, Radiusvorschub oder eine Bajonettstellung die Funktion der Handgelenke bleibend einschränkt.

Die Mobilisation der Pro- und Supination soll zum Schutz der Fraktur **immer mit Faustschluss** vorgenommen werden.

▶ Mobilisationstechniken, die den Patienten an dem Vorgang des Spannens und Entspannens beteiligen, haben den Vorzug. Schmerzhafte Verspannungen dürfen nicht überspielt werden. Ursachforschung ist nötig.

▶ Zur Mobilisation der Umwendbewegungen eignen sich die bereits erwähnten Techniken »rhythmische Stabilisation – Entspannen« mit Betonung der Rotation, wenn die Frakturheilung es zulässt, sowie die Techniken nach Maitland und Frisch.

▶ Die Beweglichkeit von Schultergelenk, Skapula und Halswirbelsäule soll immer überprüft und entsprechend mit komplexen Bewegungsfolgen geübt werden.

Warnung

Kontraindiziert sind Wärmeanwendungen!

5. Verbesserung der Muskelkraft

Geeignet zum Training der geschwächten Unterarmmuskulatur sind die folgenden **Techniken:**
- Endstellung halten,
- Bewegen und Halten in allen Variationen und gegen angepassten Widerstand sowie
- die PNF-Techniken »betonte Bewegungsfolge mit Drehpunkt Handgelenk«, »wiederholte Kontraktionen«.

▶ Die Dosierung richtet sich nach der Konsolidierung der Fraktur und variiert durch die Zahl der Wiederholungen, die Anpassung des manuellen Widerstandes, die Spannungs- und Pausendauer.

▶ Anzustreben ist die Stabilisation des Handgelenkes in leichter Dorsalextension als Voraussetzung für kraftvolles Greifen der Finger.

6. Funktionsschulung

Alle Formen des Greifens sind von einer vollen Funktionsfähigkeit der Hand- und Ellbogengelenke abhängig. Der geschickte Gebrauch der Finger ist sowohl von der Gleitfähigkeit der elastischen Strukturen wie der Stabilisation der einzelnen Gelenke abhängig.

▶ Greifen und Halten von Gegenständen aller Art kommen als Kombinationsbewegungen vor. Kleine, leichte Geräte, wie z. B. Seil, kurzer Stab, Keule, kleiner Ball, Tuch oder Knetmasse können frühzeitig in der Physiotherapie eingesetzt werden.

▶ Federhanteln, Geräte mit elastischen Zügen oder Hanteln können erst nach Ausheilung der Fraktur zur Anwendung kommen.

▶ Auch gilt hier, dass die Hand möglichst natürlich im Alltag eingesetzt werden soll. **Das Tragen von schweren Gegenständen und Abstützen** sind bis zur Ausheilung der Fraktur (ca. 8 Wochen) **nicht erlaubt** (s. auch »Handchirurgie«, Kap. 11).

▶ Das Röntgenbild, der klinische Befund und die ärztliche Erlaubnis bestimmen das Vorgehen.

Wichtig

Wenn Gehen mit Stützen erforderlich ist, Achselstützen verwenden!

? Schüleraufgabe

Stellen Sie ein Übungsprogramm zusammen, das in Auswahl und Dosierung effektiv eingesetzt werden kann nach der Gipsentfernung einer mit Kirschnerdrähten behandelten Radiusfraktur.

Übungsbeispiele: Distale Radiusfraktur

Ausgangsposition

Sitz. Unterarm und Hand flach auf dem gekippten Handtisch gelagert, Hand leicht höher als Ellbogen. Bei polytraumatisierten Patienten Rückenlage.

Übung

▶ Aktive Dorsalextension des Handgelenkes unter Faustschluss mit Endstellung halten.

Kontakt: Proximal am Handrücken.

Fixation: Passiv dicht oberhalb des proximalen Handgelenkes.

Übungsauftrag: Machen Sie eine Faust, heben Sie die Hand hoch und halten.»

▶ **Dasselbe** als Bewegen – Halten – Bewegen.

Kontakt: s. oben.

Fixation: s. oben.

Übungsauftrag: »Ziehen Sie die Faust hoch, halten Sie, geben Sie etwas nach, ziehen Sie wieder hoch, usw. ...«.

Übung

▶ Aktive Haltearbeit der Handextensoren, dynamische Umkehrbewegung der Daumenabduktion und -extension, der Fingerflexion und -extension.

Kontakt: Keiner.

Fixation: Passiv dicht oberhalb des proximalen Handgelenkes.

Übungsauftrag: »Ziehen Sie die Faust hoch, bleiben Sie in der Stellung, bewegen Sie den Daumen weg von der Hand und wieder heran (spreizen Sie die Finger und beugen Sie sie wieder) usw. ...«.

Übung

▶ Radialabduktion, Endstellung halten.

Kontakt: An der Radialseite des Handgelenkes.

Fixation: s. oben.

Übungsauftrag: »Halten Sie Daumen und Hand in dieser Stellung«.

▶ **Dasselbe** gilt für die Ulnarabduktion (**Abb. 10.18**).

Übung

▶ Kontraktion für Radialabduktion/Dorsalextension.

Kontakt: dorsal/radial proximal am Handgelenk.

Fixation: s. oben.

Übungsauftrag: Faust nach innen oben, ziehen Sie ein Stück weiter, geben Sie ein wenig nach, ziehen Sie wieder usw.

In den Übungspausen wird Eisabtupftechnik/Reiben mit dem Eisball über der zu beanspruchenden Muskulatur durchgeführt.

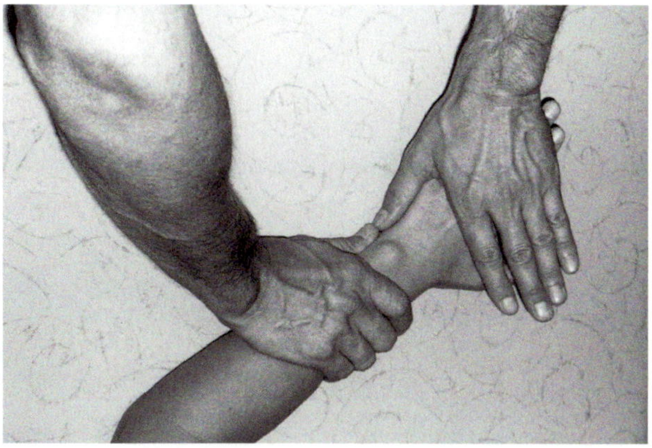

Abb. 10.18. Ulnarabduktion, passive Fixation über der Fraktur

Ausgangsposition

Handgelenk in Nullstellung, Kleinfingerseite liegt auf etwas niedriger gestelltem Handtisch.

Übung

- Supination mit aktivem Faustschluss, Bewegen und Halten.

  Kontakt: Unterarm medial, proximal, kein Kontakt an der Hand.

  Fixation: Oberarm distal, passiv oder aktiv.

  Übungsauftrag: »Machen Sie eine Faust und drehen Sie nach oben, Halten!«
- **Dasselbe** mit rhythmischer Stabilisation, betonter Bewegungsfolge etc.
- **Dasselbe** für Pronation mit aktivem Faustschluss.

Ausgangsposition

Hand flach auf dem Tisch an der Tischkante, Unterarm liegt auf.

Übung

- Palmarflexion und Fingerstreckung, Bewegen – Halten, Endstellung halten.

  Kontakt: Palmar an den Handwurzelknochen mit 2 Fingerkuppen.

  Fixation: Passiv, s. oben.

  Übungsauftrag: »Strecken Sie die Finger und beugen Sie die Hand, halten (oder entsprechend)«.
- **Dasselbe** auch als betonte Bewegungsfolge, wiederholte Kontraktion nach PNF.

Ausgangsstellung

Arm in Extension – Abduktion – Innenrotation, gebeugter Ellbogen, Handgelenk gebeugt, Finger gestreckt.

Übung

- Modifizierte Trizepsstoßbewegung (s. Abb. 10.17), die Physiotherapeutin steht auf der Gegenseite.

  Kontakt: medial, distal am Oberarm, medial, proximal am Unterarm.

  Fixation: keine.

  Übungsauftrag: »Machen Sie eine Faust, nehmen Sie das Handgelenk zurück, strecken Sie den Ellbogen in Richtung Gegenschulter, halten!«
- **Dasselbe** mit betonter Bewegungsfolge, Drehpunkt: Handgelenk.

Übung

- Extension – Adduktion – Innenrotation zum gebeugten oder gestreckten Ellbogen mit Fingerextension und Palmarflexion.

  Kontakt: medial, dorsal am distalen Oberarm und proximalen Unterarm.

  Übungsauftrag: »Strecken Sie die Finger, beugen Sie die Hand, bewegen Sie den Arm in Rechtung gegenseitiges Hüftgelenk, halten!«
- **Dasselbe** mit wiederholten Kontraktionen; Drehpunkt: Handgelenk.

! Warnung

Es darf kein Stretch und kein Widerstand distal der Fraktur gegeben werden, wenn die Fraktur noch nicht durchgebaut ist.

Technik

- Zur Mobilisation der Palmarflexionskontraktur (anfangs evtl. Faustschluss beibehalten) – Halten – Entspannen.

  Kontakt: Auf dem Handrücken dicht neben dem Gelenk, nach Wechsel palmar über Handwurzelknochen, Zug ansetzen!

  Fixation: dicht oberhalb des proximalen Handgelenkes.

  Übungsauftrag: »Ziehen Sie die Hand hoch, soweit es geht« (dann erfolgt Kontaktwechsel nach palmar),

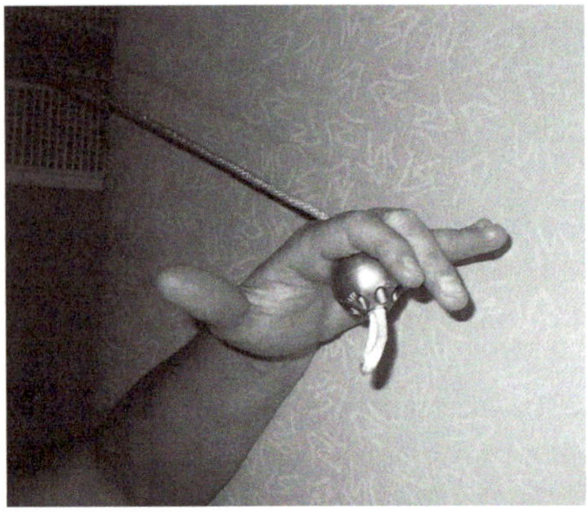

Abb. 10.19. Üben des Greifens gegen elastischen Zügel

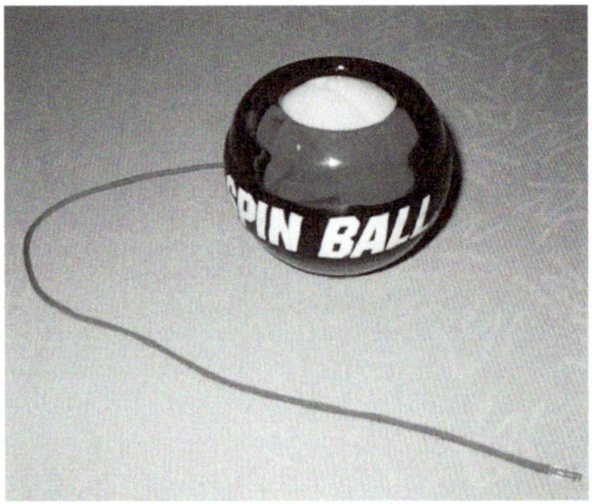

Abb. 10.20. Spin Ball

»lehnen Sie die Hand nach unten an und lassen Sie locker« (dann erfolgt Kontaktwechsel), »und nun ziehen Sie weiter hoch usw.!«.

- **Befundbezogen alternativ:** »rhythmische Stabilisation – Entspannung« und »chirurgische Technik«. Anspannen – Entspannen).

Ausgangsposition

Oberarm liegt auf dem Tisch, Unterarm senkrecht aufgestellt und in Rotationsnullstellung.

Technik

- Mobilisation der Pronationskontraktur mit Faustschluss »Rhythmische Stabilisation« aus PNF.

  Fixation: Passiv distal am Oberarm.

  Kontakt: Proximal der Fraktur, z. B. in der Mitte des Unterarmes.

  Übungsauftrag: »Machen Sie eine Faust und drehen Sie den Unterarm nach außen, lehnen Sie den Unterarm entsprechend dem Handwechsel gegen meine Hand und drehen Sie die Hand nach außen/innen, (nach 4- bis 5-mal) Spannung lösen und weiter in Supination ziehen, Wiederholung«.
- **Dasselbe** gilt für die eingeschränkte Pronation.

Nach ca. 6 Wochen und Befund

Alle Übungen können nun gegen angepassten manuellen Widerstand ausgeführt werden. Die Supinations-/Pronationsbewegungen sollen betont werden; anfangs können Verstärkungstechniken Anwendung finden, bei zunehmender Kraftverbesserung wird ohne Kontraktionshilfen geübt.

Üben der Greifformen

- Präzisionsgriffe, Kraftgriffe mit kleinen Geräten, Knetmasse, kleinem Ball, Münzen, Wäscheklammern, zunehmend auch Hanteln und elastische Züge etc. Dabei soll das Handgelenk aktiv stabilisiert werden (**s. auch Abb. 10.19**). Eine effektive Übung kann auch mit dem Spin Ball durchgeführt werden. Durch kleine Handbewegungen wird die Bewegung des Balles beibehalten und das Handgelenk stabilisiert (**Abb. 10.20**).

Literatur

Buck M, Beckers D, Adler S (2001) PNF in der Praxis 4. Aufl, Springer, Berlin Heidelberg, New York

Frisch H (1990) Programmierte Untersuchung des Bewegungsapparates. 4. Aufl. Springer, Berlin Heidelberg New York

Traumatol 4: 147

Lanz v T, Wachsmuth W (1959) Praktische Anatomie. Bd. 1/3, Arm. Springer, Berlin, Heidelberg etc.

Loeweneck H (1994) Funktionelle Anatomie für Krankengymnasten, 2. Aufl. Pflaum, München

Maitland G (1996) Manipulation der peripheren Gelenke. 2. Aufl. Springer, Berlin, Heidelberg, New York

Physiotherapeutische Behandlung in der Handchirurgie

Die Handchirurgie ist heute ein eigenständiges Fachgebiet im Rahmen der Unfallchirurgie. In diesem Buch können deshalb nicht alle handchirurgischen Verletzungen umfassend besprochen werden. Wer in diesem faszinierenden Fachgebiet arbeiten möchte, muss sich mit der Fachliteratur beschäftigen und Erfahrungen in handchirurgischen Abteilungen und Kliniken sammeln.

Einteilung der Verletzungen und typischen Erkrankungen an der Hand

Verletzungen:
- Frakturen,
- Luxationen,
- Sehnenverletzungen,
- Muskelverletzungen,
- Nervenverletzungen,
- Gefäßverletzungen,
- Kombinationsverletzung von Knochen, Sehnen, Nerven und Gefäßen, z. B. bei Fingerabtrennung oder Quetschverletzung (**Abb. 11.11a, b, 11.14a, b** und **11.15**);
- Verbrennungen.

Erkrankungen:
- Dupuytren-Faszienfibrose,
- Complex Regional Pain Syndrome (CRPS).

Ursachen

- **Traumen:**
  Schnitt-, Quetsch- und Rissverletzungen, Verbrennungen, Kreissägen-, Maschinen-, Glasscherbenverletzungen;
- **Erkrankungen:**
  - Dupuytren-Faszienfibrose (s. »Auslösende Faktoren«, dieses Kapitel),
  - Complex Regional Pain Syndrome (s. »Ursachen«, dieses Kapitel).

Allgemeines über Biomechanik, Symptomatik, ärztliche und physiotherapeutische Maßnahmen

Die Hand ist ein sehr differenziertes Instrument des Menschen, um feine und grobe **Greifformen** auszuführen.

Nach Napier, Loeweneck u. Liebenstund werden sie eingeteilt in:
- Präzisionsgriffe (**11.1a, b** und **11.5a, b**) und
- Kraftgriffe (**Abb. 11.2, 11.3** und **11.6**).

Andere beschreiben die Griffe nach ihrer Funktion, z. B. als
- Spitzgriff (**Abb. 11.1a, b** und **11.7a**),
- Schlüssel- oder Klemmgriff (**Abb. 11.2**),
- lumbrikalen Griff (**Abb. 11.4a, b**),
- Grobgriff (**Abb. 11.7b**) und
- Trage- oder Hakengriff (**Abb. 11.3a, b** und **11.6a, b**).

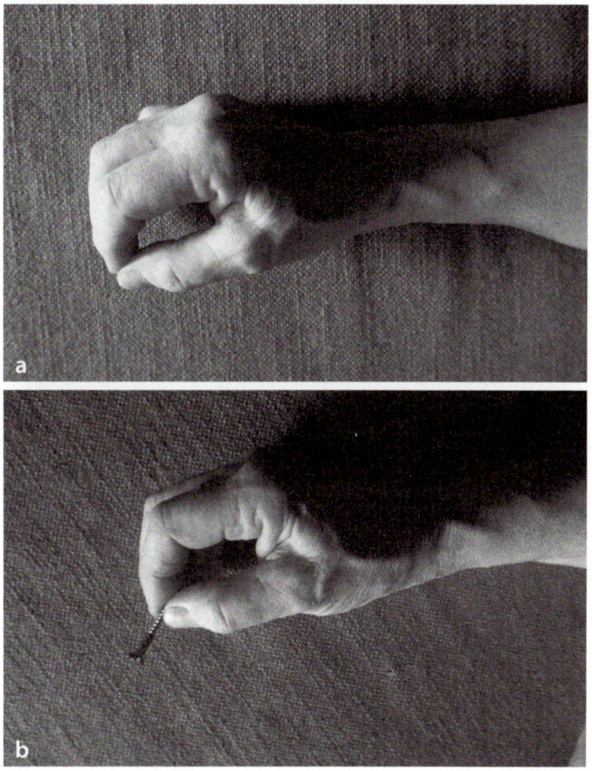

Abb. 11.1a, b. Spitzgriff

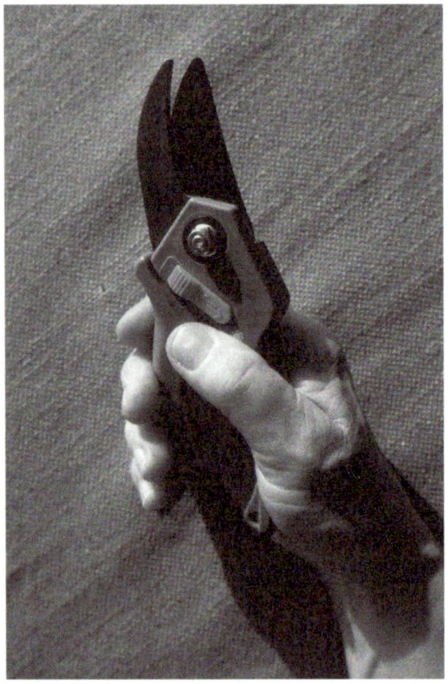

Abb. 11.2. Klemmgriff

Bei allen Greifformen spielt der **Daumen** eine wichtige Rolle. Seine **Bewegungsmöglichkeiten** im Sattelgelenk sind Opposition, Reposition, Ab- und Adduktion sowie eine Innenrotation des Os metacarpale I bei der Oppositionsbewegung von ca. 30°.

Um die **Fingergreifformen** im Raum und auf das Objekt optimal einstellen zu können, muss die Hand sowohl dorsal-/palmarflektiert, pro- und supiniert wie auch ulnar- und radialabduziert werden können.

In **Ruhestellung** ist die Hand normalerweise proniert und ulnarabduziert, beim **Tragen** von Objekten ist sie eher supiniert und radialabduziert. Zum **Greifen** eines Gegenstandes wird die Hand nach Kapandji in ca. 40° Dorsalextension und 15° Ulnarabduktion eingestellt, um den Mm. flexores digitorum eine optimale Zugfähigkeit durch Vordehnung zu ermöglichen.

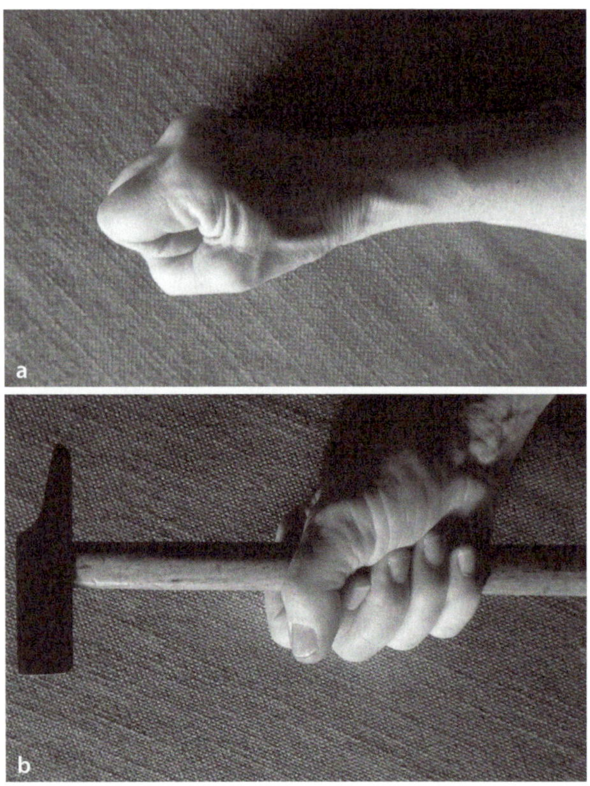

Abb. 11.3a, b. Grobgriff

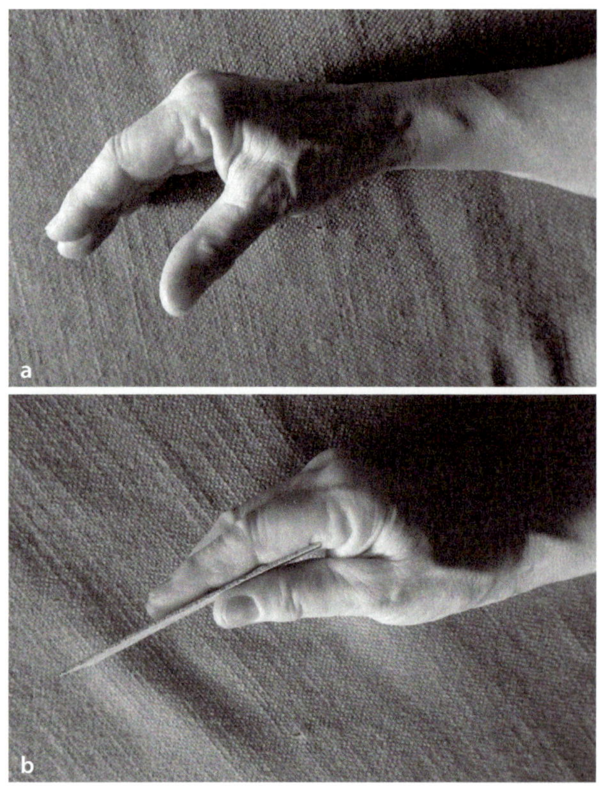

Abb. 11.4a, b. Lumbrikaler Griff

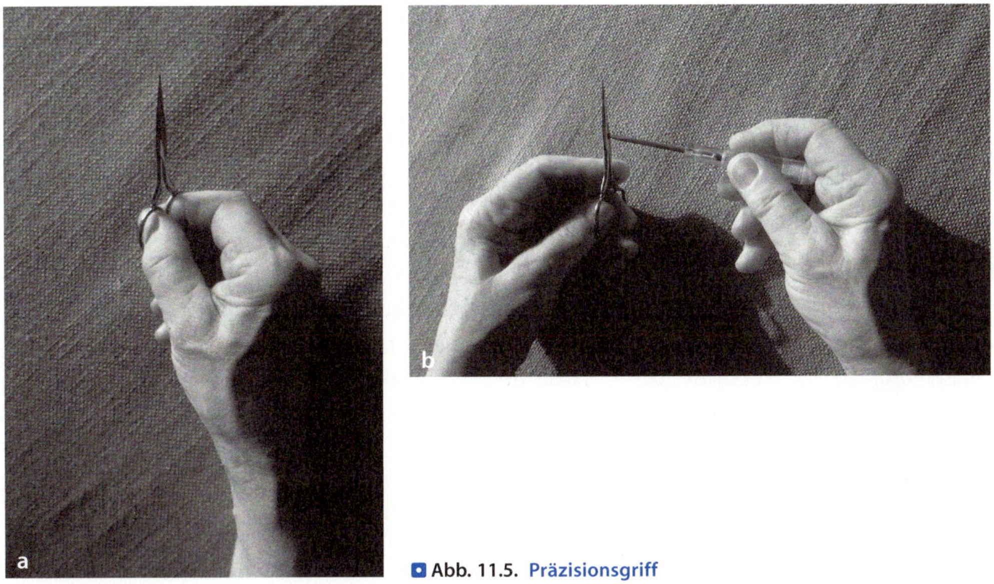

Abb. 11.5. Präzisionsgriff

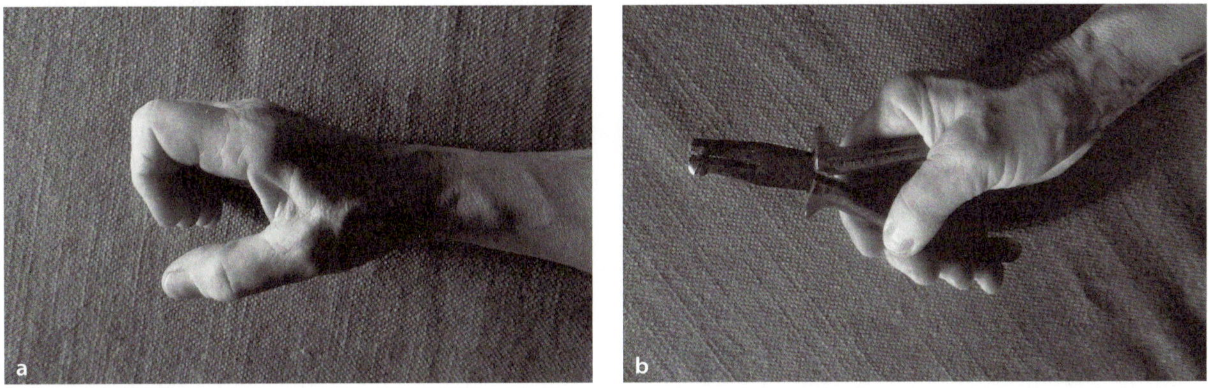

Abb. 11.6. Tragegriff/Grobgriff

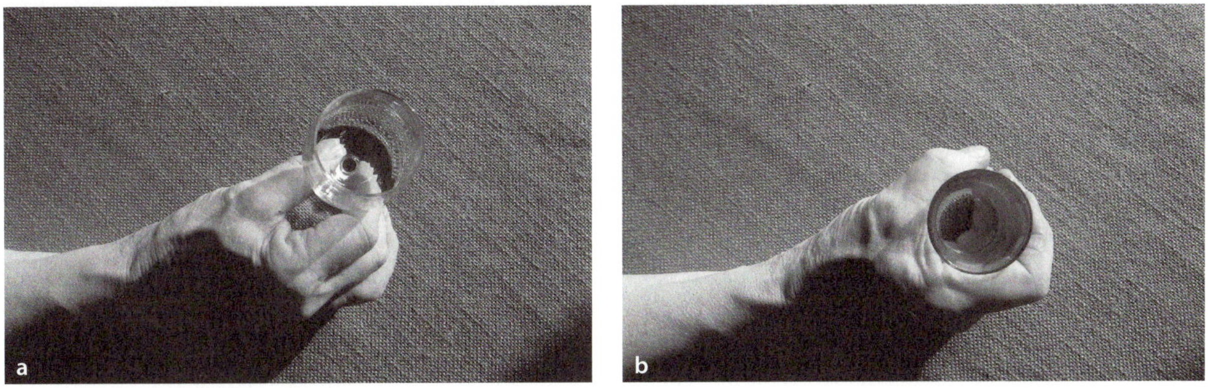

Abb. 11.7a, b. Greifen eines Glases

Wichtig

Funktionell ist es von Bedeutung, dass das distale Radioulnargelenk, die Handgelenke und das proximale Radioulnargelenk koordiniert eingesetzt werden können.

Die Funktion der langen Fingerbeuger ist von ihrer Gleitfähigkeit in den Sehnenscheiden (osteofibröse Kanäle) und dem Spannungszustand der Kollateralbänder abhängig. Adhäsionen, die durch Narbenbildung nach Verletzungen entstehen, verhaken die Sehnen und behindern die Zugkraft.

Während sich der Zeigefinger gerade zum Handgelenk in einer sagittalen Achse beugt, bewegen sich die anderen 3 Finger bei Beugung in Richtung zum Skaphoid, sie können also etwa opponieren.

Die **Hohlhand** und ihre **Gewölbekonstruktion** wird durch die Handwurzel- und Mittelhandknochen geformt und stabilisiert. Während die Mm. interossei die Mittelhandknochen verspannen, hält das Retinaculum flexorum die ulnaren und radialen Handwurzelknochen zusammen.

Bedeutung hat die Handarchitektur bei der Behandlung von Handverletzungen und deren **Ruhigstellung.** Ein enger Gips verändert die Stellung der Metakarpalköpfchen und zerstört die feinen Bewegungsmöglichkeiten zwischen Karpus und Metakarpalia.

In dem engen Karpaltunnel verlaufen die Aa. radialis und ulnaris und der N. medianus. Strukturen, die in diesen beiden Hohlräumen liegen, können bei Verletzungen und der nachfolgenden Ruhigstellung einer zusätzlichen **Druckläsion** ausgesetzt sein (**Karpaltunnelsyndrom, CRPS,** s. auch Kap. 10, »Radiusfraktur«).

Die **intakte Durchblutung** der Hand bestimmt weitgehend den Heilungsverlauf. Entgleisungen haben schwere Funktionsschäden zur Folge (s. auch CRPS).

Der Bezug der Binnenmuskulatur zum arteriellen, tiefen und oberflächlichen Hohlhandbogen und das vorab beschriebene Handgewölbe spielen eine Rolle für die Heilung jeder Verletzung, besonders bei der Entstehung des **Complex Regional Pain Syndrome (CRPS).** Der erhöhte Druck behindert die arterielle Durchblutung und den Abfluss des Ödems und Hämatoms. Patienten geben ein »Klammergefühl« an der Hand an, das bildhaft die entstandene Ischämie und Dystrophie beschreibt.

▶ Physiotherapeutinnen müssen ruhigstellende Verbände daraufhin kontrollieren und ggf. ändern, ihre Fixationsgriffe so wählen, dass sie die Mittelhand **nicht** zusammendrücken oder die seitlich an den Langfingern verlaufenden Gefäße abschnüren.

Als **ärztliche Standardbehandlung** nach Handverletzungen muss heute eine Schmerztherapie und Thromboseprophylaxe mit low-dose niedermolekularem Heparin angesehen werden.

Komplikationen

- Wundheilungsstörung,
- Infektion,
- Complex Regional Pain Syndrome (s. dieses Kapitel, S. 168),
- Karpaltunnelsyndrom,
- Nekrosen,
- Pseudarthrosen,
- Arthrosen,
- Narben, Kelloide,
- Paresen, Sensibilitätsverlust.

Frakturen und Luxationen

Symptomatik, ärztliche und physiotherapeutische Maßnahmen

Zu den wichtigsten Frakturen und Luxationen der **Handwurzel** gehören die Skaphoidfraktur (**Abb. 11.8**), die Lunatumluxation und die perilunäre Luxation. Im Bereich der **Metakarpalia** und **Phalangen** gibt es alle Frakturtypen, die auch sonst an Röhrenknochen vorkommen. Schwierig zu behandeln sind die **Gelenkfrakturen,** besonders die Bennett- oder Rolando-Fraktur des Os metacarpale I.

Bei den **Fingerluxationen oder -subluxationen** hat die Luxation des Daumen-MP-Gelenkes besondere Bedeutung. Sie wird auch als »Skidaumen« bezeichnet.

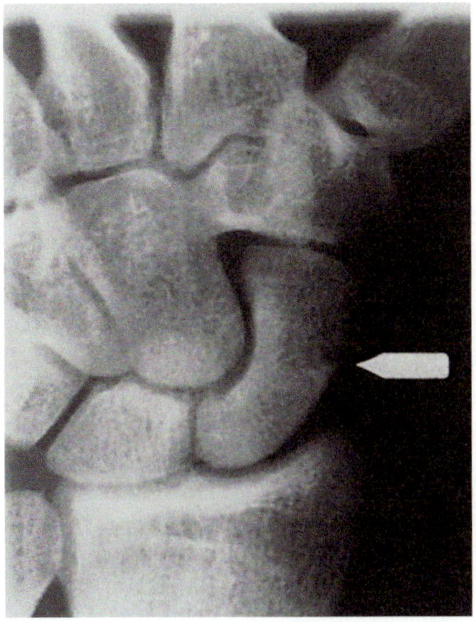

Abb. 11.8. Skaphoidfraktur

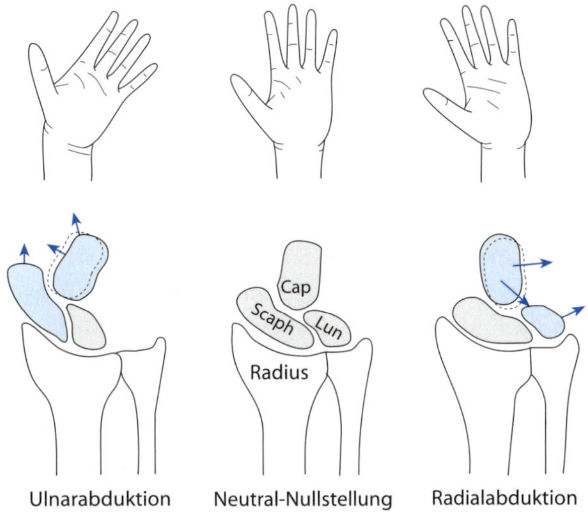

Abb. 11.9. Gleitbewegung des Skaphoids bei Handgelenkab- und -adduktion (Aus: Cailliet 1971)

Frakturen an der Hand sind häufig offene Frakturen mit einem ausgeprägten Hautdefekt. Die Verletzungen anderer Strukturen als Begleiterscheinung zu den Frakturen geben den Schweregrad der Verletzung an. Die ärztliche Behandlung von Frakturen an der Hand muss deshalb individuell entschieden werden. Einige **Richtlinien** lassen sich jedoch aufstellen.

Os-scaphoideum-Fraktur

Die Skaphoidfraktur wird häufig bei den ersten Röntgenaufnahmen übersehen. Bei Verdacht auf eine Skaphoidfraktur, z.B. Tabatière-Druckschmerz, Schmerz bei radialer Abduktion oder Daumenstauchungsschmerz sollte deshalb nach wenigen Tagen eine spezielle Serie von Röntgenaufnahmen in 4 verschiedenen Winkeleinstellungen vorgenommen werden.

Skaphoidfrakturen entstehen durch Sturz auf die Hand. Alle Bewegungen der Handgelenke irritieren die Fraktur. Sie kommen als Quer- oder Schrägfrakturen meist im mittleren Drittel vor. Bewegungen in Richtung Palmarflexion lassen den Bruchspalt dorsal klaffen, in Richtung Dorsalextension wird der Bruch volar auseinandergezogen (**Abb. 11.9** und **11.10**).

Bei Ulnarabduktion werden die Fragmente distrahiert, bei Radialabduktion wird das Skaphoid gedreht, die Fragmente rutschen aneinander vorbei.

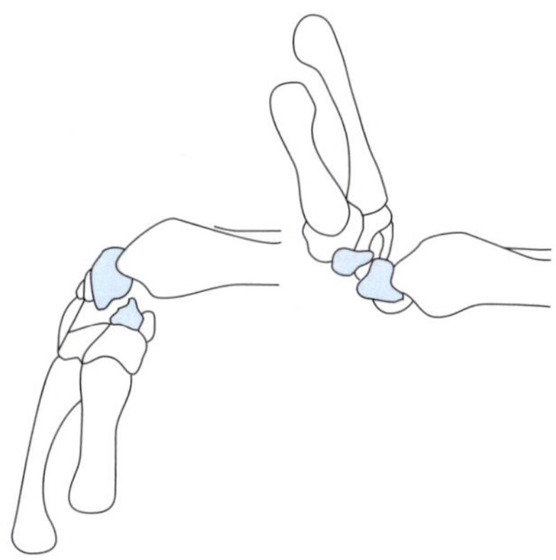

Abb. 11.10. Klaffen des Bruchspaltes bei Dorsal- und Volarflexion

In der Regel wird die Skaphoidfraktur **konservativ** behandelt. Es besteht jedoch erhöhte **Pseudarthrosegefahr,** wenn die Fraktur nicht exakt und lange genug in Mittelstellung ruhiggestellt wird. Das Daumengrundgelenk muss mit eingegipst sein (evtl. Gips nach Rehbein).

Die **Ruhigstellung** soll mindestens 12 Wochen betragen. Ein Oberarmgips soll nach ca. 4 Wochen in einen Unterarmgips mit Daumeneinschluss gewechselt werden. Andere Autoren geben an, sofort einen Unterarmgips mit Daumeneinschluss anzulegen. Es werden auch Kunststoffmanschetten verwendet.

Operatives Vorgehen mit einer Schraubenosteosynthese ist möglich. Die Ruhigstellung dauert ca. 3 Wochen. Das Hauptproblem besteht nicht in der Stabilisation der Fraktur, sondern in der arteriellen Versorgung des Skaphoids mit nur einer Endarterie. Die Gefahr der Bildung einer Knochennekrose und einer Pseudarthrose ist groß.

Sekundäre Osteosynthesen mit einem kortikospongiösen Span sind deshalb keine Seltenheit (Operation nach Matti-Russe). Die Dauer der Ruhigstellung richtet sich nach dem Röntgenbefund und liegt zwischen 8–12 Wochen.

Die **physiotherapeutische Behandlung** beginnt befundbezogen nach Gipsabnahme.

- Nach der langen Ruhigstellungszeit steht die **Mobilisation** im Vordergrund. Zur Anwendung kommen dann befundbezogene Techniken aus der Manuellen Therapie (nach Maitland und Frisch). Die Funktionsschulung wird, wie im allgemeinen Teil beschrieben, symptomatisch durchgeführt.

Os-lunatum-Luxation, perilunäre Luxation

Die Luxation des Os lunatum geschieht meistens nach palmar bei Sturz auf die gestreckte Hand. Es besteht eine zwingende **Operationsindikation**, mit sofortiger Reposition und Ruhigstellung für 3–4 Wochen. Perilunäre Luxationen gehen meist mit einer Fraktur des Skaphoid einher. Das distale Skaphoidfragment und die Handwurzelreihe luxieren. Diese Handverletzung birgt die Gefahr einer schwerwiegenden Durchblutungsstörung für die betroffenen Handwurzelknochen mit nachfolgender Nekrosebildung des Skaphoids oder Lunatums (Lunatummalazie) und einer Gefügestörung der Handwurzelknochen. Die Ruhigstellung ist deshalb besonders lang (bis zu 12 Wochen).

Zunehmende Schmerzen im Handgelenk bei Belastung, Bewegungseinschränkung und Kraftverlust weisen auf eine Knochennekrose hin, sie erfordern eine intensive Röntgendiagnostik, evtl. ein MRT.

- Die **Physiotherapie** beginnt nach Gipsabnahme und muss sich an den Symptomen orientieren.
- Eine Belastbarkeit der Hand für handwerkliche Tätigkeiten besteht erst nach ca. 16 Wochen.

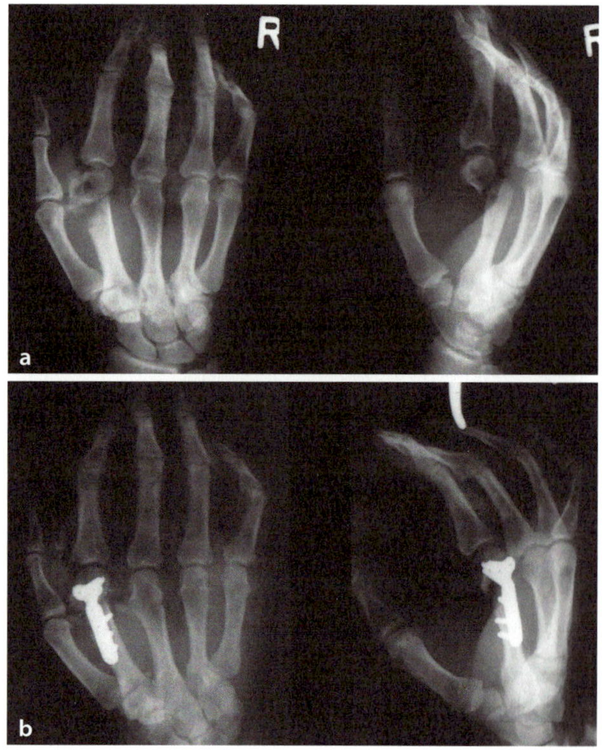

Abb. 11.11. a Fraktur, Metakarpale II. **b** Osteosynthese

Frakturen der Metakarpalia

Am häufigsten brechen die Metakarpalia II–V bei **Schlagverletzungen** und bei **Quetschverletzungen** (**Abb. 11.11a, b**).

Gelingt die Achsenausrichtung, kann die Behandlung **konservativ** mit einem Gips für 3–6 Wochen durchgeführt werden; sonst werden sie **operativ** mit Kirschnerdraht oder einem kleinen Plättchen versorgt. Besonders wichtig für kraftvolles Greifen ist die exakte Reposition des Metakarpale III.

Eine Ausnahme bilden die Metakarpale-I-Frakturen, die **Bennett-** oder die **Rolando-Fraktur.** Die Bennett-Fraktur betrifft die Basis des Metalkarpale I mit einer Abscherung eines medialen Knochenecks, die Rolando- Fraktur beschreibt die T- oder Y-förmige Frakturlinie an der Basis des Metakarpale I. Beide Frakturen erfordern eine **Schraubenosteosynthese** (**Abb. 11.12a, b** und **11.13a, b**).

Gelingt die Osteosynthese, wird sie als übungsstabil gewertet, eine weitere Ruhigstellung ist nicht nötig.

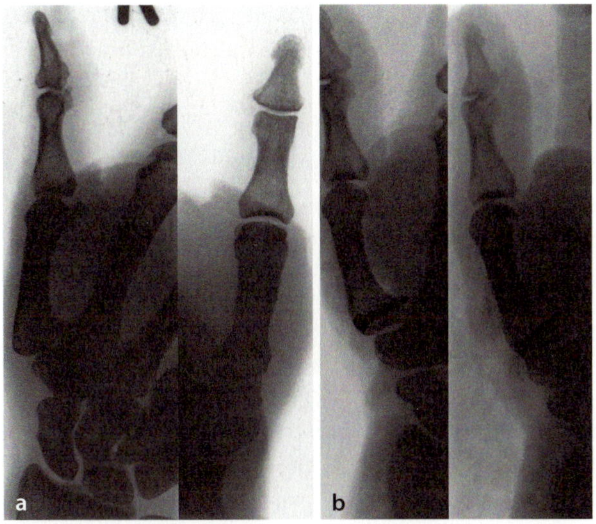

Abb. 11.12. a Bennett-Fraktur. b Schraubenosteosynthese

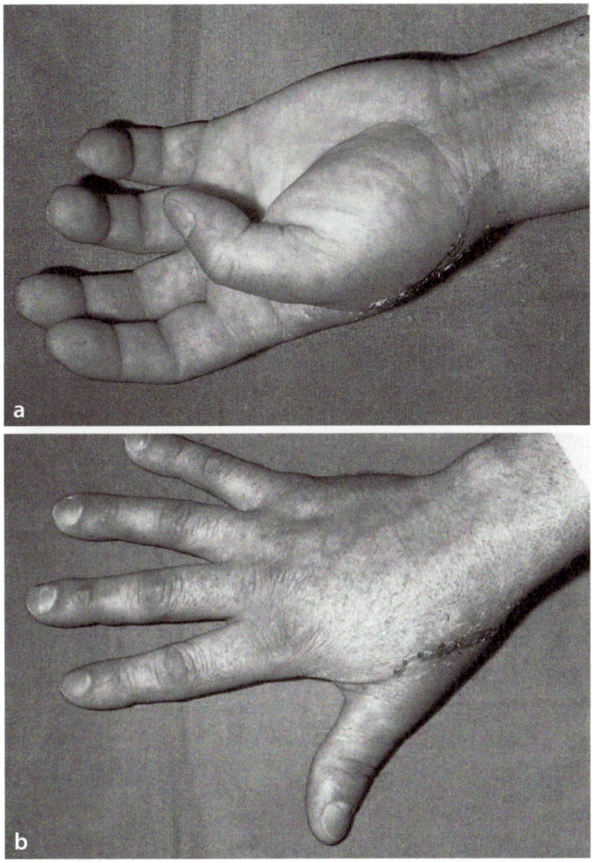

Abb. 11.13a, b. Bennet-Fraktur, Funktion nach der Osteosynthese

- Die **physiotherapeutische Behandlung** wird anfangs wie bei jeder übungsstabilen Osteosynthese mit aktiven und geführten Bewegungen durchgeführt.
- Vor allem finden Techniken Anwendung, die die Handwurzelreihe aktiv ruhig halten und eine dynamische Bewegung des Radius erfordern (Vertauschen von Punctum fixum und mobile).

Frakturen der Grund-, Mittel- und Endphalangen

Sie sind oft disloziert und werden mit Spickdrähten lagerungsstabil fixiert. Eine Schienenruhigstellung ist für 3–4 Wochen nötig.

Bestehen **keine Dislokationen**, werden sie ebenfalls mit einer Schiene für 3–4 Wochen ruhiggestellt.

Endgliedfrakturen im Bereich des Nagelkranzes oder Schaftes werden häufig mit einer Stackschiene versorgt. Zu achten ist auf eine Streckstellung des Endgelenkes, und druckfreies Anlegen der Schiene, um eine ausreichende Durchblutung zu gewährleisten.

Die Nachbarfinger sollen nach heutiger Auffasung nicht mehr mit ruhiggestellt werden.

Luxation des Daumengrundgelenkes

Ursache für eine Luxation oder Subluxation des Daumengrundgelenkes ist ein Fall auf den abgespreizten Daumen, z. B. beim Skifahren. Oft bleibt der Daumen auch in der Stockschleife hängen. Die Verletzung wird deshalb auch »Skidaumen« genannt. Das Gelenk ist instabil und druckempfindlich, kraftvolles Greifen bei Spitz- oder Klemmgriff ist nicht möglich und schmerzhaft.

Operatives Vorgehen (Bandnaht) ist angezeigt bei ausgeprägter Symptomatik. Ist das ulnare Seitenband knöchern ausgerissen, wird es transossär mit einem Ausziehdraht refixiert. Die **Ruhigstellung** dauert in einer Gipsschiene ca. 4–5 Wochen.

Bei einer Subluxation mit weitgehend stabilem Grundgelenk kann **konservativ behandelt** werden. Die **Schienenbehandlung** (Stackschiene) dauert ca. 3 Wochen. Der Daumen darf aus der Schiene heraus beugen. Die Physiotherapie wird befundbezogen durchgeführt.

Die Schwerpunkte der physiotherapeutischen Behandlung sind:

- Ödemresorption.
- Mobilisation des Daumengrundgelenkes entsprechend der Qualität des Bewegungsstopps.
- Lösen der Verklebungen.
- Kräftigung der Daumenmuskulatur.
- Funktionsschulung.
- Replantation.

Eine Besonderheit stellt die Behandlung **replantierter Finger** dar; sie gehört in die Hand des erfahrenen Handchirurgen.

Die Replantationen total abgetrennter Finger wird heute kritisch beurteilt, der Patient muss über die Erfolgsaussichten ehrlich informiert sein und die Entscheidung mittragen. Eine zwingende Indikation zur Mikroreplantation besteht jedoch für den **abgetrennten Daumen.** Der Erfolg der Replantation hängt von vielen Faktoren ab, z. B.

- dem Transport des Amputats vom Unfallort zur Klinik (möglichst in eine sterilen kühlen Flüssigkeit),
- der Zeit, die verstrichen ist,
- der Lokalisation,
- dem Weichteilschaden,
- den Begleitverletzungen (Polytrauma),
- der Nervenregenerationsfähigkeit,
- dem Alter des Patienten. und vor allem
- der Wiederherstellung der Revaskularisation (Durchblutung).

Es ist mit **bleibenden Schäden** wie Sensibilitätsstörungen, evtl. Neurombildung, Bewegungseinschränkungen und Durchblutungsproblemen und einer ausgeprägten Kälteempfindlichkeit zu rechnen.

Die **physiotherapeutische Behandlung** muss individuell mit dem Operateur abgesprochen werden.

▶ In den ersten 6 Tagen muss die **Durchblutung sorgfältig kontrolliert** werden. Das geschieht auch durch die Physiotherapeutin, die für Lagerung und Umlagerung der Hand sowie für die Verbandslage ebenso verantwortlich ist wie das Pflegepersonal. In der Regel wird der Patient antikoaguliert, erhält ein Breitspektrumantibiotikum und wird schmerztherapeutisch betreut.

Warnung

Bei replantierten Fingern darf bis zur gesicherten Durchblutung des Fingers (ca. bis zum 10. postoperativen Tag) keine Eisanwendung vorgenommen werden.

Die **Revaskularisierung** muss erst abgewartet werden. Die Verbesserung der arteriellen Durchblutung erweist sich als schwierig, da über längere Zeit ein aktives Üben nicht möglich ist. Die Kirschnerdraht-Osteosynthesen sind nur lagerungsstabil, sie sind temporäre Arthrodesen, so dass aktives und passives Bewegen bis zur 4.–6. Woche nicht erlaubt ist (**Abb. 11.14a–c, 11.15.a, b**).

Die Behandlung **ausgeprägter Ödeme** muss sorgfältig gegenüber der ausreichenden arteriellen Durchblutung abgewogen werden. Dies gilt vor allem für das Anlegen eines **Kompressionshandschuhs.**

▶ Zur **Ödemresorption** soll die Hand intermittierend hochgelagert werden. Eine Dauerhochlagerung ist ebenso falsch wie ein andauerndes Hängen Lassen der Hand.

▶ Bis zur 4. postoperativen Woche wird eine sehr behutsame passive Bewegungstherapie angrenzender Gelenke durchgeführt. Dabei muss die Physiotherapeutin besonders auf weiches Greifen achten.

▶ Erste aktive Übungsformen nutzen **Fazilitationstechniken als Kontraktionshilfe** aus. Der Finger soll dabei weich in Endstellung der Gelenke gehalten werden.

Behandlungen replantierter Finger erfordern von der Physiotherapeutin **umfassendes Denken und Handeln**, sie sind keinesfalls schematisch durchzuführen. Da alle Strukturen der Hand verletzt sind, müssen

- Dosierung der Übungsformen,
- Grifftechnik und
- Schwerpunkte der Behandlungsgesichtspunkte

sorgfältig **mit dem Operateur abgestimmt werden.**

Wichtig

Fixationsgriffe müssen weich und diagonal am Finger angesetzt und immer wieder gelöst werden!

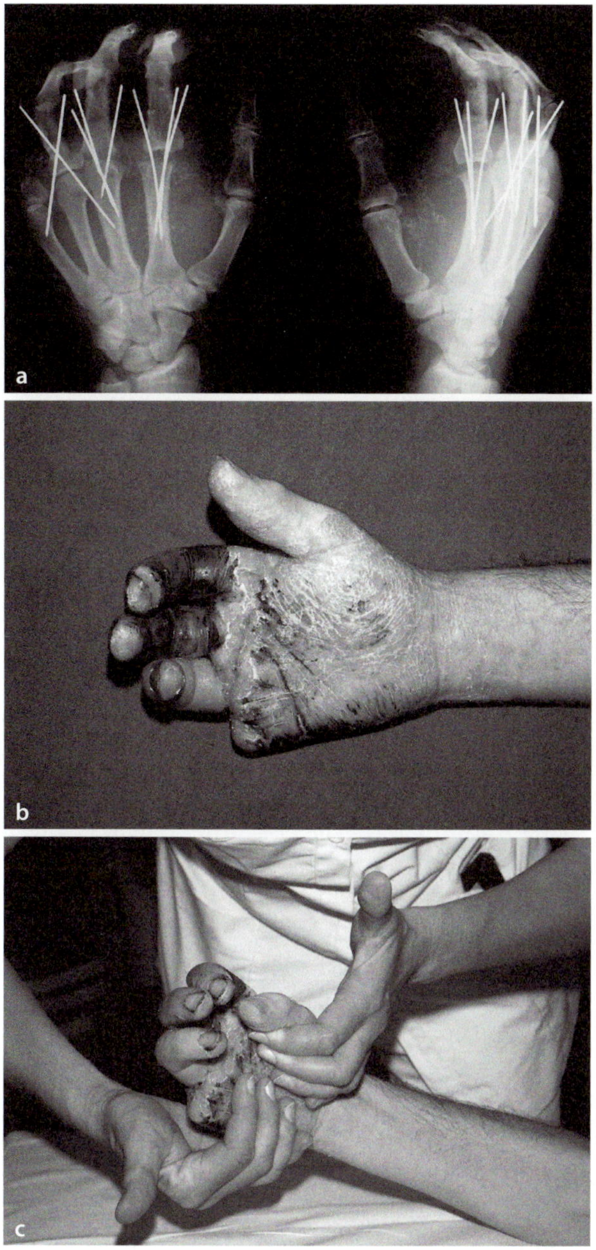

Abb. 11.14. **a** Kreissägenverletzung mit Fingerabtrennung, Replantation und Osteosynthese mit Kirschner-Drähten. **b** Heilungsergebnis nach 14 Tagen. **c** Erste Funktionsschulung

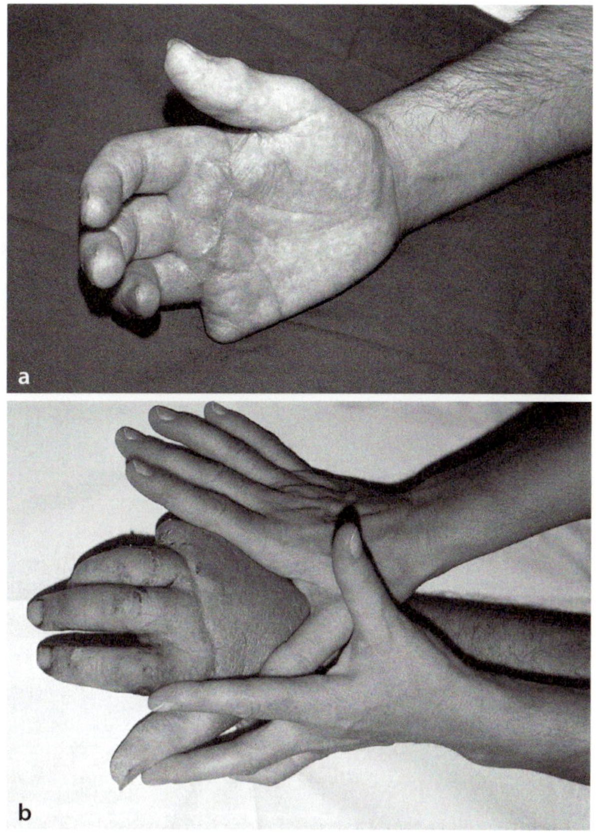

Abb. 11.15. **a** Replantationsergebnis nach 4 Monaten. **b** Versuch, Fingerextension zu stimulieren

Eine Finger- oder Handabtrennung ist ein schwerer Schock für einen Patienten mit einschneidender Veränderung seines persönlichen Lebens, seiner berufliche Situation und seiner Zukunftsplanung. Der ehrliche Umgang mit ihm und ein realistisches Angebot physiotherapeutischer Maßnahmen sind deshalb besonders wichtig (s. auch »Kombinationsverletzungen«, dieses Kapitel).

Beugesehnenverletzungen

Ihrer Funktion entsprechend werden Beugesehnen besonders häufig bei **Schnittverletzungen** durchtrennt, wie auch bei **Quetsch-, Biss-, oder Rissverletzungen.** Der Schweregrad der Beugesehnendurchtrennung ist abhängig von der Lokalisation und der Mitverletzung der ring- und kreuzförmigen Haltebänder sowie der Sehnenscheiden und Begleitverletzungen.

Einteilung

Eine Einteilung der Beugesehnenverletzungen **in 5 Zonen** hat sich durchgesetzt:
- **Zone 1:** Daumen- und Langfingerendglied bis ca. Mitte des Mittelglieds.
- **Zone 2:** Daumen und Langfinger bis Grundgelenkbereich.
- **Zone 3:** Mittelhand.
- **Zone 4:** Handwurzelbereich.
- **Zone 5:** Handgelenkbereich.

Das von Bunnel früher beschriebene sog. »Niemandsland« wird nicht mehr diskutiert.

Symptomatik, ärztliche und physiotherapeutische Maßnahmen

Bei einem **Riss der oberflächlichen Beugesehne** sind die Funktionen der langen Beuger geschwächt, aber möglich. **Bei Ausfall beider Sehnen** können das PIP- und das DIP-Gelenk nicht mehr gebeugt werden (**Abb. 11.16**). Entsprechend kann das Grund- und Endgelenk des Daumens nicht mehr gebeugt werden, wenn die Sehne des M. flexor pollicis longus gerissen ist (**Abb.11.19**).

Die Hauptprobleme der Behandlung der Beugesehnendurchtrennung liegen bei der Verhaftung der Nahtstellen im Sehnenscheidenbereich. Handchirurgen bemühen sich deshalb um ein **operatives Vorgehen,** welches das Gleiten der Sehne ohne Zugbelastung frühzeitig erlaubt.

Unterschiedliche anatomische Gegebenheiten erfordern **unterschiedliches Vorgehen.** Der Operateur muss bemüht sein, die Gleitfähigkeit der Sehnen und ihre Führung durch die Ringbänder zu erhalten. Ihre Rekonstruktion ist von besonderer Bedeutung, weil durch Entfernen der Sehne vom Drehpunkt die Kraft und das Bewegungsausmaß verloren gehen. Im Bereich der Handwurzel und der Metakarpalia fehlen im Allgemeinen die Sehnenscheiden, der Erfolg einer Sehnennaht ist dort deshalb größer.

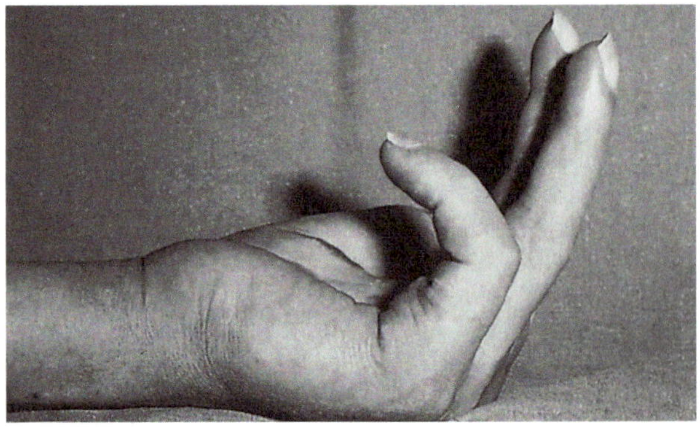

Abb. 11.16. Durchtrennung der Beugesehne D2–D4

Eine durchgehende Sehnenscheide besitzt der Daumen und der Kleinfinger; dies hat klinische Bedeutung bei einer **Phlegmone.** Die Infektion kann sich von einem Finger zum anderen ausbreiten.

Alle Beugesehnendurchtrennungen aller Lokalisationen werden heute unter normalen Umständen **primär operativ versorgt.** Die Beugesehnennaht gehört jedoch in die Hand erfahrener Handchirurgen. Operiert wird mit Lupenbrille. Zur Anwendung kommen eine Durchflechtungsnaht nach Kirchmayr-Kessler oder eine Sehnenplastik.

Üblich ist heute die **Nachbehandlung nach Kleinert** und deren Modifikation **nach Hoffmann-Elliot:** Nach einer Durchflechtungsnaht oder einer Sehnenplastik wird eine Gipsschiene nach Kleinert in folgender Stellung angelegt:
- Handgelenk: 20–30° Palmarflexion (Trentz u. Bühren: 40°),
- Grundgelenk (MP): 60–70° Flexion (Trentz u. Bühren: 50°),
- Mittel- und Endgelenke (PIP, DIP): gestreckt.

Gummizügel werden zwischen den Fingerkuppen und der Palmarseite des proximalen Handgelenkes am Gips oder Verband befestigt. Der Zug ist zum Skaphoid ausgerichtet und garantiert die gewünschte Entlastungsstellung der Sehnennaht (**Abb. 11.17–11.19**). Nach 3 Wochen kann die Annäherung aufgegeben werden, der Gips wird abgenommen, und ein Verband wird für weitere 2 Wochen angelegt.

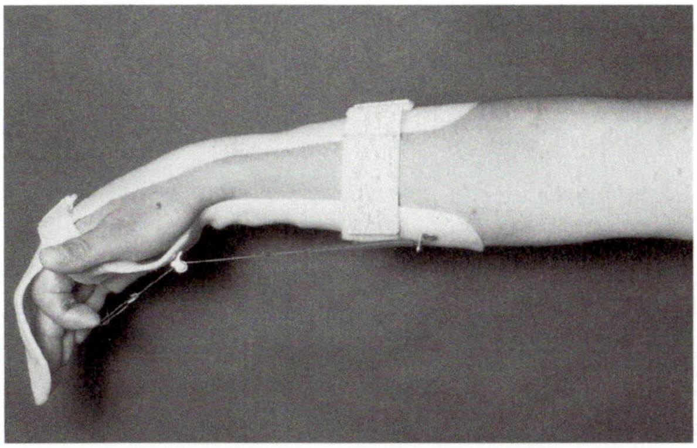

Abb. 11.17. Kleinert- Gips: passive Beugung D2 durch Zügel

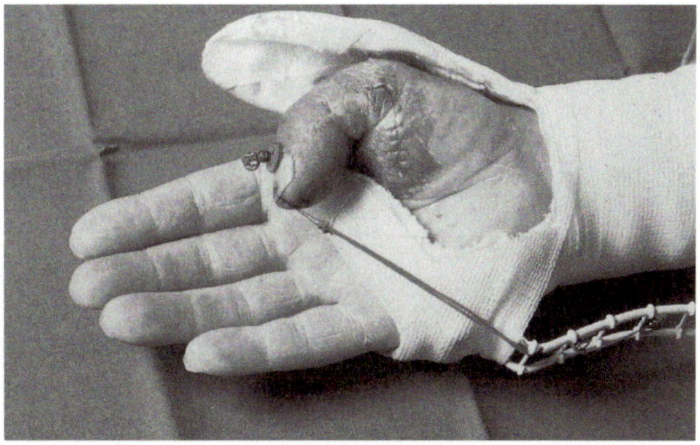

Abb. 11.19. Kleinert-Gips nach Daumenbeugesehnennaht

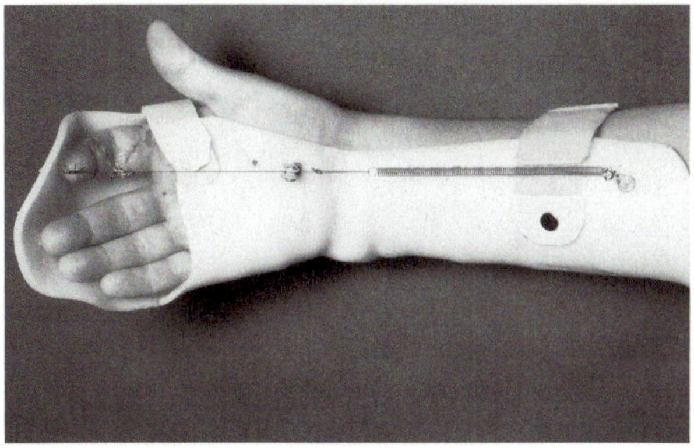

Abb. 11.18. Kleinert- Gips nach Beugesehnennaht D2, aktive Streckung

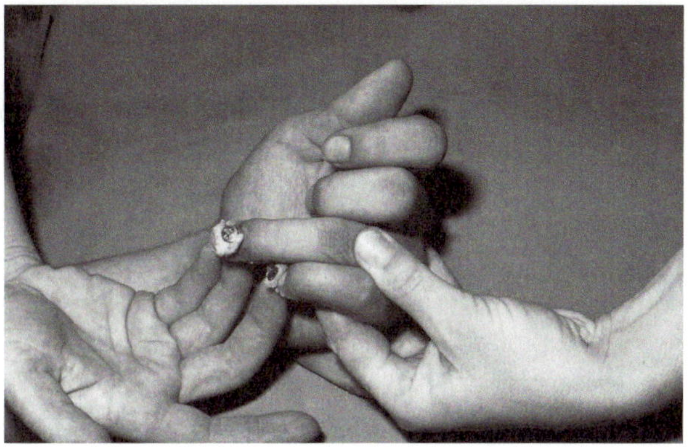

Abb. 11.20. Halten in Annäherung der Beugesehnen D4, D5 nach Sehnenplastik als erster Kontraktionsversuch, alt 11.17

Die **Physiotherapie** beginnt nach Entfernung der Redondrainage.

- Während der ersten 5 Wochen darf nur passiv gebeugt werden, die Streckung der Fingergelenke wird aktiv gegen die Gummizügel geübt. Niemals sollte ein Druck auf den Fingernagel ausgeübt werden zur Vervollständigung der Flexion im PIP und DIP Gelenk. Alle Griffe werden seitlich und mit einer ganz feinen Traktion angesetzt.
- Die **Modifikation nach Hoffmann-Elliot** besteht darin, dass nach jeder physiotherapeutischen Behandlung, und darüber hinaus stündlich, die **Fingerstellung** im Kleinert-Gips **gewechselt wird**. Die Flexionsstellung mit dem Gummizügel wird temporär aufgegeben durch Abhängen des Zügels und Fixieren der Finger in Streckstellung mit einem weichen, breiten Band. Während des stationären Aufenthaltes kontrolliert die Physiotherapeutin stündlich den Stellungswechsel, später macht der Patient dies selbst. Der Gummizügel wird über einer Sicherheitsnadel eingehängt, sie bleibt an der vorgegebenen Stelle über dem Skaphoid, so dass die Zugrichtung immer konstant bleibt.
- Für die Nacht entscheidet der Patient selbst, welche Stellung er einnehmen will.

Bei Versuchen mit einer frühen aktiven Beugung der Finger gibt die Literatur eine höhere Rate an Nahtrupturen an. Wir empfehlen deshalb, erst nach 5 Wochen mit der aktiven Beanspruchung der Beugesehne zu beginnen (**Abb. 11.20**) und langsam die Nullstellung aller Gelenke zu erreichen. Nach 6 Wochen ist dies i. Allg. möglich.

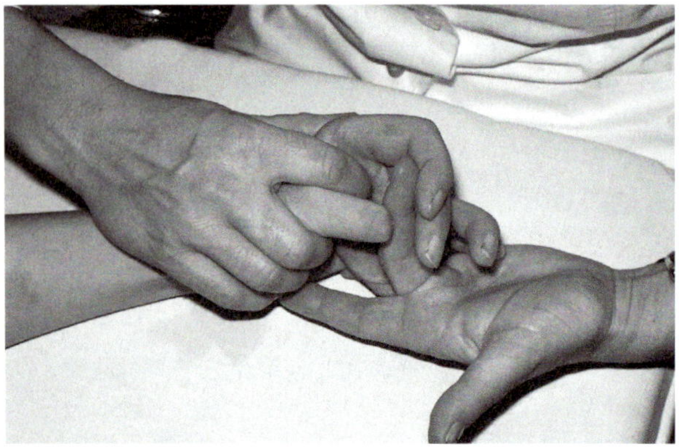

■ Abb. 11.21. Kontraktionsschulung über Daumenflexion

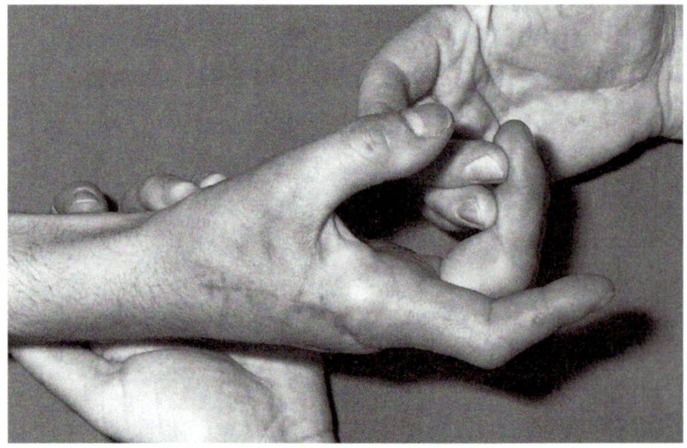

■ Abb. 11.22. Kontraktionsschulung über Spitzgriff

Primäre Beugesehnennähte des **M. flexor pollicis longus** werden ebenso versorgt.

Der Kleinert-Gips bringt das Handgelenk in 20–30° Flexion, das MP-Gelenk in 30–40° Flexion, das DIP Gelenk soll gestreckt sein. Der Gummizügel zieht in Richtung zum Os metacarpale V.

Die Behandlung verläuft analog zur vorher beschriebenen Beugesehnenbehandlung.

Sehnentransplantate werden heute bei Beugesehnenverletzungen in der Zone 2 auch primär, bei älteren Verletzungen zweizeitig, durchgeführt. Die anschließende Behandlung wird, wie bereits beschrieben, mit einem Funktionsgips nach Kleinert fortgesetzt.

Die Stellung des Kleinert-Gipses ist auch die Ausgangsposition für die erste **physiotherapeutische Behandlung** nach der Gipsentfernung.

► Zur Anwendung kommen dann alle Techniken, die eine **Förderung der Kontraktionsbereitschaft** bewirken (■ **Abb. 11.20 – 11.23**), wie manueller Kontakt, Setzen von Kontraktionshilfen nach PNF oder Verstärkungstechniken.

Wichtig

Auch hier gilt: Weiches Bewegen ist effektiver als hartes Mobilisieren!

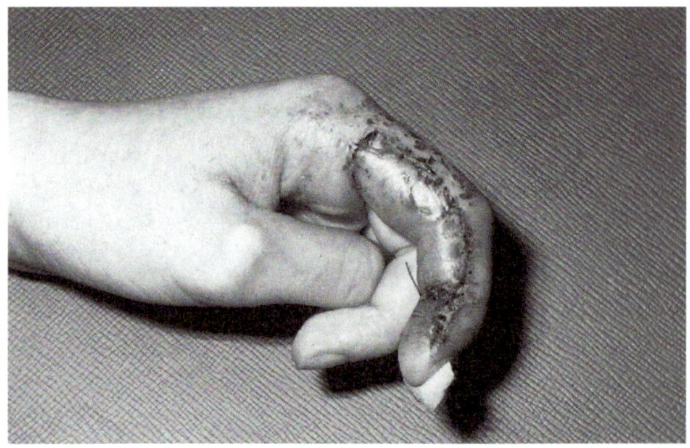

■ Abb. 11.23. Kontraktionsschulung über Faustschluss

Komplikation: Tenolysen (Tendolysen)

Wegen der Adhäsionsgefahr der Sehnennarbe muss auch bei allen operativen Methoden mit einer Tenolyse nach ca. 3 Monaten gerechnet werden. Die Sehne wird dann aus ihrer Verklebung/Verwachsung gelöst.

► Nach Tenolysen muss **sofort physiotherapeutisch behandelt** werden. In den ersten Tagen wird heute eine Schmerztherapie durchgeführt (s. Kap. 3). Aktive und passive Bewegungsformen kommen zum Einsatz (■ **Abb. 11.24**). Das Operationsergebnis soll so schnell wie möglich erreicht werden, dabei spielt die Mitarbeit des Patienten ein große Rolle. »Stop and go«-Techniken ermöglichen es dem Patienten, seine Schmerzgrenze besser zu überwinden. Kühlen der Hand und eine zwischengeschaltete Lymphdrainage nehmen den postoperativen Reizzustand zurück.

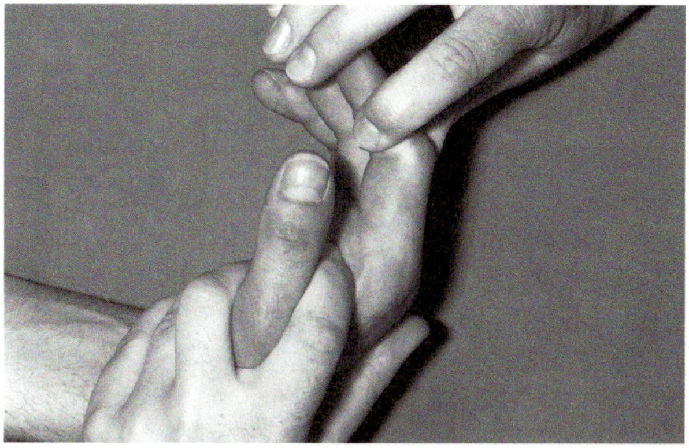

Abb. 11.24. Passives Beugen D2

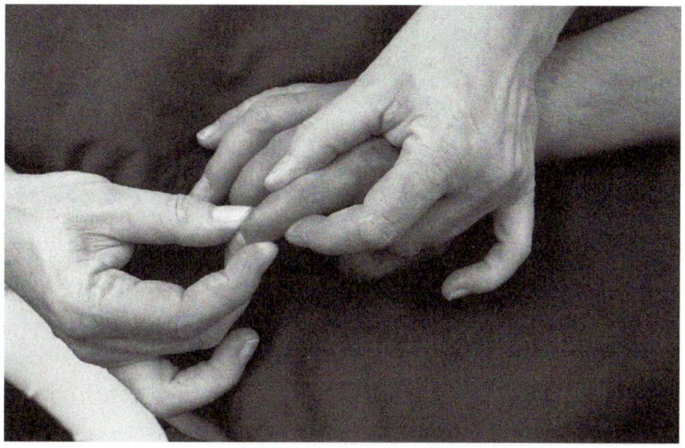

Abb. 11.25. Grifftechnik, zur Mobilisation D2 PIP

- Nach der Wundheilung kann mit einer **weichen Narbenmassage** begonnen werden.
- Geübt wird vorzugsweise **aktiv gegen Führungskontakt.**
- Dehnungen und Gelenkmobilisationen müssen v. a. während der kritischen Zeit zwischen dem 7. und 15.und evtl. bis zum 20. postoperativen Tag mehrmals täglich besonders feinfühlig durchgeführt werden (**Abb. 11.25**). In dieser Zeit besteht **erhöhte Rissgefahr.** Wenn möglich soll 3–4-mal täglich behandelt werden, darüber hinaus wird der Patient angehalten, stündlich selbst zu üben.

Quengelverbände sind in letzter Zeit wieder häufiger diskutiert worden, wir bewerten sie kritisch, weil der Druck auf die Gefäße zu ischämischen Symptomen führen kann. Dynamische Übungsschienen können in manchen Fällen sinnvoller sein.

- Je weicher und behutsamer mit der Hand umgegangen wird, um so schneller wird sie zu natürlichen Bewegungen zurückfinden.

Warnung
Niemals darf gegen Schmerzen rigoros passiv mobilisiert werden. Jede Härte wird zu neuer Abwehrspannung und zu Verklebungen führen.

Strecksehnenverletzungen

Strecksehnenverletzungen an Hand- und Fingern kommen u. a. durch Schnitt-, Säge-, Stich-, Biss-, Sportverletzungen und als knöcherne Ausrissverletzung vor.

Am Endglied kommen sie am häufigsten als **Sehnenabriss**, z. B. beim Bettenmachen oder bei Ballsportarten wie Basketball, Volleyball oder Handball vor.

Einteilung

Strecksehnenverletzungen werden in **8 verschiedene Zonen** eingeteilt:

- **Zone 1:** Endgliedbereich, evtl. knöcherner Ausriss,
- **Zone 2:** Mittelgliedbereich,
- **Zone 3:** Mittelgelenkbereich,
- **Zone 4:** Grundgliedbereich,
- **Zone 5:** Grundgelenkbereich,
- **Zone 6:** Handrückenbereich,
- **Zone 7:** Handgelenkbereich,
- **Zone 8:** Unterarmbereich.

Symptomatik, ärztliche und physiotherapeutische Maßnahmen

In der **Zone 1** steht das Endgelenk bei einer **Totalruptur** in ca. 20–40° Flexionsstellung, bei **Teilruptur** in ca. 20° Flexion. Bei knöchernem Ausriss ist das Streckdefizit noch geringer.

Der Grund für das isolierte Endgelenkstreckdefizit liegt in den anatomischen Gegebenheiten. Die Strecksehnen werden breitflächig auf der Dorsalseite der Gelenkkapseln verankert. Die Fehlstellung wird als **Hammer- oder Malletfinger** bezeichnet.

Diese Verletzungen werden in einer Stack- oder Winterstein-Schiene in Überstreckung des Endgelenkes 6 Wochen lang ruhiggestellt. Die Schiene muss konsequent getragen werden. Gelingt die Behandlung nicht, kann eine temporäre Arthrodese mit Kirschnerdrähten durchgeführt werden.

Im **Bereich des Mittelglieds** besteht ein geringes Streckdefizit, wenn die seitlichen Zügel erhalten sind.

Verletzungen der Strecksehne **im Mittelgelenkbereich** sind oft offene Verletzungen. Wenn der Mittelzügel allein durchtrennt ist, kann der passiv in Streckung gebrachte Finger durch die intrinsischen und extrinsischen Zügel in dieser Stellung gehalten werden. Eine aktive Streckung aus der Beugung ist nicht möglich. Typisch ist die sog. »**Knopflochdeformität**«. Das PIP Gelenk schlüpft wie ein Knopf durch die Lücke der Sehne und verhindert die Streckung.

Die seitlichen Zügel liegen dann volar der Beugestreckachse und ziehen das PIP in Beugung und das DIP Gelenk in Überstreckung.

Strecksehnenverletzungen **im Grundgliedbereich** kommen in Kombination mit einer Durchtrennung der Aponeurose z. B. bei Kreissägen- und Schnittverletzungen und zusätzlichen Knochenverletzungen vor. Es sind dann offenen Verletzungen.

Bei **Strecksehnendurchtrennungen** proximal der Connexus intertendinei, im Bereich der Grundgelenke (**Zone 5**) oder Mittelhand (**Zone 6**) und in Höhe des Handgelenkes (**Zone 7**), kommt es zu sehr geringen Streckdefiziten, weil die intrinsische Muskulatur funktionsfähig bleibt

Strecksehnendurchtrennungen im Bereich der **Grundgelenke, Mittelhand oder der Handgelenke** werden ebenso wie alle kompletten Strecksehnendurchtrennungen der **Zonen 2–4** genäht. Die Gelenke werden mit Kirschner-Drähten vorübergehend fixiert und die Hand in einer Kleinert-Gipsschiene für Strecksehnenverletzung ruhiggestellt. Dabei sollen die PIP- und DIP-Gelenke in Nullstellung, die MP-Gelenke in 20°–40° Beugestellung und die Handgelenke in 40° Dorsalextension stehen. Die Kirschnerdrähte werden nach 4 Wochen entfernt.

Je distaler die Verletzung der Strecksehnen, um so länger ist die **Ruhigstellungszeit.** Als Mittelwerte gelten bei

- Verletzungen in Handgelenkhöhe: 3 Wochen,
- Verletzungen in Mittelhandhöhe: 4 Wochen,
- Verletzungen in Grund- und Mittelgelenkhöhe: 4–5 Wochen,
- Verletzungen am Endgelenk oder distal: 6 Wochen.

Grundsätzlich beginnt die **Physiotherapie** am ersten postoperativen Tag nach Entfernung der Redondrainagen. Der Beginn der Bewegungstherapie bei temporärer Arthrodese muss individuell vom Operateur festgelegt werden. In der Regel geschieht dies nach Entfernung der Kirschnerdrähte.

Die Gesichtspunkte der physiotherapeutischen Behandlung müssen der Besonderheit der Strecksehnenverletzungen in unterschiedlichen Zonen Rechnung tragen.

▶ Dies gilt vor allem für die Wahl von **spannungsfreien Ausgangsstellungen** und die **angepasste Dosierung** der Techniken zur Schulung der Kontraktionsfähigkeit und Mobilisation der Gelenke.

▶ Zu bedenken ist auch, dass die **Grundspannung der Beugesehnen** immer größer ist als die der frisch genähten und noch nicht ausgeheilten Strecksehne.

! Warnung

Forciertes Beugen der Finger ist in der frühen Behandlungsphase nicht erlaubt!

Bei Strecksehnenverletzungen **im Handrückenbereich** besteht oft ein **ausgeprägtes Ödem**.

▶ Alle Ödem resorbierenden Maßnahmen, wie Kühlen, Pumpbewegungen der proximalen Gelenke, manuelle Lymphdrainage oder ein Komressionshandschuh sind dann anzuwenden.

▶ Grundsätzlich kann erst nach 6–8 Wochen mit einer stärkeren Dosierung, z. B. gegen angepassten Widerstand begonnen werden. Verletzungen im Endgelenkbereich beginnen zu diesem Zeitpunkt erst mit aktiven oder geführten Übungsformen.

▶ Da sich Narben sehr einschränkend auf die Funktion der Hand auswirken, ist eine intensive Narbenbehandlung erforderlich.

Die Schwerpunkte der physiotherapeutischen Behandlung sind:

- Durchblutungsverbesserung.
- Ödemresorption.
- Lösen der Verklebungen, Narbenbehandlung.
- Schulen der Kontraktionsfähigkeit.
- Kräftigung.
- Funktionsschulung (s. »Behandlungsmöglichkeiten«, S. 176).

▶ Erst nach 10–12 Wochen ist bei Strecksehnenverletzungen mit einer vollen Belastbarkeit der Hand für einen handwerklichen Beruf zu rechnen.

Muskelverletzungen

Muskelverletzungen gibt es durch Schnitt-, Quetsch- oder Rissverletzungen an der **Handbinnen-**, der **Kleinfingerballen-** und der **Daumenballenmuskulatur.** Sie können Begleitverletzungen von Frakturen und Luxationen sein. Die Funktionen der betroffenen Muskulatur können nicht mehr ausgeführt werden.

Operatives Vorgehen ist zwingend, die offenen Verletzungen erfordern eine schnelle Wundversorgung. In Kombination mit Frakturen wird oft eine **Ruhigstellung** mit einem Fixateur externe vorgenommen.

Nervenverletzungen

Symptomatik, ärztliche und physiotherapeutische Maßnahmen

Bei schweren Schnitt-, Riss-, Quetsch- und Schussverletzungen können der **N. medianus** und/oder der **N. ulnaris** gezerrt oder durchtrennt werden. **Als Folge** entstehen:

- Sensibilitätsverlust für Berührung, Zweipunktdiskriminierung, Warm-/Kaltempfinden);
- Ausfall der Motorik für Binnen-, Daumenballen- und Kleinfingerballenmuskulatur bei Schäden im Karpaltunnelbereich oder distal davon. Betroffen sind der N. ulnaris in der Loge de Guyon und der N. medianus im medialen Bereich;
- trophische Störungen, Atrophie.

Sensibilitätsstörungen werden nach Highet wie folgt eingestuft:

- **S0:** keine Sensibilität vorhanden.
- **S1:** Schmerzempfinden im Innervationsgebiet.
- **S2:** geringe oberflächliche Sensibilität.
- **S3:** oberflächliche und tiefe Sensibilität ist intakt. Zweipunkte-Diskriminierung ist vorhanden.
- **S4:** normale seitengleiche Sensibilität.

Paresen der Handmuskulatur müssen nicht immer zu einem totalen Ausfall der entsprechenden Muskulatur führen. Es gibt viele Anastomosen oder Lageveränderungen der Nerven an der Hand, die eine Teilfunktion noch ermöglichen.

Angestrebt wird eine primäre Nervennaht. Diese Eingriffe haben eine bessere Prognose und können innerhalb von 24 Stunden nach der Verletzung noch durchgeführt werden. Ist dies nicht möglich, wird eine frühzeitige Sekundärnaht angestrebt (5–7 Tage nach dem Unfall). Immer soll die Nahtstelle spannungsfrei sein, gelingt dies nicht, wie z. B. bei Defekten, wird ein Transplantat zwischengeschaltet.

Nach einer Naht **motorischer Nerven** ist eine Ruhigstellung für 3–4 Wochen einzuhalten, bei Verletzung von **sensiblen Nerven** reicht eine Ruhigstellung von 14 Tagen bis 3 Wochen in Annäherung der betroffenen Nerven.

Entlastende Stellungen für die Unterarmnerven sind:

- **N. medianus:** Ellbogenflexion, -pronation, Handgelenkpalmarflexion.
- **N. radialis:** Ellbogenflexion, -supination, Handgelenkdorsalextension.
- **N. ulnaris:** Ellbogenextension, -supination, Handgelenkpalmarflexion.

Bei einer **Druckläsion mit erhaltenen Axonen** kommt es zur Spontanheilung. Operatives Vorgehen ist deshalb nicht erforderlich.

Ist operatives Vorgehen auch an anderen Handstrukturen notwendig, werden Nervennähte primär in der gleichen Sitzung durchgeführt.

► Nach Ruhigstellung in entlastender Stellung des Nerven beginnt die **Physiotherapie** mit Techniken zur Schulung der Kontraktionsbereitschaft der paretischen Muskulatur (s. auch Kap. 7, »Neuromeningeale Strukturen und ihre Behandlung«).

Die Schwerpunkte der physiotherapeutischen Behandlung sind:

- Durchblutungsverbesserung der Hand, Ödemresorption.
- Erhalten der Beweglichkeit der Fingergelenke und des Handgelenkes.
- Verhindern von Dehnstellungen des Nerven und der Muskulatur.
- Fördern der Kontraktionsbereitschaft (Fazilitationstechniken).
- Fördern der Resensibilisierung (Greifen verschiedenster Materialien).
- Vermeiden von Fehlstellungen der Fingergelenke, Stabilisation der Gelenke.
- Schienenbehandlung.
- Hautpflege.

Die ersten **sensiblen Reinnervationen** sind etwa 4 Monate nach der Naht, die **motorischen** 6–9 Monate postoperativ zu erwarten.

EMG-Kontrollen sind erst nach 4 Wochen aussagekräftig. Erste Resensibilisierung zeigt sich in Kribbeln (Hoffmann-Tinel-Zeichen) und dem Gefühl »eingeschlafener« Hautareale.

Der Erfolg von Nervennähten ist abhängig von der Gefäßversorgung im Bereich der Nervennaht, aber auch vom Alter des Patienten: Patienten unter 40 Jahren haben eine bessere Prognose.

Die Wahrnehmung von Berührung wird mit verschiedenen Materialien und mit Gegenständen des alltäglichen Lebens geschult. Zunächst sollen die Gegenstände mit offenen Augen wahrgenommen, dann mit geschlossenen Augen erkannt werden.

Ausführliche Behandlungskonzepte können aus der Fachliteratur über Handchirurgie und die Neurologie peripherer Nerven übernommen werden.

Gefäßverletzungen

Bei jeder ausgeprägten Handverletzung kommt es zu arteriellen und venösen Gefäßverletzungen wichtiger Hand- und Fingerarterien. **Quetschverletzungen** bieten die größte Gefahr von **Hohlhandbogenzerreißungen** und nachfolgender **Ischämie** der Finger.

Mikroskopische Nähte des oberflächlichen und tiefen Hohlhandbogens werden meist nur in handchirurgischen Spezialabteilungen vorgenommen. Bei einer **Fingerreplantation** ist das Gelingen der Operation entscheidend davon abhängig, ob die Fingerdurchblutung erreicht werden kann. **Drittgradige Hautdefekte und Mangeldurchblutung der Hand** können zu Nekrosen, CRPS und Infekten führen, die schwerwiegende Folgen für die Funktion der Hand haben.

Die ruhigstellenden Verbände müssen locker sein und täglich kontrolliert werden. Jede Form des Drucks von außen, aber auch von innen durch Nachbluten oder ein Ödem muss vermieden werden. Bei prallem Hämatom muss die Nahtstelle etwas geöffnet und das Hämatom entleert werden (**Gefahr des Kompartmentsyndroms!**).

► Intensives Kühlen ist bei arteriellen Gefäßzerreißungen zu vermeiden. Die Lagerung der Hand muss häufig wechseln zwischen mäßiger Hoch- und Tieflagerung.

Kombinationsverletzungen

Kombinationstraumen aller Strukturen an der Hand sind oft eine Folge schwerer Verkehrs- oder Arbeitsunfälle, z. B. Kreissägen-, Explosions-, Strom- oder Schussverletzungen.

Meist sind es offene, sehr verschmutzte Verletzungen mit totaler oder teilweiser Abtrennung von Fingern (**◘ s. Abb 11.14, 11.15, 11.26 und 11.27**).

In der **Erstversorgung** wird zunächst die Wunde behandelt, ausgeschnitten und, wenn möglich, geschlossen (**◘ Abb. 11.26a, b**). Die Frakturen werden notfallmäßig mit Kirschner-Drähten (**◘ Abb. 11.14a**) oder mit einem Fixateur externe versorgt. Die Finger 1–4 werden, falls abgetrennt, evtl. **replantiert.** Wenn dies technisch nicht möglich ist, werden Teilamputationen vor-

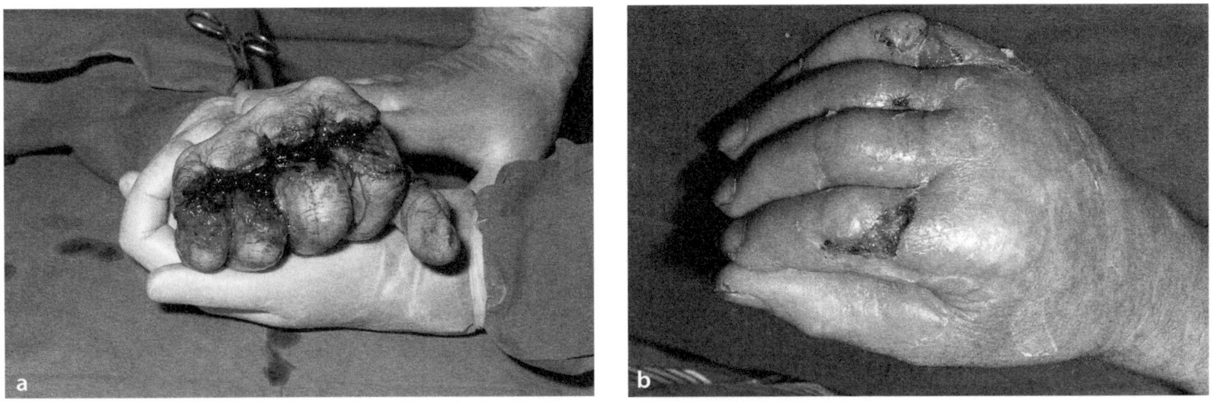

Abb. 11.26. **a** Kreissägenverletzung, Unfall. **b** Klinisches Bild nach der Versorgung

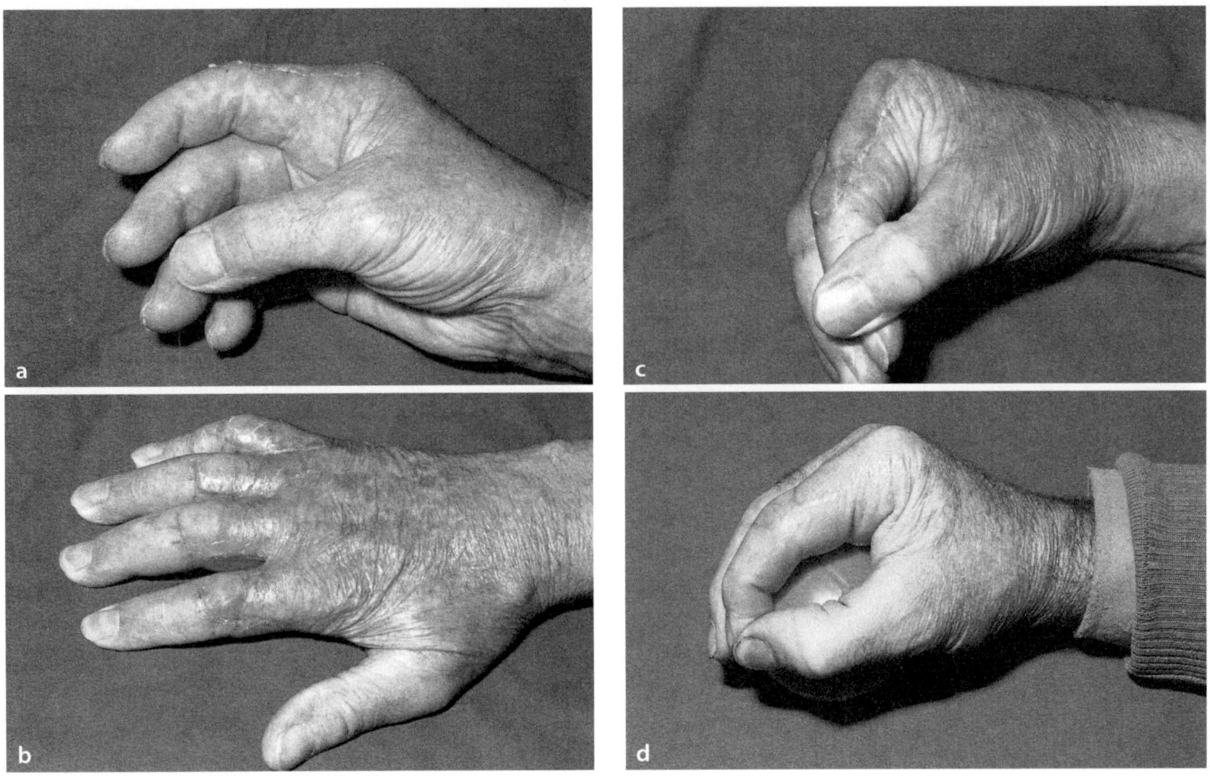

Abb. 11.27. **a, b** Beuge- und Streckfunktion nach 4 Monaten. **c, d** Lumbrikaler Griff und Grobgriff

genommen. In den folgenden Tagen wird unter Antibiotikaschutz vorrangig die Wunde behandelt.

In den ersten Tagen wird eine individuell dosierte Schmerztherapie zusätzlich zur antiphlogistischen Therapie durchgeführt.

Entsprechend der Kombinationsverletzung mit anderen Strukturen wird individuell entschieden, wann die **Physiotherapie** beginnen soll und **welche Behandlungsschwerpunkte** gesetzt werden müssen. Das entscheidende Kriterium ist die **Durchblutung der Hand**

(s. auch »Gefäßverletzungen«, dieses Kapitel). Müssen sekundäre Hautverpflanzungen nach vorheriger Abdeckung mit Epigard vorgenommen werden, wird die Hand in der Regel 8–10 Tage lang nicht behandelt. Nach dem ersten Verbandswechsel entscheidet der Operateur, ob mit der **Bewegungstherapie** begonnen werden darf.

▶ Die Behandlung von Kombinationsverletzungen und die nach Fingerreplantationen gehört in die Hand erfahrener und speziell weitergebildeter Physiotherapeutinnen (s. auch Abschnitt über »Replantation«, dieses Kapitel). Besondere Bedeutung für eine gute Prognose hat die **prä- und postoperative Schmerztherapie** und eine **Schmerz vermeidende Physiotherapie** (s. auch Kap. 3).

Verbrennungen

Verbrennungen an der Hand sind schwerwiegende thermische Verletzungen. Die Gewebeschädigungen können direkt oder indirekt erfolgen. Ursachen können z. B. Feuer, heißes Wasser oder Dampf, eine heiße Herdplatte, heiße Chemikalien oder Starkstrom sein.

Einteilung und Symptomatik

Verbrennungen werden in **4 Kategorien** eingeteilt:

- Verbrennung **1. Grades:** Rötung der Haut. Ohne Blasenbildung wie bei einem Sonnenbrand.
- Verbrennung **2. Grades:** Betrifft die Schichten Stratum, Korium. Mit Blasenbildung, Sensibilitätsstörung möglich.
- Verbrennung **3. Grades:** Betrifft die Epidermis, Subcutis und Fettschicht. Mit Sensibilitätsverlust, Narbenbildung.
- Verbrennung **4. Grades:** Mit Nekrosen.

Ein Hautbezirk kann mehrere Schweregrade nebeneinander aufweisen.

Ärztliche und physiotherapeutische Maßnahmen

Eine **frisch verbrannte Hand** soll schnellstmöglich für ca. 15 Minuten unter kaltes Wasser gehalten werden, damit eine Schädigung tieferer Schichten vermieden wird.

Die **Verbrennungen 1. Grades** können mit einer feuchtigkeitsspendenden Salbe behandelt werden.

Bei **Verbrennungen 2. Grades** wird meistens nach Reinigung der Wunde feucht behandelt, z. B. mit Betaisadonna in einer Feuchtkammer (Plastikhandschuh).

▶ Nach 2–3 Tagen kann der Patient selbständig in einem kühlen Handbad üben, wenn nötig unter Anleitung und Weiterführung durch die Physiotherapeutin.

▶ Da Narben zurückbleiben können, muss besonders auf **Narbenbehandlung** und **Hautpflege** geachtet werden.

Bei **Verbrennungen 3. Grades** im Handbereich geht die Wunde bis zur Subkutis. Die Wunde ist grauweiß durch koaguliertes Kollagen, es bestehen keine Schmerzen.

Die Wunde wird unter sterilen Bedingungen und unter Narkose gesäubert und anschließend mit einer sterilen Folie abgedeckt. Manchmal ist dies mehrfach nötig. Je nach Ausmaß kann eine frühe oder sekundäre Hautdeckung durchgeführt werden.

Je nach Kombinationsverletzung mit anderen Strukturen wird individuell entschieden, wann die **Physiotherapie** beginnen soll und welche Behandlungsschwerpunkte gesetzt werden müssen.

Die **Verbrennungen 4. Grades** reichen bis zur Fettschicht und zum Knochen. Sie zeigen nekrotisches oder sogar verkohltes Gewebe. Ärztlicherseits bleibt deshalb oft nur die Amputation.

Bei **großflächigen Verbrennungen 3. und 4. Grades** werden die Patienten notfallmäßig auf der Intensivstation behandelt.

▶ Intensive Atemtherapie und Thromboseprophylaxe stehen dann im Vordergrund.

▶ Pflegepersonal und Physiotherapeutinnen müssen aseptische Verhältnisse beachten.

▶ Kelloide und Narbenkontrakturen erfordern individuelles Vorgehen (Narbenmassage, Querdehnungen, spezielle Mobilisationstechniken).

Die Schwerpunkte der physiotherapeutischen Behandlung sind:

- Kontrakturprophylaxe.
- Hautpflege.
- Schmerztherapie.
- Narbenbehandlung nach Wundschluss.
- Sensibilitäts-»Training« und -verbesserung.
- Mobilisation der Gelenke.
- Funktionsschulung.
- Herstellen von Lagerungsschienen.
- Herstellen und Einsetzen von Hilfsmitteln (Absprache mit Ergotherapeutin, falls vorhanden).
- Anlegen von Kompressionsverbänden.

Verbrennungen 3. und 4 Grades gehören in die Hand einer erfahrenen und speziell weitergebildeten Physiotherapeutin.

Dupuytren-Faszienfibrose

Im strengen Sinn gehört die Behandlung der Dupuytren-Faszienfibrose nicht in den Fachbereich der Traumatologie, jedoch durchaus zum Fachgebiet der Handchirurgie (▫ **Abb. 11.28**). Traumen gelten unter anderem als Auslöser der Dupuytren-Faszienfibrose; deshalb wird hier die physiotherapeutische Behandlung dargestellt.

Bei der Dupuytren-Faszienfibrose (DF) handelt es sich um eine bisher nicht erklärbare Erkrankung der Palmaraponeurose mit Knötchenbildung.

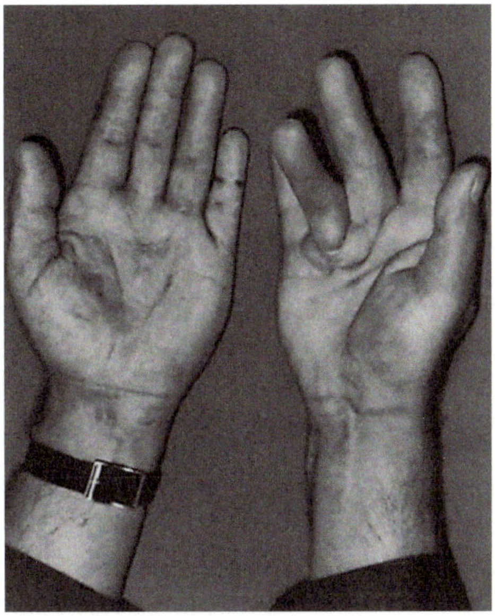

▫ **Abb. 11.28.** Dupuytren-Faszienfibrose

Auslösende Faktoren und Verlauf

Auslöser können Traumen, Diabetes mellitus, Lebererkrankungen oder Akoholismus sein. Es bestehen aber auch familiär bedingte Zusammenhänge. **Verlauf, Lokalisation und Rezidivneigung** sind sehr unterschiedlich. Selten ist der 2. oder 3. Finger, am häufigsten ist jedoch der 5. Finger betroffen. Die fibrösen Veränderungen an der Palmaraponeurose verhindern je nach Schweregrad die Streckung der Fingergelenke.

Bei Männern zwischen 40 und 60 Jahren tritt die DF häufiger auf. Die Patienten suchen meistens erst einen Arzt auf, wenn sich die Kontrakturen bereits manifestiert haben (Stadium 2–4). Das erschwert die Rehabilitation der Hand.

Einteilung und Symptomatik

Nah **Iselin** unterscheidet man **4 Schweregrade** der Dupuytren-Faszienfibrose:

- **Stadium 1:** Knötchenbildung in der Palmaraponeurose,
- **Stadium 2:** plus Kontraktur im Bereich der Grundgelenke,
- **Stadium 3:** plus Kontraktur im Bereich der Grund- und Mittelgelenke (MP, PIP),
- **Stadium 4:** zusätzliche Überstreckbarkeit der Endgelenke (DIP).

Richtlinien, ärztliche und physiotherapeutische Maßnahmen

Die **chirurgische Behandlung** ist zwingend. Die totale Aponeurektomie ist das Mittel der Wahl, dabei scheint der Zeitpunkt der Operation eine Rolle zu spielen. Zu frühes Operieren reizt das Gewebe und kann zu Rezidiven führen. Andererseits besteht auch die Meinung, dass jüngere Patienten früher operiert werden sollen. Zusätzlich werden manchmal Z-Plastiken oder eine Hauttransplantation notwendig. Im **Stadium 3 und 4** ist eine Arthrodese oder sogar Endgliedamputation manchmal unvermeidbar.

Aponeurektomien im **Stadium 1 und 2** haben im allgemeinen eine gute Prognose, die Patienten erreichen nach wenigen Behandlungen ihre volle Funktion zurück. Lange bestehende Kontrakturen des **Typs 3 und 4** haben hingegen eine schlechte Prognose.

Der Erfolg der Aponeurektomie hängt auch von der Beschaffenheit der Hand, der begleitenden Erkrankung und einem schonenden Operieren ab. Eine besonders sorgfältige Blutstillung verbessert ebenfalls das Ergebnis. Postoperativ wird zusätzlich zur Redon-Drainage ein Druckverband angelegt, um eine Nachblutung zu verhindern. Falls dennoch eine Nachblutung mit Hämatombildung entsteht, muss eine Nahtstelle geöffnet werden. Eine Ruhigstellung ist i. a. nicht erforderlich.

In der Regel beginnt die **physiotherapeutische Behandlung** nach Entfernung der Redondrainage.

▶ Einschränkungen im Sinn einer verordneten Bewegungsbegrenzung bestehen nicht. Die Übungsbehandlung muss individuell dosiert und eine **Belastung der Naht vermieden** werden. Der **Funktionsbefund** gibt Dosierung und Belastung bei der Behandlung an.

Die Schwerpunkte der physiotherapeutischen Behandlung sind:

- Resorption des Hämatoms und postoperativen Ödems.
- Entspannung der verspannten Handbinnenmuskulatur.
- Verbesserung der Gleitfähigkeit der Beugesehnen.
- Schulung der Hand- und Fingerstreckmuskulatur sowie der Beugemuskulatur.
- Funktionsschulung.

Die PIP- und DIP-Gelenke zeigen oft **harte Kontrakturen,** die schwer zu mobilisieren sind. Nicht selten entwickelt sich auch aus der übermäßig gespannten Binnenmuskulatur ein Dauerdruck auf den Hohlhandbogen. Als Folge kann ein **Complex Regional Pain Syndrom** auftreten (s. dieses Kapitel, folgender Abschnitt).

▶ Bei diesen Patienten muss die Physiotherapeutin besonders sorgfältig und einfühlsam behandeln. Rezidive, wie sie bei allen Kollagenosen vorkommen, sind durch physiotherapeutische Behandlungen nicht zu vermeiden.

Complex Regional Pain Syndrome (CRPS)

Jedes Trauma heilt normalerweise über den Weg der physiologischen Entzündung aus. Sudeck (1900) hat eine Entgleisung dieses normalen Vorganges beschrieben; nach ihm wurde der sehr typische Symptomenkomplex über viele Jahrzehnte als **Sudeck-Dystrophie** bezeichnet. Später wurde nach de Takats (1937) der Begriff »Sympathische Reflexdystrophie« verwendet. Heute hat sich der Begriff »Complex Regional Pain Syndrome« durchgesetzt.

Nach Trentz und Bühren (2001)definiert man diesen Symptomenkomplex als »Schmerzsyndrom mit begleitendem Funktionsverlust und Nachweis einer autonomen Dysfunktion«. Im Wesentlichen handelt es sich nach Trentz und Bühren (2001) um eine

- Fehlverarbeitung von schmerzhaften Afferenzen auf segmentaler Ebene,
- Verbreitung auf Nachbarsegmente,
- vermehrte Sympathikusaktivität,
- vermehrte Erregung der Nozizeptoren und
- Freisetzung von Schmerzmediatoren.

Zentral wird die sympathische Erregbarkeit verstärkt, ebenso die übergeordnete Steuerung des Affektes (**psychische Komponente**).

Klinisch handelt es sich um eine **entzündliche Knochenatrophie.**

Ursachen und Symptomatik

Als Ursache wird eine **chronische Vasodilatation** angenommen, die zu **autonomen, motorischen und sensorischen Störungen** in allen Gewebestrukturen führt. Sie frühzeitig abzufangen ist die Aufgabe der ärztlichen und physiotherapeutischen Behandlung. Grundsätzlich sind alle **Gewebestrukturen im Bereich spongiöser Knochen** betroffen.

Am häufigsten tritt das CRPS posttraumatisch oder postoperativ an der Hand auf. Dort muss auch mit Dauerschäden gerechnet werden (**Abb. 11.29 – 11.34**).

Auslöser für das CRPS können ein Karpaltunnelsyndrom, Frakturen, (häufig die distale Radiusfraktur), aber auch alle Traumen, Nervenverletzungen und Infektionen sowie die Dupuytren-Faszienfibrose sein. Wie schon von Sudeck beschrieben, gilt die **Kompression durch einen zu engen Gips** oder eine **unzureichende Frakturreposition** als häufigste Ursache. In der Literatur werden auch Herzinfarkt und Gefäßerkrankungen als Ursache angegeben.

Generell ist auch klinisch zu beobachten, dass ein bestimmter Patiententyp, der mit sich und der Umwelt in einem Spannungsfeld steht, eher zu einer CRPS neigt. Vor einer vorschnellen Beurteilung eines Patien-

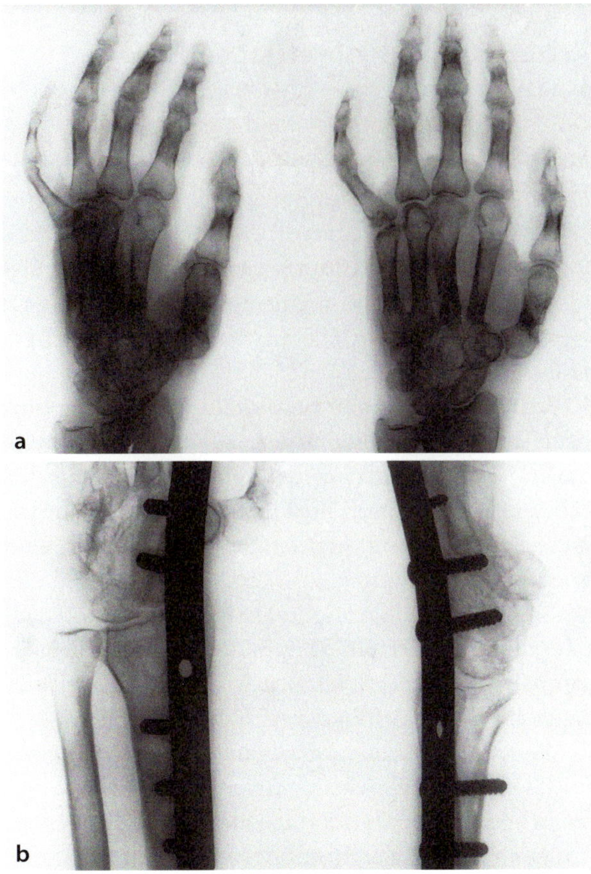

Abb. 11.29. **a** CRPS nach schwerer Quetschverletzung. **b** Handgelenkübergreifende Plattenosteosynthese

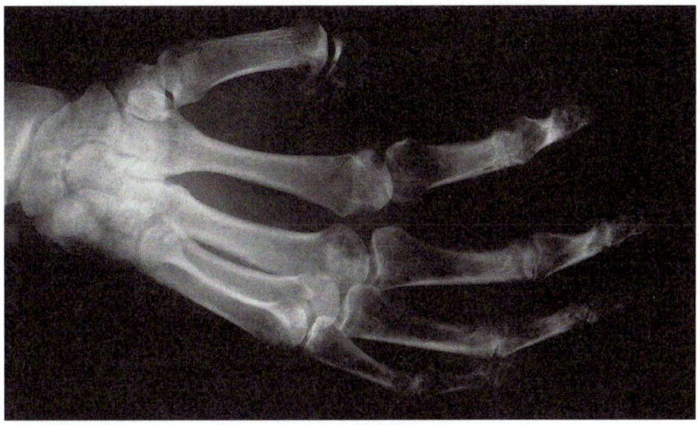

Abb. 11.30. CRPS unklarer Genese

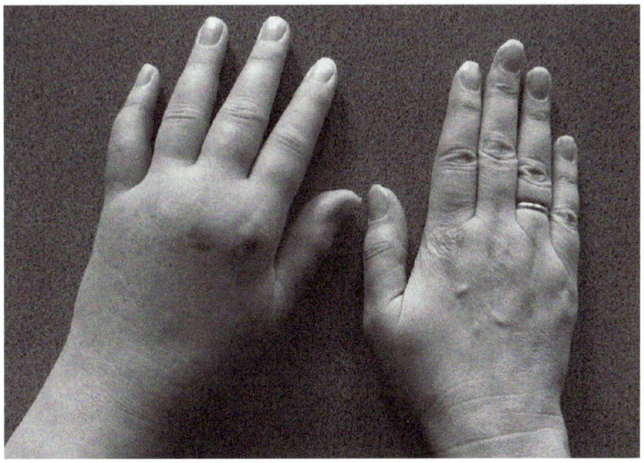

Abb. 11.31. CRPS, klinische Symptome im Stadium 1–2, Seitenvergleich

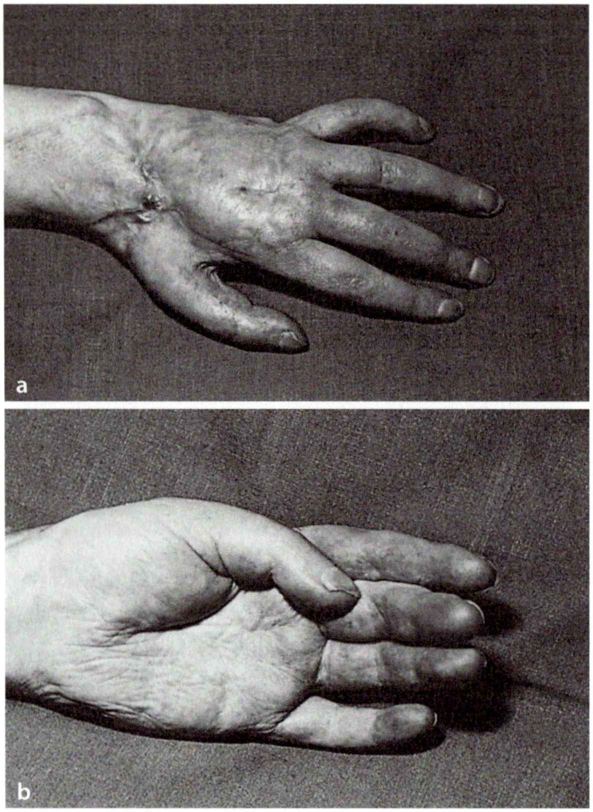

Abb. 11.32a, b. CRPS, Stadium 3

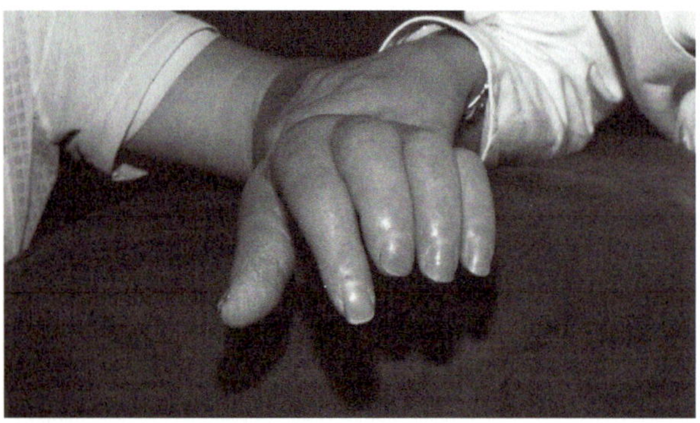

Abb. 11.33. Funktionslose Hand, Stadium 3

ten möchte ich jedoch warnen. Wesentlich häufiger können **wiederholte schmerzverursachende Einwirkungen,** wie mehrfaches Reponieren nach abgerutschten Frakturen, Zweitoperationen sowie Ischämie und Ödeme mit Kompression auf den tiefen Hohlhandbogen, als Ursache erkannt werden.

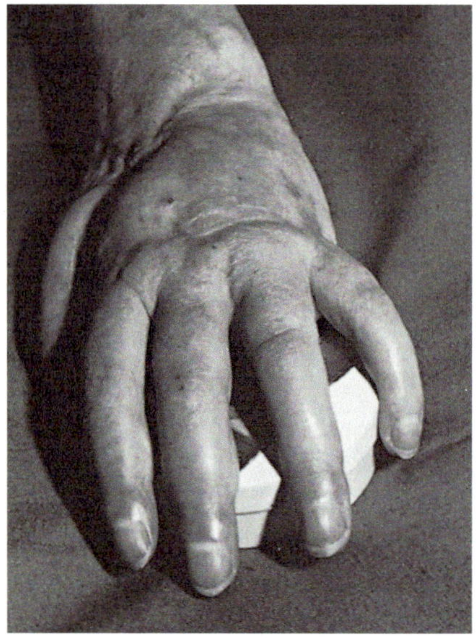

Abb. 11.34. Greifversuch

Ärztliche und physiotherapeutische Maßnahmen

Routinemäßig werden alle Patienten nach einer Handoperation prophylaktisch mit einer low-dose Heparingabe versorgt. Als Standardbehandlung ist auch die Redondrainage für 48 Stunden anzusehen.

- Liegen die Redons in einem Gelenk oder Muskel, werden keine aktiven dynamischen Übungen durchgeführt.
- Um **frühfunktionell** behandeln zu können, wird heute postoperativ eine **Schmerztherapie** angeboten, die individuell genutzt werden kann, um den zentralen Schmerz zu verringern. Bei Ruheschmerz wird eine ruhigstellende Schiene kurzfristig angelegt und die Hand hochgelagert.

Nichtsteroidale Antiphlogistika (z. B. Diclofenac) oder mittelstarke Opioide (z. B Tramadol), werden zusammen mit Novalgin kurzfristig bei Bedarf oder routinemäßig für 10–14 Tage verabreicht.

Wenn erforderlich, kann eine Regionalanästhesie mit Sympathikusblockade (2–3-mal in 3-tägigem Abstand) oder eine Transkutane elektrische Nervenstimulation (TENS) durchgeführt werden. In Ausnahmefällen wird ein Antidepressivum (z. B. Saroten) in niedriger Dosierung verordnet.

▶ Die Physiotherapeutinnen spielen im Gesamtprogramm der Behandlung eine wichtige Rolle. Sie verfügen über Techniken aus der Atem- und Lösungstherapie, behutsame Mobilisationstechniken, angepasste Bewegungsformen für die individuellen Probleme und patientengerechte Umgangsformen, die den Circulus vitiosus durchbrechen können.

Einteilung

Das CRPS wird in **3 Stadien** eingeteilt.

Stadium 1 des CRPS

Stadium 1, die **Akutphase**, verläuft häufig mit fließendem Übergang zum Stadium 2. Diese beiden Stadien sind **reversibel.**

Die **Symptome** zeigen die entzündlichen Veränderungen aller Strukturen der Hand in längerem zeitlichen Abstand zur Verletzung oder Operation:
- blau-rote, fleckige Hautverfärbung (Zyanose),
- Schwellung, Streckfalten verschwunden,
- Überwärmung,
- vermehrte Schweißsekretion, glänzende Haut,
- erhöhte Muskelspannung der instrinsichen und extrinsischen Muskulatur,
- eingeschränkte Verschieblichkeit der Metakarpalia, »Klammergefühl«,
- aktive Bewegungseinschränkung des Handgelenkes, der Finger- und Daumengelenke,
- brennende Schmerzen in Ruhe oder bei Bewegung,
- nachts oft Schultergelenkschmerz,
- Schonhaltung.

Stadium 2 des CRPS

Das **subakute Stadium 2** dauert bis ca. 8 Wochen nach der Verletzung oder Operation an.

> **Wichtig**
>
> Bei bereits bestehender akuter klinischer Symptomatik kann das Röntgenbild noch für einige Zeit unauffällig sein.

Nach ca. 4 Wochen sind erste fleckige Entkalkungen im Röntgenbild zu sehen. Zur diagnostischen Abklärung kann eine Szintigraphie, ein Ninhydrintest oder eine Thermographie hilfreich sein. Es zeigen sich folgende charakterische **Symptome:**
- Schmerzen, die aber stetig abnehmen,
- Kontraktur der Fingergelenke, die zunimmt,
- Schultergelenkschmerzen, vor allem nachts,
- Halswirbelsäulenbeschwerden,
- blasse Haut,
- Abnahme der Schwellungen,
- deutliche Atrophie der Binnen-, Daumen- und Kleinfingermuskulatur.

Stadium 3 des CRPS

Im 3. Stadium (dem **chronischen Stadium**) werden die **Symptome** nach einigen Monaten **noch deutlicher:**
- kühle Hand mit starker Kälteempfindlichkeit,
- deutliche Atrophie der Haut und Muskulatur,
- harte Kontrakturen der Gelenke
- Funktionslosigkeit.

Im **Röntgenbild** wird die Strukturveränderung der Spongiosa deutlich sichtbar; die Kompakta erscheint als dünne Linie (Knochendystrophie), besonders die Gelenkspalten der distalen Fingergelenke sind schmal, oft kaum noch erkennbar.

> **Wichtig**
>
> Die gleiche Stadieneinteilung gilt auch für das CPRS am Fuß.

Spezifische Behandlungsmöglichkeiten bei CRPS

Das CRPS ist ein so vielschichtiger Symptomenkomplex, dass ihm hier ein ausführlicheres Behandlungskonzept gewidmet wird. Ganzheitliches Denken ist nötig, um die komplexe Problematik zu erfassen und den Patienten zu führen. Neben segmentalen Störungen sind, wie bereits beschrieben, eine erhöhte N. sympathicus-Aktivität, eine Beteiligung des Zentralnervensystems und übergeordneter Zentren auslösende

Faktoren. Sie führen zu einem »Circulus vitiosus«. Neben der Behandlung lokaler Symptome muss die ganzheitliche Behandlung eine begleitende Schmerztherapie und die Akzeptanz des Patienten einschließen. Auch wenn Physiotherapeutinnen überwiegend lokale Behandlungen vornehmen, spielt das Anteil nehmende Umgehen mit diesen Patienten und das Eingehen auf ihre Schmerzen eine entscheidende Rolle.

Gesichtspunkte der Behandlung in Stadium 1 und 2

1. Vermeidung äußerer Irritationen im Stadium 1

▶ Da ein zu enger Verband oder Gips die Durchblutung der Hand und Finger drosselt, müssen Verbände oder ein fest angelegter Gips wenige Stunden nach der Operation oder Verletzung aufgeschnitten werden. Vor allem der tiefe Hohlhandbogen muss Platz haben, die Mittelhand darf nicht eingeschnürt sein.

▶ Physiotherapeutinnen sollen routinemäßig die Handverbände **kontrollieren** und evtl. korrigieren. Besonders zu achten ist dabei auf die physiologische Stellung der Finger, einen nicht einengenden Verband oder Gips, die Bewegungsfreiheit der angrenzenden Gelenke (z. B. Grundgelenke frei im Radiusgips) und die richtige Hochlagerung.

Übersicht 11.1: Spezifische Gesichtspunkte der Behandlung bei CRPS

1. Vermeidung äußerer Irritationen an der Verletzung und enger ruhigstellender Verbände.
2. Verbesserung der Durchblutung in den einzelnen Stadien, Resorption von Ödemen
3. Entspannung der Hand.
4. Entspannung der Armmuskulatur, der Nacken- und Schultergürtelmuskulatur.
5. Freihalten des Ellenbogengelenkes, des Schultergelenkes und der Halswirbelsäulenbewegungen.
6. Mobilisation der Gelenke.
7. Schulung der Hand- und Fingermuskulatur.
8. Funktionsschulung der Hand.
9. Ergotherapie.

▶ Wichtig ist außerdem, dass die Patienten **schmerzfrei behandelt** werden. Techniken zur Behandlung neuromeningealer Strukturen werden bevorzugt eingesetzt. Dabei handelt es sich um kleine Umkehrbewegungen einzelner Gelenke bei Annäherung der schmerzhaften Struktur innerhalb der komplexen Armmuster.

▶ Unterstütztes Üben, das eher als **»Spielen mit den Gelenken«** bezeichnet werden kann, bewährt sich in den ersten Wochen.

! Warnung

- Schmerzen und eine reflektorische Abwehrspannung sollen in jedem Fall vermieden werden. Dazu gehört auch eine weiche Grifftechnik!
- Wärmeanwendungen und Massagegriffe aus der klassischen Massage sind in Stadium 1 und 2 kontraindiziert.

▶ Vorsichtiges Ausstreichen der Hand darf nach Abheilung der Operationswunden angewendet werden, ebenso die Manuelle Lymphdrainage.

▶ Milde Kälteanwendungen in Form von Umschlägen können nach Entfernung der Fäden durchgeführt werden.

▶ Alle Patienten werden angehalten, den Arm nicht in einer Schlinge zu tragen, ihn nicht ständig nach unten hängen zu lassen und sich nicht in die Sonne zu legen. Jedoch sollen sie häufig die **Schulter-, Ellenbogen- und freien Fingergelenke bewegen** und **die Hand kühlen**.

2. Verbesserung der arteriellen Durchblutung und Resorption von Ödemen

▶ Im Frühstadium kommen in der Regel **aktive Spannungsübungen** der Oberarm-, Unterarm-, Hand- und Fingermuskulatur in Frage, soweit es die Verletzung erlaubt. Anwendung findet die Technik **Isometrisches Spannen gegen Handkontakt im Sekundenrhythmus.** Die Übungen werden in 3 Serien 10- bis 15-mal stündlich wiederholt. Sie werden wechselweise mit Eisabtupftechnik über der Unterarmmuskulatur ausgeführt.

▶ Auch die **Lymphdrainage** bewährt sich als effektive Unterstützung aktiver Maßnahmen. Zu diskutieren ist auch eine Bindegewebsmassage in den Rumpfzonen.

Warnung

Keinesfalls sollten die Spannungsübungen als Haltearbeit im Sinne einer Trainingsspannung ausgeführt werden.

▶ Ist die verletzte Hand deutlich wärmer als die andere, kann im Handbereich selbst milde gekühlt werden. Der sterile Verband darf jedoch nicht abgenommen werden.

Warnung

In Stadium 1–2 dürfen keine warmen Handbäder oder andere Wärmeanwendungen im Handbereich durchgeführt werden, wenn die Hand noch überwärmt ist! Bei kühler Hand kann mit milder Wärme behandelt werden (Parafinbad).

▶ **Ratschow-Umlagerungen** und **Hochlagern** der Hand werden dem Patienten als »Hausaufgabe« aufgegeben und müssen entsprechend kontrolliert werden. Jede verletzte Hand soll in den ersten Tagen auf einem Armkeil hochgelagert und gekühlt werden. Häufig kann ein Fell die Lagerung verbessern (**s. Abb. 7.9**). Im allgemeinen sind Handverletzte nicht an Bettruhe gebunden.

▶ Beim Aufstehen kann der Patient seine Hand in eine Schlinge, die an einem rollenden Infusionsständer angebracht ist, einhängen und auf diese Weise entspannt hochhalten. Es empfiehlt sich auch, den Patienten anzuhalten, seine Hand **möglichst häufig für einige Stunden hochzulagern.** Ungern werden ruhigstellende Schienen angelegt; sie drosseln eher die Durchblutung und führen zu unnötigen Kontrakturen an den sonst nicht betroffenen Gelenken.

▶ Musste wegen einer starken Nachblutung ein Kompressionsverband angelegt werden, sollte man unbedingt darauf achten, dass er **nicht zu lange** liegen bleibt. Auch heute noch zählt der zu enge Verband zu den häufigsten Ursachen des Complex Regional Pain Syndrom (s. auch Kap. 10 »Radiusfraktur« und »Karpaltunnelsyndrom«).

3. Entspannung der Hand

▶ Die zuvor beschriebenen Maßnahmen zur Durchblutungsverbesserung sollten möglichst spontan mit **Entspannungstechniken** abwechseln. Bei schmerzfreier Lagerung der Hand, z. B. auf einem individuell einzustellenden Handtisch, wird das bewusste Anspannen der Finger für die nachfolgende ausführliche Entspannung ausgenützt.

▶ Alle bereits genannten Techniken kommen in Frage. Die Wahl der Technik hängt vom Erfolg ab. Es ist besonders darauf zu achten, dass die Pausen lange genug andauern und der Patient sich gedanklich darauf einstellen kann (s. S. 176).

▶ Ganz besonders wichtig scheint die **positive Mitarbeit des Patienten** und seine Angaben zu den Schmerzen zu sein. Der Patient muss sich darauf verlassen können, dass die Bewegungen nicht über die Schmerzgrenze hinaus erzwungen werden. Handverletzte Patienten, die schlechte Erfahrungen gemacht haben, werden in der Erwartung von Schmerzen nicht entspannen können. Die erfahrene Physiotherapeutin wird jede Bewegung behutsam an die Bewegungsgrenze heranführen und dabei eine vorsichtige Traktion setzen.

Wichtig

Schülern ist zu raten, eher etwas weniger zu dosieren als zuviel.

▶ Ein deutliches Kriterium dafür, ob die Hand wirklich zur Entspannung gebracht wurde, ist das **Spreizen der Finger.** Gelingt es nicht, die Finger wenigstens ein wenig voneinander abzuspreizen, war die Technik nicht erfolgreich. Bewegungsformen, die Punctum fixum und mobile vertauschen oder Techniken, die zunächst den Schultergürtel- und Nackenbereich entspannen, können dann den erwünschten Effekt erbringen (s. auch dieses Kapitel, »Behandlungsmöglichkeiten« im allgemeinen Teil).

Gesichtspunkte der Behandlung im Stadium 3

2. Zu ändernde Maßnahmen zur Durchblutungsverbesserung

Im Übergang vom Stadium 2 zu 3 kann die Hand zunehmend kühl und kälteempfindlich sein. Zeigt sie diese Symptomatik, kann nicht mehr mit Eis behandelt werden. Lauwarme Kompressen, Hand- oder Parafinbäder ersetzen dann die Eisbehandlung.

▶ Neben der evtl. wieder neu angesetzten Bindegewebsmassage können vom Patienten selbst Bürstungen ausgeführt werden. Vielfach werden auch auf- oder absteigende Bäder oder Wechselduschen empfohlen.

> **Wichtig**
>
> Am effektivsten ist der selbständige Gebrauch der Hand.

2. Zu ändernde Maßnahmen zur Resorptionsförderung

▶ Empfohlen werden können Techniken zur **vegetativen Umstimmung**, z. B. Bindegewebsmassage in den Rumpf- und Armzonen. Beibehalten werden kann die manuelle Lymphdrainage. Manchmal ist auch ein Kompressionshandschuh sinnvoll.

▶ Auf **aktive Spannungsübungen und dynamische Pumpbewegungen** darf nicht verzichtet werden. Sie sollen selbständig vom Patienten stündlich ausgeführt werden.

▶ Die Durchblutung und der Abbau der Schwellung ist im Handbereich im Wesentlichen abhängig vom Spannungsgrad der Binnenmuskulatur. Deshalb muss immer noch auf eine **Entspannung der Binnenmuskulatur** und eine Normalisierung der Durchblutung geachtet werden. Erst wenn die Streckfalten über den Grund-, Mittel- und Endgelenken wieder sichtbar werden, wenn die Hand keine Hitze mehr ausstrahlt und sich die Beweglichkeit spontan verbessert, kann die Handbehandlung intensiviert werden.

Gesichtspunkte der Behandlung in allen Stadien des CRPS

4. Entspannung der Arm- und Schultergürtelmuskulatur

Da das CRPS häufig mit Schultergelenk- und Halswirbelsäulenschmerzen einhergeht, kommt der Behandlung dieser Muskulatur eine besondere Bedeutung zu. Sie kann als **Einstieg** in die Handbehandlung gewählt werden.

▶ Über **Kontakt oder manuellen Widerstand und Übungsauftrag** wird das Bewusstsein auf den Schultergelenkbereich, den Oberarm und den Unterarm gelenkt. Das Anspannen muss kräftig und kurz sein, die Entspannungsphase lang und bewusst.

▶ **Skapulaumkehrbewegungen** aus dem PNF-Programm senken die Abwehrspannung des M. trapezius ebenso wie weiches Bewegen der Schulter-, Ellbogen- und Handgelenke in Annäherung der neuromeningealen Strukturen. Unterstützt werden diese Techniken durch Eisumschläge oder Eiskompressen auf den besonders verspannten Muskeln, weiche Massagegriffe, manchmal auch eine warme Kompresse.

▶ Normalisiert sich der Muskeltonus in der Nacken-Schultergürtel-Muskulatur, werden auch die Maßnahmen an der Hand erfolgreicher sein.

5. Freihalten des Ellenbogengelenkes, des Schultergelenkes und der Halswirbelsäulenbewegungen

6. Mobilisation der Gelenke

7. Schulung der Hand- und Fingermuskulatur

8. Funktionsschulung der Hand

9. Ergotherapie

Die Behandlungsgesichtspunkte 5–9 unterscheiden sich nicht von den Zielsetzungen anderer Behandlungen in der Handchirurgie, lediglich der **Zeitpunkt schwerpunktmäßig eingesetzter Techniken** ist unterschiedlich, und die Maßnahmen müssen befundbezogen durchgeführt werden. Die Gesichtspunkte 5–9 werden deshalb im allgemeinen Teil dieses Kapitels, »Behandlungsmöglichkeiten«, beschrieben.

Da evtl. mit einem bleibenden Schaden gerechnet werden muss, sollten Patienten mit einer CRPS **im Spätstadium so vielseitig wie möglich** gefordert werden. Je intensiver geübt wird, um so erfolgreicher endet die Behandlung. In diesem Sinn erweist sich eine zusätzliche Ergotherapie und eine Schienenbehandlung als effektiv.

Befunderhebung, Behandlungsmöglichkeiten und Übungsbeispiele

Befunderhebung

Bei den einzelnen Verletzungen und ihrem unterschiedlichen Behandlungsbeginn werden auch die Befunderhebungen zu unterschiedlichen Zeiten vorgenommen (s. auch Befundbogen, Kap. 1).

Beurteilen	– Narben und Operationswunden. – Hautdurchblutung. – Beschaffenheit von Haut und Nägeln. – Schwellung am Handrücken und den Fingern. – Hand- und Fingerstellung (besonders im Gips). – Atrophie, Thenar-, Hypothenar-, Binnenmuskulatur. – Röntgenbild: Verletzung, Reposition, Osteosynthese.
Messen	– Aktive Gelenkbeweglichkeit der Finger- und Handgelenke. – Umfang der Mittelhand, des Handgelenkes. – Fingerkuppen-Hohlhand-Abstand.
Prüfen	– Muskeltest der Fingerbeuger, -strecker, der Mm. interossei und lumbricales, der Thenar- und Hypothenarmuskulatur auf Teststufe 2, evtl. 3. – Sensibilität. – Qualität des Bewegungsstopps. Im Seitenvergleich kann der physiologische Bewegungsstopp bei Dorsalextension der Handgelenke schmerzfrei und evtl. hart-elastisch, bei den anderen Hand- und Fingergelenkbewegungen eher fest-elastisch sein. – Translatorische Gelenktests (Frisch, Maitland u. a.). – Greifformen (wenn erlaubt): Präzisionsgriffe, Kraftgriffe. – Druckschmerzhaftigkeit in der Tabatière (zwischen der Sehne des M. abductor pollicis longus und der Sehne des M. extensor pollicis longus; darunter liegt das Skaphoid und reagiert schmerzhaft bei Fraktur) – Druckschmerzhaftigkeit des Ramus profundus des N. ulnaris in der »loge de Guyon« zwischen Retinaculum flexorum und Muskeln des Kleinfingers.
Notieren und bewerten	– Schmerzen, deren Intensität, Lokalisation und Zeitpunkt. – Andere Beschwerden und Behinderungen. z. B. HWS-, Schultergelenkprobleme.

Behandlungsmöglichkeiten

Gesichtspunkte der Behandlung

▶ Die **frühestmögliche physiotherapeutische Behandlung** vermeidet Durchblutungsschäden und erhält die Elastizität der Sehnen und Muskulatur. Dies ist für die Greiffunktion der Hand ebenso wichtig wie eine intakte Sensibilität. Zugleich muss eine Störung des Heilungsverlaufes vermieden werden.

Wichtig

Entscheidend ist, wie die Physiotherapeutin mit dem Patienten und seinen Problemen umgeht: Sie soll auftretende Schmerzen beachten, analysieren und darf keinesfalls rigoros darüber hinwegbehandeln. Dies gilt für jede Technik.

1. Verbesserung der Durchblutung

Die intakte Durchblutung an der Hand bestimmt weitgehend den Heilungsverlauf. Entgleisungen der Durchblutung haben schwere Funktionsschäden zur Folge (s. dieses Kapitel, Abschnitt »CRPS«).

Zur Anwendung kommen alle in Kap. 10, »Unterarmfraktur und distale Radiusfraktur« und im Abschnitt »CRPS« beschriebenen Maßnahmen.

▶ Bei Anwendung von Eis soll darauf geachtet werden, dass **die Hand vor jeder Behandlung warm** ist. Die gewünschte Eigenregulation der Hautgefäße kann nur ausgelöst werden, wenn ein Temperaturgefälle vorhanden ist.

▶ Ist die Hand zu Beginn der Behandlung kühl, muss zunächst aktiv geübt werden oder eine andere Technik, z. B. eine Bindegewebsmasssage durchgeführt werden.

▶ Wenn die Wunden es zulassen, kann mit feuchter Kälte gearbeitet werden, z. B. mit Kompressen, die in ein Eiswasser getaucht wurden oder mit einem »Eislolly«.

▶ Langzeitanwendungen mit Cool packs in einem Baumwollbezug sollen an der Hand nicht vorgenommen werden. In der Spätbehandlungszeit kann ein Eistauchbad zur Anwendung kommen.

Übersicht 11.2: Gesichtspunkte der Behandlung nach Handchirurgie

1. Verbesserung der Durchblutung.
2. Entspannung der Handmuskulatur.
3. Aktivierung der inaktiven Muskulatur, Schulen der Kontraktionsbereitschaft
4. Verbesserung der Gelenkbeweglichkeit.
5. Verbesserung der Kraft, Ausdauer und Geschicklichkeit.
6. Erhalten der Beweglichkeit der proximalen Gelenke, des Ellbogen- und des Schultergelenkes, der Skapula und der Funktion der Armmuskulatur.
7. Funktionsschulung.

! Warnung

Vorsicht ist geboten bei Patienten mit **replantierten Fingern:** Bis zum 10. Tag darf kein Eis angewendet werden. Da meist nur ein Gefäß rekonstruiert werden konnte, muss die Revaskularisierung erst abgewartet werden.

2. Entspannen der Handmuskulatur

Nach Handverletzungen klagen Patienten häufig über die Funktionslosigkeit der Hand und ein unangenehmes Spannungsgefühl an der Hand. Sie haben das Gefühl, ihre Hand sei »von einem Eisenring umklammert«. Die Finger kleben aneinander, der Handteller ist verschmälert, ein lockeres Ablegen der Hand ist nicht möglich (**Abb. 11.35,** s. auch **Abb. 11.33**). Die physiotherapeutischen Maßnahmen zur Entspannung der Hand verbessern auch ihre Durchblutung. Vor allem muss die Handbinnenmuskulatur ihre Abwehrspannung abbauen, um den Hohlhandbogen zu entlasten.

▶ Es können **allgemeine Entspannungstechniken**, wie z. B. das bewusste Entspannen und Nachempfinden von Hand- und Armpositionen nach Schaarschuch-Haase angewendet werden, aber auch Techniken aus dem PNF-Programm, die »progressive Muskelrelaxation« (nach Jakobson 1995) sowie Formen der konzentrativen Entspannung (nach Wilda-Kiesel 1993). Die meisten Techniken nützen den Effekt der bewussten Anspannung und der anschließenden bewussten Wahrnehmung der Spannungslösung aus.

▶ **Milde Kälteanwendungen** können den Effekt der Entspannungstechniken unterstützen; an der Hand

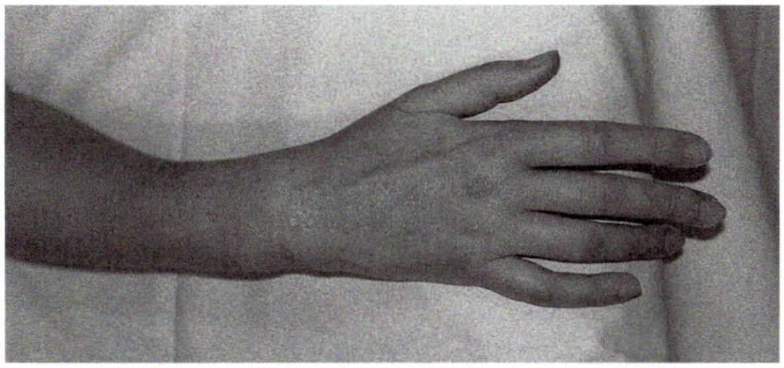

Abb. 11.35. Atrophie und Kontrakturen als Spätschäden

werden sie mit kühlen Tüchern und nicht als Langzeitanwendung durchgeführt.

▶ Eine **bequeme Lagerung** ist Voraussetzung für jede Entspannungsmaßnahme (**s. Abb. 7.9**).

▶ Da Schmerz und Spannung der Muskulatur sich gegenseitig verstärken, muss der therapeutische Ansatz zur Entspannung die schmerzfreie Behandlung sein.

▶ In den ersten Tagen nach einer operativen Behandlung wird eine Schmerztherapie durchgeführt (s. auch Kap. 3 und dieses Kapitel, »CRPS«).

Wichtig

- Als ein vermeidbarer Schmerzauslöser kann festes Greifen der Physiotherapeutin angesehen werden. Die Physiotherapeutin muss exakt fixieren – dies soll aber weich erfolgen.
- Griff sofort ändern, wenn er Schmerzen auslöst!

▶ Die Physiotherapeutin muss **eher spielerisch** mit der Hand umgehen und geduldig warten, bis ein Muskel seine Spannung lösen kann. Im Schnellverfahren ist dies nicht möglich. Der Patient muss darüber hinaus über die Behandlungsform unterrichtet sein und **aktiv** daran teilnehmen.

▶ Letztendlich muss der Patient lernen, mit seiner Hand selbst umzugehen, damit er sie wieder natürlich einsetzen kann.

▶ Wichtig ist in diesem Zusammenhang auch eine **schmerzfreie Lagerung.** Patienten mit Handverletzungen (Ausnahme: Fingertransplantationen) sollen ihre Hand leicht erhöht ablegen. Nachts liegt der Arm günstig auf einem Keilkissen. Zur Behandlung kann der kippbare Operationshandtisch gute Dienste leisten.

▶ Zur Kontrolle und zur Spannungslösung können intakte Mittelhandknochen weich gegeneinander bewegt werden.

Warnung

Kontraindiziert ist der Griff bei Frakturen der Metakarpalknochen und Kirschner-Draht-Osteosynthesen.

▶ **Schmerzfreies oder schmerzarmes Behandeln** heißt auch, dass der Patient sich äußern kann, wenn Schmerzen auftreten. Die Physiotherapeutin soll darauf reagieren, z. B. mit einem Griffwechsel, einer anderen Technik, einer Übungspause oder einer anderen Handstellung.

▶ Bewusstes Anspannen und Entspannen kann auch durch den **verbalen Auftrag der Physiotherapeutin unterstützt** werden. Er soll verdeutlichen, dass es sich nicht um eine statische Haltearbeit handelt.

Warnung

Schmerzen bedeuten immer eine Störung des Heilungsverlaufes. Eine Überdosierung an der Hand führt zu Mikrotraumen, zum Complex Regional Pain Syndrome und zu schweren Funktionsstörungen.

3. **Aktivierung der inaktiven Muskulatur, Schulung der Kontraktionsbereitschaft**

Auch wenn Handchirurgen heute versuchen, nach Möglichkeit die verletzte Hand nicht einer längeren Ruhigstellung auszusetzen, kommt es an einem nicht gebrauchsfähigen Arm zu Atrophien der gesamten Unterarm- und Handmuskulatur.

▶ **Üben in Muskelketten**, die den **Gebrauchsbewegungen** entsprechen, können Overflowreaktionen ausnützen. Die stärkeren proximalen Muskeln sollen statisch gegen Widerstand spannen, dynamische Übungsformen werden von den schwächeren Muskeln mit Techniken der wechselnden Drehpunkte/betonter Bewegungsfolge aktiv oder gegen Führungskontakt gefordert.

▶ Dabei bewähren sich die **bekannten Greifmuster**.

▶ Fingerflexoren erfahren Verstärkung über die Haltearbeit des M. deltoideus, M. biceps, M. supinator, M. extensor carpi radialis gegen Widerstand. Eine Vordehnung der Mm. flexor digitorum longus und superficialis durch die Handdorsalextensoren wirkt sich günstig für das Kraftmoment der Fingerbeuger aus (**Abb. 11.36a**).

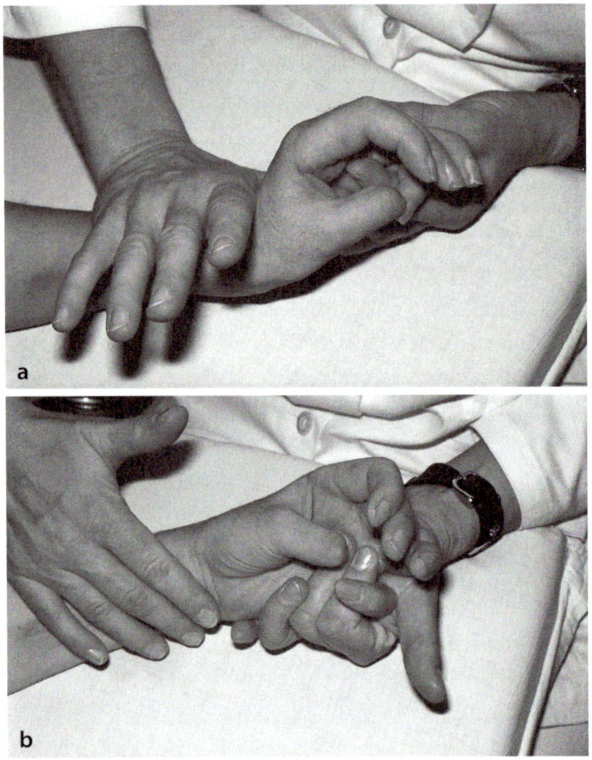

Abb. 11.36. **a** Irradiation von Handgelenkextensoren zu Fingerbeugern. **b** Irradiation über Handgelenk-, Daumen- und Kleinfingerflexoren

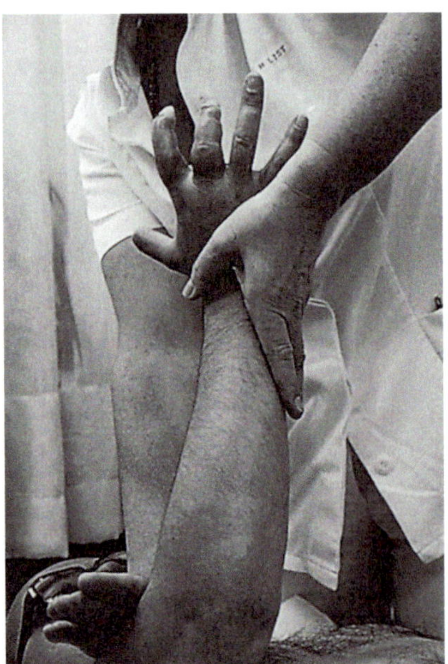

Abb. 11.37. **Veränderte PNF-Trizepsstoßübung**

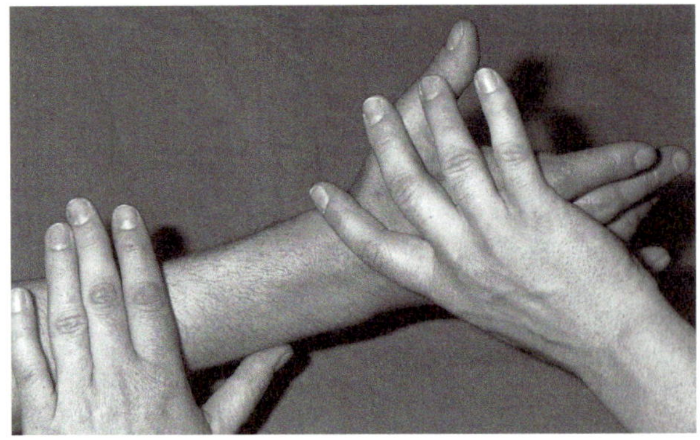

Abb. 11.38. **Stimulation der Fingerstrecker durch kräftige Daumenabduktion**

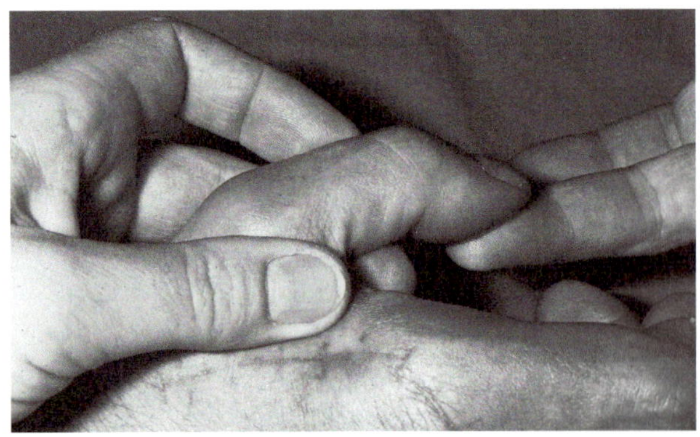

Abb. 11.39. **Gezieltes Üben des M. flexor pollicis longus**

- Nicht zu unterschätzen ist die Supination für alle Handaktivitäten des Tragens und Heranführens von Gegenständen zum Gesicht.
- Die Kontraktionsverbesserung der Fingerstrecker erreicht man über eine intensive Muskelarbeit des M. triceps gegen Widerstand (**Abb. 11.37**).
- Längeres Üben einer Bewegungsrichtung in vielen Variationen ist effektiver als wechselnde Übungsformen für antagonistische Muskelgruppen.
- Kann täglich 2-mal behandelt werden, ist es günstig, pro Sitzung einen Schwerpunkt zu setzen.
- Die Kontraktionsschulung von innervierten Finger- und Handmuskeln muss auch isoliert erfolgen. Exaktes Fixieren der Nachbargelenke ermöglicht gezieltes Üben der einzelnen Flexoren und Extensoren (**Abb. 11.39**). Als Technik können die betonte Bewegungsfolge oder alle Formen des Bewegens und Haltens gewählt werden (**Abb. 11.38, 11.39**).

Wichtig

Die Dosierung der Übungsformen muss die Verletzung und ihre spezielle Symptomatik, die Ruhigstellungszeit und die ärztlichen Richtlinien berücksichtigen.

▶ Entsprechend wichtig ist auch ein geordnetes Hausaufgabenprogramm.

3. **Schulung der Muskelkontraktionsbereitschaft bei Muskelteststufe bis 2–3 (betrifft v. a. Kombinations-, Sehnen- und Nervenverletzungen)**

▶ Da mit langen Zeiträumen bis zur normalen Kontraktionsfähigkeit gerechnet werden muss, werden **individuelle Nachtschienen** in Funktionsstellung der Hand und Finger, in korrigierter Stellung oder in Annäherung der paretischen Muskulatur angefertigt (**Abb. 11.40**). Sie werden zum Üben abgenommen und können aus Gips, Lightcast, Orthoplast oder ähnlichen Materialien hergestellt sein.

▶ In der Regel darf vorsichtig **aus der Gelenkmittelstellung bis zur Muskelannäherung passiv bewegt** werden, es sei denn, Kirschnerdrähte stabilisieren die Gelenke.

▶ Keinesfalls sollten Sehnen- und Nervennähte vor ihrer Ausheilungszeit gedehnt werden.

▶ Nach 6 Wochen darf bei Muskeltestwerten 2 **Reizstrom** zur Anwendung kommen. Die Ausgangsposition für den Spannungsversuch ist die Muskelannäherung (Endstellung).

▶ Als **Kontraktionshilfen** können eingesetzt werden:

- Eisabtupf- oder Eisabreibetechnik über der paretischen Muskulatur,
- Tapping über der Muskulatur, wenn in diesem Bereich keine Fraktur vorhanden ist,
- Streichen über dem dazugehörenden Hautbezirk,
- Streichen über der Sehne,
- Greifen in den Muskel,
- Traktion oder Approximation der Gelenke, wenn keine Gelenkfrakturen bestehen,
- Bürsten mit der Rood-Technik,
- Statisches Spannen der Nachbarfinger in die gleiche Bewegungsrichtung (**Abb. 11.36a**; s. auch **Abb. 11.21** und **11.22**).

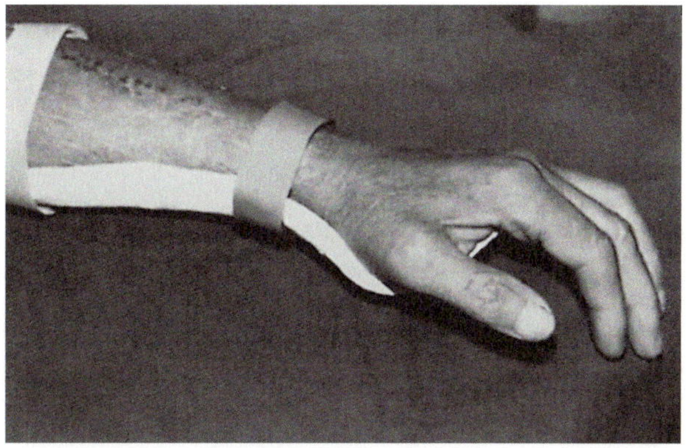

Abb. 11.40. Funktionsschiene aus Gips

▶ Folgende Muskeln können die **Kontraktionsfähigkeit der Fingerbeuger** unterstützen: Mm. extensor carpi radialis und ulnaris, M. opponens, M. flexor pollicis, M. biceps humeri.

Die Spannung des M. abductur pollicis, der Mm. interossei, die Mm. extensores radialis und ulnaris und der M. triceps fördern die **Langfingerstreckung** (**s. Abb. 11.15a**).

▶ Das sog. **mentale Training** kann eine große Hilfe zur Wiederherstellung der Kontraktionsfähigkeit sein. Der Patient soll die kontralaterale Muskulatur fest anspannen und sich vorstellen, dies auch mit der betroffenen Hand zu tun. Er soll sich das Greifen von gewohnten Gegenständen intensiv vorstellen und immer wieder bewusst machen.

▶ Vojta (Peters 1980) gibt Techniken an, die **den peripheren Muskel zur Kontraktion bringen** können; sie beruhen auf einer maximalen Overflowreaktion gegen gezielt angesetzten Druck.

▶ Die Behandlungen von paretischen Muskeln sind sehr ermüdend für die betroffene Hand. Deshalb empfiehlt es sich, 2-mal täglich 20 Min. zu üben.

▶ Da das Bewegungsgefühl häufig verlorengegangen ist, wird der Patient zur **optischen Kontrolle** der Bewegung aufgefordert. Auch das **symmetrische Mitüben** der kontralateralen Seite erleichtert die Kontraktion. Die Übungsaufträge sollen kurz, klar und stimulierend sein.

▶ Das Einbeziehen paretischer Muskeln in eine **Komplexbewegung** kann im Sinn der Verstärkungstechniken nach der PNF-Methode günstig ausgenützt wer-

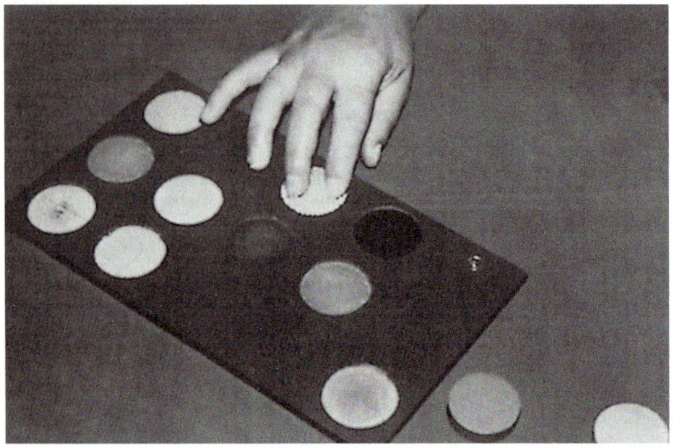

Abb. 11.41. Tasten verschiedener Materialien

den. Der Erfolg der Behandlung ist um so besser, je größer die Reizsummation ist.

- Anwendbar sind auch die Antagonistentechniken aus dem PNF-Programm: »Langsame Umkehr und langsame Umkehr mit Halt«. Die Bewegungsmuster müssen im Sinn der Techniken zur Behandlung neuromeningealer Strukturen (Butler) modifiziert werden.

Warnung
Bewegen in Dehnstellungen der betroffenen Muskulatur vermeiden bei Teststufe unter 2–3!

- Erst wenn die **Muskelstufe 3** fast erreicht ist, kann **aus der Dehnstellung mit Stretch** geübt werden. Dies sollte auch erst nach Rücksprache mit dem Arzt geschehen.

Die Kontraktionsfähigkeit eines Muskels steht auch in engem Zusammenhang mit der **Sensibilität**. Eine Hand, die nicht **fühlt**, wird nie voll gebrauchsfähig sein, denn sie wird niemals unbewusst eingesetzt werden.

- Möglichst frühzeitig sollte deshalb das Fühlen geschult werden, durch Bewusstseinslenkung auf verschiedene Materialien (**Abb. 11.41**) und durch den Handkontakt der Physiotherapeutin und die Berührung der eigenen Finger (s. auch dieses Kapitel, Nervenverletzung).

4. Mobilisation

- Die Verbesserung der Gelenkbeweglichkeit resultiert aus dem **Spannungsabbau** der Hand- und Unterarmmuskulatur. Erst dann kann aktiv oder aktiv-passiv die Bewegungsgrenze erweitert werden. Die Pausen zwischen den einzelnen Spannungsphasen sollen möglichst lang sein.
- Eine **milde Kälteanwendung** ist gleichzeitig möglich (s. auch Kap. 10, »Unterarmfraktur und distale Radiusfraktur«).
- **In der akuten postoperativen Zeit** muss auf passive Manipulationen und auf jegliche Form von Wärmeanwendung verzichtet werden.
- **Bei übungsstabilen Versorgungen** darf sofort aktiv geübt oder weich bis zum aktuellen Bewegungsstop bewegt werden. Vorbereitend wird eine minimale Traktion (Maitland-Technik) angewendet.
- Translatorisches Gleiten und therapeutische Traktionen über die erste Stufe hinaus dürfen **erst nach klinischer Heilung** der Struktur Anwendung finden.
- **Schwellungen, Schmerzen und lokale Temperaturerhöhung** sind Reaktionen, die die **Dosierung** bestimmen. Zur Anwendung kommen hier alle PNF- Entspannungstechniken, wenn sie ohne Rotation für die Fingergelenke, mit gelenknaher Fixation und gezielt an dem jeweils betroffenen Gelenk angesetzt sind (**s. Abb. 11.42a, b**).
- Bei der Mobilisation der Grundgelenke ist auf die konvergierende Bewegungsrichtung der ulnaren Finger zu achten. Wichtig ist es auch, die vorgegebene temporäre **Bewegungsbegrenzung** des Handgelenkes oder der Fingergelenke einzuhalten, wenn es sich um Sehnen- oder Nervenverletzungen handelt.

Die Mobilisation der Fingergelenke im Stadium 2–3 der CRPS stellt die Physiotherapeutin vor eine schwierige Aufgabe. Die Behandlung muss intensiv und dennoch schmerzarm sein, die Spannung der Hand darf nicht erhöht werden, sonst entsteht ein Circulus vitiosus. Erfahrungsgemäß sind besonders die Mittel- und Endgelenke kontrakt.

- Ist der Bewegungsstopp fest, werden Maitland-Techniken eingesetzt.
- Im Anschluss an jede Mobilisation soll die Technik »Endstellung-Halten« oder eine aktive Umkehrbewegung durchgeführt werden.

5. Verbesserung der Kraft, Ausdauer und Geschicklichkeit

- Unter der Zielsetzung der Verbesserung der Muskelkraft, Ausdauer und Geschicklichkeit werden Übungs-

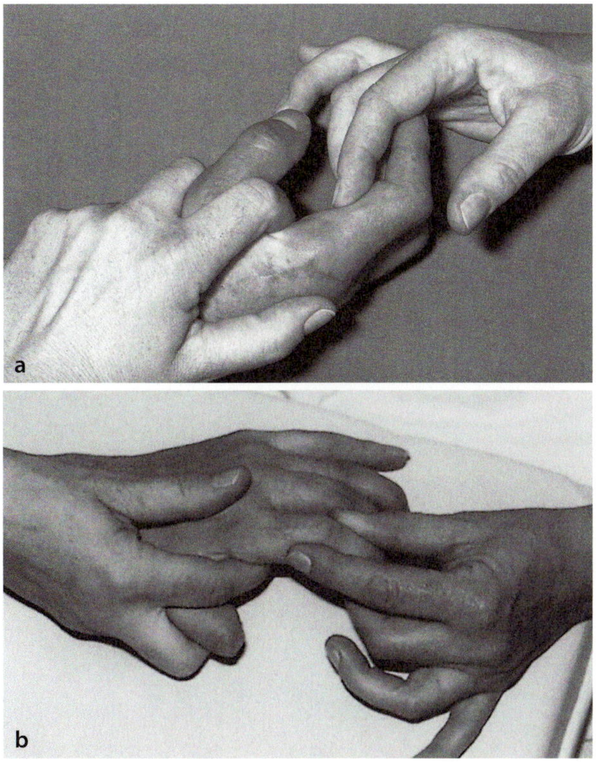

Abb. 11.42. **a** Mobilisation D2 MP-Gelenk bei passiver Fixation, **b** weiche Traktion

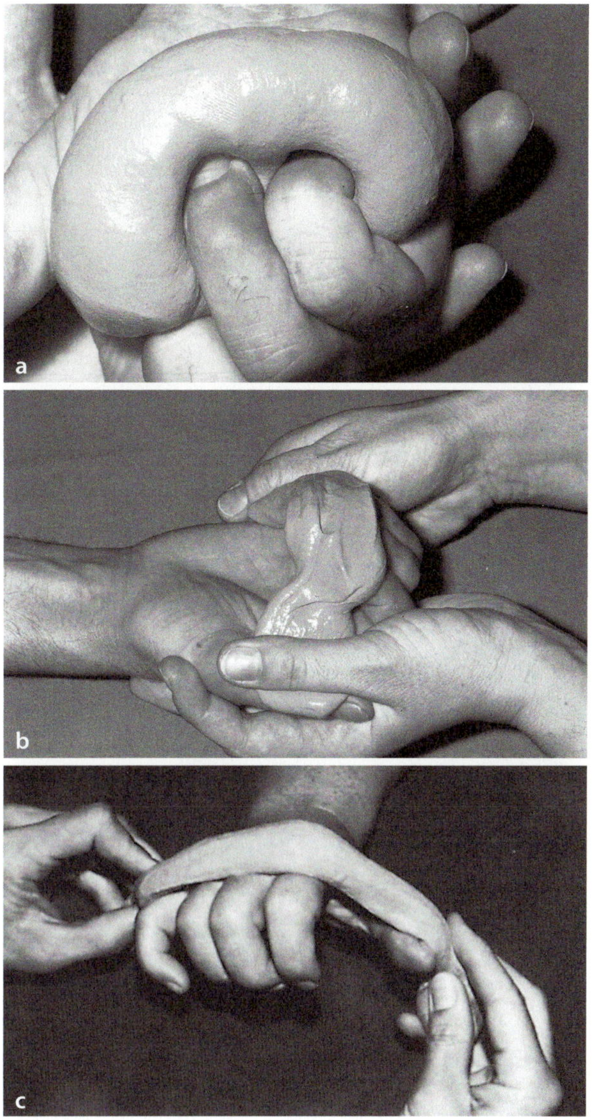

Abb. 11.43a–c. **Üben mit der Knetmasse**

folgen **gegen angepassten Widerstand** und Geräte eingesetzt (s. auch **Abb. 10.19** und **10.20**).

► Dies setzt voraus, dass die verletzte Struktur ausreichend belastbar ist. Die Verbesserung der Muskelkraft kann über Verstärkungstechniken und komplexe Bewegungsmuster gegen angepassten Widerstand erreicht werden.

► Die vorher genannten Hand- und Armstellungen für das Greifen, Tragen und Stützen werden als Bewegungsmuster gewählt. Als Techniken kommen **kon- und exzentrische sowie statische Kontraktionskombinationen** mit 5–8-maliger Wiederholung in Frage.

► Die **Gesamtspannungszeit** jeder Sequenz sollte 7–10 s nicht unterschreiten. Anschließend erfolgt die Erholungspause. Eine Dosierungssteigerung wird angestrebt über längere Übungszeiten, Verkürzungen der Pausen und Erhöhung des Widerstandes, z. B. auch durch Geräte wie Knetmasse, Theraband, Spinball oder Hanteln (**Abb. 11.43a–c, 11.44, 11.46**).

► Sinnvollerweise wird die Hand in mäßiger Dorsalextension aktiv fixiert, wenn kraftvolles Greifen gefordert wird (**Abb. 11.45**).

Wichtig

Die Ausdauer wird verbessert über längere Übungsserien bei geringerem Widerstand.

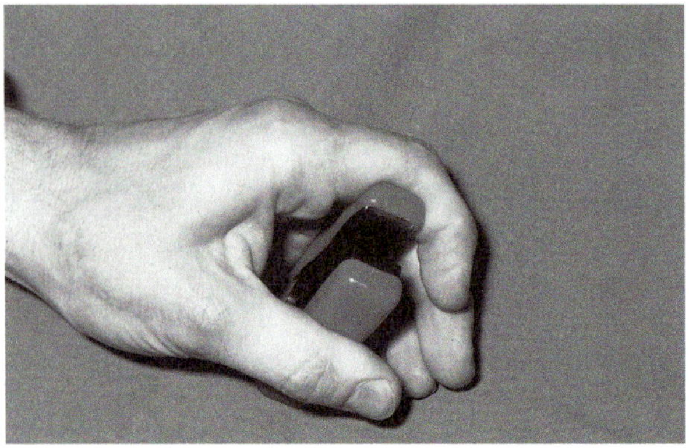

Abb. 11.44. Üben mit der Federhantel

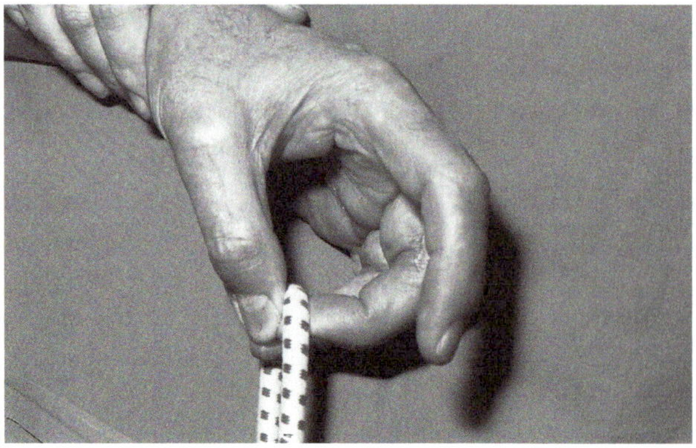

Abb. 11.46. Üben des Spitzgriffs gegen elastischen Zügel

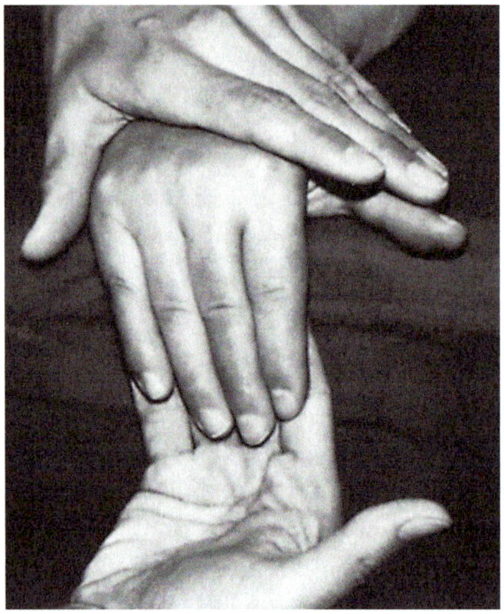

Abb. 11.45. Üben des lumbrikalen Griffs gegen manuellen Widerstand

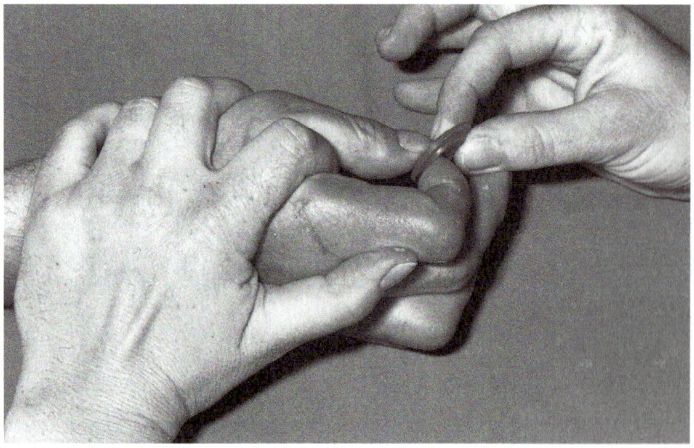

Abb. 11.47. Üben des Spitzgriffs mit einem Chip

▶ Geschicktes Greifen und ökonomisches Einsetzen der Hand kann am besten durch den **Gebrauch der Hand im Alltag und im Beruf** wiedergewonnen werden.

6. **Erhalten der Beweglichkeit der proximalen Gelenke, des Ellbogen- und Schultergelenkes, der Skapula und der Funktion der Armmuskeln**

▶ Für dieses Behandlungsziel eignet sich am besten das **PNF-Programm** in seiner Vielfalt: Kopf- und Schulterblattpattern, Armmuster isoliert oder kombiniert mit Kopf- und Schulterblattmustern, unilateral oder bilateral. Ein **Übungsprogramm zum Selbstüben** muss entsprechend vorgeübt werden.

▶ Alle Bewegungen sollen **bis zum Ende der Bewegungsbahn** durchgeführt werden und die Rotation im Schultergelenk betonen. Hanteln, Therabänder und Züge eignen sich besonders gut, um in geschlossenen Muskelketten zu üben. Die Dosierung der Übungsserien legt die Physiotherapeutin ebenso fest, wie die Steigerung der Übungen. Der Patient muss wissen, **welche Symptome** er beachten muss, wenn die Übungen zu hoch eingestellt sind: z. B. Verlust des Bewegungswegs, Schmerzen, Zittern des Muskels, Ermüdung.

7. **Funktionsschulung**

▶ Ein **Vorüben** der unterschiedlichsten Greifformen setzt voraus, dass sich die Physiotherapeutin über das berufliche Tätigkeitsfeld des Patienten informiert. Die Probleme können sich sehr unterschiedlich darstellen für einen Handarbeiter, einen Künstler, eine Sekretärin

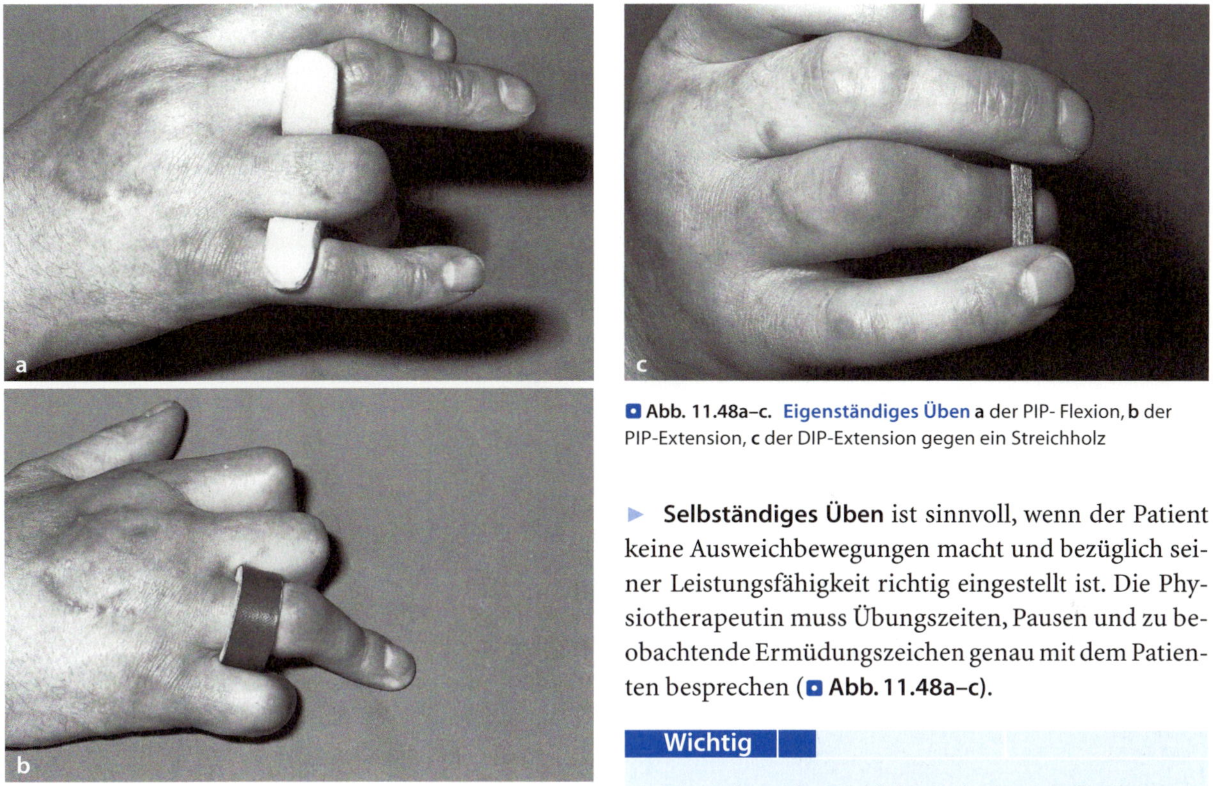

■ Abb. 11.48a–c. **Eigenständiges Üben** a der PIP- Flexion, b der PIP-Extension, c der DIP-Extension gegen ein Streichholz

oder eine Hausfrau. Für einen EDV-Arbeiter bedeutet eine unzureichende Pronationsfähigkeit ein großes Problem, ein Kellner hingegen kann ohne freie Supinationsbewegung seinen Beruf nicht ausüben.

► **Vorüben** heißt, dass alle Arm- und Schultergürtelbewegungen entsprechend der geplanten Handfunktion Beachtung finden. Es bedeutet, dass unterschiedliche Techniken angewendet werden müssen bezüglich des Haltens und Bewegens. Nicht immer ist ein kraftvolles Greifen sinnvoll, feine Präzisionsgriffe erfordern eine lockere Handfunktion (z. B. für einen Geiger).

► Eine verletzte Hand kann erst nach längerer Schulung **differenzierte Greifformen** mit selektivem Einsatz der Finger ausführen. Fehlverhalten entsteht über mangelndes Vorüben und ungenügende Bewegungsanalyse.

► Grobes Greifen wird zunächst eingeübt, dann folgen je nach Patient spezielle Greifformen mit entsprechend ausgewählten Geräten.

► Eine ergänzende Behandlung mit der **Ergotherapeutin** sollte gemeinsam geplant werden. Auch hier gilt, dass Arbeitsformen vor- oder eingeübt werden sollten.

► **Selbständiges Üben** ist sinnvoll, wenn der Patient keine Ausweichbewegungen macht und bezüglich seiner Leistungsfähigkeit richtig eingestellt ist. Die Physiotherapeutin muss Übungszeiten, Pausen und zu beobachtende Ermüdungszeichen genau mit dem Patienten besprechen (■ **Abb. 11.48a–c**).

Wichtig

Die stufenweise Rückführung in den Beruf ist sinnvoll und wird als beste Funktionsschulung angesehen.

? Schüleraufgabe

Erarbeiten Sie ein Übungsprogramm, das Tätigkeiten einer Sekretärin vorübt.

Übungsbeispiele

Wichtig

- Die Dosierung der Übungen richtet sich nach den ärztlichen Verordnungen und dem Heilungsstand der betroffenen Struktur.
- Führungskontakt oder angepasster Widerstand sind in vorgegebenen Bewegungsgrenzen individuell anzuwenden.

Zur Durchblutungsverbesserung

Ausgangsposition

Unterarm und Hand auf dem Handtisch in schmerzfreier Position abgelegt.

▶ Isometrisches Spannen der Handbeuger und -strecker gegen manuellen Führungskontakt im Sekundenrhythmus mit zwischengeschaltetem Eisabtupfen.

Kontakt: Palmar oder dorsal proximal an der Hand.

Übungsauftrag: »Lehnen Sie die Hand kurz gegen meine Hand!«

Übung

▶ Bewegen und Halten gegen angepassten Widerstand für M. biceps und M. triceps.

Kontakt: Richtungsweisend am distalen Unterarm.

Übungsauftrag: Entsprechend.

Zur Entspannung der Binnenmuskulatur

Übung

▶ Kurzes, deutliches Anspannen des M. triceps und M. extensor carpi ulnaris gegen angepassten Widerstand bzw. Führungskontakt mit nachfolgendem Entspannen und Bewusstmachen der Auflagefläche (u. U. auch von Schultergürtel- und Oberarmmuskulatur).

Kontakt: Lateral, Metacarpale V und distaler Unterarm.

Übungsauftrag: »Lehnen Sie Arm und Hand gegen meine Hand fest an und lösen Sie die Spannung. Prüfen Sie jetzt, wie der Unterarm und die Hand aufliegen«.

Übung

▶ Radial- und Ulnarabduktion gegen manuellen Widerstand/Führungskontakt und aktives Spreizen der Finger, bewusstes Entspannen.

Aktive Fixation: Entsprechend distal am Unterarm.

Kontakt: Radial am Metacarpale I, bzw. ulnar am Metacarpale V.

Übungsauftrag: »Ziehen Sie das Handgelenk nach innen, entsprechend nach außen, halten Sie, spreizen Sie die Finger und lassen Sie locker!«

Übung

▶ Die Finger schließen mit nachfolgendem bewussten ausführlichen Entspannen und Bewusstmachen der Auflagefläche. Bei vorgegebener Bewegungseinschränkung müssen die Übungen entsprechend **abgewandelt** werden.

▶ Zwischengeschaltet werden minimale passive Bewegungen der Metakarpalia gegeneinander (nicht bei Metalkarpalfrakturen!) und milde Eisanwendungen.

▶ Einsetzen von Techniken nach Jakobson, Schaarschuch-Haase und anderen Autoren.

Zur Aktivierung der inaktiven Muskulatur

Übung

▶ Betonte Bewegungsfolge (PNF), wechselnder Drehpunkt: Ellbogengelenk in allen 4 Eckpunkten der Diagonalen.

Kontakte: Distaler Unterarm und distaler Oberarm entsprechend richtungsweisend.

Übung

▶ Handgelenkdorsalextension, Bewegen und Halten in allen Variationen.

Kontakt: Dorsal, proximales Handgelenk.

Aktive Fixation: Palmar, distal am Unterarm.

Zur Mobilisation

Techniken

▶ »Chirurgische Technik« aus PNF, kurzes Anspannen des kontrakten Muskels gegen Führungskontakt – Entspannen – aktives Weiterziehen.

Passive Fixation des anderen Gelenkpartners, gelenknah.

▶ **Anschließend:** Endstellung halten am gewonnenen Bewegungspunkt.

▶ **Zu gegebener Zeit:** Langsame Umkehr – Halten – Entspannen« oder »Rhythmische Stabilisation – Entspannen«.

▶ Manuelle Therapie, Traktion und translatorisches Gleiten entsprechend der eingeschränkten Bewegungsrichtung (◻ **Abb. 11.42b**).

Wichtig

Die Auswahl der Technik richtet sich nach der Qualität des Bewegungsstopps und der Festigkeit der betroffenen Struktur.

Wichtig

Im Anschluss an jede Mobilisation soll die gewonnene Bewegung gehalten werden (Endstellung halten oder langsame Umkehr).

Zur Schulung der Muskelkontraktionsbereitschaft

Übungen

- Kontralaterales Spannen der gleichen Muskulatur gegen Widerstand bei dem Versuch, die Endstellung der paretischen Muskulatur zu halten.
- Versuch, eine Position der Finger zu halten, nach Setzen einer Kontraktionshilfe.
- Versuch, eine Position der Finger zu halten bei maximaler Anspannung der synergistischen Muskelkette (Kombination mit Dorsalextensionsmustern, z. B. modifizierte PNF-Übung, 1. Diagonale).
- Versuch, Position eines Fingers zu halten bei maximaler Anspannung der Nachbarfinger.

Zur Verbesserung von Kraft und Ausdauer

Übung

- Strecken aller Langfinger und des Daumens gegen manuellen Widerstand (**Abb. 11.38**).

  Widerstand: Grundglied D1, D2, D5.

  Übungsauftrag: »Spreizen Sie alle Finger weit auseinander, halten Sie die Spannung und lassen Sie dann locker«.
- **Dasselbe** gegen Knetmasse (**Abb. 11.43c**).

Übung

- Fingerextensoren gegen Widerstand, Bewegen und Halten.

  Widerstand: Grundglieder D2-D5 und für aktive Stabilisation des Handgelenkes.

  Übungsauftrag: »Lehnen Sie die Hand gegen meine Hand, strecken Sie die Fingergrundgelenke, halten und lockerlassen!«
- **Dasselbe** mit betonter Bewegungsfolge.

Übung

- Beugen einzelner oder aller Finger gegen Widerstand, Bewegen und Halten, betonte Bewegungsfolge bei Handgelenkdorsalextension.

  Widerstand: Palmar entsprechend. an Grund-, Mittel- oder Endgelenken und proximal dorsal an der Hand.

  Übungsauftrag: »Lehnen Sie sich mit der Hand gegen meine Hand, beugen Sie die Finger, halten, weiterziehen, etwas nachgeben, weiterziehen usw.!«

Übung

- Radialabduktion – Dorsalextension, Supination mit Fingerflexion der ersten 3 Finger, Bewegen und Halten, wiederholte Kontraktion.

  Widerstand: Haltewiderstand am proximalen Handgelenk radial/dorsal und palmar an den Fingern.

Übung

- Ulnarabduktion – Dorsalextension, Pronation mit Fingerflexion der ulnaren Finger.

  Widerstand: Haltewiderstand ulnar/dorsal am proximalen Handgelenk und palmar an den Fingern.

Übung

- Aktive wiederholte Kontraktionen der Finger 10- bis 12-mal bei Stabilisation des Handgelenkes gegen Widerstand in verschiedenen Positionen.

Übung

- Aktive wiederholte Kontraktion einzelner Finger bei Stabilisation des Daumens oder eines Nachbarfingers gegen Widerstand.

Zur Funktionsschulung

Übungen

- Das Greifen von Geräten, die grobes Greifen erfordern, soll mit Dorsalextensionsstellung der Hand (**s. Abb. 11.6b**) und in Palmarstellung oder Nullstellung des Handgelenks für feines Greifen eingeübt werden

(▫ **Abb. 11.5b**). Zum selbständigen Üben eignet sich die Knetmasse oder kleine Hilfsmittel wie Streichhölzer (▫ **Abb. 11.43a** und **11.48a–c**). Armbewegungen und Stellungen werden in komplexen Mustern für verschiedene Greifformen vorgeübt. Mit dem Spinball (▫ **Abb. 10.20**) kann selbständig Geschicklichkeit und Stabilisation eingeübt werden.

- Tätigkeiten, die der Patient im Alltag und Berufsleben selbständig durchführen muss, können situationsbezogen eingeübt oder simuliert werden.
- Besonders muss die verletzte Hand beim An- und Ausziehen, beim Essen, bei der Körperpflege, beim Schreiben usw. eingesetzt werden.
- Hilfestellungen und die Verwendung von Hilfsmitteln müssen individuell ermittelt und ausprobiert werden.

Literatur

Buck M et al. (2001) PNF in der Praxis. Springer, Berlin Heidelberg New York

Butler DS (1991) Mobilisation of the Nervous System. Churchil Livingston, Melbourne

Butler DS (1995) Mobilisation des Nervensystems. Springer, Berlin Heidelberg New York

Haase H, Ehrenberg H, Schweizer M (1985) Lösungstherapie in der Krankengymnastik. Pflaum, München

Jacobson E (1990) Entspannung als Therapie. Pfeiffer, München

Kapandji I (1984) Funktionelle Anatomie der Gelenke. Obere Extremität. Enke, Stuttgart

Loeweneck H, Liebenstund I (1994) Funktionelle Anatomie für Krankengymnasten, 2. Aufl. Pflaum, München

Maitland G D (1996) Manipulation der peripheren Gelenke. 2. Aufl. Springer, Berlin Heidelberg New York

Schröder B (1999) Handtherapie. Thieme, Stuttgart New York

Trentz O, Bühren V (2001) Traumatologie. Thieme, Stuttgart New York

Wilda-Kiesel A (1993) Die konzentrative Entspannung. Lau-Ausbildungssysteme, Reinbek

Physiotherapeutische Behandlung nach Beckenfrakturen

Ursachen

- Verkehrsunfälle,
- Bauunfälle.

Richtlinien, Symptomatik und ärztliche Maßnahmen

Die Zunahme schwerer Verkehrs- und Bauunfälle führt auch häufiger als früher zu Beckenfrakturen. Sie zeigen eine Vielfalt von Bruchformen, von denen diejenigen, die in die Hüftgelenkpfanne hineinreichen, als schwere Gelenkfrakturen gelten (**Abb. 13.1** und **13.2**; s. auch Kap. 13 und 21, »Polytrauma«). Da das Becken Kraftüberträger zwischen den unteren Extremitäten und dem Rumpf ist, haben Frakturen, die den geschlossenen Beckenring unterbrechen, wesentliche statische Bedeutung (**Abb. 12.1a.**)

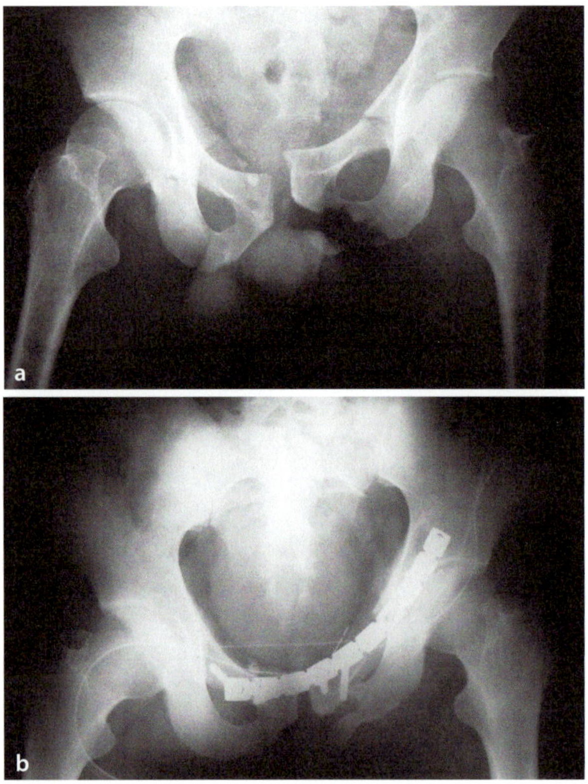

Abb. 12.1. a Beckenfraktur, **b** Osteosynthese

In vielen Fällen erlitten die Patienten eine **Polytraumatisierung** mit zusätzlichen Verletzungen wie:
- Schädel-Hirn-Traumen,
- Thoraxtraumen,
- Wirbelsäulen- und Extremitätenverletzungen.

Die Beckenfrakturen werden nach Tile (Felenda 1993) eingeteilt in:
- **Typ A: Stabil, gering disloziert.**
  - A1: Randfraktur.
  - A2: Ringfraktur ohne Dislokation, Astfraktur einseitig, beidseitig.
  - A3: Querfraktur Sakrum.
- **Typ B: Rotationsinstabil, vertikal stabil.**
  - B1: »Open book«.
  - B2.1: Lateral compression, ipsilateral.
    - overriding,
    - locked symphysis,
    - tilt fracture.
  - B2.2: Lateral compression, contralateral
    - bucket handle.
  - B3: Lateral compression, bilateral
    - straddle fracture.
- **Typ C: Rotations- und vertikal instabil.**
  - C1: Unilateral,
    - transiliakale Fugenläsion,
    - transsakral.
  - C2: Bilateral.

Computertomographien sind heute das Mittel der Wahl, um eine Instabilität des Beckens exakt abzuklären (2- oder 3-dimensionale Computertomogramme). Außerdem werden Spezialaufnahmen zur Beurteilung des Azetabulums durchgeführt.

Azetabulumfrakturen und Beckenfrakturen mit Stabilitätsverlust werden **operativ** versorgt. Anwendung finden der Fixateur externe (Zwischenlösung), Platten- und Schraubenosteosynthesen (**s. Abb. 12.1–12.3**).

Besonders die dorsale Instabilität des Beckenringes findet heute eine größere Beachtung. Ventrale und dorsale Stabilisierungsverfahren stehen zur Verfügung, um eine anatomische Rekonstruktion zu gewährleisten. Nur dann kann eine **frühe Mobilisation** des Patienten erfolgen (s. auch **Abb. 21.16** und **21.17**).

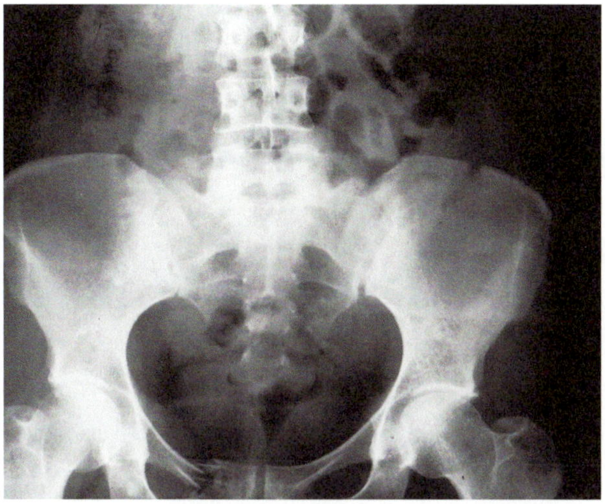

Abb. 12.2. Os-ilium-Fraktur mit Verletzung des Iliosakralgelenkes

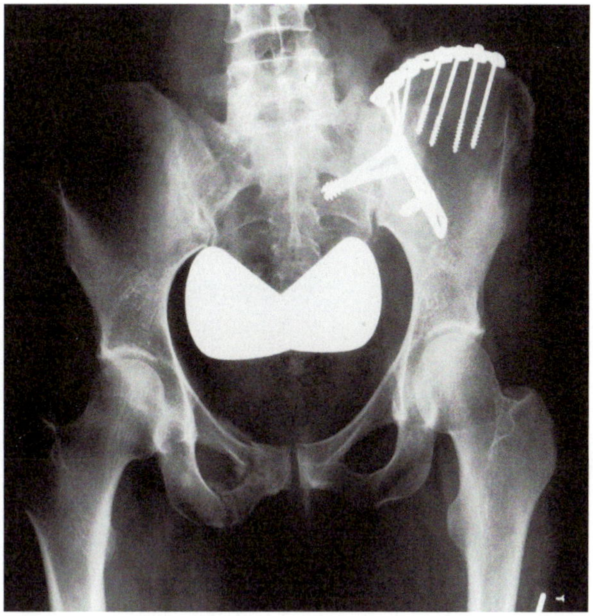

Abb. 12.3. Osteosynthese

Folgende **Entlastungszeiten** werden angegeben:

- **Beckenringfrakturen** mit stabilen Osteosynthesen können in der 2.–4. postoperativen Woche schrittweise belastet werden.
- Bei **vertikalen Beckenfrakturen** mit stabilen Osteosynthesen werden 8–10 Tage Bettruhe empfohlen, dann **Bewegungsbad**. Der Beginn der **Teilbelastung** richtet sich nach der Schmerzsituation und der Muskelfunktion.
- Bei Beckenfrakturen **mit Azetabulumverletzung und Osteosynthesen** (s. ausführliche Behandlung in Kap. 13) sind 3–4 Wochen Bettruhe indiziert, anschließend Bewegungsbad und Teilbelastung für 6 Wochen (20 kg). Ab der 11./12. Woche kann zunehmend vollbelastet werden.
- **Operativ versorgte Iliosakralgelenk-Verletzungen** werden 12 Wochen lang entlastet.
- Bei der **konservativen** Versorgung sind maximal 6 Wochen Extension vorzusehen, anschließend Bewegungsbad und Teilbelastung für 10–12 Wochen, die befundbezogen langsam gesteigert werden soll.
- Patienten mit **vorderen Ringbrüchen ohne Stabilitätsverlust und ohne Azetabulumbeteiligung** dürfen wenige Tage nach dem Unfall aufstehen. Die Schmerzsituation gibt an, wieviel der Patient selbst belastet.

Komplikationen und Nebenverletzungen

- Kreislaufinstabilität, Thrombose, Embolie,
- Ateminsuffizienz bei Zwerchfellirritation oder sogar Zwerchfellverletzung,
- Milz-, Leberruptur,
- Organverletzungen im Beckenbereich,
- Verletzung des N. ischiadicus,
- Symphysen- und Iliosakralgelenksprengung,
- Beinverkürzung als Spätfolge,
- Arthrose der Hüftgelenkpfanne bei deren Mitverletzung,
- Hüftkopfnekrose,
- Kalzifikationen der Weichteile.

Die Frühkomplikationen verhindern den frühzeitigen Beginn der physiotherapeutischen Behandlung. Häufig muss der Patient zunächst auf der Intensivstation überwacht werden.

Befunderhebung

Beurteilen	– Röntgenbild und den Bezug der Frakturlinien zur Muskeltopographie, CT. – Allgemeinzustand, Gesichtsfarbe, Gesichtsausdruck, Atmung, Laborwerte, Ausscheidung. – Pulsfrequenz und -qualität. – Durchblutung der Beine und Füße. – Tonus der Muskulatur. – Turgor der Haut. – Trophik. – Zu einem späteren Zeitpunkt Gang und Gebrauchsfunktionen. – Ebenso Rumpf-, Becken-, Beinstellungen beim Stehen und Gehen.
Messen	– Aktives Bewegungsausmaß der Sprunggelenke und der Kniegelenkextension, -flexion im seitlichen Überhang. – Umfangmaße der Beine.
Prüfen	– Muskeltest der Fußheber, Zehenextensoren, Plantarflektoren, Pro-/und Supinatoren. – Qualität des Bewegungsstopps. – Sensibilität.
Notieren und Bewerten	– Subjektive Angaben über Schmerzen und Beschwerden. – Weitere Befunderhebung zu gegebener Zeit. **Warnung** Bei konservativ behandelten Frakturen ist ein Muskeltest der auf die Fraktur scherend wirkenden Hüftgelenkmuskulatur über die Teststufe 2 hinaus nicht erlaubt.

Der M. iliopsoas wirkt z. B. irritierend auf vertikale Beckenringbrüche, die Mm. adductores scherend bei vorderen Ringbrüchen, wenn sie gegen Eigenschwere des Beines getestet werden. Das Röntgenbild gibt Aufschluss über die Zugkraft der Muskulatur und die Lokalisation der Fraktur.

Beckenrandbrüche zeigen kaum eine nennenswerte Symptomatik. Sie werden selten physiotherapeutisch behandelt.

Behandlungsmöglichkeiten

Gesichtspunkte der Behandlung

1. Pneumonie- und Thromboseprophylaxe

(Siehe Kap. 3, » Prä- und postoperative physiotherapeutische Behandlung«.)

2. Dekubitusprophylaxe

Ständiges Liegen auf dem Rücken führt bei ungenügender Pflege leider sehr häufig zu einem Dekubitus.

► **Zur Vorbeugung** wird der Patient angehalten, möglichst häufig seine Gesäßmuskeln anzuspannen.

Übersicht 12.1:
Gesichtspunkte der Behandlung

1. Pneumonie-, Thrombose- und Embolieprophylaxe.
2. Dekubitusprophylaxe.
3. Lagerungskontrolle.
4. Erhalten der Armkraft.
5. Erhalten der Beinkraft auf der nicht betroffenen Körperhälfte.
6. Aktive Stabilisation des Beckenrings.
7. Wiederherstellung der Muskelfunktionen (Vorbereitung des Gehmusters aus der Lage).
8. Erhalten der Gelenkbeweglichkeit in den Knie- und Sprunggelenken.
9. Erarbeiten der Gelenkbeweglichkeit in den Hüftgelenken, soweit der Befund es erlaubt (Mobilisation im Spätstadium).
10. Vorbereitung und Einüben der Belastung und des Gehens.

► Bei stabilen Osteosynthesen soll der Patient im Sinne der **Frühmobilisation** baldmöglichst entlastet aufstehen, um einer Thrombose oder Pneumonie vorzubeugen.

3. Lagerung

Erfahrungsgemäß ist eine sachgerechte Lagerung dem Aufgabenkatalog der Physiotherapeuten und des Pflegepersonals zugeordnet.

► **Bei instabilen Frakturen** wird ein Quaderbett benutzt. Instabile Beckenverletzungen dürfen nicht umgelagert werden. Wenn möglich, sollte der dekubitusgefährdete Patient auf einem Schaffell oder einer Schaumstoffmatte liegen.

► Schwestern und Physiotherapeuten sollen darauf achten, dass die **Hüftgelenke** in Nullstellung gelagert sind, d. h. keine Flexions-/Adduktions- oder Außenrotationsstellung haben. Die **Füße** sollen in 90° Dorsalextension = Nullstellung liegen. Die meisten Kranken benötigen eine kleine Schaumstoffpolsterung **unter dem Kniegelenk** zu dessen Entlastung.

► **Zu vermeiden** ist in jedem Fall eine zu starke Oberkörperhochlagerung, wenn dies die Atmung und Kreislaufsituation zulässt.

4. Erhalten der Armkraft

► Als Vorübung für das Gehen mit Unterarmstützen kann der Kranke selbst mit Expandern, dem Pullingformer oder mit Hanteln üben.

► Als **komplexe Widerstandsübungen** kommen alle Formen des Bewegens und Haltens in komplexen Mustern zur Anwendung.

► Das **Hausaufgabenprogramm** wird vorgeübt.

5. Erhalten der Beinkraft bei Verletzung einer Beckenseite auf der nicht betroffenen Seite

► Während an den Armen alle Bewegungsmuster möglich sind, muss bei den komplexen Beinmustern daran gedacht werden, dass sich bei jeder Form von Widerstandsarbeit **Verstärkungsmuster** aufbauen. Sie können an der Beckengegenseite scherend wirken. So kann eine erhöhte Spannung der Mm. adductores, des M. iliopsoas oder des M. rectus femoris irritierend auf vertikal verlaufende Frakturen wirken.

Wichtig

Allgemein gilt: Die Adduktionen verstärken die Adduktoren der Gegenseite, und die Extensoren eines Hüftgelenkes verstärken die Flexionsspannung der anderen Seite und umgekehrt (Gehmuster).

► Nach Interpretation des Verletzungsmusters und des Röntgenbefundes wird entschieden, welches Muster geübt und welches vermieden werden soll.

6. Aktive Stabilisation des Beckenrings in der Lage durch die Muskeln, die Druckkräfte auf die Fraktur setzen können

Dazu muss ärztlicherseits **Übungsstabilität** vorgegeben sein!

► **Isometrische Spannungsübungen** der Muskelketten, die zwischen Rumpf und Beinen liegen, stabilisieren das Becken. Dies trifft für die ventralen Muskelketten ebenso zu wie für die dorsalen.

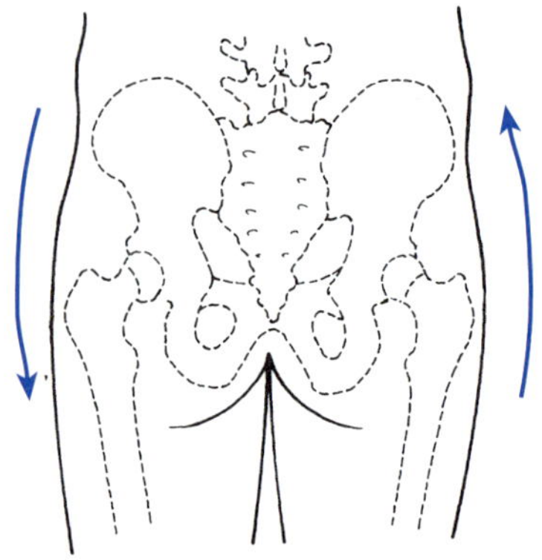

Abb. 12.4. **Abduktion/Adduktion des Beckens**

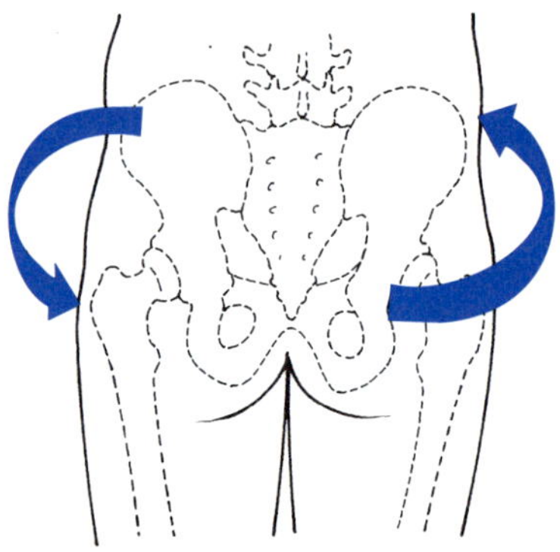

Abb. 12.5. **Beckenrotation**

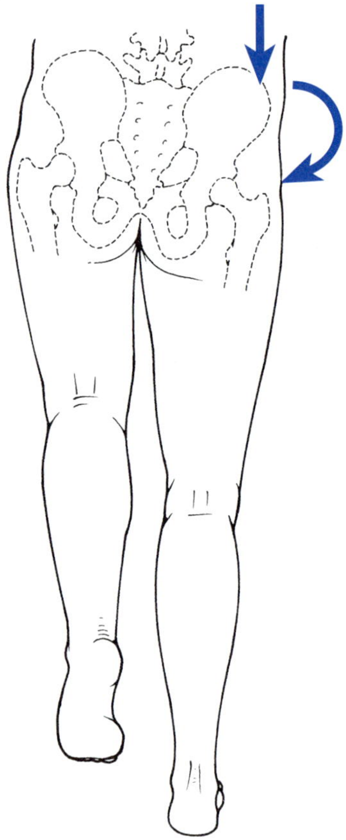

Abb. 12.6. **Beckenbewegung in der Mittelstandphase**

▶ In korrigierter Mittellage werden **diagonale Spannungen aufgebaut** zwischen der schrägen Bauchmuskulatur und den Mm. glutaeus medius und minimus oder über den M. latissimus dorsi und M. quadratus lumborum zu den Mm. glutaeus medius und minimus der anderen Seite.

▶ Die **Stabilisation der Beckenabduktion** (Herausschieben der Ferse) ist meist eine der ersten Übungen, die am Becken selbst ausgeführt werden kann. Bei korrigierter Rückenlage können diese Übungsformen gegen Führungskontakt schon frühzeitig begonnen werden (**s. Abb. 14.9**).

Üben in geschlossener Muskelkette ist möglich, wenn man ein festes Polster zum Abstützen der Füße verwendet.

▶ Bei zunehmender Konsolidierung der Fraktur werden in der gleichen Lage **alle PNF-Beckenmuster** bei aktiver Fixation des Femur ausgeführt.

Die **Beckenbewegungen** sind statisch und dynamisch wie folgt definiert:

- **Abduktion:** Herunterziehen der gleichen Beckenseite (**Abb. 12.4**) oder Herausschieben des Beines (**s. Abb. 14.9**),
- **Adduktion:** Heraufziehen des Beckenkamms der gleichen Seite (**Abb. 12.4**),
- **Extension:** Drehen des Beckens nach dorsal,
- **Flexion:** Drehen des Beckens nach ventral,
- **Außenrotation:** Vordrehen der gleichen Beckenseite, Zurückdrehen der anderen Seite (**Abb. 12.5**),
- **Innenrotation:** Vordrehen der Gegenseite, Zurückdrehen der gleichen Seite (**s. Abb. 12.5**).

▶ Bei allen Beckenbewegungen werden Punctum fixum und Punctum mobile so geordnet, dass der Femur zum Punctum fixum wird und das Becken zum Punctum mobile. Im Mittelstand bewegt sich das Becken der

Standbeinseite in Extension, Abduktion und Innenrotation und wird zum Kraftüberträger für das belastete Bein (Abb. 12.6).

▶ Ist Sitzen erlaubt, werden die Beckenstabilisation und die Beckenbewegungen mit Bodenkontakt der Füße eingeübt (geschlossene Kette) (s. »10. Vorbereitung des Gehmusters aus der Lage«).

7. Wiederherstellen der Muskelfunktion (Vorbereitung des Gehmusters aus der Lage)

▶ Sie kann durch **Stabilisationsübungen** (Haltephasen: ca. 7 s), aber auch durch **dynamische Übungen** in konzentrisch und exzentrisch dynamischer Spannungsform erfolgen. Beweglicher Hebel kann das Becken oder der Femur sein (Abb 12.7).

▶ Die Übungen können **reinachsig, isoliert oder komplex** in PNF-Mustern durchgeführt werden. Verstärkungsmuster müssen abgebaut werden, wenn die Einzelleistungen der Mm. glutaeus medius, minimus und maximus verbessert werden sollen.

▶ Sind Bewegungsübergänge erlaubt, kann aus der Bauchlage oder dem Vierfüßlerstand geübt werden.

▶ Das Becken kann im Sinne der 1. Diagonale in Flexion/Adduktion und Extension/Abduktion oder im Sinne der 2. Diagonale als Extension/Adduktion und Flexion/Abduktion gegen Kontakt oder Widerstand bewegt werden.

▶ Die Ausführung kann mit Endstellung Halten, in allen Variationen des Bewegens und Haltens oder als wiederholte Kontraktionen erfolgen.

▶ Die Bewertung der Frakturlage, bezogen auf die Muskelkette, die Festigkeit der Osteosynthese oder der Fraktur bestimmen die **Dosierung** und **Übungsauswahl.**

8. Die Gelenkbeweglichkeit in den Knie- und Sprunggelenken erhalten

▶ **Aktive Umkehrbewegungen** im vollen Bewegungsmaß sind bei der vorgeschriebenen flachen Lagerung nur im seitlichen Überhang des Unterschenkels möglich. Bei passiver Fixation des Oberschenkels dicht oberhalb der Patella ist ein Üben der Knieflexion in vollem Umfang durchzuführen.

▶ Sollte bei verspätetem Übungsbeginn von Schwerverletzten eine **Kontraktur** entstanden sein, können zunächst aktive Entspannungstechniken wie »Langsame Umkehr – Halten – Entspannen – aktives Weiterziehen« oder die »Rhythmische Stabilisation – Entspannen – aktives Weiterziehen« angewandt werden.

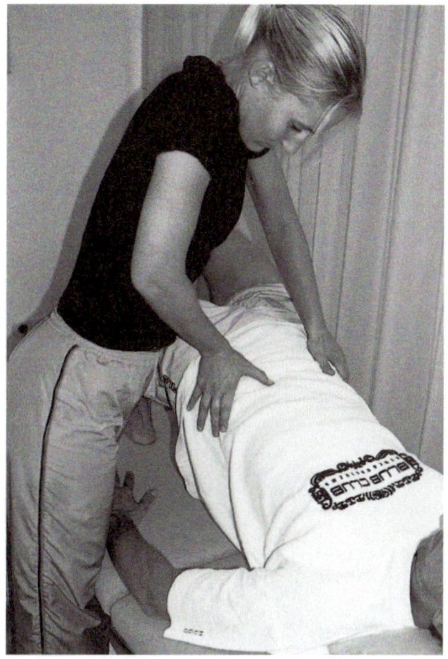

Abb. 12.7. Stabilisation der Bridging-Position

Warnung

Selbstverständlich darf bei diesen Techniken das Kniegelenk nicht rotiert werden.

▶ Als **Ausgangsposition** bieten sich die Rücken- und Bauchlage an. Die Entspannungstechniken werden **nie aus der Seitenlage** ausgeführt.

▶ Das **Sprunggelenk** muss vor allem gegen die Neigung zur Spitzfußstellung mobilisiert und die Fußheber gekräftigt werden. Intensives Auftrainieren dieser Muskeln ist täglich durchzuführen.

▶ Der Kranke muss außerdem ständig angehalten werden, selbst zu üben und auf exakte Lagerung zu achten.

9. Erarbeiten der Hüftgelenkbeweglichkeit

Erst nach Konsolidierung der Frakturen kann die Mobilisation der Hüftgelenke intensiv erfolgen.

▶ Die Hüftgelenkflexion wird zuletzt erarbeitet. Die Extension (15°) und die Innenrotation werden zuerst schwerpunktmäßig mobilisiert. Im Schlingentisch oder im Wasser kann dies schonend durchgeführt werden.

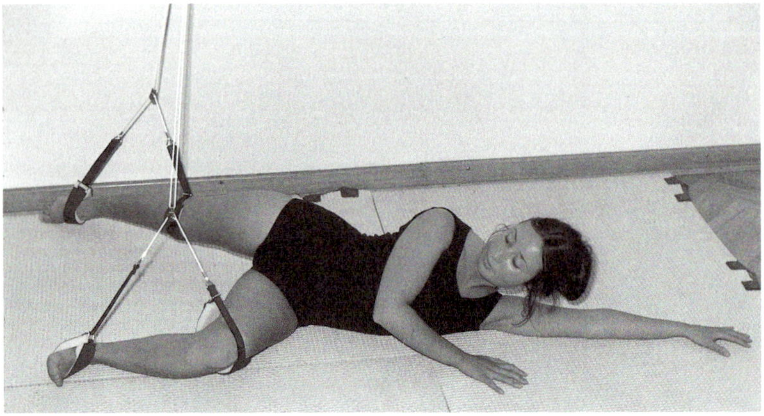

■ Abb. 12.8. PNF-Gehmuster aus Seitenlage gegen Pullingformer

▶ Die Continous-passive-motion-Schiene (■ **s. Abb. 17.6a, b**), die eigentlich zur Beweglicherhaltung des Kniegelenkes konzipiert wurde, kann auch für Hüftgelenkbewegungen eingesetzt werden. Dabei darf der Oberschenkel nicht auf der Schiene festgebunden werden, weil das physiologische Rollgleiten des Hüftgelenkes behindert wird.

Wichtig

Der Einsatz der Continuous-passive-motion-Schiene muss kritisch bewertet werden und immer unterhalb der Schmerzgrenze liegen. Ab-, Adduktions- und Rotationsbewegungen müssen unbedingt in Neutral-Null-Stellung des Kniegelenkes durchgeführt werden.

10. Vorbereiten und Einüben der Belastung und des Gehens

▶ Das Gehmuster kann **in der Rückenlage vorgeübt** werden. Schwung- und Stützphasen der Beine und Arme werden für den »Zweipunkte-« oder »Dreipunktegang« geschult. Dabei wird je nach Vermögen so vorgegangen, dass einzeln oder komplex vorgeübt wird. Alternativ können 3 Extremitäten statisch in entsprechenden Mustern gegen die Unterlage spannen, während eine Extremität dynamisch übt. Wichtig ist das Vorüben der Mittelstand- und Fersenablösungsphase der Beine (■ **s. Abb. 12.6**).

▶ **Umkehrübungen** zur Schulung des Bewegungsablaufs lassen sich besser gegen manuellen Widerstand ausführen. Zur Stabilisation und Technik der wiederholten Kontraktionen können jedoch Zuggeräte ausgezeichnet verwendet werden (■ **s. Abb. 12.8 – 12.10**).

▶ Die ersten **Belastungsübungen** werden auf Anordnung des Arztes mit Gehhilfen und auf Waagen vorgenommen. Aus dem hohen Sitz werden Aufstehen in den Zweibeinstand und Hinsetzen eingeübt und stabilisiert (s. auch ■ **Abb. 16.18**). In verschiedenen Winkelstellungen werden Haltephasen eingeübt.

▶ Nach ca. 10 Tagen dürfen Patienten mit stabilen Osteosynthesen 20 kg belasten. Die Belastung kann gesteigert werden, wenn keine Ausweichbewegungen (Trendelenburg-, Duchenne-Hinken), keine Schmerzen

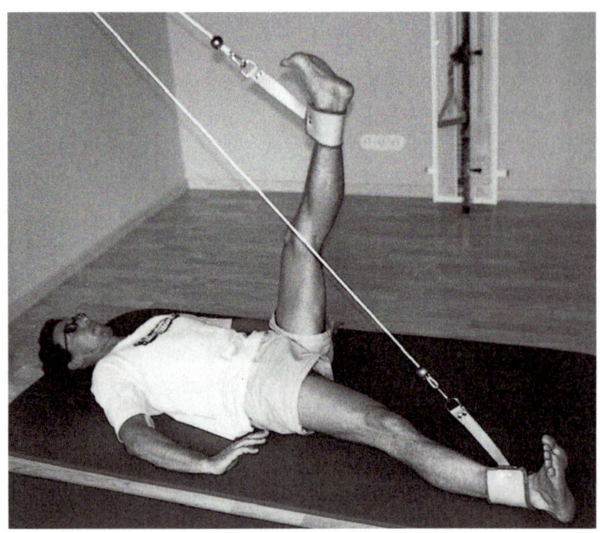

■ Abb. 12.9. Gehmuster gegen Zuggerät

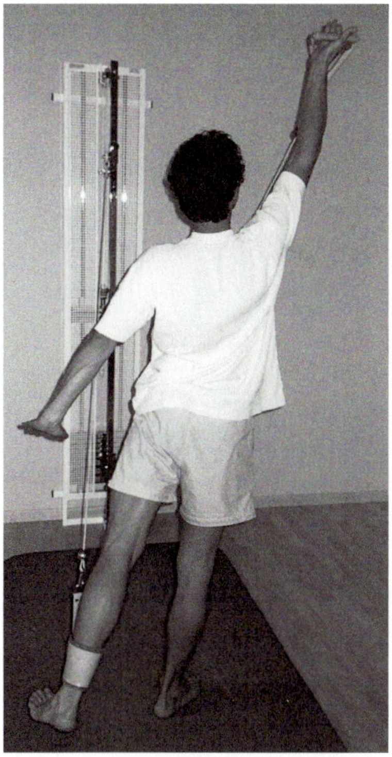

Abb. 12.10. **Stabilisation des Einbeinstandes gegen Zuggerät**

und keine Ermüdungszeichen auftreten. Dann werden Einbeinstand und Schrittfolge mit entsprechender Belastungsvorgabe geschult.

- Becken- und Rumpfstabilisationsübungen auf dem Pezziball ermöglichen eine Vielzahl von statischen und dynamischen Bewegungsfolgen (**Abb. 12.11–12.14**).
- Wenn **andere Verletzungen zusätzlich** vorliegen, muss die Belastung u. U. zurückgenommen werden, das Stehen kann dann mit minimaler Belastung auf dem kippbaren Stehbrett vorgeübt werden (**s. Abb. 6.9**).

Schüleraufgabe

Erarbeiten Sie ein Hausaufgabenprogramm für einen Patienten mit operativ versorgter Beckenringfraktur 6 Wochen nach der Osteosynthese. Wählen Sie als Ausgangsposition den Sitz und Stand in einem Türrahmen.

Übungsbeispiele

Ausgangsposition

Rückenlage, Becken in Mittelposition.

Übung

- Stabilisation des Beckens zwischen Oberschenkel und Thorax, Haltephase möglichst 7–10 s.

  Kontakt/Widerstand:
  - Becken lateral und am anderen Oberschenkel lateral,
  - Becken dorsal und am anderen Oberschenkel dorsal,
  - Becken ventral und am anderen Oberschenkel ventral,
  - Becken dorsal und an der Gegenschulter dorsal,
  - Becken ventral und an der Gegenschulter dorsal und ähnliches.

Übungsauftrag: »Lassen Sie sich nicht verschieben, halten und lockerlassen!«

- **Dasselbe** mit Hebelverlängerung durch Kontakt/Widerstand an den Armen oder Beinen, Diagonalspannungen, Ausnützen von Mustern aus der Brunkow-Technik.

Übung

- Beckenabduktion mit wiederholten Kontraktionen.

  Kontakt/Widerstand: Lateral am Becken und an der Ferse.

  Übungsauftrag: »Schieben Sie die Ferse lang heraus, geben Sie etwas nach, schieben Sie wieder heraus usw.!« (**s. Abb. 14.9**).

Übung

- Abduktion/Innenrotation des Beines, isometrisch und als wiederholte Kontraktion.

Übung

- Extension/Außenrotation des Beines, isometrisch oder als wiederholte Kontraktion.

  Kontakt/Widerstand: Richtungsweisend mit lumbrikaler Handstellung.

  Übungsauftrag: »Lehnen Sie sich gegen die Hand des Therapeuten, strecken Sie das Bein nach unten,

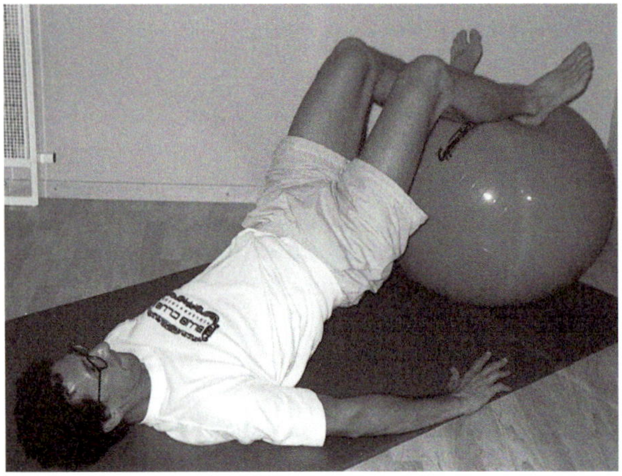

Abb. 12.11. Bridging auf dem Pezziball

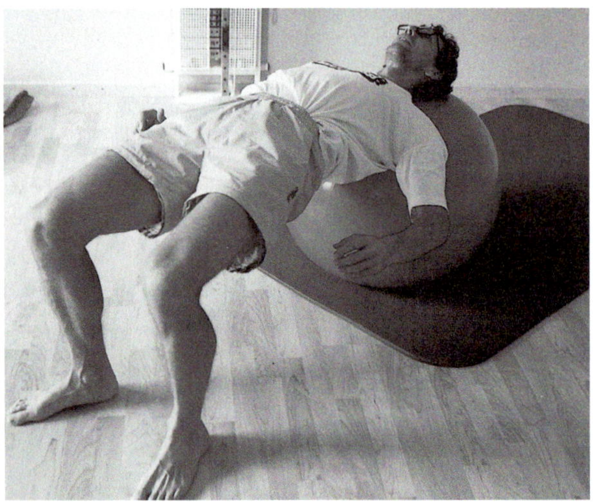

Abb. 12.12. Stabilisation des Beckens und des Rumpfes auf dem Pezziball

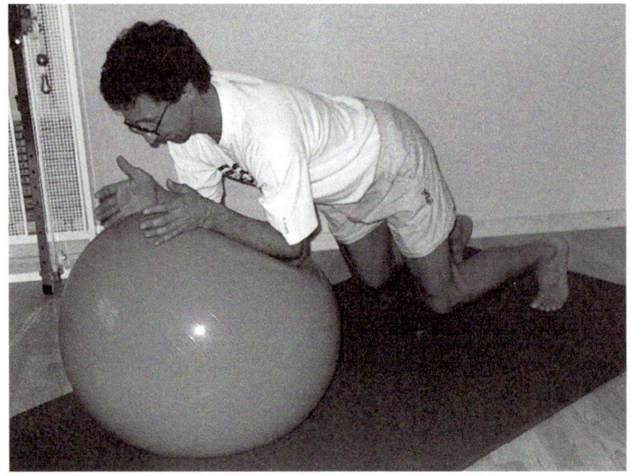

Abb. 12.13. Rumpf-Becken-Bein-Stabilisation im Unterarmstütz auf dem Pezziball

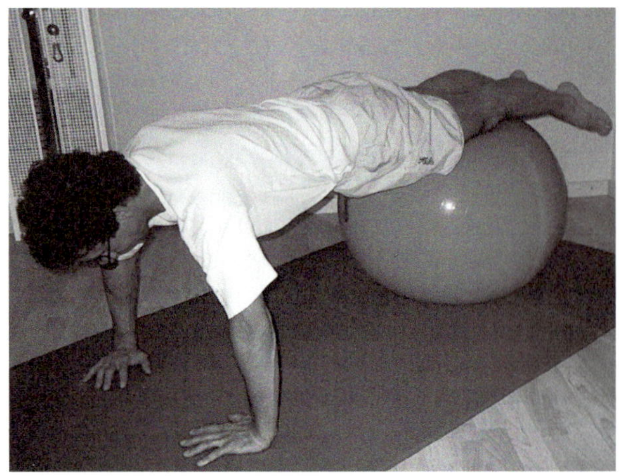

Abb. 12.14. Gestreckte Bauchlage über dem Pezziball, Stabilisation des Rumpfes und Beckens

halten, weiterziehen, etwas nachgeben, weiterziehen usw.!«

Übung

- Bridging: Assistiv oder gegen Eigenschwere aus Rückenlage, Beine angestellt, auch als dynamisch konzentrische und exzentrische Aktivität (**Abb. 12.7**).

Übung

- Becken abheben auf dem Pezziball (**Abb. 12.11** und **12.12**).
- **Später aus der Bridgingposition** mit den Füßen auf der Stelle treten oder ein Bein in die Luft strecken.

Wenn Seitenlage erlaubt ist

Übung

- Beckenpattern aus Seitenlage.

Übung

- Bewegungsübergänge über schmerzfreie Seite, mit Grundspannung nach Brunkow.

Ausgangsposition

Bauchlage Knie gebeugt.

Übung

- Abheben des Oberschenkels gegen Eigenschwere, Führungskontakt/Widerstand.
  Kontakt/Widerstand: dorsal am Oberschenkel.
  Übungsauftrag: »Heben Sie den Oberschenkel ab, halten und lockerlassen!«
- Dasselbe auch mit wiederholten Kontraktionen.

Ausgangsposition

Vierfüßlerstand.

Übung

- Stabilisation des Beckens.
  Kontakt/Widerstand: richtungsweisend.
  Übungsauftrag: Halten Sie die Position (7–10 s)!«

Ausgangsposition

Hoher Sitz oder Sitz auf Pezziball.

Übung

- Den Sitz stabilisieren, ein Bein abheben, den Ball nach allen Seiten hin rollen etc.

Übung

- Aufstehen zum Zweibeinstand, Stabilisation des Standes in leichter Beugestellung der Knie- und Hüftgelenke (evtl. auch mit Stützen oder am Gehbarren).

Übung

- Unterarmstütz auf dem Pezziball, Kniegelenke abheben und Position stabilisieren (**Abb. 12.13**).

Nach Konsolidierung der Frakturen, wenn nach ca. 6 Wochen die Belastung gesteigert werden darf

Übung

- Stabilisation des Zweibein- und Einbeinstandes.

Übung

- Gehmuster aus Seitenlage, Rückenlage und Stand gegen Zuggeräte: Extension/Abduktion, Innenrotation mit gestrecktem Bein als Umkehrbewegung (**Abb. 12.8–12.10**).
  Technik: Bewegen und Halten oder Endstellung halten.
  Schlaufenlage: Eine Schlaufe dicht oberhalb der Patella und eine am Fuß, das andere Paar in der gegenseitigen Hand oder beide Schlaufen an den Fesseln.

Als Hausaufgabenprogramm

Übung

- Bauchmuskeltraining in der geschlossenen Kette (**Abb. 12.15**).

Gehschulung und Korrektur

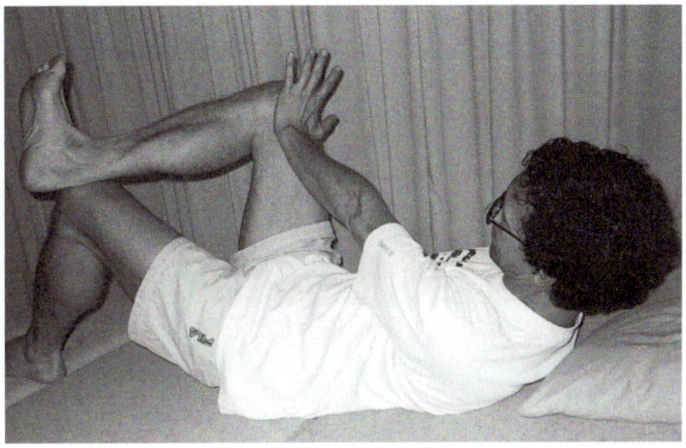

Abb. 12.15. Bauchmuskelarbeit in der geschlossenen Kette

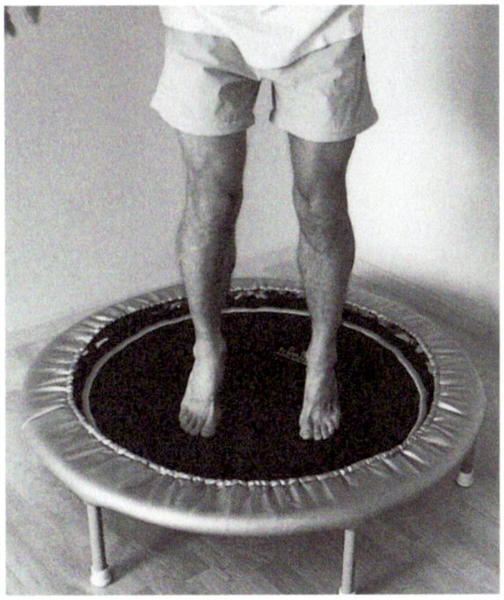

Abb. 12.16. Stabilisation der Zweibeinstandes auf dem Trampolin

Wenn die Entlastung vom Arzt aufgehoben wurde

Übung

- Standbein gegen Theraband in verschiedenen Stellungen stabilisieren.
- Standbein auf unebenem Boden oder instabiler Unterlage stabilisieren, z. B. Standkreisel, Trampolin (**Abb. 12.16, 5.4a, b**).
- Wechsel von Gehen und Anhalten in verschiedenen Stellungen einüben.

(Siehe auch Kap. 14, »Schenkelhalsfraktur« und Kap. 16, »Knieverletzungen«.)

Literatur

Bizzini M (2000) Sensomotorische Rehabilitation nach Beinverletzungen, Thieme, Stuttgart New York

Buck M, Beckers D, Adler S (2001) PNF in der Praxis. Springer, Berlin Heidelberg

Göhler B (1993) PNF und Alltag, Pflaum, München

Loeweneck H, Liebenstund I (1994) Funktionelle Anatomie für Krankengymnasten. Pflaum, München

Trentz O, Bühren V (2001) Checkliste Traumatologie. Thieme, Stuttgart New York

Physiotherapeutische Behandlung nach Frakturen und Luxationen im Bereich des Hüftgelenks

Azetabulumfraktur

Ursachen

- Autoauffahrunfälle, direkte Stürze.

Richtlinien, Biomechanik, Symptomatik und ärztliche Maßnahmen

Unter einer Azetabulumfraktur versteht man die Fraktur der Hüftgelenkpfanne. Bei einer Gewalteinwirkung von vorn, z. B. einer »dashboard injury« besteht die Gefahr, dass der Hüftkopf die Pfanne durchstößt, zusätzlich nach dorsal luxiert und den dorsokranialen Pfannenrand abschert.

Die Azetabulumfrakturen werden in **Typ A, B** und **C** eingeteilt.

- Bei Frakturen des **Typs A** ist nur ein Pfeiler betroffen.
- Frakturen des **Typs B** sind Querfrakturen mit Teilstabilität des Pfannendaches.
- Frakturen des **Typs C** sind Zwei-Pfeilerfrakturen mit totaler Instabilität.

Als **typische Symptome** gelten die schmerzhafte Bewegungseinschränkung und die Belastungsunfähigkeit des Beines.

Bei zusätzlicher N. Ischiadicus-Läsion besteht ein entsprechender Sensibilitästsverlust und Muskelfunktionsausfall

Von besonderer Bedeutung für die Behandlung von Patienten mit einer Azetabulumfraktur sind die mechanischen Druckverhältnisse am Hüftgelenk (s. auch Kap. 14, »Schenkelhalsfraktur«).

Exkurs

Kapandji zitiert ein Experiment der Gebrüder Weber, die nachwiesen, dass der Luftdruck die beiden Gelenkpartner fest aneinander presst, ähnlich dem physikalischen Gesetz der Magdeburger Halbkugeln. Bohrt man ein Loch in die Pfanne, kann der Femurkopf leicht von der Pfanne getrennt werden. Der ausgeglichene Gelenkflächenkontakt des Hüftkopfes entsteht auch über die Muskelspannung und die straffen Hüftgelenksbänder. Die das Hüftgelenk hauptsächlich stabilisierende Muskulatur liegt dorsal und die meisten Bänder ventral.

Die ärztliche Behandlung kann **konservativ** mit einer Extension erfolgen oder **operativ** innerhalb der ersten posttraumatischen Woche (**Abb. 13.1** und **13.2**).

Eine Extensionsbehandlung soll nach heutigen Erkenntnissen maximal 3 Wochen dauern.

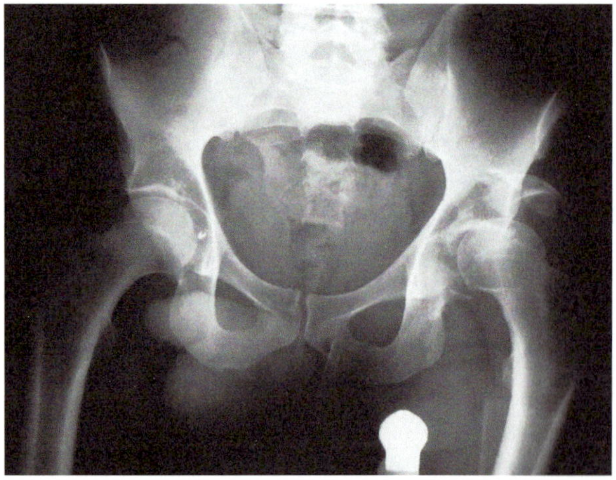

Abb. 13.1. Azetabulumfraktur

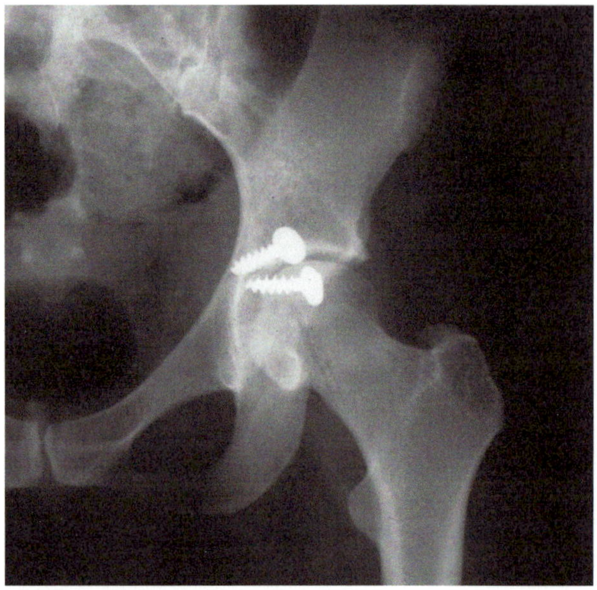

Abb. 13.2. Schraubenosteosynthese

Operatives Vorgehen mit einer **Schraubenosteosynthese** oder Anlegen einer **Rekonstruktionsplatte** wird heute häufiger praktiziert. Wichtig ist muskelschonendes Operieren: Klassifikation und entsprechendes Vorgehen mit geeigneter Schnittführung sind zu beachten.

- **A- und B-Frakturen** werden nicht immer operativ behandelt.
- Eine zwingende Operationsindikation besteht bei **C-Frakturen.**

Der Belastungsaufbau richtet sich nach den Symptomen und der Stabilisationsfähigkeit des Körpers gegenüber der Schwerkraft.

► Bei guter Muskelsicherung und schmerzfreier Bewegung darf ab 4 Wochen Sohlenkontakt und ab der 5.– 11. Woche eine Teilbelastung mit 15–20 kg durchgeführt werden. Ab der 12. Woche beginnt die Erarbeitung der Belastung.

► Die volle Belastung (freies Gehen) kann nach 16 Wochen erreicht werden, wenn das Röntgenbild in Ordnung ist.

Ziel der physiotherapeutischen Maßnahmen ist es den **Gelenkdruck** nach einer Azetabulumfraktur **klein zu halten**, um der Fraktur die Heilung und dem Knorpel eine Regenerierung zu ermöglichen. Deshalb muss die Spannung der Glutäalmuskulatur, des M. tensor fasciae latae und die Spannung der ventralen Bänder reduziert werden. Wie auch bei anderen Gelenkfrakturen hat sich jedoch die Meinung durchgesetzt, dass eine völlige Entlastung nicht förderlich ist. Nur bei schweren Gelenkschäden wird in den ersten Wochen ganz entlastet, meistens dürfen die Patienten mit Sohlenkontakt gehen.

► Funktionell sollen die Muskeln eingesetzt werden, die **druckentlastend** auf das Hüftgelenk wirken. Dies sind bei der zentralen Pfannenfraktur die Adduktoren, alle außenrotierenden Hüftgelenkbeuger und -strecker. Das Hüftgelenk soll im schmerzfreien Bereich und hubarm **aktiv und passiv bewegt** werden. **Behutsame Traktion und langsame Umkehrbewegungen** sind geeignete Techniken, dieses Ziel zu erreichen. Alle Übungen müssen unter Ausschaltung der Schwere und ohne äußere Widerstände erfolgen.

! Warnung

Zu vermeiden ist die intensive Muskelarbeit der Mm. glutaeus medius und minimus in der offenen Kette während der ersten 4 Wochen. Diese Übungsform belastet das Hüftgelenk um das 2,5fache des Körpergewichtes (Bergmann et al. 1989).

Die Funktion der kleinen Glutäen kann ab der 4.–5. Woche auch in der geschlossenen Kette bei geringer Belastung (Sohlenkontakt) im Zweibein- und Einbeinstand eingeübt werden (s. auch Kap. 14). Die Beckenabduktion/-extension soll vorab auch schon in der Rückenlage geschult werden (**s. Abb. 14.9**).

Komplikationen

- N.-ischiadicus-Verletzung, N. fibularis-Parese.
- als Spätfolge: Koxarthrose.

Befunderhebung nach Osteosynthese

Beurteilen	– Operationsnarbe oder Wunden, Atrophien, Verfärbungen, Schwellungen. – Stellung des Beines, Lagerung. – Röntgenbild.
Messen	– Sprunggelenkbeweglichkeit. – Kniegelenk- und Hüftgelenkbeweglichkeit bei abgenommener Schwere im Seitenvergleich. – Umfangmaße des Beines an vorgegebenen Stellen.

▼

Prüfen	– Beinlänge (später Kontrolle im Stand mit Beckenwaage und Brettchenunterlegung).
	– Sensibilität.
	– Muskeltestwerte:
	  - auf Teststufe 2 aller Hüftgelenk- und Oberschenkelmuskeln,
	  - auf Normwerte am Unterschenkel und Fuß.
	– Qualität des Bewegungsstopps

Notieren und bewerten	– Schmerzen: wann? wo? wie? – Sonstige Beschwerden.
Befundergänzung bei polytraumatisierten Patienten	– Atembefund. – Puls, Blutdruck. – Bewusstseinslage, Orientierung zur Person, im Raum etc. – Kooperationsfähigkeit. – Neurologischer Befund.

Der Gang und andere Gebrauchfunktionen werden später analysiert.

Behandlungsmöglichkeiten

Gesichtspunkte der Behandlung

1. Thromboseprophylaxe

(Siehe Kap. 3, »Prä- und postoperative physiotherapeutische Behandlung«).

2. Atemtherapie

(Siehe Kap. 3, »Prä- und postoperative physiotherapeutische Behandlung«).

3. Lagerungskontrolle

▶ Nullstellung im Hüftgelenk in Schaumstoff-U-Stellung.

4. Verbesserung der Durchblutung

▶ Spannen im Sekundenrhythmus.

▶ Eisabtupftechnik.

▶ Resorption des postoperativen Ödems bzw. Hämatoms durch kühlende Umschläge und Manuelle Lymphdrainage.

Übersicht 13.1: Gesichtspunkte der Behandlung

Frühstadium:

1. Thrombose- und Embolieprophylaxe.
2. Atemtherapie.
3. Lagerungskontrolle.
4. Verbesserung der Durchblutung.
5. Dekubitusprophylaxe.
6. Erhaltung der Funktion der nichtbetroffenen Gelenke.
7. Erhaltung der Beweglichkeit und Kraft des anderen Beines und der oberen Extremitäten.
8. Herabsetzen der Muskelspannung und Entlastung des Hüftgelenkes (Schwerpunkt der Frühbehandlung!).
9. Einschleifen der Hüftgelenkbeweglichkeit unter Zug (abgenommene Schwere des Beines).
10. Bewegungsbad.

Nach ca. 4 Wochen:

11. Einüben des Sohlenkontaktes, Üben in geschlossener Kette bei Beibehalten der vorgegebenen Belastungsstufe auf der Waage.
12. Wiederherstellung der Belastung und Muskelfunktion.

5. **Dekubitusprophylaxe (falls der Patient Liegezeit hat während der Extensionsbehandlung)**

▶ Lagerung auf Schaumstoffmatte, Schaffell oder Dekubitusbett, korrekte Körperpflege.

6. **Die Funktion der nichtbetroffenen Gelenke erhalten**

7. **Beweglichkeit und Kraft des anderen Beines und der oberen Extremitäten erhalten**

▶ Zur Erhaltung der Elastizität und Kraft der Muskulatur der Arme und des anderen Beines sollen Widerstandsübungen mit und ohne Gerät (s. Kap. 12, »Beckenfraktur«) überwiegend als **Hausaufgabenprogramm** geübt werden.

▶ Zu beachten ist jedoch, dass die Übungen **vorgeübt** und **richtig ausgewählt** werden.

Warnung

Overflowreaktionen, die bei Widerstandsarbeit von dem nichtbetroffenen Bein als Abduktionsspannungen auf die Azetabulumfraktur wirken, müssen vermieden werden. Sie würden dort eine Druckbelastung erzeugen. Die Bewegungsmuster Extension/ Abduktion und Flexion/Abduktion sollten auf der nichtbetroffenen Seite deshalb nur gegen Führungskontakt geübt werden.

▶ Bei Widerstandsübungen für die Unterschenkel- und Fußmuskulatur muss der Oberschenkel passiv fixiert werden. Die Übungen erfolgen aus der Rückenlage mit seitlichem Überhang des Unterschenkels.

8. **Die Muskelspannung der betroffenen Hüftgelenkmuskulatur reduzieren**

Unter der Zielsetzung der Druckentlastung des Hüftgelenkes soll die Spannungserhöhung der Mm. glutaeus medius und minimus abgebaut werden.

▶ Mögliche **Verfahren** sind
- Auflage von Eiskompressen,
- bewusstes Entspannen nach der Methode Schaarschuch-Haase,
- entspannte Lagerung,
- bewusstes Anspannen und Lösen der Spannung,
- rhythmische Stabilisation und Entspannen, gegen Führungskontakt und mit weicher Traktion (ohne Rotation),
- weiche Massagegriffe, wenn alle Operationsnarben reizlos verheilt sind.

9. **Einschleifen der Hüftgelenkbeweglichkeit**

Hier können **dynamische Umkehrbewegungen** unter Abnahme der Beinschwere und unter Traktion aus Rücken- und Seitenlage ausgeführt werden.

▶ Mögliche **Bewegungsrichtungen** sind:
- von der Nullstellung in die Adduktion/Außenrotation,
- von der Nullstellung in die Adduktion/Flexion/ Außenrotation,
- von der Flexion/Rotationsnullstellung in die Extension/Adduktion/Außenrotation.

▶ In Frage kommen auch Beckenbewegungen im Sinn der **PNF-Muster**, dabei werden Punctum fixum und Punctum mobile vertauscht.

▶ Hubfreies Bewegen ist außerdem **im Schlingengerät** und **im Bewegungsbad** möglich. Anfangs kann die **Continuous-passive-motion-Schiene** im schmerzfreien Bewegungsbereich eingesetzt werden (**Abb. 13.3**).

10. **Bewegungsbad**

Im Bewegungsbad kann durch die Auftriebskräfte des Wassers entlastend geübt werden.

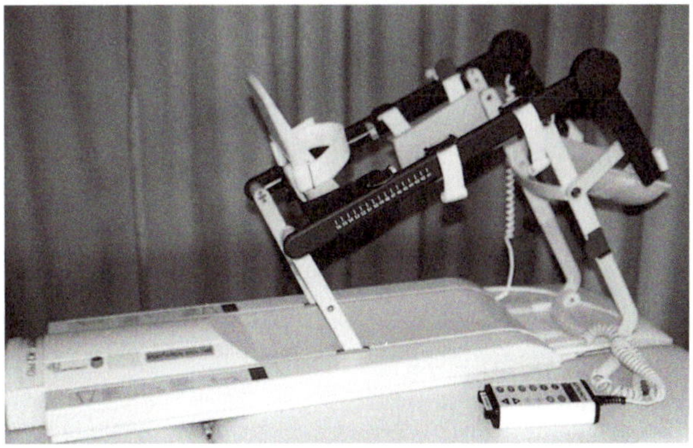

Abb. 13.3. Continuous passive motion (CPM)-Schiene

Wichtig

Schwimmstile, die vermehrt die Glutäalmuskulatur belasten, sollen vermieden werden. Die Bewegungen sollen langsam ausgeführt werden. Zu berücksichtigen ist auch der Allgemeinzustand des Patienten. Das warme Bewegungsbad stellt eine hohe Anforderung an den Kreislauf.

11. Einüben des Sohlenkontaktes und weiterer Belastungssteigerung

► **Gehen mit Teilbelastung** wird eingeübt, wenn das Röntgenbild nach ca. 5 Wochen eine Steigerung der Belastung erlaubt. Eine Belastung über 15 kg hinaus soll erst nach 12 Wochen erfolgen. Dies setzt voraus, dass eine **funktionelle Tragfähigkeit** bereits erreicht ist: Die Glutäalmuskulatur und der M. tensor fasciae latae werden nun in ihrer Funktion geschult, d.h. sie müssen das Becken über dem Standbein in der Waage halten. Eine Belastunssteigerung ist von der sensomotorischen Kontrolle des Hüftgelenkes beim Stehen und Gehen und seiner Schmerzfreiheit abhängig.

12. Wiederherstellung der Belastung und Muskelfunktion

► Die Funktion der kleinen Glutäen wird in der geschlossenen Kette optimal eingeübt. Dazu vorbereiten kann jedoch auch das **Üben des Gehmusters in der Lage.** Alle Übungsformen nutzen nun die Eigenschwere des Körpers oder externe Widerstände aus. Die Übungen sollen variiert werden durch verschiedene Ausgangsstellungen, betonte Bewegungsfolgen gegen manuellen Widerstand und den Einsatz von Geräten (Theraband, Zuggeräte, Laufbänder).

In verschiedenen Positionen werden Haltewiderstände gesetzt und Bewegungsübergänge gegen manuellen oder Gerätewiderstand geschult. Stufenweise eingeübt und kontrolliert werden

- Aufstehen aus dem Sitz,
- Stehen,
- Gehen,
- Treppesteigen auf-und abwärts.

► Das **Gehen mit Unterarmstützen** wird durch Schrittfolgen über Waagen kontrolliert und auf die ärztlich vorgegebene Belastung eingestellt.

► **Ausweichbewegungen** (z.B. Trendelenburg- oder Duchenne-Hinken) müssen korrigiert, die Belastung muss gegebenenfalls reduziert werden.

► In jedem Fall muss der Patient die **zunehmende Belastung** beim Gehen **beschwerdefrei** umsetzen können. Tragfähigkeit und Belastung müssen aufeinander abgestimmt werden, und Ermüdungszeichen und Schmerzen müssen, wenn sie auftreten, Beachtung finden

► Erst zwischen 12 und 16 Wochen soll **freies Gehen** ohne Gehhilfen erarbeitet bzw. erreicht werden.

? Schüleraufgabe

Stellen Sie ein Übungsprogramm im Bewegungsbad zusammen, das für Patienten nach einer Azetabulumfraktur geeignet ist.

Übungsbeispiele

Ausgangsposition

Rückenlage, Bein in Nullstellung.

Übung

► Beckenadduktion und Außenrotation.

Kontakt: Am Beckenkamm und Spina ilica anterior superior.

Übungsauftrag: »Ziehen Sie das Becken hoch und nach vorn!«

► **Dasselbe** mit Flexion.

Übung

► Beckenadduktion, Flexion, Außenrotation aus der Seitenlage.

Ausgangsposition

Rückenlage, Flexions-/Extensionsnullstellung.

Übung

► Adduktion, Flexion, Außenrotation des gebeugten Beines als dynamische Umkehrbewegung mit Traktion und Führungskontakt.

Kontakt: Ventral/medial, distal am Oberschenkel, die 2. Hand unterstützt den Unterschenkel.

Übungsauftrag: »Beugen Sie das Bein in Richtung zur Gegenschulter.«

Ausgangsposition

Schmerzfreie Flexionsstellung, Adduktions-/Abduktionsnullstellung, Knie gebeugt, das andere Bein liegt in leichter Abduktion auf der Unterlage.

Übung

- Extension, Adduktion, Außenrotation zum gestreckten Knie als Umkehrbewegung mit Traktion und Führungskontakt.

  Kontakt: Medial/dorsal am distalen Oberschenkel und Fuß.

  Übungsauftrag: »Strecken Sie das Bein nach unten zum anderen Bein!«
- **Dasselbe** auch aus Seitenlage.
- Zwischengeschaltet werden feine Traktionen in entlasteter Hüftgelenkstellung.
- Bewegungsübergang von Rücklage über die gesunde Seite zum hohen Sitz an der Bettkante und in den Einbeinstand auf dem gesunden Bein.
- Im hohen Sitz Stabilisation des Einbeinstandes, Gewichtsverlagerung nach vorn, hinten, zur Seite, sowie freie Arm- und Rumpfbewegungen zur Kontrolle der Beinstabilität (s. auch **Abb. 15.14**).

Im Spätstadium (nach der 10. Woche):

Übung

- Bridging mit kon- und exzentrischer Bewegungsfolge, aktiv, gegen angepassten Widerstand (**s. Abb. 12.7**) oder auf instabiler Unterlage, z. B. einem Ballkissen oder Pezziball (**s. Abb. 12.11** und **12.12**).

Stabilisation

- Im Stand und in verschiedenen Schrittstellungen auf der Waage unter Beachtung der vorgegebenen Belastung.
- Bei Freigabe der Belastung Stabilisation auf dem Sportkreisel, Ballkissen oder Schaukelbrett.

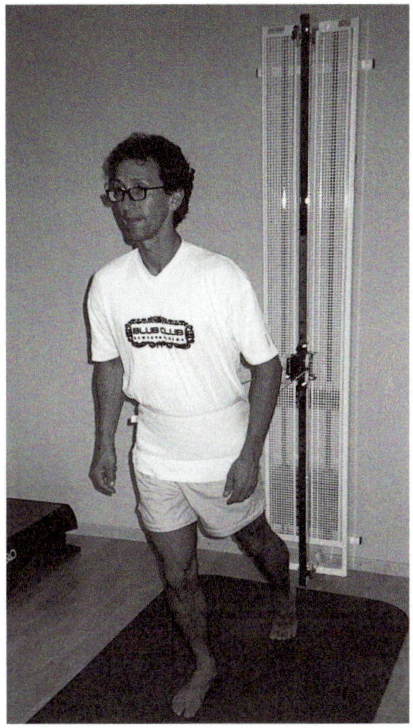

Abb. 13.4. Gehen gegen Zuggerät

Gehschulung

Unter Beachtung der vorgegebenen Belastungssteigerung bei entsprechender Tragfähigkeit (**Achtung: weiche Sohlen, feste Schuhe!**):

- Aufstehen aus dem hohen Sitz oder vom Therapieball in den Zweibein- Einbeinstand, Haltearbeit in verschiedenen Positionen (**s. Abb 16.19**).
- Gehen mit Unterarmstützen ohne Ausweichbewegungen.
- Gehen auf unebenem, weichem oder hartem Boden, auch am Ort gegen Widerstand eines Zuggeräts (**Abb. 13.4**).
- Gehen mit Tempo- und Richtungswechsel.
- Stand auf dem Trampolin, Auf- und Absteigen auf das /vom Trampolin (**Abb. 12.16**).

  Treten auf dem Trampolin, gegengleiche Armbewegungen oder Werfen und Fangen eines Balls.
- Gehen, aufwärts und abwärts auf der Treppe und der Rampe.

Zwischen der 12. und 16. Woche: Abtrainieren der Gehhilfen

▶ Gehen auf Laufband, leichtes Lauftraining, Gehen gegen Widerstände.

Wichtig

Alle Übungsformen sollen Gehfehler und Hinkformen korrigieren!

Hüftgelenkluxation

Einteilung

Die Einteilung erfolgt nach der **Luxationsrichtung**:
- Luxatio posterior iliaca,
- Luxatio posterior ischiadica,
- Luxatio anterior pubica,
- Luxatio anterior obturatoria.

Ursachen

- Massive direkte und indirekte Gewalteinwirkung, oft mit Rotationsmechanismus in Beugestellung des Hüftgelenkes, z. B. bei einem Auffahrunfall, wenn das Knie gegen das Armaturenbrett aufprallt.

Richtlinien, Symptomatik und ärztliche Maßnahmen

(Siehe auch die vorangegangenen Abschnitte in diesem Kapitel und in Kap. 14.)

Der Patient zeigt starke Schmerzen und kann sein Hüftgelenk, das in jeweils typischer Fehlstellung federnd fixiert ist, nicht aktiv bewegen.

Bei der **Luxation nach dorsal** steht das Bein in Innenrotation/Adduktion und leichter bis stärkerer Flexion des Hüftgelenkes.

Bei der **Luxation nach ventral** steht das Bein in Außenrotation bei leichter bis stärkerer Flexion und Abduktion.

In allen Fällen besteht eine **Beinverkürzung**.

Nach sofortiger Einrenkung in Vollnarkose wird der Patient in Extensions-/Flexions- und Rotationsnullstellung des Hüftgelenkes gelagert. Ärztlicherseits darf der Patient, je nach Schmerzfreiheit, nach 1–2 Tagen ohne Belastung aufstehen. Die Entlastungszeiten entsprechen denen der Azetabulumfraktur. Selten wird heute noch eine Extensionsbehandlung durchgeführt.

▶ Bewegen unter Druckentlastung ist in der Frühbehandlungsphase die geeignete Technik, um den geschädigten Knorpel funktionsfähig zu erhalten. Alle Übungen werden unter ausgeschalteter oder abgenommener Schwere als dynamische Umkehrbewegungen durchgeführt.

! Warnung
- Die Bewegungen in Richtung Flexion/Adduktion/Innenrotation dürfen bei der dorsalen Luxation nicht geübt werden.
- Entsprechend sind forcierte Bewegungen in die Flexion/Abduktion/Außenrotation bei der ventralen Luxation zu vermeiden.

Es sollte eine **genaue Verordnung des Arztes**, der die Reposition vorgenommen hat, vorliegen. Er wird die Bewegungsrichtungen nach seinem Befund begrenzen (z. B. bei 60° Flexion).

▶ Zur Wiederherstellung der Gelenk- und Muskelfunktion werden Beckenabduktions-/Innenrotationsbewegungen in Extensions-Flexions-Nullstellung des Beines passiv und assistiv durchgeführt.

Komplikationen

- N.-ischiadicus-Verletzung, (N. fibularis),
- Fraktur am Femurkopf,
- Pfannenrandabbruch,
- Azetabulumfraktur,
- Devitalisierung des Femurkopfes (Femurkopfnekrose)
- Kalzifikationen,
- Arthrose als Spätkomplikation.

Befunderhebung

Beurteilen	– Allgemeinzustand, Atmung, Blutdruck, Pulsfrequenz, -qualität. – Durchblutung der Beine und Füße. – Atrophie. – Tonus der Haut und Muskulatur. – Schwellung, Hämatome. – Stellung der beiden Hüftgelenke in der Rückenlage – Röntgenbild, CT.
Messen	– Funktionelle und absolute Beinlänge im Seitenvergleich. Die Aussage über die funktionelle Beinlänge ist jedoch später im Stand mit Beckenwaage und Brettchenunterlegung zu überprüfen. – Umfangmaße. – Aktive Gelenkmaße: Abduktion, Flexion bis 60°, Innenrotation, Extension im Hüftgelenk, Kniegelenkflexion und -extension, Sprunggelenkdorsalextension, -plantarflexion, -supination, -pronation.
Prüfen	– Qualität des Bewegungsstopps. – Muskeltestwerte der Mm. glutaeus medius, minimus, maximus, M. tensor fasciae latae, und M. quadriceps, M. tibialis, Extensoren der Zehen, Mm. peronaei. – Sensibilität (N. peronaeus prof. und sup.). **! Warnung** Ausgangsposition beachten! Reluxationsgefahr besteht besonders bei Flexions-, Adduktions- und Außenrotationsbewegungen.
Notieren und bewerten	– Schmerzen, sonstige Beschwerden.

Behandlungsmöglichkeiten

Gesichtspunkte der Behandlung

1. **Pneumonieprophylaxe**

2. **Thromboseprophylaxe**

(Siehe Kap. 3., »Prä- und postoperative physiotherapeutische Behandlung«.)

3. **Lagerungskontrolle**

► Das Bein wird am sichersten in einer Schaumstoff-U-Schiene gelagert. Das Hüftgelenk soll dabei in 20- bis 30°-Abduktion und in Rotationsnullstellung liegen. Ist keine U-Schiene zur Hand, sollte ein festes Kissen zwischen die Beine gelegt werden.

4. **Die Funktion der nicht betroffenen Gelenke erhalten**

5. **Die Funktion der nicht betroffenen Muskulatur erhalten**

► **Intensives Training gegen Widerstand** ist hierzu erforderlich. Es kann isoliert, komplex, mit und ohne Gerät geübt werden. Bevorzugt sollen Bewegungsmuster aufgebaut werden, die der **Stützfunktion der Arme**

Übersicht 13.2:
Gesichtspunkte der Behandlung

1. Pneumonieprophylaxe (s. Kap. 3).
2. Thromboseprophylaxe (s. Kap. 3).
3. Lagerungskontrolle.
4. Erhalten der Funktion der nicht betroffenen Gelenke.
5. Erhalten der Funktion der nicht betroffenen Muskulatur.

Schwerpunkte der Behandlung:

6. Funktionsschulung der Hüftgelenkbeweglichkeit und Muskulatur unter Berücksichtigung des Befundes.

für das Gehen mit Unterarmstützen und der **vermehrten Gehleistung des anderen Beines** dienen.

Wichtig

- Overflowreaktionen richtig einsetzen!
- Die Abduktoren verstärken sich gegenseitig (s. auch Kap. 12 »Beckenfrakturen«).

6. Funktionsschulung der Hüftgelenkbeweglichkeit und Muskulatur unter Berücksichtigung des Befundes

▶ Geeignete Techniken sind z.B. kontrollierte langsame Umkehrbewegungen unter manueller Traktion und abgenommener Beinschwere (**hubfreie Bewegungen**).

▶ Vom Arzt **vorgegebene Bewegungsbegrenzungen** sind zu beachten. Bewegungen sollen in der Regel in der Nullstellung beginnen und nach der Umkehr wieder enden. Flexionsbewegungen sollen bei 60° begrenzt werden.

Bei allen **hinteren Luxationen** ist die bevorzugte Bewegungsrichtung die Extension/Abduktion/Innenrotation. Sie kann über das PNF-Beckenmuster in der Lage oder aus dem hohen Sitz geübt werden (**◻ s. Abb. 14.10, 14.14 und 16.18**).

Warnung
Die Gefahr der Reluxation besteht am häufigsten bei Adduktionsbewegungen, v. a. in Kombination mit Außenrotation und Flexion.

▶ Nach 6 Wochen sind Übungsformen gegen manuellen Widerstand und unter Teilbelastung in der geschlossenen Kette möglich.

▶ Mobilisation von Kontrakturen wird mit Traktion und aktiven Techniken

Die Behandlungsgesichtspunkte

- Bewegungsbad,
- Einüben des Sohlenkontakts und der Belastungssteigerung,
- Wiederherstellung der Belastung und Muskelfunktion,
- Gehschulung,

werden wie im Programm der Behandlung der Azetabulumfraktur durchgeführt (s. vorangegangene Abschnitte, dieses Kapitel).

Voraussetzung für eine optimale Muskelsicherung des Hüftgelenkes ist die **freie Beweglichkeit.**

▶ Bei Bewegungseinschränkungen werden entsprechend der Qualität der Bewegungsstopps **PNF-Entspannungstechniken** oder **Techniken der manuellen Therapie** (Maitland, Frisch etc.) durchgeführt. Auch das **Bewegungsbad** ist geeignet, um entlastende Übungsformen zur Mobilisation des Hüftgelenkes einzusetzen. Zu achten ist jedoch auf das Luxationsmuster und die entsprechende Reluxationsgefahr.

Warnung
Bis zur 6./7. Woche Flexionsübungen nur bis 60°!

Schüleraufgabe

Legen Sie die Schwerpunkte Ihrer Behandlung fest für einen Patienten nach Hüftgelenkluxation innerhalb der ersten Woche nach dem Unfall.

Übungsbeispiele

Anfangs: Bewegen und Halten gegen Führungskontakt bei abgenommener Schwere

Ausgangsposition

Rückenlage.

Übung

- Beckenabduktion.
  Kontakt: Lateral, in Höhe des Trochanter major und plantar an der Ferse.
  Übungsauftrag: »Schieben Sie die Ferse nach unten in Richtung Bettende, halten und lockerlassen!«
- **Dasselbe** mit Beckeninnenrotation.
  Kontakt: An der Ferse plantar, an der Gegenbeckenseite ventral.
  Übungsauftrag: »Schieben Sie die Ferse nach unten Richtung Bettende und drehen Sie die andere Beckenhälfte hoch, halten und lockerlassen!«

Übung

- Dynamische Abduktion unter Abnahme der Beinschwere.
  Kontakt: Lateral am Becken. Das Bein liegt auf dem Unterarm der Physiotherapeutin.
  Übungsauftrag: »Schieben Sie die Ferse lang heraus und spreizen Sie das Bein ab, halten und lockerlassen!«
- **Dasselbe** mit Beckenextension.

Ausgangsposition

Hoher Sitz am Bettende, betroffenes Bein seitlich über der Waage.

Übung

- Dynamische Beckenabduktion durch Schieben der Ferse in Richtung Waage, bis erlaubte Teilbelastung erreicht ist. Halten der Position
  Kontakt: Keiner.
- Aufstehen in Einbeinstand auf gesunde Seite. Becken-Rumpfkontrolle durch Stabilisationsübung.
- Gewichtsübernahme z. B. Sohlenkontakt, 15 kg etc. auf Waage in verschiedenen Gelenkpositionen, in Zweibeinstand, Schrittstellung, betr. Bein vorn oder hinten.

Nach ca. 4–6 Wochen

- Alle bisher genannten Übungen können jetzt gegen Theraband oder manuelle Widerstände ausgeführt werden.

Übung

- Stand mit gesundem Bein auf einem dicken Brett
- Ferse des betr. Beines nach unten schieben und Bein aus dem Lot heraus zur Seite führen
  Dasselbe etwas nach vorn oder hinten und mit leichter Drehung (Pendeln aus dem Lot).

Ausgangsposition

Rückenlage; angestellte, etwas gespreizte Beine, Hüftgelenke in ca. 60° Beugung.

Übung

- Bridging unterstützt, gegen Eigenschwere.
  Nach 6 Wochen gegen angepassten Widerstand, Endstellung halten, wiederholte Kontraktion, mit den Füßen auf der Stelle treten, ein Bein abheben etc.
  Kontakt/Widerstand: An beiden Spinae iliacae anterior superior.
  Übungsauftrag: »Heben Sie das Becken von der Unterlage ab, halten!«

Ausgangsposition

Bauchlage.

Übung

- Anheben des Beines mit leicht gebeugtem Knie.
  Kontakt/Widerstand: Dorsal, distal am Oberschenkel.
  Übungsauftrag: »Heben Sie den Oberschenkel ab, halten und lockerlassen!«
- **Dasselbe** als wiederholte Kontraktionen.

Ausgangsposition

Seitenlage mit angebeugtem Knie des gesunden Beines.

Übung

- PNF: Entspannungstechnik »Langsame Umkehr – halten und entspannen« zur Verbesserung der Hüftgelenkextension.

Ausgangsposition

Sitz.

Übung

► Wiederholte Kontraktionen aus PNF-Programm in strecknahem Gelenkwinkel und ohne Rotation für M. quadriceps.

Übung

► PNF-Gehmuster, wiederholte Kontraktionen für die Mittelstandphase: Extension/Abduktion/Innenrotation. Das andere Bein ist aufgestellt.

Kontakt/Widerstand: An der Fußsohle, andere Hand am zweiten Bein ventral/lateral oberhalb des Kniegelenkes.

Übungsauftrag: »Halten Sie die Stellung des anderen Beines, jetzt strecken Sie den Fuß nach unten, drehen die Ferse nach außen und führen das gestreckte Bein nach unten/außen, halten, weiterziehen usw.!«

Gehmuster wie oben. Zusätzlich beide Arme in Extension/Abduktion/Innenrotation gegen die Bettunterlage abgestützt.

Kontakt/ Widerstand: so.

Übungsauftrag: »Drücken Sie die Arme gegen die Unterlage, halten die Stellung des aufgestellten Beines und führen das gestreckte Bein nach unten/außen, halten, weiterziehen usw.«

Gehschulung

Siehe ausführliche Gehschulung in Kap. 12, 14 und 16.

Literatur

Bergmann G et al (1989) Gelenkkraftmessungen an einem Patienten mit beidseitiger Hüftendoprothese, Fortschritte in der Orthopädie (Sonderdruck). Thieme, Stuttgart New York

Bizzini M (2000)Sensomotorische Rehabilitation nach Beinverletzungen. Thieme, Stuttgart New York

Buck M, Beckers D., Adler S. (2001) PNF in der Praxis, 4.Aufl. Springer, Berlin Heidelberg New York

Lanz v T, Wachsmuth W (1972) Praktische Anatomie. Bein und Statik. Springer, Berlin Heidelberg New York.

Göhler B (1993) PNF und Alltag. Pflaum, München New York

Klein-Vogelbach S, Eicke-Wieser K (2001) Funktionelle Bewegungslehre: Therapeutische Übungen, 4.Aufl. Springer, Berlin Heidelberg New York

Loeweneck H, Liebenstund I (1994) Funktionelle Anatomie für Krankengymnasten. Pflaum München

Pauwels F (1975) Gesammelte Abhandlungen zur funktionellen Anatomie des Bewegungsapparates. Springer, Berlin Heidelberg New York

Trentz O, Bühren V (2001) Checkliste Traumatologie. Thieme, Stuttgart New York

Physiotherapeutische Behandlung nach Schenkelhalsfraktur

Einteilung

- Mediale Schenkelhalsfraktur (intrakapsulär),
- intermediäre Schenkelhalsfraktur,
- laterale Schenkelhalsfraktur (extrakapsulär).

Vom therapeutischen Standpunkt aus können die **pertrochantere** und die **subtrochantere Frakturen** den Femurfrakturen zugeordnet werden.

Dem Mechanismus nach werden die Frakturen auch in **Abduktions-** und **Adduktions-** sowie **Abscherfrakturen** eingeteilt.

Ursachen

- Indirekte und direkte Gewalteinwirkung durch Sturz auf das Knie oder den Trochanter,
- bei bestehender Osteoporose oder Osteolyse auch Spontanfraktur, (u. a. onkologische Patienten).

Richtlinien, Biomechanik, Symptomatik und ärztliche Maßnahmen

Heute werden Schenkelhalsfrakturen und pertrochantere Frakturen überwiegend **operativ** versorgt; das bedeutet, dass die Behandlung bei übungs- und belastungsstabilen Osteosynthesen oder nach Endoprothesen sofort am nächsten Tag nach Entfernung der Redondrainage beginnen kann. Die Entscheidung, welche Osteosynthese vorgenommen wird, richtet sich nach der Frakturlage, dem Frakturwinkel, den Durchblutungsverhältnissen und der Grundkrankheit.

Eine **konservative Therapie** kann bei eingestauchten stabilen Adduktionsfrakturen erfolgen (Pauwels I-Frakturen).

Bei **instabilen Frakturen** kommen als Osteosyntheseverfahren zur Anwendung:

- dynamische Hüftschrauben (**Abb. 14.1a–c**),
- Spongiosaschrauben oder kanülisierte Schrauben (**Abb. 14.2a, b**)
- Y-Nagel (**Abb. 14.3a, b**),
- Endoprothese, zementiert, unzementiert (**Abb. 14.4**),
- Totalendoprothese, zementiert, unzementiert (**Abb. 14.5**),

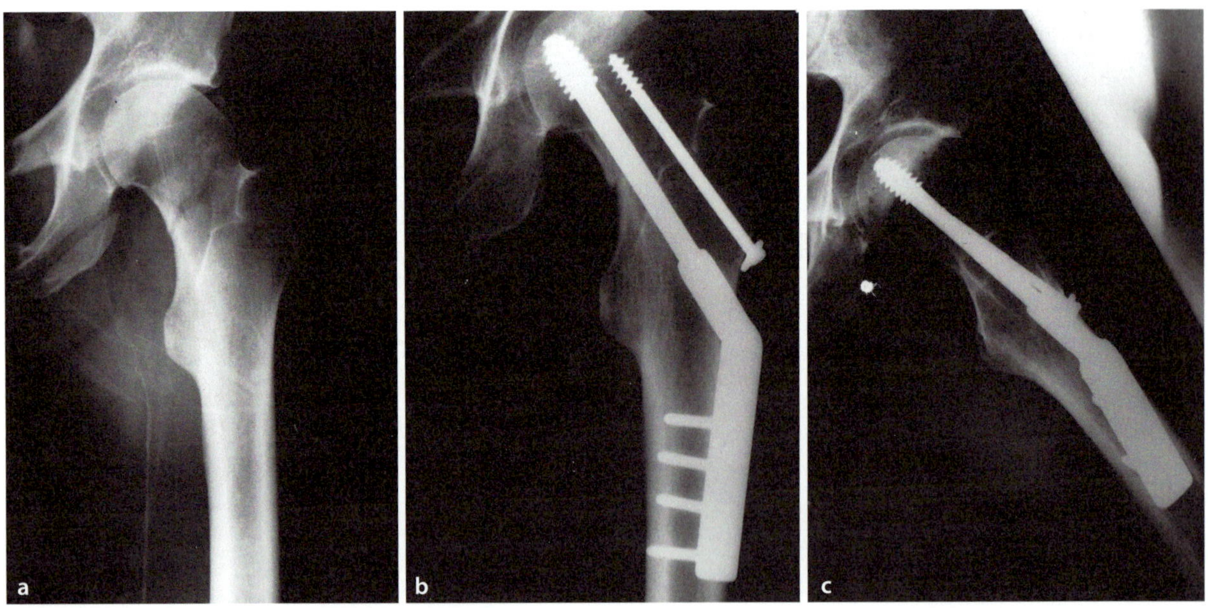

Abb. 14.1. a Schenkelhalsfraktur, b Osteosynthese mit DHS und Zugschraube, c seitliche Aufnahme der Osteosynthese

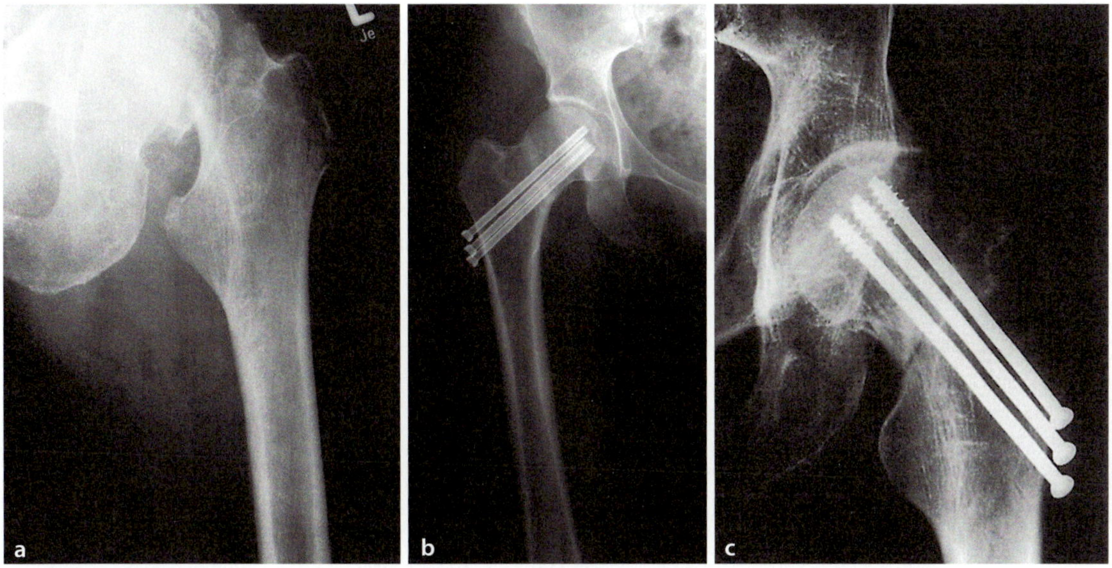

Abb. 14.2. **a** Schenkelhalsfraktur Pauwels III, **b** Schraubenosteosynthese

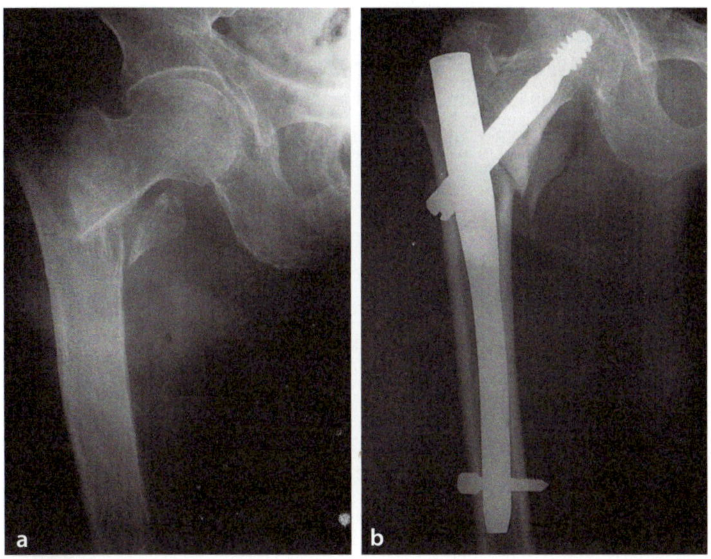

Abb. 14.3. **a** Pertrochantere Fraktur, **b** Osteosynthese mit Gamma-Nagel

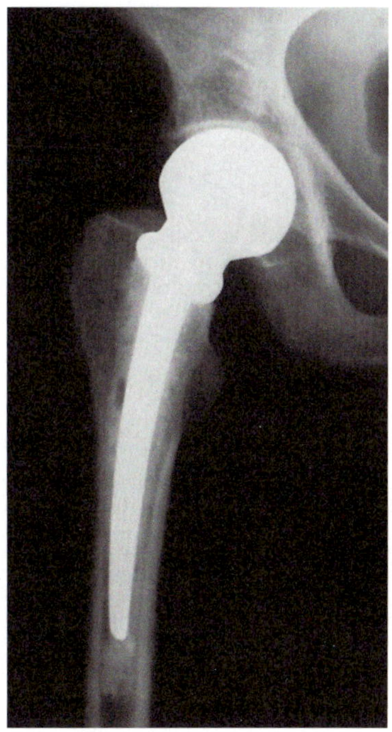

Abb. 14.4. **Moore-Prothese nach Schenkelhalsfraktur**

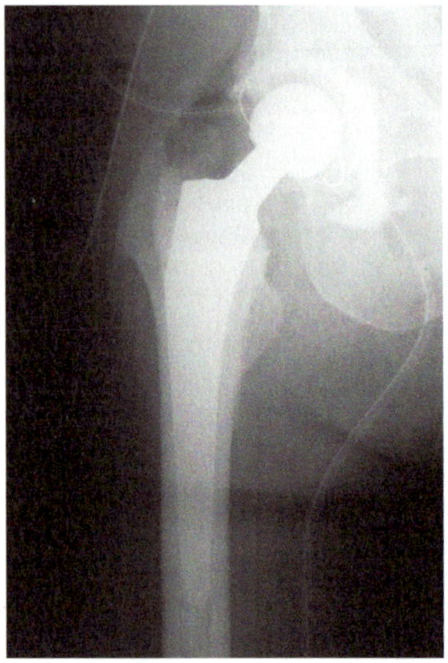

Abb. 14.5. Zementierte Totalendoprothese

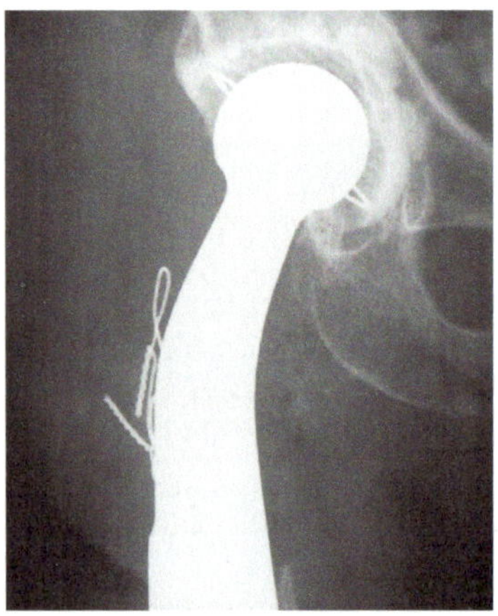

Abb. 14.6. Krückstockprothese mit Langschaft

- Variokopf-, Langschaft- oder Krückstockprothese (**Abb. 14.6**).

Wichtig

Alle Osteosynthesen werden entsprechend ihrer mechanischen Stabilität bewertet. Das funktionelle Umsetzen richtet sich nach dem Funktionsbefund.

Große Bedeutung für die ärztliche Versorgung haben
- die Durchblutungssituation im Frakturbereich (**Abb. 14.7**),

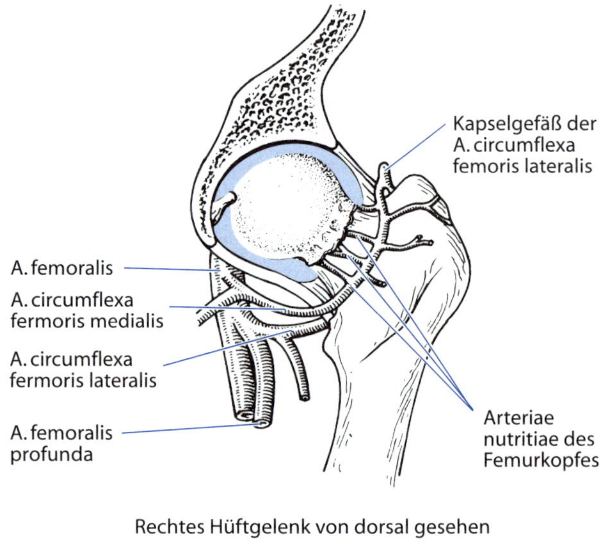

Abb. 14.7. Normale Durchblutung des Femurkopfes

- die Knochendichte,
- die Unfallmechanik (Adduktions- oder Abduktionsfraktur),
- der Frakturwinkel nach Pauwels (**Abb. 14.8a, b**),
- die mediale Abstützung am Adam-Bogen und
- das Alter des Patienten.

Auch die **Schnittführung** und **Blutstillung** scheinen eine besondere Bedeutung für die Frakturheilung zu haben. Hämatome und großzügige Muskelablösungen verursachen die Entwicklung einer **heterotopen Kalzifikation.**

Die Beurteilung der **biomechanisch wirksamen Kräfte** in **Scher-** und **Druckkräfte** erfolgt nach Pauwels (**s. Abb. 14.8**). Die Einteilung wird **entsprechend den Frakturwinkeln** in **Pauwels I, II, oder III** vorgenommen. **Zug- und Scherkräfte** müssen über die Osteosynthese in **Druckkräfte** verwandelt werden, um eine mechanische Stabilität zu gewährleisten.

Exkurs

Nach v. Lanz u. Wachsmuth hat die Pfannenebene beim Erwachsenen einen Winkel von 41° nach laterokaudal und 40° nach ventral. Bei der Durchführung einer Totalendoprothesen muss der Pfanneneingangswinkel der künstlichen Pfanne zur

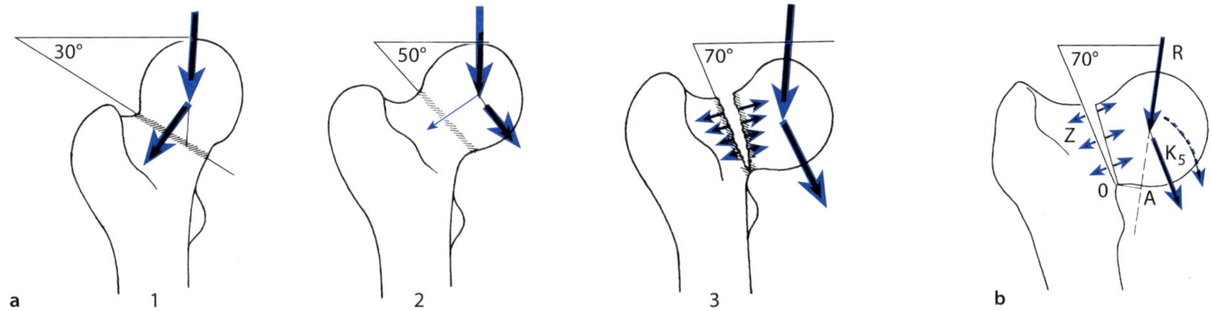

Abb. 14.8. **a** Einteilung der Schenkelhalsfrakturen nach Pauwels. **b** Scherkräfte bei Pauwels III-Fraktur

Horizontalen und Sagittalen die gleiche Stellung erhalten, um eine sichere Stellung des Prothesenkopfes in der Pfanne zu garantieren.
Bei steileren Pfanneneingangswinkeln besteht Luxationsgefahr!
Funktionell wirken die Spannungskräfte der Mm. glutaeus medius und minimus als Druckkräfte auf die Fragmente, abscherend die der Mm. glutaeus maximus, iliopsoas, rectus femoris, Mm. adductores, die Außenrotatoren und die Schwerkraft. Scherkräfte verzögern die Heilung der Fraktur und sollen deshalb vermieden werden.
Für den Zusammenhalt des Hüftgelenkes ist nach Kapandji (1985) und den Gebrüdern Weber der Luftdruck verantwortlich (»Magdeburger Halbkugeleffekt« (s. Kap. 13).
Darüber hinaus wirken alle Bänder des Hüftgelenkes (Ll. iliofemorale, pubofemorale, ischiofemorale) in der Streckstellung stabilisierend. Sie strahlen in die Zona orbicularis ein und können auf diese Weise den Femurkopf in die Pfanne zentrieren. Ihre Wirkungsweise ändert sich jedoch bei Beugung, so dass diese Stellung, vor allem mit Adduktion und Außenrotation verbunden, eine instabile Gelenkstellung ergibt.
Nach Loeweneck reduziert sich im Laufe des Lebensalters die kraftaufnehmende Kontaktfläche der Pfanne auf ein kleines Gebiet am Pfannendach.

Diese Überlegungen müssen bei der zu planenden operativen Versorgung der Schenkelhalsfraktur und bei der anschließenden Bewegungstherapie mit einbezogen werden.

Wichtig

Bei einer Totalendoprothese (TEP) fehlen die biomechanischen Kräfte, die das Gelenk stabilisieren; zudem kann die Muskelkraft bei älteren Patienten nur langsam, häufig nur unzureichend, aufgebaut werden!

Exkurs

Die Belastung des Hüftgelenkes ist in verschiedenen Positionen unterschiedlich. Bergmann et al. (1989) beschreiben sie folgendermaßen: »Im **Sitzen** besteht eine Belastung mit 30% des Körpergewichtes, beim **Aufstehen** vom Stuhl **ohne Abstützen** mit den Händen bis zu maximal 220%, **mit Abstützen** durch die Hände 110%, beim **Stand** auf beiden Beinen ca. 70% und beim **Gehen** bis zu 300% des Körpergewichtes.«
Ihren Messungen nach werden »beim aktiven Üben gegen Widerstand im Liegen Belastungen des Hüftgelenkes bis zu 250/280% des Körpergewichtes und bei unterstütztem Üben Belastungen bis zur Hälfte des Körpergewichtes erreicht. Mit einer Unterarmstütze kann die Belastung um 25% gesenkt werden.«
Besonders gilt die erhöhte Belastung auf das proximale Femurende bei statischen isolierten Übungsformen der kleinen Glutäen gegen manuellen, distalen Widerstand.
Bizzini (2000) beschreibt eine erhöhte Stresswirkung der Übungen in offener Kette auf die heilenden Weichteilstrukturen mit nachfolgenden Reizzuständen und Verhärtungen.

Wichtig

Eine bestehende mechanische Übungsstabilität muss deshalb immer unter den Gesichtspunkten der funktionellen Belastung gesehen werden.

Eine bestehende Übungsstabilität sinnvoll auszunutzen bedeutet, dass soviel Muskelspannung oder Körpergewicht auf die Osteosynthese gebracht wird, wie ihre Tragfähigkeit es zulässt.

Exkurs

Nach Bonnaire ist die günstigste stabile, tragfähige Osteosynthese am lateralen Schenkelhals die dynamische Hüftschraube, vorzugsweise mit einer Zugschraube ergänzt. Sie hält einer 1962-N-(200 kp)-Belastung stand. Die Verformungen nehmen beim Einbeinstand (Beckenadduktion) leicht zu.

Beim Gehen koordinieren die axial und spiralförmig angeordneten Muskelketten die Beinachse und den Bewegungsablauf. Mm. glutaeus maximus, medius, minimus, M. tensor fasziae latae, M. quadriceps und M. gastrocnemius sind die Garanten der Standbeinphase. Der M. sartorius wird in seinem Hüftgelenk- und Kniegelenkbereich gedehnt und gleicht einem straffen Band. Durch seinen spiralförmigen Verlauf gibt er dem Knie- und Hüftgelenk Rotationsstabilität. Er unterstützt das mediale Seitenband des Kniegelenkes und die Innenrotationswirkung des M. tibialis anterior auf den Unterschenkel.

▶ Die Behandlung während der **ersten 6 postoperativen Wochen** wird deshalb folgendermaßen eingestellt:

- Unterstütztes Üben der Muskulatur, die auf die Fragmente Druck ausübenden kann (abgenommenen Beinschwere), jedoch nicht mit einem langen Hebel und gegen die Schwerkraft.

Wichtig

Keine Seitenlage !

- Hoher Sitz mit offenen Hüftgelenkwinkeln und unterstütztem Rücken.
- Hilfestellung und Abstützen mit den Armen beim Aufstehen.
- Stand auf beiden Beinen, Korrektur der Beinachsen, Becken- und Rumpfstellung.
- Gehschulung mit Gehhilfen, mit Sohlenkontakt oder Teilbelastung unterhalb der Schmerzgrenze und ohne Abweichung von den Beinachsen.

Die biomechanischen Gesetzmäßigkeiten gelten für alle Versorgungen. Physiotherapeutinnen müssen verantwortlich abwägen, **in welcher Belastungsstufe** sie in der Frühbehandlung einen Patienten behandeln.

▶ Da die Schenkelhalsfraktur besonders bei älteren Menschen vorkommt, spielt die **Frühmobilisation** eine große Rolle. Die wenigen nicht dislozierten, eingekeilten **Pauwels I- Frakturen** werden auch bei **konservativer Behandlung** früh mobilisiert und bis zur Schmerzgrenze belastet.

▶ **Das frühe Aufstehen** trägt dazu bei, die gefürchteten Komplikationen bei älteren Menschen, wie Pneumonie, Thrombose oder Dekubitus, zu vermeiden und Übungsformen alltäglicher Funktionen in der geschlossenen Kette zu schulen.

Die meisten Patienten werden jedoch **operativ versorgt**. Bei der fortschrittlichen Entwicklung der Anästhesie ist es heute möglich geworden, auch den älteren Kranken eine schonende Narkose zu geben.

Bei den **Gleitosteosynthesen** wird am Tag der Entfernung der Redondrainagen 1-mal belastet und eine Röntgenkontrolle durchgeführt.

▶ Anschließend sollen alle Patienten symptomatisch bis zur 6. Woche Sohlenkontakt einhalten und anschließend mit ca. 15–20 kg teilbelasten. Ab der 10–12. Woche soll die Vollbelastung erarbeitet und erreicht werden.

▶ Eine wöchentliche Steigerung wird mit 10–15 kg vorgenommen, wenn das Gehen schmerzfrei und die Rumpf-Becken-Bein-Stabilität erreicht ist.

▶ Bei fraglicher medialer Abstützung wird langsamer gesteigert. Bis zur 6. Woche wird entlastet, dann Sohlenkontakt durchgeführt und erst in der 8. Woche mit 20 kg belastet.

Dieses Prozedere wird **auch bei jüngeren Patienten**, die eine **zementfreie Prothese** erhalten haben, empfohlen.

▶ **Zementierte Teil**- oder **Totalendoprothesen** sowie **Verbundosteosynthesen** sind mechanisch belastungsstabile Versorgungen. Sie lassen bei gutem Allgemeinzustand, nach gesicherter Wundheilung und muskulärer Sicherung des Hüftgelenks eine sofortige Teilbelastung zu.

Wichtig

Die Belastung wird symptomatisch gesteigert, wie es die Belastbarkeit, die Bewegungskoordination und das Ausdauervermögen des Patienten zulassen.

▶ Nach 8–12 Wochen kann voll belastet werden (s. auch »Richtwerte der Be- und Entlastung«, Kap. 2).

▶ Eine entsprechend niedrige Belastungsstufe muss bei den Patienten durchgeführt werden, bei denen eine **Trochanterabtrennung** vorgenommen wurde. Das Training der Mm. glutaeus medius und minimus bis zum Testwert 3 dauert lange (Becken-Bein-Stabilisation im Einbeinstand).

Bei Einsetzung von **Variokopf**- oder **Langschaftprothesen** werden die Glutäen an der Prothese fixiert. Diese Prothesen sind besonders luxationsgefährdet und bedürfen einer mindestens 3- bis 4-wöchigen Entlastungszeit. Auch bei diesen Patienten ist die Funktion der kleinen Glutäen nur sehr langsam zu erreichen.

Überlegungen zur Gesamtproblematik älterer Patienten

In die Überlegungen, wie stark die Endoprothese belastet werden kann, müssen, neben den Kenntnissen der Biomechanik, Beobachtungen einfließen, die die Patienten in ihrer aktuellen Situation sehen.

Neben ihren physischen Kräften müssen ihre geistigen Fähigkeiten berücksichtigt werden. Sie und auch die Physiotherapeutinnen müssen die **altersbedingten Einschränkungen akzeptieren und entsprechend damit umgehen.** Überkorrektes Korrigieren der Haltung oder der Beinachse kann falsch sein und den Patienten entmutigen und demotivieren.

Alte und sehr alte Menschen haben oft Probleme, mit der ungewohnten Krankenhaussituation und dem Verletzungsgeschehen umzugehen. Als Folge der Verletzung und Operation werden die alten Menschen oft apathisch, unflexibel, ängstlich, manchmal sogar verwirrt. Sie können die Belastungsmöglichkeit einer stabilen Osteosynthese ohne Hilfe nicht ausnützen. Im Krankenhaus müssen deshalb Pflegepersonal, Ergotherapeutinnen und Physiotherapeutinnen sinnvoll zusammenarbeiten, **um alte Patienten vielseitig zu fordern und zu fördern**, sie aber auch **nicht zu überfordern und zu ermüden.**

Weder das Abschieben in einen Sessel noch das Überfordern durch ständiges Aufstehen ist richtig. Auch ein behinderter, alter Mensch wird in der Regel einfache Bewegungsabläufe aus dem Alltag wiedererlernen und weiterführen können, wenn er sinnvoll angelernt wird. Aktivitäten, die ihm geläufig sind wie z. B. Aufsetzen, Aufstehen, Stand (mit entsprechenden Hilfsmitteln), Schrittfolgen, Hinsetzen oder Hinlegen sollen in Sequenzen eingeübt, schrittweise gesteigert und behutsam korrigiert werden.

Wichtig

Physiotherapeutinnen sollen im Umgang mit älteren Patienten dem physiologisch verlangsamten Bewegungsvermögen, dem Nachlassen der Konzentrations- und Merkfähigkeit sowie der Abnahme von Ausdauer, Kraft und Geschicklichkeit Rechnung tragen.

Leider ist heute das Erlernen der Selbständigkeit und Ausführen von einfachen Tätigkeiten in der verkürzten Krankenhauszeit nur selten möglich. Alte Patienten werden aus vielerlei, nicht zuletzt auch aus finanziellen Gründen, frühzeitig in Pflegeheime oder kleine Privatkliniken entlassen, wo sie selten ausreichende physiotheapeutische Behandlung erfahren, um wieder selbständig zu werden.

Schülerinnen sollten frühzeitig lernen, mit alten Kranken umzugehen.

Wichtig

Einige Richtlinien für den Umgang mit alten Patienten:
- Sich Zeit nehmen, keinen Zeitmangel zeigen.
- Geduldig sein, auch mal zuhören können.
- Sicherheit geben.
- Motivieren, reale Hoffnung und positives Feed back geben.
- Blickkontakt halten, wenige Aufträge klar, einfach, deutlich und laut geben.
- Schmerzen und Ermüdung beachten.
- Einfache Übungen in Sequenzen ausführen.
- Ausreichende Pausen setzen, Atmung beachten und Atemtherapie zwischenschalten.
- Genügend Wiederholungen setzen.
- Alltagsbezogene Übungen auswählen.

Komplikationen

- Pneumonie,
- Thrombose,
- Dekubitus,
- Femurkopfnekrose,
- Pseudarthrose,
- später Arthrose,
- Luxation der Totalendoprothese (TEP),
- Lockerung der Prothese.

Als häufigste **Ursachen** für eine schlechte Ausheilung der Fraktur oder eine Luxation der TEP gelten:
- **Bewegungsmuster mit scherender Wirkung,** wie Flexion – Adduktion – Außenrotation, z. B. beim Sitzen mit übergeschlagenen Beinen, beim Drehen von Rückenlage in Seitenlage und in den Sitz, beim Sitzen in tiefen Sesseln oder im Bewegungsbad, wenn die Patienten zu Flexionsübungen am Beckenrand oder zum Brustschwimmen aufgefordert werden;
- **eine zu starke Belastung des Hüftgelenkes in Beugestellung** schadet dem Patienten. Sie führt zur TEP- Lockerung oder Refraktur.

Warnung
Alle diese Bewegungsmuster sind streng zu vermeiden!

Befunderhebung

Beurteilen	– Allgemeine Symptome (s. Beckenfraktur). – Röntgenbild: Lage und Stellung der Fraktur, Konsolidierung, Pfanneneingangswinkel bei der TEP. – Stellung des Beines, Beinachse, z. B. Außenrotationsposition, Beinlänge im Seitenvergleich. – Wundheilung. – Durchblutung, Schwellung, Hämatom.
Messen	– Aktives Bewegungsmaß unter abgenommener Schwere, Abduktion ?–0–0. (Die Adduktion darf nicht gemessen werden.) – Aktives Bewegungsmaß bei aufliegendem Bein, Innenrotation ?–0–0. (Die Außenrotation darf nicht gemessen werden.) Alle Maße müssen im Seitenvergleich notiert werden. – Aktives Bewegungsausmaß der Sprunggelenke, der Kniegelenke. (Die betroffene Seite kann evtl. im Überhang gemessen werden.) – Umfangmaße, soweit es der Verband ermöglicht. ▼

Prüfen	– Muskelteststufe 2 für Mm. glutaeus medius und minimus. – **Nach einigen Tagen/bei Erlaubnis durch den Arzt:** Muskelwerte <3 für Mm. glutaeus medius und minimus, Beckenkontrolle in Mittelstellung im Stand – M. quadriceps ohne Hüftkomponente. – Mm. ischiocrurales, triceps surae. – Qualität des Bewegungsstopps (= »Endgefühl«). **Warnung** Nicht getestet werden dürfen Mm. iliopsoas, adductores rectus femoris, die Außenrotatoren und der M. glutaeus maximus in Kombination all seiner Funktionen! – Kontrolle der Rumpf-Becken-Bein-Stabilität bei vorgegebener Belastungsstufe im hohen Sitz und Stand auf Waagen und mit Hilfsmitteln. – Stützvermögen der Arme. – Sensibilität. – Hauttemperatur, soweit der Verband es zulässt. – Muskelverhärtungen, Abwehrspannungen
Notieren und bewerten	– Schmerzen und Beschwerden: Wann? wo? wie? In Ruhe? Bei Bewegung? Bei Belastung? Ziehend, scharf, stechend etc.? – Kooperationsfähigkeit. – Medikamenteneinnahme und Nebenerkrankungen.

Behandlungsmöglichkeiten

Gesichtspunkte der Behandlung

1. Pneumonieprophylaxe

2. Thromboseprophylaxe

(Siehe Kap. 3, »Prä- und postoperative physiotherapeutische Behandlung«).

▶ Bei ausgeprägter Schwellung wird eine **Lymphdrainage** durchgeführt.

▶ **Aktive Maßnahmen** zur Thromboseprophylaxe: Die Patienten sollen frühzeitig mehrmals am Tag hingestellt und in den entlasteten Sitz gebracht werden (z. B. Rekonvaleszentenstuhl in halbhoher Einstellung).

3. Dekubitusprophylaxe

Auch wenn heute die Liegezeiten für Patienten nach Schenkelhalsfraktur sehr viel kürzer geworden sind, muss mit Druckstellen im Bereich des **Kreuzbeines**

Übersicht 14.1: Gesichtspunkte der Behandlung

1. Pneumonieprophylaxe.
2. Thromboseprophylaxe.
3. Dekubitusprophylaxe.
4. Lagerungskontrolle.
5. Erhalten der Armfunktion.
6. Erhalten der Funktion des gesunden Beines.
7. Mobilisation des Knie- und Sprunggelenkes.

Schwerpunkte der Frühbehandlung:

8. Aufbau einer Muskelspannung zur Sicherung der Fraktur oder Stellung der TEP.
9. Funktionsschulung der Hüftgelenkmuskulatur unter Berücksichtigung des Befundes.
10. Gehschulung, Belastungsübernahme.
11. Schulen von Gebrauchsbewegungen.

oder an den **Fersen** gerechnet werden. Gerade **alte Menschen** liegen oft im Bett, ohne sich genügend zu bewegen.

▶ Es bewährt sich prophylaktisch, eine handelsübliche Dekubitusmatratze oder ein Schaffell als Unterlage zu verwenden und die prominenten Stellen des Körpers frei zu lagern.

▶ Die Patienten sollen aufgefordert werden, **mehrmals am Tag** die Gesäßmuskeln fest anzuspannen, das Becken leicht abzuheben und dabei mit den Händen fest auf die Matratze zu drücken. Eine weitere »Hausaufgabe« wäre: Knie strecken, Gesäß anspannen und den Kopf lang herausschieben.

▶ Problematisch ist meist das **Umlagern in Seitenlage.** Liegt das gebrochene Bein oben, muss es in Beckenbreite unterlagert sein, das Knie darf nicht in eine Adduktions-Innenrotationsstellung absinken. Mit dem üblichen Lagerungsmaterial gelingt dies meist nicht.

▶ Wird eine Druckstelle zu spät beobachtet und ist sie bereits aufgebrochen, muss **druckentlastend gelagert** werden. Die früher üblichen Eis-Fön-Behandlungen werden heute nicht mehr durchgeführt.

4. Lagerung

In der Frühphase sollte darauf geachtet werden, dass die Betten mit dem Kopfteil nur so weit hoch gestellt werden, dass die Patienten **in ihrer Atmung nicht behindert** sind.

▶ Das betroffene Bein wird in der Regel in eine Schaumstoff-U-Schiene gelegt. Das Bein liegt darin in **Hüftgelenk-Nullstellung** aller Bewegungsrichtungen, auch in Rotationsnullstellung. Da ein durchsinkendes Kniegelenk als sehr unangenehm empfunden wird, soll ein kleines Schaumstoffpolster unter das Knie gelegt werden.

▶ Zu kontrollieren ist auch, dass die **Ferse frei** liegt und das **Sprunggelenk in Nullstellung** bleibt.

▶ Zur **Abschwellung des postoperativen Ödems** wird das Bettende hochgestellt. Ist dies aus technischen Gründen nicht möglich, muss mit Lagerungsmaterial hochgelagert werden. Diese Maßnahme sollte aber spätestens am 3.–4. postoperativen Tag abgebaut werden.

▶ Bei **luxationsgefährdeten Patienten** wird das Bein in leichter Abduktion gelagert, manchmal sogar fixiert.

5. Erhalten der Armfunktion

6. Erhalten der Funktion des gesunden Beines

(Siehe auch Kap. 12 »Beckenfraktur«und Kap. 13, »Frakturen und Luxationen im Hüftgelenksbereich«).

Entsprechend der individuellen Patientensituation müssen die Kräftigungsübungen bezüglich Ausdauer und Krafteinsatz gut dosiert werden.

▶ **Alte Menschen** können, wie erwähnt, Verständnisschwierigkeiten zeigen, weshalb **einfache Übungsformen** und **klare Übungsaufträge** gewählt werden. PNF-Übungen können selten perfekt ausgeführt werden. Das Prinzip jedoch ist gut verwendbar. Schieben, Stoßen, Ziehen, Stemmen auf den Diagonalen sind verständliche Bewegungsmuster. **Häufiges Wiederholen gleicher Übungen** ist sicher günstiger als ständiger Wechsel zu raffiniert ausgedachten Übungsformen.

▶ Bei **Verstärkungstechniken** sollte beachtet werden, dass die Patienten nicht die Luft anhalten.

Halten gegen Beinschwere oder äußeren Widerstand in der offenen Kette sind in der Regel nicht indiziert, nach Bergmann et al. (1989) sind die **Belastungen zu hoch.**

7. Mobilisation der Knie- und Sprunggelenke

Die Mobilisation von Knie- und Sprunggelenken soll **so früh wie möglich** einsetzen, mindestens aber in der 1. postoperativen Woche.

▶ Vom 1. Tag an können die **Sprunggelenke** in allen Richtungen gegen Widerstand dynamisch geübt werden. Die fehlende Beugung des Kniegelenkes wird im seitlichen Überhang bei unveränderter Hüftgelenkstellung und bei einem etwas schräg im Bett liegenden Patienten mobilisiert. Der Oberkörper darf dabei leicht erhöht liegen.

▶ Zusätzlich kann bei Verträglichkeit eine **Eiskompresse über dem M. quadriceps** aufgelegt werden.

▶ Aktive Techniken wie »Langsame Umkehr – Halten – Entspannen« oder »Rhythmische Stabilisation – Entspannen« reichen aus, um die muskuläre Abwehrspannung zu beseitigen.

! Warnung

Selbstverständlich entfällt jegliche Rotationsbewegung am Kniegelenk.

Der Femur wird oberhalb des Kniegelenkes passiv fixiert, damit die Spannung nicht in den Bereich der Fraktur weitergeleitet wird.

▶ Häufig hindert die laterale Narbe die Dehnfähigkeit der Mm. tensor fasciae latae und vastus lateralis des M. quadriceps. Es entsteht daraus eine **schmerzhafte Kontraktur** im Kniegelenk.

▶ **Nach Abheilung der äußeren Wunde** können weiche Massagegriffe, die Lymphdrainage und Narbendehnungen zur Anwendung kommen.

▶ **Aktiv-passive Mobilisationsmaßnahmen** kommen in Frage, wenn der Bewegungsstopp fest-elastisch ist und der Messbefund keine Bewegungsverbesserung ergibt. Es werden dann PNF-Techniken mit aktiv-passivem Weiterziehen angewendet.

▶ Weiche, minimale translatorische Bewegungen und Bewegen unter Traktion finden Anwendung, wenn die **Kapselschrumpfung als Ursache der Kontraktur** angenommen wird.

8. Aufbau einer Muskelspannung zur Sicherung der Fraktur oder der Stellung der Totalendoprothese

Von besonderer Bedeutung ist der **Aufbau einer Muskelspannung** der Mm. glutaeus medius und minimus und des M. tensor fasciae latae. Die Knochenheilung soll durch **adäquate Druckspannung der Fragmente aufeinander** unterstützt werden. Diese wird durch die Spannung der abduzierenden Muskulatur gefördert. Die Dosierungsstufe ist unterstütztes Üben.

▶ Begonnen wird jede Übungsserie mit der Beckenabduktion (**Abb. 14.9**). Es kommen **isometrische Spannungsübungen gegen Führungskontakt** bei aufliegendem Bein oder unterstützt durch den Arm der Physiotherapeutin, und **dynamische Übungsformen** zur Anwendung.

▶ Der Kontakt wird seitlich am Becken angelegt, als Kontraktionshilfe wird approximiert. Die 2. Hand liegt plantar an der Ferse oder am Fuß, wenn dieser in Plantarflexion spannen soll.

▶ Anfangs können Beckenabduktion mit und ohne Verstärkungshilfen über den gegenseitigen Arm oder das andere Bein geübt werden (**Abb. 14.10**).

▶ **Beckenextension und -innenrotation** werden von der betroffenen Seite oder der Gegenseite aus eingeleitet (s. auch Beckenmuster, **Abb. 12.4 – 12.6**).

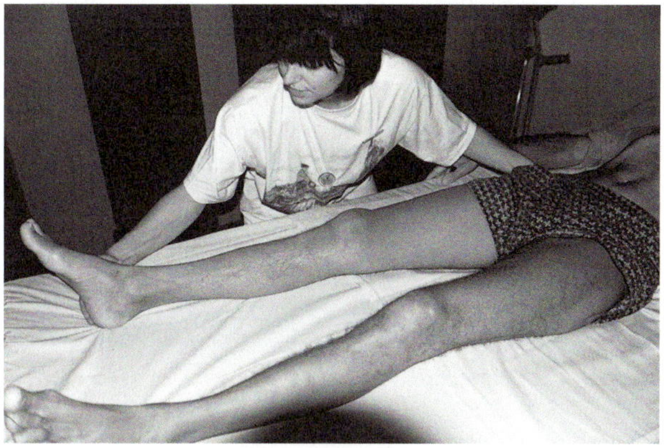

Abb. 14.9. Beckenabduktion aus Rückenlage

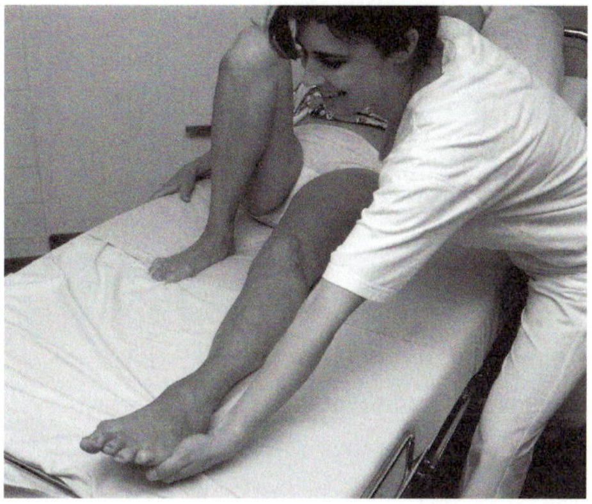

Abb. 14.10. Spannen des rechten aufgestellten Beines gegen die Hand der Therapeutin verstärkt die zu erarbeitende Kontraktion der Mm. glutaeus medius und minimus auf der linken Seite

Im hohen Sitz soll die **Beckenkontrolle** über Gewichtsverlagerung auf die betroffenen Seite geschult werden. Der Fuß steht dabei auf einer Waage, so dass die vorgegebene Belastungsstufe kontrolliert werden kann. Soweit möglich soll der Rumpf über dem Becken in der Vertikalen stehen oder angelehnt sein. Die Arme können sich abstützen.

9. Funktionsschulung der Hüftgelenkmuskulatur unter Berücksichtigung des Befundes

▶ Im Normfall soll baldmöglichst die **Muskelstufe 3** (Beckenkontrolle) erarbeitet werden (s. Kap. 15 und 16).

▶ Nicht vernachlässigt werden darf die **Grundspannung des M. glutaeus** maximus für den Transfer zur

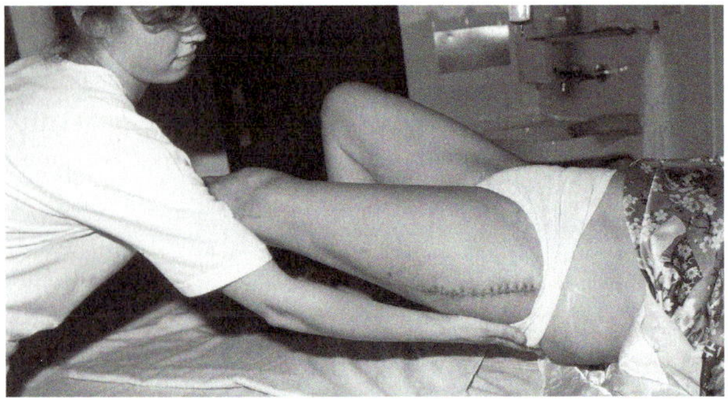

Abb. 14.11. Unterstütztes Bridging

Bettkante oder um auf die »Schüssel« zu kommen. Zum »Bridging« wird anfangs das betroffene Bein gehalten, das andere aufgestellt (**Abb. 14.11**).

- Wenn das Bett hochgepumpt werden kann, ist ein hoher Sitz an der Kante möglich. Das betroffene Bein kann **in Nullstellung** auf der Waage oder dem Boden abgesetzt werden (s. Kap. 15).
- In dieser Position kann die Stabilisation von Rumpf, Becken und Bein erfolgen.

10. Gehschulung, unbelastetes und teilbelastetes Aufstehen vom Sitz aus, Kontrolle der Gewichtsübernahme, Einsatz von Gehhilfen

- Grundsätzlich kann die Belastung nur **synchron zur verbesserten Tragfähigkeit des Femurs** oder der TEP und **zur entsprechenden muskulären Kontrolle** vorgenommen werden. Dies bedeutet, dass die mechanische Belastbarkeit in die Funktion des Stehens und Gehens umgesetzt werden kann.
- Der Patient darf bis zur Schmerzgrenze oder entsprechender Vorgabe »Sohlenkontakt« belasten, wenn er dies **ohne Ausweichbewegungen** (Hinken, Verlust der Beinachse) kann. Dazu ist
  - zum einen eine ausreichende Funktion der Mm. glutaeus medius, minimus und maximus,
  - zum anderen aber auch geschicktes Einsetzen der Hilfsmittel durch die Arme und
  - schmerzfreies Belasten des anderen Beines

nötig. Kompromisse sollen nur bei dringender Indikation und spezieller Verordnung gemacht werden.

- Zur **Vorübung** kann auch das gekippte Bett im Sinne des Stehbrettes Verwendung finden. Das betroffenen Bein kann auf einer Waage stehen und in entsprechender Belastungsstufe stabilisiert werden.

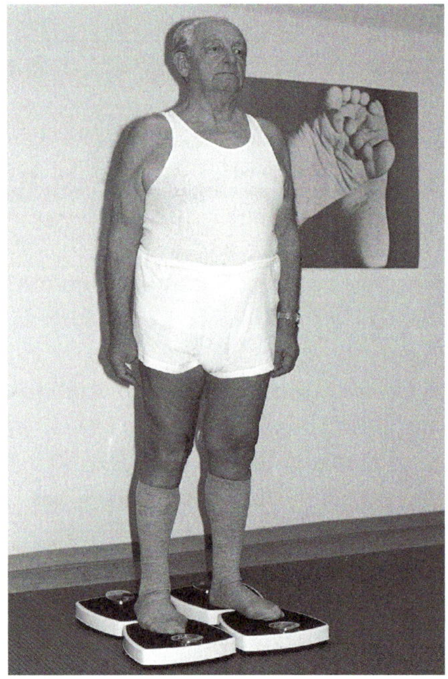

Abb. 14.12. Wahrnehmen der Belastung auf 4 Waagen

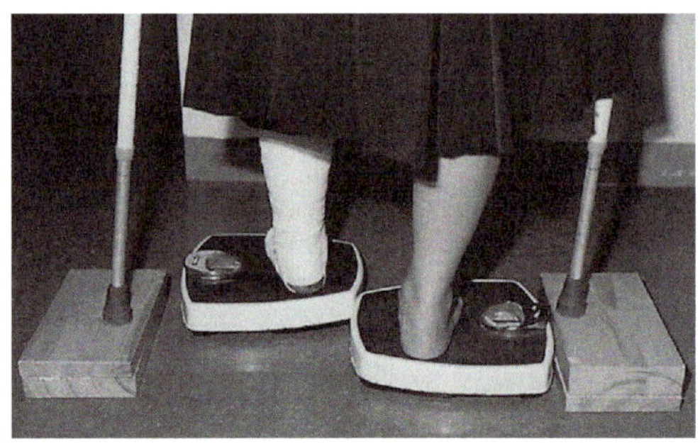

Abb. 14.13. Üben der vorgegebenen Belastung auf der Waage

- Zur **Kontrolle der Belastungsverteilung**, aber auch zur eigenen **Wahrnehmung des Bodenkontakts**, kann der Patient ohne Schuhe auf die Waagen gestellt werden (**Abb. 14.12** und **14.13**).
- Nach 6 Wochen kann in der Regel, je nach Befund, die Belastung symptomatisch **bis 15 oder 20 kg gesteigert** werden. Dies gilt auch für Übungen in der geschlossenen Kette gegen angepassten Widerstand (s. Kap. 15 und 16).

▶ Vor dem Aufstehen sollen feste Schuhe und die entsprechend notwendigen Gehhilfen bereitstehen. Das gebrochene Bein wird bandagiert.

▶ Beherrscht der Patient den Zweibeinstand sicher, werden **Stabilisationsübungen** gemacht. Die Physiotherapeutin versucht dabei, den Patienten vorsichtig aus der korrigierten Stellung zu verschieben, und er lässt es nicht zu. Diese Übungen sind **für ältere Menschen** sehr ungewohnt und anstrengend, so dass genügend lange Pausen eingeschaltet werden sollten. Die Steigerung der Belastung muss der Tragfähigkeit des Beines entsprechen.

▶ Die **Beckenkontrolle** ist anfangs über einen Seitwärtsschritt besser zu erreichen, dann wird der Einbeinstand im Lot und aus der Schrittstellung erarbeitet.

▶ Bestehen Belastungsschmerzen oder sinkt bei der Standphase des gebrochenen Beines die andere Beckenseite ab (Trendelenburg), **darf nicht gesteigert werden.** Zur Kontrolle wird der Patient auf Waagen gestellt (◘ **Abb. 14.12** und **14.13**), und die Belastung wird zurückgenommen

▶ Anfangs wird der Gehwagen mit, dann evtl. ohne Schulterstützen verwendet. Manche Patienten bevorzugen den Rollator oder die Unterarmstützen.

▶ Zur Erreichung der Selbständigkeit sollen baldmöglichst **Unterarmstützen** verwendet werden. Der **Dreipunktegang** ist die sicherste Gehform. Wird er gut beherrscht, kann zum **Zweipunktegang** und **Treppensteigen** übergegangen werden. Beim Aufwärtsgehen wird der sog. »gesunde« Fuß, beim Abwärtsgehen der des verletzten Beines zuerst auf die Stufe gesetzt. Es bewährt sich, an der Treppenseite zu üben, die auch zu Hause ein Geländer hat. Die 2. Unterarmstütze kann mit der anderen Hand mitgeführt werden.

▶ Manche Patienten kommen auch zu Hause besser mit einem Rollator zurecht, andere fühlen sich mit ihrem gewohnten Stock sicherer. Die Physiotherapeuten sollten dies zulassen und nicht ändern.

11. Schulen von Gebrauchsbewegungen

Das Üben von Gebrauchsbewegungen, die im Alltag immer wieder vorkommen, bedeutet **wieder gewonnene Sicherheit** für einen älteren Menschen. Im Allgemeinen stehen solche Patienten nach einem Sturz mit Frakturfolge und einem Klinikaufenthalt dem bevorstehenden Alltag ängstlich gegenüber. In Zusammenarbeit mit dem Sozialdienst, einem ambulanten Pflegedienst oder einer Rehabilitationsmaßnahme sollen die Probleme individuell gelöst werden.

▶ Der Physiotherapeutin fällt die Aufgabe zu, den Patienten **möglichst schnell in die Selbständigkeit zu führen**, Hilfen anzubieten, die Familie oder das Pflegepersonal anzulernen oder Kolleginnen zu suchen, die Hausbesuche machen und sie über die Probleme zu informieren. Inzwischen gibt es auch Tagesstätten, die in der Übergangszeit bis zur Selbständigkeit genutzt werden können. Wird ein eigenständiges Leben nicht mehr möglich sein, muss der Patient bedauerlicherweise einen Pflegeplatz erhalten.

▶ Als **Hilfsmittel** sollen die Patienten einen Sitzkeil und einen Toilettenaufsatz bekommen, um das Hüftgelenk beim Aufstehen und Hinsetzen zu entlasten.

▶ Entsprechend muss auch **die Wohnung** mit Handgriffen und Hilfmitteln ausgestattet werden, die den Patienten davor bewahren, erneut zu stürzen.

▶ **Vorgeübt** werden müssen besonders:

- Hinsetzen und Aufstehen auf einen/von einem hohen Stuhl, auf das/aus dem Bett,
- Treppen bewältigen mit und gegebenenfalls ohne Stützen,
- Einsteigen und Aussteigen in die/aus der Badewanne, Benutzen eines Hockers in der Dusche,
- Einsteigen in ein Auto,
- Anziehen von Schuhen und Strümpfen mit Hilfsmitteln,
- Aufheben von Gegenständen mit Hilfsmitteln,
- Türen öffnen beim Gehen mit Unterarmstützen,
- Überqueren von Straßen, Fahren mit Rolltreppen,
- Gehen auf unebenem Boden und Rampen mit und ggfs. ohne Stützen oder Stock.

▶ **Von dem vorzeitigen Entfernen der 2. Unterarmstütze muss abgeraten werden.** Kann der Patient die volle Belastung kontrollieren, sollte dennoch an den **Gebrauch eines Stockes** gedacht werden. Alte Menschen fühlen sich besonders bei nassen und eisigen Straßen ohne Stock unsicher. Sie sollen ihn uneingeschränkt benützen, wenn sie mit Stock sicherer gehen. Meistens hat die Unsicherheit nichts mit der überstandenen Verletzung zu tun, sondern ist durch unregelmäßigen Blutdruck, schlechtes Sehen oder andere Alterserkrankungen verursacht.

Aus ökonomischen Gründen werden Patienten heute im Anschluss an einen kurzen Klinikaufenthalt auch in eine **Rehabilitationsstätte** überwiesen. Dies sollte **für ältere Patienten** durchaus kritisch diskutiert werden. Eine individuelle Betreuung eines älteren Menschen ist dort selten möglich. In ihrer gewohnten Umgebung zu Hause findet sich solche Patienten besser zurecht.

Neben Gruppentherapie erhalten die Patienten in Reha-Einrichtungen Übungen im Bewegungsbad. Vor allem für Patienten, die eine Totalendoprothese erhalten haben, besteht im Wasser **Luxationsgefahr.**

Es erscheint auch aus anderen Gründen unzweckmäßig, alten Menschen eine Wassertherapie anzubieten.

Sinnvoller ist die Nachbehandlung in geriatrischen Rehabilitationszentren, die auf die Bedürfnisse und den aktuellen Zustand der verletzten alten Menschen fachgerecht vorbereitet sind.

? Schüleraufgabe

- Überlegen Sie sich ein Hausaufgabenprogramm für Patienten nach einer TEP für einen Zeitraum von 6 Wochen nach der Operation.
- Stellen Sie ein Übungsprogramm zusammen, das geeignet ist, in geschlossener Muskelkette die Becken- und Beinstabilität zu schulen.

Übungsbeispiele

Bei stabiler Osteosynthese

Ausgangsposition

Rückenlage, Bein leicht abduziert, in Rotations-Nullstellung auf der Unterlage liegend.

Übung

- Beckenabduktion (◘ s. Abb. 14.9).

  Kontakt: Lateral am Becken dicht unterhalb des Beckenkammes und mit 2 Fingern plantar an der Ferse (Approximation).

  Übungsauftrag: »Schieben Sie die Ferse in Richtung Bettende, halten und lockerlassen!«

Übung

- Beckeninnenrotation.

  Kontakt: An gegenseitiger Spina iliaca anterior superior, Richtung ventral.

  Übungsauftrag: »Drehen Sie die andere Beckenseite nach vorn, halten und lockerlassen! Dasselbe kombiniert mit Beckenabduktion.«
- **Dasselbe** eingeleitet durch Zurückdrehen der gleichen Beckenseite.

Übung

- Beckenabduktion/Innenrotation, eingeleitet über Plantarflexion und Pronation des gleichseitigen Fußes (◘ **Abb. 14.14**).

Übung

- Isometrisches Spannen der kleinen Glutäen mit Verstärkung über das andere Bein, das in Flexion/Abduktion spannt (◘ **s. Abb. 14.10**).

Ausgangsposition

Rückenlage, Abduktions-Adduktions-Nullstellung.

Übung

- Dynamische Abduktion des Beines unter Abnahme der Schwere (auch mit Innenrotation, wenn ärztlicherseits erlaubt).

  Kontakt: Lateral über Trochanter major; die Physiotherapeutin greift von außen unter das Bein und hält es auf ihrem Arm.

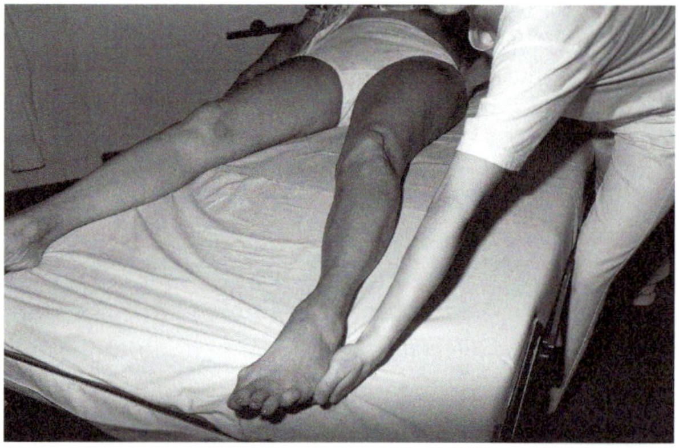

◘ **Abb. 14.14.** **Einleiten der Beckenabduktion durch Plantarflexion**

Übungsauftrag: »Schieben Sie das Bein nach unten heraus, drehen Sie die Ferse nach außen und spreizen Sie das Bein ab, halten und lockerlassen!«

- **Dasselbe** mit Extension im seitlichen Überhang.
- **Dasselbe** auch mit wiederholten Kontraktionen gegen Führungskontakt (PNF).
- Alle Übungen auch mit **Verstärkung:**
  - Das andere Bein ist aufgestellt und spannt gegen angepassten Widerstand in Flexion/Abduktion.
  - Beide Arme spannen in Extension-/Abduktion gegen das Bett.
  - Der gegenseitige Arm spannt in Extension/Abduktion gegen Widerstand der Physiotherapeutin.

Ausgangsposition

Seitlicher Knieüberhang.

Übung

- Dynamische Umkehr – Halt, für M. quadriceps und ischiokrurale Muskulatur (dabei den Patienten etwas hochsetzen).

  Kontakt: Am Unterschenkel richtungsweisend.

  Fixation: Am Oberschenkel passiv, dicht oberhalb der Patella.

  Übungsauftrag: »Beugen Sie das Knie, halten, jetzt das Knie strecken, halten usw., (nach 4- bis 5-maliger Wiederholung) lockerlassen!«
- **Dasselbe** auch isoliert mit wiederholten Kontraktionen.

Übung

- Bridging mit Unterstützung unter dem Becken.
  - Bewegen und Halten,
  - Endstellung halten (s. Abb. 14.11).

  Arme spannen gegen die Unterlage.

Ausgangsposition

Hoher etwas breitbeiniger Sitz an der Bettkante, wenn möglich auf Sitzkeil, Becken in Mittelstellung, beide Füße auf einem Schemel oder auf Waagen. Hüftgelenke in ca. 60° Beugung.

Übung

- Gewichtsverlagerung zur betroffenen Seite (Becken nach dorsal/lateral).

  Kontakt: An gleicher Beckenseite lateral, Stauchen nach oben.

  Übungsauftrag: »Verlagern Sie ihr Gewicht auf diese Gesäßhälfte!«
- **Dasselbe** auch mit diagonalem Vorschieben des anderen Armes, z. B. an der Schulter der Physiotherapeutin.
- **Dasselbe** auch mit Stemmen des gleichseitigen Armes seitlich nach vorne und nach unten.

Übung

- Stabilisation des korrigierten Sitzes, s. oben.

  Kontakt: Entsprechend richtungsweisend.

  Übungsauftrag: »Bleiben Sie sitzen und lassen Sie sich nicht verschieben!«

Übung

- Beckenabduktion

  Kontakt: Am anderen Beckenkamm zur Adduktion dieser Seite.

  Übungsauftrag: »Ziehen Sie die andere Beckenseite hoch!«
- **Dasselbe** mit Außenrotation dieser Beckenseite kombiniert (= Innenrotation auf der betroffenen Seite).

Übung

- Gegenrotation des gleichseitigen Brustkorbes zur Stabilisation Becken gegen Brustkorb

  Kontakt: am Becken lateral/dorsal und an den Rippen ventral/lateral.

  Übungsauftrag: »Halten Sie die Beckenstellung und stellen sich vor, Sie wollen die Rippen nach vorn/oben drehen.«

Zur Mobilisation des Kniegelenkes

- »Rhythmische Stabilisation ohne Rotation – Entspannen – aktiv Weiterziehen – aktiv/passiv Weiterziehen« oder »Langsame Umkehr – Halten – Entspannen – aktiv, aktiv/passiv Weiterziehen« (s. PNF-Techniken) werden ebenso wie Techniken der manuellen Therapie befundbezogen eingesetzt.

  Passive Fixation bei allen Mobilisationstechniken.

Zur Funktionsschulung der anderen Extremitäten

▶ PNF-Übungen **gegen angepassten Widerstand** ausgeführt, sie sollen schwerpunktmäßig das Gehmuster beinhalten.

▶ Aufstehen aus dem hohen Sitz, Stabilisation des Einbeinstandes der gesunden Seite.

▶ Hinsetzen unter kontrollierter Becken-Rumpf-Stabilisation.

▶ Widerstandsübungen für die Armmuskulatur, z. B. in PNF Mustern. Vorzugsweise sollen die **Stützmuster** für das Gehen mit Unterarmstützen vorgeübt werden. Geräte wie Seil, Stab, Expander und Therabänder können die Übungen abwechslungsreicher gestalten.

Ausgangsposition

Stand vor dem Spiegel auf 2 Waagen, Unterarmstützen entsprechend auf Brettchen in gleicher Höhe der Fußspitzen aufgesetzt (**s. Abb. 14.13**).

Übung

▶ Gewichtsverlagerung auf das verletzte Bein entsprechend der Anordnung bis zur Schmerzgrenze, Sohlenkontakt, bis 20 kg etc., dann Stabilisation.

Kontakt: Approximation am Becken.

Übungsauftrag: »Nehmen Sie das Gewicht zur Seite, nach vorn und stemmen Sie die Ferse gegen den Boden.«

▶ **Dasselbe** in Schrittstellung, betroffenes Bein vorne, dann hinten.

▶ **Dasselbe** ohne optische Kontrolle.

▶ **Dasselbe** mit Abheben des gesunden Beines und entsprechender Gewichtsübernahme auf die Unterarmstützen.

▶ Alle Übungen sind auch mit **Gehwagen** oder **Rollator** möglich.

Gehen mit entsprechenden Gehhilfen

▶ Schrittfolge von 2 – 3 Schritten vor dem Spiegel: seitwärts zur betreffenden Seite, vorwärts und rückwärts mit exakten Kontraktionshilfen am Becken.

▶ Dreipunktegang

▶ Gehen mit großem Schritt des gesunden Beines und kleinem Schritt des verletzten Beines.

▶ Zweipunktegang mit betonter Rotation.

▶ Gehen mit Tempoangabe.

▶ Treppensteigen.

▶ Gehen auf unebenem Boden.

Bei Erlaubnis zur Vollbelastung

▶ Der Patient kann nun aus Sicherheitsgründen **auf seinen gewohnten Stock** umgestellt werden.

▶ **Gleichmäßiges, ökonomisches Gehen** wird meist durch Ablenken auf Gegenstände im Raum oder durch Ansagen des Tempos und rhythmisches Mitgehen der Physiotherapeutin erreicht. Allzu komplizierte Aufträge verwirren den Patienten dabei ebenso wie zu viele Korrekturansagen.

Bei jüngeren Patienten

▶ Stabilisation des betroffenen Beines im Einbeinstand gegen Theraband (**Abb. 14.15**).

▶ Stabilisation des betroffenen Beines in definierten Winkelstellungen dynamisch und statisch.

▶ Gehen gegen Widerstand von Zügen oder Therabändern.

▶ Stabilisation auf Fußkreisel oder Trampolin (s. auch Kap. 16).

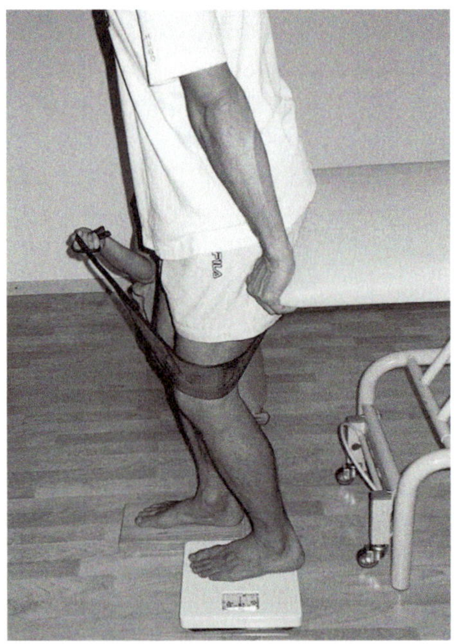

Abb. 14.15. Hoher Sitz, Stabilisation des verletzten Beins gegen Theraband

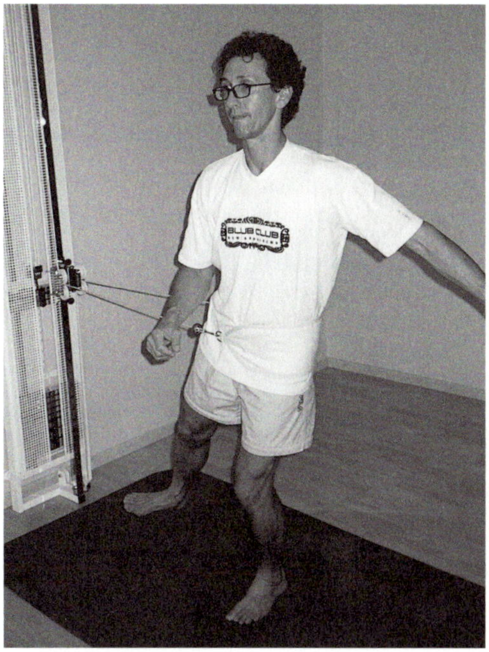

Abb. 14.16. Stabilisation des Seitwärtsschritts gegen Zuggerät

▶ Einbeinstand gegen Zuggerät. Stabilisation des Schritts zur Seite (Abb. 14.16).

Korrekturen von Geh- und Haltungsfehlern

1. Körpergewicht liegt auf der gesunden Seite und zu weit hinten

Korrektur:
- Einstellen der Armstützen.
- Üben der Hüftgelenksextension.
- Üben der Becken-Rumpfstellung im Sitz.
- Üben der Belastung in Zweibein- und Einbeinstand.

2. Patient übernimmt kein Gewicht, »hängt« in den Schulterstützen des Gehwagens oder zieht das betroffene Bein nach

Korrektur:
- Üben der Bein- und Armkraft.
- Üben der Belastung im hohen Sitz, im Stand vor dem Spiegel.

3. Hinken, ungleiche Schrittlänge und zu schnelles Vorsetzen des gesunden Beines

Korrektur (wenn Schmerz und Instabilität ausgeschlossen wurden)
- Kleine Schritte machen lassen.
- Großen Schritt des gesunden Beines fordern.
- Belastung im Stand wiederholen.
- Kleine Glutäen kräftigen durch Beckenstabilisation und Gewichtsverlagerung
- Belastung zurücknehmen auf die Arme.

4. Außenrotation des betroffenen Beines

Korrektur:
- Beckenstellung korrigieren, wenn Röntgenbild keine Ursache zeigt.
- Gehen auf vorgezeichneter Linie.

5. Positives Trendelenburg-Zeichen (Duchenne-Hinken)

Korrektur, wenn röntgenologisch keine Ursache zu finden ist:
- Training der Glutäalmuskulatur in geschlossener Kette
- Verstärktes Einsetzen der Gehhilfen.

6. Vorgebeugte Haltung, Kopf nach unten

Korrektur:
- Optisches Ziel geben in Augenhöhe.
- Wirbelsäulenaufrichtung verbessern.
- Hilfestellung verbessern.
- Angst abbauen.
- Sehvermögen, Hören beachten.
- Armstützen höher einstellen.

Wichtig

Sehr alte Patienten gehen oft besser ohne Stützen mit 2 Hilfspersonen, mit eigenem Rollator oder mit dem gewohnten Stock.

Literatur

Bergmann G et al (1989) Gelenkkraftmessungen an einem Patienten mit beidseitiger Hüftendoprothese, Fortschritte in der Orthopädie (Sonderdruck). Thieme, Stuttgart New York

Bergmann G et al (1995) Is staircase walking a risk for the fixation of hip inplants? J Biomech 28: 535

Bizzini M (2000) Sensomotorische Rehabilitation nach Beinverletzungen. Thieme, Stuttgart New York

Bonnaire F (1991) Experimentelle Untersuchungen zum Stabilitätsverhalten am koxalen Femurende nach Montage und Entfernung von DHS-Implantaten am nicht frakturierten Leichenfemur. Unfallchirurg 94: 366 – 371

Bonnaire F (1992) Früh- und Spätergebnisse nach 200 DHS-Osteosynthesen zur Versorgung pertrochanterer Femurfrakturen. Unfallchirurg 94: 246 – 253

Euler E et al. (1991) Traumatologie beim alten Menschen – Problematik exemplarisch aufgezeigt an Schenkelhalsfrakturen. Aktuelle Traumatol 3: 91

Hüter-Becker A et al. (2002) Das neue Denkmodell der Physiotherapie. Bd.1 Thieme, Stuttgart New York

List M (1995) Physiotherapie und Belastung an der unteren Extremität nach Verletzungen. Langenbecks Arch Chir Suppl II. Kongressbericht

Loeweneck H, Liebenstund I (1994) Funktionelle Anatomie für Krankengymnasten, 2. Aufl. Pflaum, München

Pauwels F (1965) Gesammelte Abhandlungen zur funktionellen Anatomie des Bewegungsapparates. Der Schenkelhalsbruch. Springer, Berlin Heidelberg New York

Physiotherapeutische Behandlung nach Oberschenkelfraktur

Einteilung

- Subtrochantere Femurfraktur,
- Femurschaftfraktur,
- suprakondyläre Fraktur,
- Kondylenfraktur.

Ursachen

- Starke, indirekte Gewalteinwirkung, Biegung, Drehung oder Stauchung bei Verkehrsunfällen, Bauunfällen, oft in Zusammenhang mit Serienfrakturen bei polytraumatisierten Patienten.

Richtlinien Biomechanik, Symptomatik und ärztliche Maßnahmen

Der Femur ist Kraftüberträger zwischen Becken und Unterschenkel und umgekehrt. Er ist dreidimensional spiralig angelegt. Im Erwachsenenalter weist die Schenkelhalsachse zur Kondylenachse einen Antetorsionswinkel von ca. 12° auf. Die Außenrotatoren überwiegen im Hüftgelenk, die Innenrotatoren im Kniegelenk, so entsteht eine Verschraubung, die auch in der Anordnung der Spongiosabälkchen deutlich ist und sich in der Kraftlinie des Schaftes fortsetzt.

Frakturen im Bereich des Femurschaftes machen eine Belastung des Beines unmöglich. Starke Muskelzügel dislozieren die Fragmente in dreidimensionaler Richtung. Es besteht bei Erwachsenen eine zwingende Indikation zur operativen Osteosynthese.

Zur Osteosynthese von **subtrochanteren Femurfrakturen** wird heute der Verriegelungsnagel (◘ **Abb. 15.1**) verwendet. Die Nachbehandlung erfolgt wie bei der pertrochanteren Fraktur (s. Kap. 14). Wahlweise stehen der Gamma-Nagel, der Classic-Nagel, der »unreamed femoral nail« (UFN) mit Spiralklinge und der »proximal femoral nail« (PFN) zur Verfügung. In manchen Fällen kommt auch eine Osteosynthese mit einer dynamischen Hüftschraube (DHS) oder einer dynamischen Kompressionsschraube (DCS) in Frage. Meistens sind die Osteosynthesen mechanisch belastungsstabil und werden entsprechend der Muskel- und Gelenkfunktion symptomatisch belastet. Eine Vollbelastung soll ab der 12. Woche erarbeitet werden.

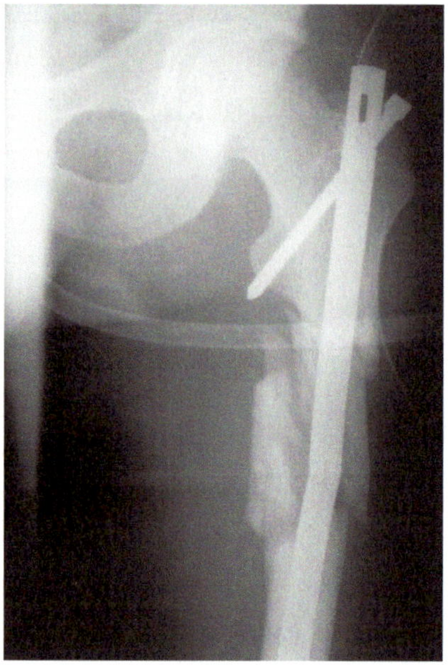

◘ **Abb. 15.1.** Osteosynthese mit Verriegelungsnagel

Bei **Femurschaftfrakturen** kommen zur Stabilisierung anterograde ungebohrte Verriegelungsnägel zur Anwendung (◘ **Abb. 15.2a–c**), sie sind auch rotationsstabil.

Bei **Trümmer- oder Stückbrüchen** kommen DC- oder eingeschobene Überbrückungsplatten in Frage (◘ **Abb. 15.3 a, b**).

► Je nach Schwere der Gesamtverletzung und der Stabilität der Osteosynthese kann eine **sofortige Teilbelastung** mit bis zu 20 kg für 6–10 Wochen erfolgen. Der Operateur wird individuell entscheiden, wie viel belastet werden darf.

► Die Entlastungszeiten bei stabilen Osteosynthen sind als Richtwerte zu verstehen. Die **Belastung** kann erst dann in die Tat umgesetzt werden, wenn die Funktion es erlaubt, d. h. eine entsprechende **Muskelfunktion erreicht ist**, keine Schmerzen bestehen, der Frakturbereich auch äußerlich reizlos ist und der Patient die vorgegebene Belastung sicher mit entsprechenden Gehhilfen umsetzen kann.

► Nach ca. 6 Wochen kann der Nagel dynamisiert werden, d. h. die beiden distalen Verriegelungsschrauben werden entfernt.

15

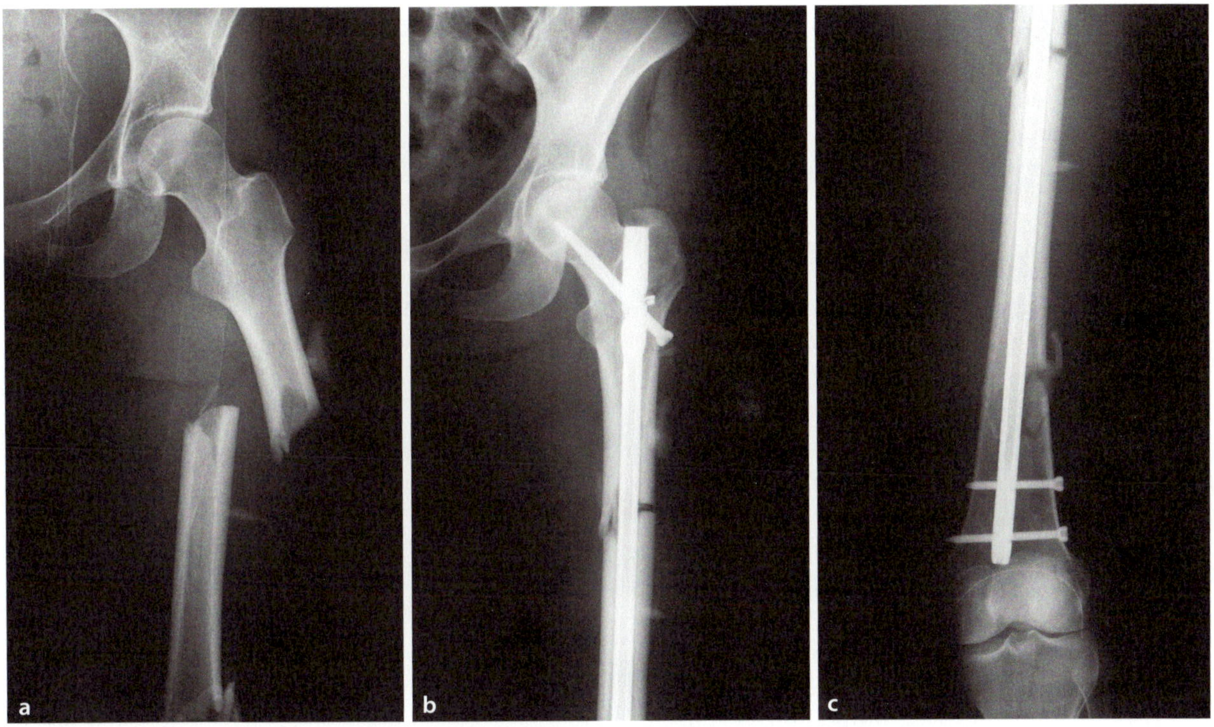

Abb. 15.2. **a** Zwei-Etagen-Oberschenkelschaftfraktur, **b** Verriegelung proximal, **c** Verriegelung distal

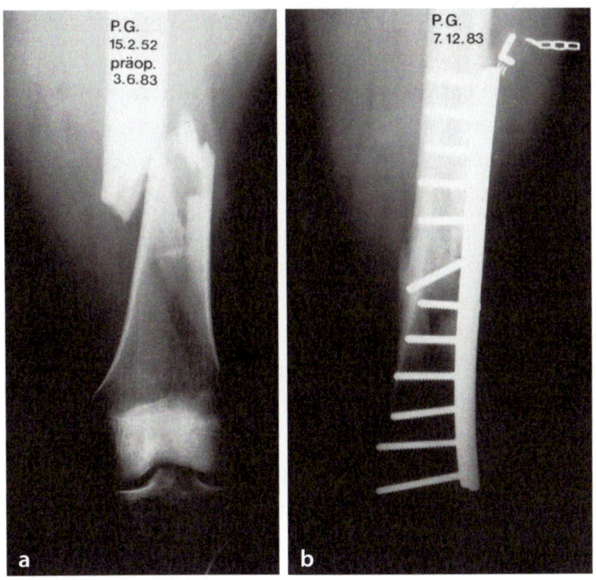

Abb. 15.3. **a** Oberschenkelschaftfraktur, **b** DC-Plattenosteosynthese

► Die Belastung kann anschließend symptomatisch und parallel zur Funktionsverbesserung der Muskulatur gesteigert werden. Eine Vollbelastung wird nach der 12. Woche angestrebt.

Bei **Femurschaftfrakturen** ist mit einer erheblichen Blutung ins Gewebe zu rechnen. Der **Weichteilschaden** kann ein Hauptproblem bei der Erstversorgung mit einem Verriegelungsnagel darstellen. Die Patienten haben oft einen schlechten Allgemeinzustand. Das Infektrisiko ist hoch, das ausgedehnte Hämatom kann nur langsam resorbiert werden.

Funktionell gesehen, besteht die Gefahr der Organisation des Hämatoms und der Verklebung von Muskelfasern und Bindegewebe. Häufig entsteht aus dieser Symptomatik eine **Kontraktur**. Kann das Hämatom nicht abfließen, besteht die Gefahr des **Kompartmentsyndroms** oder einer nachfolgenden **Kalzifikation** (Dermatomyositis ossificans).

► Eine **überbrückende Plattenosteosynthesen** ist primär übungsstabil. Nach gesicherter Wundheilung wird Sohlenkontakt für 6–8 Wochen durchgeführt.

Bei Plattenversorgung entsteht am lateralen Oberschenkel eine **große Wundfläche.** Hämatome und Ödeme sowie ausgedehnte Wundflächen und Verklebungen können Schmerzen verursachen und den Patienten daran hindern, sein Bein ausreichend zu bewegen.

Bei **schweren Verletzungen**, z. B. bei polytraumatisierten Patienten, bei Patienten mit Mehretagenfrakturen oder Kombinationsverletzungen mit schweren Weichteilverletzungen wird ein Fixateur externe angelegt.

Ein Verfahrenswechsel zur Marknagelosteosynthese soll dann so früh wie möglich erfolgen. Empfohlen wird heute eine biologische Marknagelosteosynthese ohne Aufbohrung des Markkanals (»unreamed femoral nail« = UFN) und eine Antibiotikaprophylaxe . Eine Schmerztherapie wird individuell geplant und ggfs. für einige Tage durchgeführt (s. Kap. 3).

- **Bei Fixateur-externe-Behandlung** wird mit Sohlenkontakt begonnen, wenn die Weichteile abgeheilt sind. Ist im Röntgenbild eine knöcherne Überbrückung zu sehen, kann die Fraktur wie eine stabile Osteosynthese behandelt werden (evtl. Osteosynthesewechsel).

Verbundosteosynthesen werden bei **pathologischen Frakturen** verwendet. Bei **bestehenden Defekten** werden Spongiosaplastiken durchgeführt. Sie sind in der Regel belastungsstabil.

Die **suprakondylären und kondylären Frakturen** sind Gelenkfrakturen. Sie werden in der AO-Klassifikation in **Gruppen A, B1 – B3** und **C1 – C3** eingeteilt. Wie alle Gelenkfrakturen sollen sie so früh wie möglich nach dem Unfall operativ versorgt werden.

Suprakondyläre und kondyläre Frakturen werden mit Kondylenplatten (**Abb. 15.4 a, b**) oder dynamischen Kompressionsschrauben (DCS) und/oder Zugschrauben behandelt. Primäre Spongiosaplastiken sind häufig notwendig.

- Je nach anatomisch gelungenem Operationsergebnis kann das Kniegelenk unter abgenommener Schwere **im schmerzfreien Bewegungsausmaß** geübt werden. Wegen der hohen Belastung des Kniegelenkes durch das Körpergewicht und die Zugspannung des M. quadriceps, der rotatorisch wirkenden Pes-anserinus-Muskulatur und der Bänder wird das Bewegungsausmaß auf 0–20–60° begrenzt.

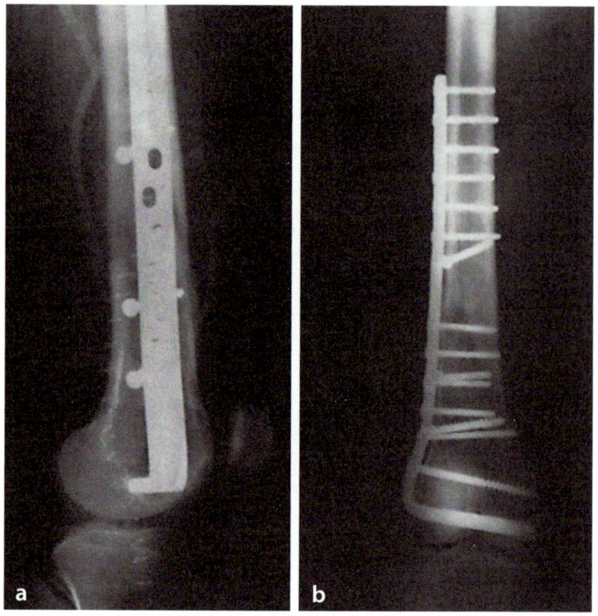

Abb. 15.4a, b. **Osteosynthese mit 90°-Winkelplatte,** **a** sagittale und **b** anterior-posteriore Ansicht

Alle Gelenkfrakturen bluten in das Gelenk hinein und ergeben einen **Gelenkerguss.**

- Der Gelenkerguss des Kniegelenkes muss sorgfältig überprüft (**s. Abb. 16.10**) und vorrangig behandelt werden.
- **Erster Schwerpunkt** der physiotherapeutischen **Frühbehandlung** der Femurschaftfraktur ist die **gleichmäßige muskuläre Sicherung der Fraktur.** Alle Muskelgruppen am Oberschenkel sollen die Teststufe 3 erreichen (Sichern der Beinachse bei Bodenkontakt), ein gleichmäßiger Spannungsdruck auf die Fraktur garantiert den bestmöglichen Knochendurchbau.
- Da der M. quadriceps und die Mm. adductores am schnellsten atrophieren, müssen sie **vorrangig geübt** werden. Bei allen Übungen muss auf eine **korrekte Beinachse** geachtet werden.

In der Phase der Teilbelastung müssen intensive Korrekturen der Rotation von Becken/Femur und der Gegenrotation von Kniegelenk und Fuß unterbleiben.

- Der **2. Schwerpunkt** der Frühbehandlung ist die Förderung der **Resorption des Hämatoms/Ödems** und die **Beseitigung von Verklebungen und Schmerzen.** Beides sind Voraussetzungen für eine erfolgreiche Kontraktionsschulung eines Muskels.

Wichtig

Ein Muskel, der schmerzt und dessen Fasern verklebt sind, kann seine Kraft nicht verbessern.

Die Osteosynthese erreicht nur eine mechanische Stabilität. Sie **funktionell umzusetzen** heißt, dass die Muskelkraft sowie die Tragfähigkeit des Femur und der Osteosynthese im Verhältnis zur Belastung ausgeglichen sein müssen.

Besteht ein **Missverhältnis der Kräfte,** reagiert der Körper mit

- Schmerzen,
- Ausweichbewegungen, Achsenabweichungen (Hinken),
- Abwehrspannungen,
- Schwellungen und Entzündungszeichen,
- Einlagerungen von Kalksalzen.

Wichtig

Der Körper stellt bei Überbelastung den Bewegungsabschnitt selbst ruhig!

► Alle **mechanisch übungsstabilen Osteosynthesen** erlauben nach Entfernung der Redondrainagen aktives Üben. Als Ausnahme gelten primäre Spongiosaplastiken, die je nach Klinik mit einer 8- bis 14-tägigen Ruhezeit behandelt werden.

Mechanisch teilbelastungsstabile Osteosynthesen erlauben eine Teilbelastung von 15–20 kg für 6–8 Wochen. Übungsformen in der geschlossenen Kette müssen diese Belastungen auf der Waage berücksichtigen (s. auch Kap. 16).

Alle ärztlichen Maßnahmen und Verordnungen müssen bei der Planung der physiotherapeutischen Behandlung berücksichtigt werden.

Komplikationen

- Polytraumatisierter Patient,
- Fettembolie,
- offene Fraktur, Infekt,
- Verletzung der A. femoralis,
- tiefe Beinvenenthrombose,
- Schocklungensyndrom.

Spätkomplikationen

- Pseudarthrose,
- Infektion (Osteitis) oder
- in Rotationsfehlstellung verheilte Fraktur,
- Beinverkürzung,
- Gonarthrose,
- Myositis ossificans.

Befunderhebung

Beurteilen	– Allgemeinbefund (s. Kap. 12, »Beckenfraktur«), Laboruntersuchungen, Hb, Hkt. – Röntgenbild (Fragmentstellung und Stabilität der Osteosynthese). – Gelenkkontur. – Muskelrelief. – Ödem, Hämatom, Tonus, Atrophie, Wunden, Operationsnarben. – Beinachse, besonders Rotationsstellung, Kniegelenk- und Fußstellung
Messen ▼	– Aktive Hüft- und Kniegelenkbeweglichkeit. – Sprunggelenkbeweglichkeit. – Anatomische Beinlänge, später funktionelle Beinlänge im Stand. – Umfangmaße, soweit es der Verband erlaubt.

Prüfen	– Qualität des Bewegungsstopps (Schwerpunkt: Knie- und Hüftgelenke). – Muskeltest bis Teststufe 3. – Sensibilität. – Pulse. – Temperatur. – Vorgegebene Belastung auf Waage. – Rumpf- Becken- Beinachse bei Stand auf Waage mit vorgegebener Belastungsstufe.
Notieren und bewerten	– Subjektive Angaben über Schmerzen: Wann? wo? wie? – Sonstige Beschwerden.

Behandlungsmöglichkeiten

Gesichtspunkte der Behandlung

1. Verbesserung der lokalen Durchblutung

▶ Im **frühen postoperativen Stadium** können folgende Maßnahmen zur Anwendung kommen:

- Eisabtupftechnik, nur soweit es der sterile Verband erlaubt (Plastikbeutel).
- Aktives, isometrisches Spannen gegen Führungskontakt im Sekundenrhythmus bei richtig gelagertem Bein.

Warnung

Kontraindiziert sind in der postoperativen Behandlungszeit: Massagegriffe, Wärmeanwendungen und Elektrotherapie.

2. Resorption des Hämatoms

▶ Zur Resorption einer diffusen Nachblutung aus der Muskulatur kann ein **Kompressionsverband** und eine **Eiskompresse** in einem Kissenbezug aufgelegt werden.

▶ **Spannen im Sekundenrhythmus** verstärkt die Resorption. Grundsätzlich bleibt die Redondrainage so lange liegen, bis sie weniger als 20 ml Hämatom fördert.

▶ Dynamische Übungen sollen so lange ausgesetzt werden, bis die Drainagen in der Muskelloge gezogen sind. Auf diese Weise vermeidet man weitere Mikrotraumen.

Übersicht 15.1: Gesichtspunkte der Behandlung

1. Verbesserung der lokalen Durchblutung.
2. Förderung der Resorption des Hämatoms und Ödems.
3. Lagerungskontrolle.
4. Wiederherstellung des Muskelspannungsgleichgewichts am Oberschenkel.
5. Kräftigung der gesamten Oberschenkelmuskulatur mit dem Ziel einer gleichmäßigen Kraftentwicklung.
6. Mobilisation des Kniegelenkes mit Schwerpunkt der Erarbeitung der Kniestreckung.
7. Erhalten der Funktion des nichtbetroffenen Beines und der Fußmuskulatur des verletzten Beines.
8. Vorbereitung zur Belastung.
9. Gehschulung.

3. Lagerungskontrolle

▶ Für die **Ruhelage des Oberschenkels** ist es besonders wichtig, dass er in der U-Schiene oder auf einer festen Matratze ganz aufliegt. Dazu sollte ein schmales Schaumstoffpolster oder ein gefaltetes Tuch unter das Kniegelenk gelegt werden. Ein hohl liegendes Kniegelenk verursacht Schmerzen. Funktionell wichtig erscheint es uns, dass **möglichst wenig Knieflexion** entsteht und eine **feste Abstützung des Fußes** der Tendenz zur Außenrotation des Beines und Spitzfußstellung entgegenwirkt. Zur Dauerhochlagerung sollte das Bettende hochgestellt werden.

▶ Eine Sandsacklagerung erfüllt die genannten Bedingungen nicht und ist deshalb nicht zu empfehlen. Vorgefertigte Schaumstoffschienen passen selten zur individuellen Beinlänge eines Patienten, deshalb ist die Krapp-Schiene oft ungeeignet.

4. Wiederherstellung des Spannungsgleichgewichtes

▶ Um am Femur möglichst gleichmäßige Spannungsverhältnisse zu erreichen (◘ **Abb. 15.5**), muss zu Beginn der Übungsbehandlung ein **genauer Muskeltest** auf Teststufe 3 (Halten gegen Eigenschwere und Beibehalten der korrekten Beinachse bei Sohlenkontakt) durchgeführt werden. Erfahrungsgemäß atrophiert der M. vastus medialis des M. quadriceps zuerst und muss deshalb besonders sorgfältig geübt werden. Im Röntgenbild sollte die Frakturlage genau betrachtet werden, um manuelle Kontakte und Fixationsgriffe richtig anlegen zu können.

▶ Bis zur beginnenden Konsolidierung der Fraktur soll auch bei stabilen Osteosynthesen **zwischen Fraktur und Kniegelenk passiv fixiert** werden.

▶ Hat der M. quadriceps **noch keinen Testwert 3**, soll die Therapeutin den Unterschenkel mit ihrem Arm unterstützen. Zur Anwendung kommen die Übungen Endstellung halten, Bewegen und Halten in allen Variationen, bei abgenommener Schwere, gegen die Schwere und gegen Führungskontakt.

▶ Liegt die **Fraktur im Schaftbereich**, können proximale Kontakte über ein gefaltetes Handtuch oder ein Theraband gesetzt werden. Ist die volle Streckung des Kniegelenkes noch nicht erreicht, müssen alle PNF-Übungen in Rotationsnullstellung des Hüftgelenkes erfolgen!

▶ Bei aufgesetztem Fuß muss die Beinachse genau eingehalten werden.

5. Kräftigung der Oberschenkelmuskulatur

Nach Oberschenkelfrakturen tritt besonders schnell eine **Atrophie der Oberschenkelmuskulatur** auf. Diese soweit als möglich aufzuhalten, ist Ziel der physiotherapeutischen Übungen.

▶ Erlaubt es die Konsolidierung der Fraktur, werden alle Übungen als **Komplexbewegungen gegen angepassten Widerstand** ausgeführt. Sollen die Muskeln des Hüftgelenkes beansprucht werden, muss der Widerstand proximal der Fraktur liegen. Für die Übungen in Richtung Adduktion/Extension kann eine Handtuchschlaufe benutzt werden.

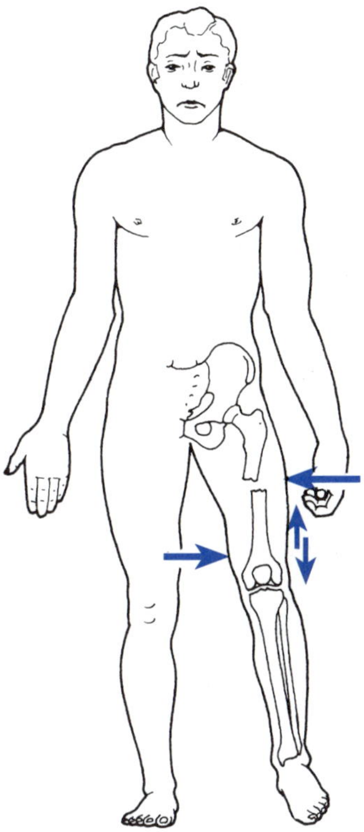

◘ Abb. 15.5. Ein Gleichgewicht der Muskelspannung erzielen

▶ Zur Kräftigung des M. quadriceps und der Mm. ischiocrurales und deren Kniegelenksfunktion muss der Oberschenkel passiv dicht oberhalb der Patella fixiert werden. Die **Ausgangsstellung** kann die Rückenlage (◘ **Abb. 15.6** und **15.7**) oder der Sitz sein (◘ **Abb. 15.8** und **15.9**). Besonders sicher lässt sich die Fraktur aus der Bauchlage fixieren, die für jüngere Patienten eine geeignete Ausgangsstellung ist (◘ **Abb. 15.10**). Bei weicher Matratze kann ein kleines Brett untergeschoben werden.

Ist eine Bewegungsbegrenzung angeordnet, kann **aktiv in konzentrischer und exzentrischer Bewegungsfolge** geübt werden. Als Hilfsmittel dient ein Winkelmesser und die Hand der Therapeutin (◘ **Abb. 15.11**).

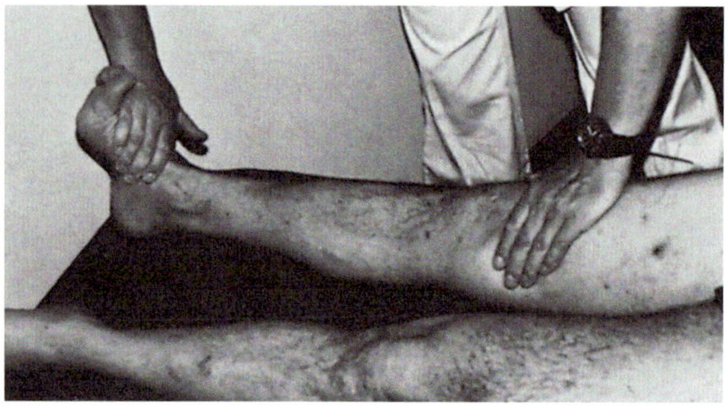

■ Abb. 15.6. Spannen des M. quadriceps mit Betonung auf Vastus medialis bei aufliegendem Bein

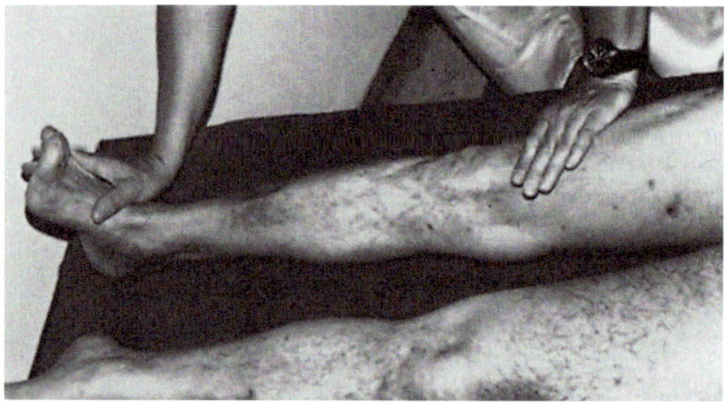

■ Abb. 15.7. Spannen des M. quadriceps mit Betonung auf Vastus lateralis

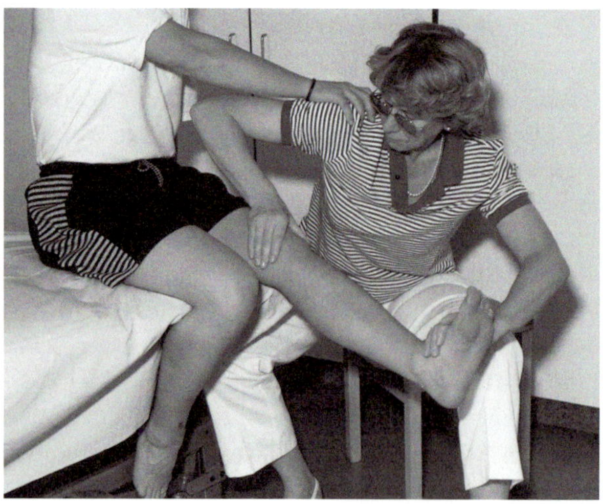

■ Abb. 15.8. Verstärken der Quadrizepsspannung

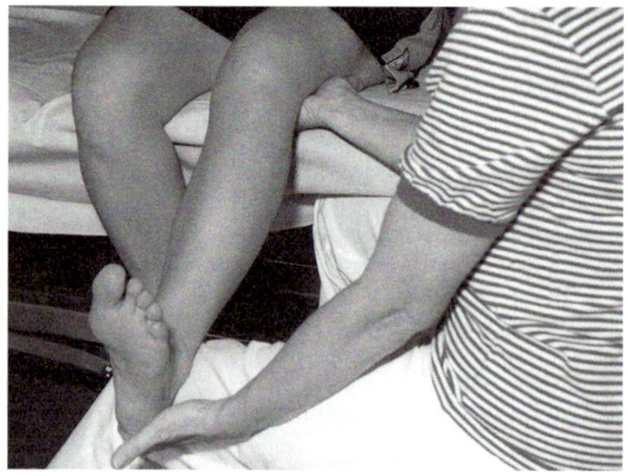

■ Abb. 15.9. Statische Kniegelenkflexion bei passiver Fixation von dorsal

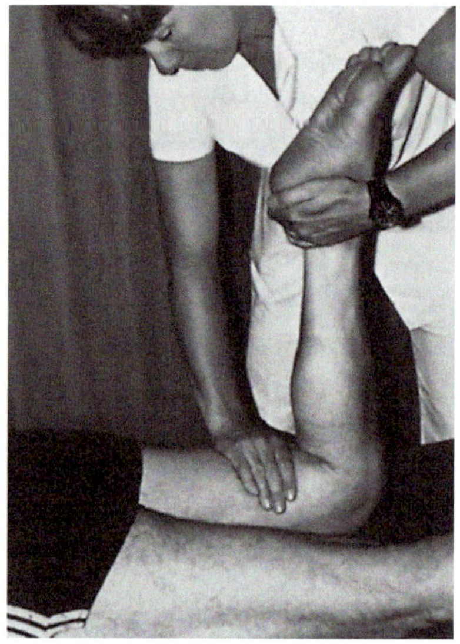

■ Abb. 15.10. Passive Fixation der Fraktur, wiederholte Kontraktionen für Knieflexoren

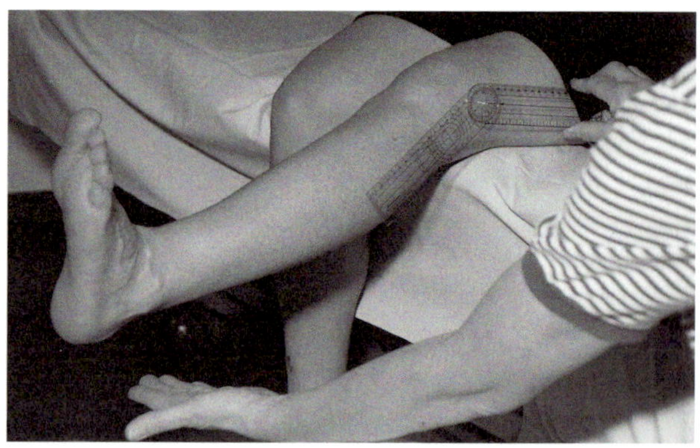

■ Abb. 15.11. Aktiv kontrollierte Bewegungsfolge innerhalb einer Bewegungsgrenze, kon- und exzentrisch für den M. quadriceps

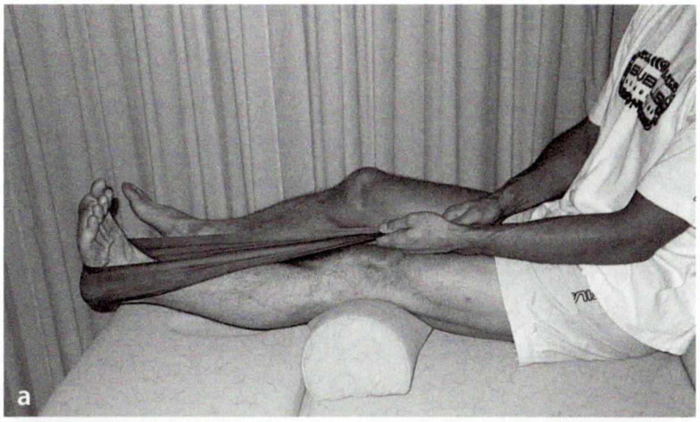

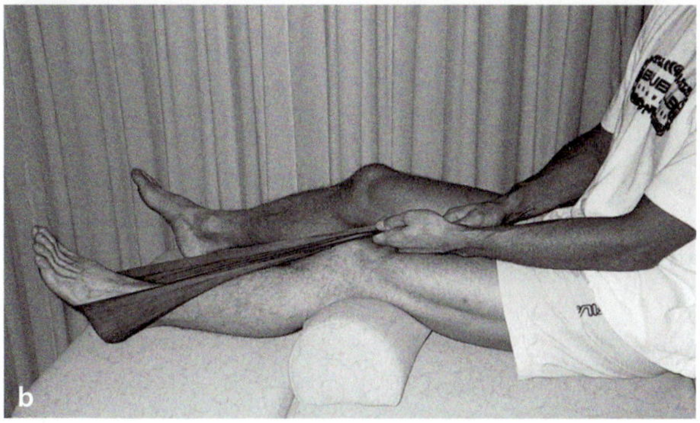

Abb. 15.12. **a** Quadrizepsspannung gegen Theraband bei Dorsalextension des Fußes. **b** Spannung der ischiokruralen Muskulatur gegen Theraband bei Plantarflexion des Fußes

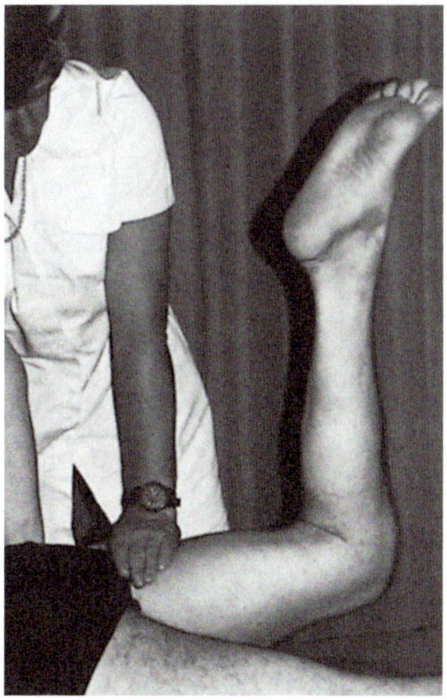

Abb. 15.13. Üben des M. glutaeus maximus aus der Bauchlage

Die Kräftigung der gesamten Oberschenkelmuskulatur mit dem Ziel einer gleichmäßigen Kraftentwicklung ist durch **manuelle Techniken**, aber auch **mit Gerät** zu erreichen. Die Betonung kann auf die Arbeit der M. quadriceps oder auf die Mm. ischiocrurales gelegt werden (**Abb. 15.12a, b** und **15.13**).

Warnung

Auf jeden Fall sollte die Seitenlage vermieden werden, weil in ihr die Rotationskräfte am Kniegelenk nicht sicher abgefangen werden können.

- Als **Techniken** kommen wiederholte Kontraktionen in Frage mit den Spannungsformen »statisch«, »konzentrisch- und exzentrisch-dynamisch« oder alle Formen des Bewegens und Haltens.
- Als **Verstärkung** können für den M. quadriceps der M. glutaeus maximus und/oder die Fußheber dienen. Den besten Overflow-Effekt erzielt man über den entgegengesetzten Arm, über die Vorspannung der schrägen Bauchmuskulatur. Der Arm stützt dabei im PNF-Muster Extension/Adduktion/Innenrotation gegen den Ellbogen der fixierenden Hand der Therapeutin oder gegen deren Schulter (**Abb. 15.8**).
- Der M. gastrocnemius und die Zehenflexoren verstärken die Mm. ischiocrurales. Auch dieses Verstärkungsmuster eignet sich zur Verstärkung des M. quadriceps des anderen Beines im Sitz an der Bettkante.
- In jedem Fall sollte darauf geachtet werden, dass bei allen Muskelgruppen, die über 2 Gelenke ziehen, zusätzlich die **volle Funktion** geübt wird. Das bedeutet für den M. quadriceps z.B. Stabilisation der Hüftgelenk- und Kniegelenkfunktion mit gerade aufgesetztem Fuß (**Abb. 15.14**). Der **hohe Sitz** ist eine geeignete Ausgangsposition, um niedrige Belastungsstufen einzuhalten und das Bein zu stabilisieren. Zusätzlich kann auch noch eine **Gehhilfe** benutzt werden.
- Wenn die Frakturkonsolidierung es erlaubt, können Widerstände von allen Seiten, auch rotierend gesetzt werden.
- Erst **nach Konsolidierung der Fraktur** kann Rotationswiderstand oder distaler Trainingswiderstand gegeben werden. Dann ist es auch möglich, mit Expandern und der Beinpresse zu üben.
- Eine **vollständige Ausheilung** ist nicht selten erst nach 20 Wochen erreicht; dann dürfen Kraft- und Aus-

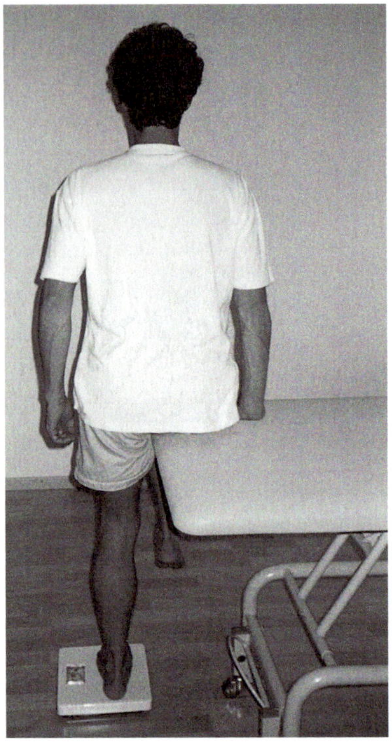

Abb. 15.14. Entlasteter Einbeinstand auf der Waage aus dem hohen Sitz, Belastungskontrolle des Sohlenkontakts oder der Teilbelastung

dauertraining unter sportlichen Gesichtspunkten durchgeführt werden.

6. Mobilisation des Kniegelenks

Auch bei frühzeitigem Beginn der physiotherapeutischen Behandlung kann durch das überwiegende Liegen des Patienten oder eine Verklebung der Muskelfasern durch die ausgedehnte Blutung eine **muskuläre Streckkontraktur im Kniegelenk** entstehen. Durch die Insuffizienz des M. quadriceps einerseits und der Pes-anserinus-Gruppe andererseits entwickelt sich aber auch ein **Streckdefizit,** das funktionell wesentlich bedeutungsvoller für die Stabilität des Kniegelenkes ist.

▶ Primär wird deshalb an der **Erreichung der vollen Streckung** gearbeitet. Zur Anwendung kommen: »Chirurgische Technik«, »Rhythmische Stabilisation – Entspannen« und »langsame Umkehr – Halten – Entspannen« aus dem PNF-Programm. Bei allen Techniken soll nicht dynamisch rotiert und nur aktiv weitergezogen werden.

Nach jeder Technik folgt die **Kräftigung der schwächeren Muskelgruppe.** Anfangs ist »Endstellung – Halten« die beste Technik, um das gewonnene Bewegungsausmaß zu halten.

▶ Techniken aus der **Manuellen Therapie,** wie Patellagleiten und eine weiche Traktion an der Tibia, verbunden mit vorsichtigem Ventralgleiten, sind wichtige unterstützende Maßnahmen zur aktiven Mobilisationstechniken. Ihre Anwendung richtet sich aber nach der Stabilität der Osteosynthese.

! Warnung

Treten Schmerzen auf, müssen die passiven Techniken weggelassen werden (s. **Abb. 16.16** und **16.17**).

▶ Unterstützend zur Behandlung der Streckkontraktur wird Patellagleiten nach kaudal und eine Traktion mit vorsichtigem Dorsalgleiten der Tibia durchgeführt.

▶ In der **Frühbehandlung** dürfen **keine Muskelmassagegriffe** Anwendung finden. Die Gefahr der Nachblutung ist zu groß. **Weiches Streichen** oder **Manuelle Lymphdrainage** kann nach der Wundheilung effektiv zum Abbau der Schwellung angewendet werden.

▶ Eine **gezielte Eisbehandlung** unterstützt die Resorption und Dehnfähigkeit der kontrakten Muskulatur. Verwendet werden Cool packs in einem Baumwollbezug, wenn die Wunde verheilt ist dürfen kühle Umschläge angelegt werden.

▶ Im **Spätstadium** kommen **verschiebende Griffe** oder **Querdehnungen** an der Narbe, am Ansatz des M. biceps femoris oder am Pes anserinus in Frage. Üben im **Bewegungsbad** kann eine generelle Entspannung der Beinmuskulatur bewirken, gezielt lassen sich jedoch die Probleme nicht angehen.

▶ Kapseltechniken aus der manuellen Therapie sind das Mittel der Wahl, wenn die Fraktur fest ist und ein spezieller Bewegungsstopp behandelt werden muss.

7. Erhalten der Funktion der nicht betroffenen Extremitäten

▶ Beide Arme und das andere Bein können in alle Richtungen **gegen angepassten Widerstand** trainiert werden; das gebrochene Bein soll jedoch seine Lage dabei nicht verändern. Vorzugsweise werden Bewegungsmuster für das spätere Gehen mit Unterarmstützen geübt. Es können aber auch alle Variationen der **PNF-Technik mit und ohne Gerät** ausprobiert werden (z. B. gegen Therabänder oder Expander).

▶ Diese Übungen sollen auch vom Patienten als »Hausaufgaben« selbständig ausgeführt werden.

8. Vorbereitung zur Belastung

▶ Schon in der Lage kann das Gehmuster in einzelnen Bewegungsabschnitten vorgeübt werden.

▶ Werden die Einzelbewegungen der 4 Extremitäten beherrscht, können sie als eine **kombinierte Übung** zusammengesetzt werden (**PNF-Gehmuster**). Begonnen wird mit reziproken Umkehrbewegungen für die Fuß- und Unterschenkelmuskulatur in der Dosierung Führungskontakt und später angepasster Widerstand. Variationen ergeben sich aus verschiedenen kon- und exzentrischen Bewegungsfolgen. Wichtig ist, dass der Oberschenkel stabil auf der Unterlage und die Beinachse gerade bleibt (**Abb. 15.15**).

▶ Ist die Fraktur noch nicht durchgebaut, muss der manuelle Widerstand, wie beschrieben, **proximal der Fraktur** liegen oder ganz weggelassen werden.

9. Gehschulung

▶ Nach Entfernung der Redondrainagen dürfen in der Regel nicht polytraumatisierte Patienten **mit Gehwagen oder Unterarmstützen** aufstehen. Das betroffene Bein wird gewickelt.

▶ Der Sohlenkontakt oder die vorgegebene Teilbelastung werden **auf der Waage eingeübt** (**s. Abb. 16.18** und **16.22a, b**). Die Unterarmstützen stehen auf Brettchen in Waagenhöhe, wenn die Waagen nicht in den Boden eingelassen sind. Der Patient soll in Schritt- oder Schlussstellung das Körpergewicht von der gesunden Seite auf das verletzte Bein verlagern und die korrekte Beinachse beibehalten (s. auch Kap. 13, 14 und 16).

▶ **Optische Kontrolle** vor dem Spiegel erleichtert die korrekte Ausführung; später soll dann **ohne Augenkontrolle** geübt werden, um das Körpergefühl für die richtige Belastung zu schulen.

Übungsformen zur Belastungsübernahme können **durch Zuggeräte** nicht nur erschwert, sondern auch **erleichtert werden.** Gewichte können als Hubunterstützung eingesetzt werden, z. B. zum Steigen auf einen Schemel (**Abb. 15.16** und **15.17**).

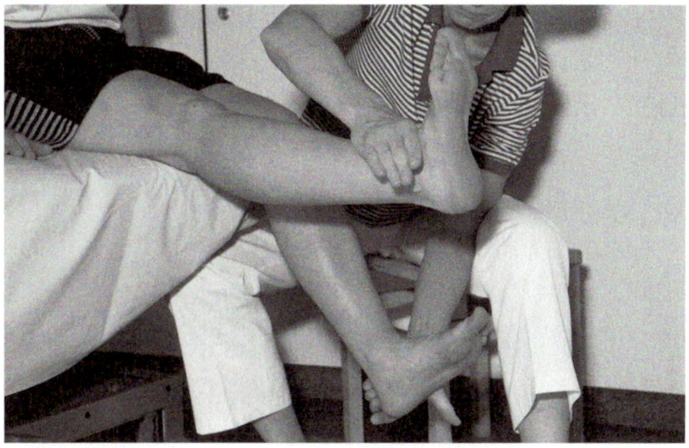

Abb. 15.15. Gehmuster: reziproke Umkehrbewegungen der Kniegelenke aus dem Sitz

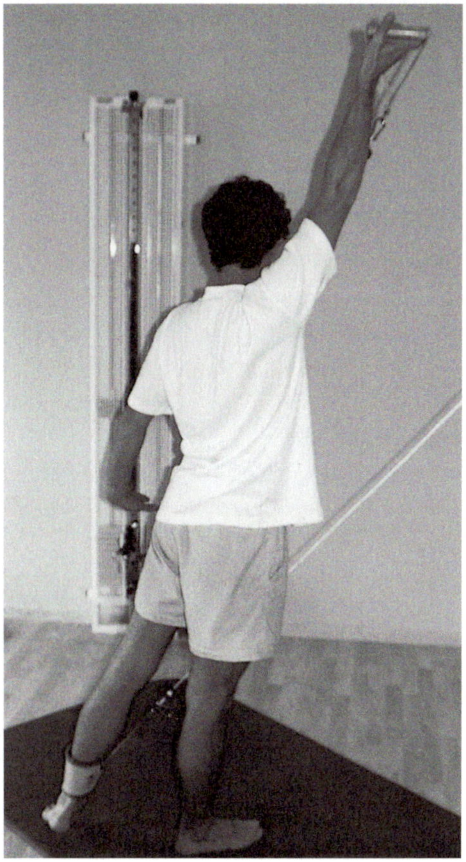

Abb. 15.16. Stabilisation gegen Zuggerät

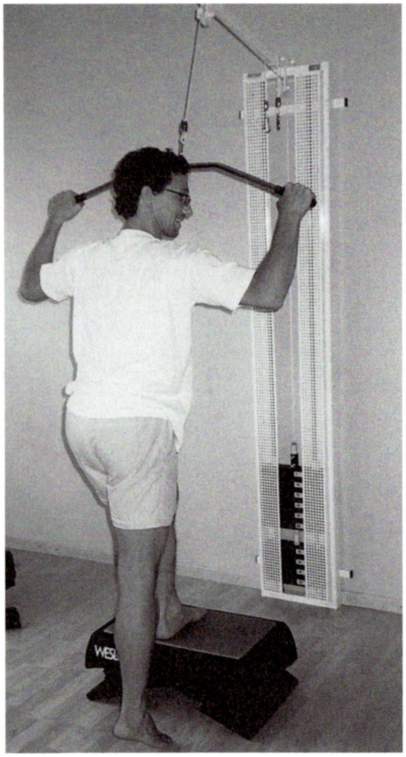

Abb. 15.17. Das Aufsteigen auf einen Schemel erleichtern durch Zuggerät

In der **Rehabilitationsphase**, wenn die volle Belastungsfähigkeit geschult werden soll, werden **Zuggeräte als Widerstand** eingesetzt.

Die Gehschulung, die Vorbereitung für den Alltag, das Berufsleben und den gewünschten Sport ist **bei allen Beinverletzungen gleich.**

▶ Zu diesem Zeitpunkt sollte nicht vergessen werden, die Beinlänge im Stand nachzumessen. Ergibt sich eine **Beinverkürzung** von mehr als einem halben Zentimeter, ist eine Schuherhöhung angezeigt.

Besonderheiten bei der Behandlung nach Gelenkfrakturen

Bei den Gelenkfrakturen ergeben sich wegen der **Empfindlichkeit des Kniegelenks** besondere Aspekte.

▶ Im Falle eines **Hämarthros** darf die zuvor genannte Knieflexion bis 60° nicht durchgeführt werden. Empfohlen wird eine **maximale Bewegung von 0–20–30°** und die Anwendung von isometrischen Spannungsformen ohne Rotationskomponente.

▶ Da die **passive Fixation der gelenknahen Fraktur** nur unzureichend gelingt, müssen alle Übungen **niedrig dosiert** werden. Übungen gegen Führungskontakt sind die adäquate Dosierungsstufe.

▶ Selten kann das Bein ordnungsgemäß auf der **CPM-Schiene** gelagert werden. Der Einsatz der Motorschiene ist an sich richtig, jedoch entstehen Probleme, die Bewegung so einzustellen, dass **keine Hebelwirkung auf die Fraktur** entsteht. Als Folge irritierender Wackelbewegungen tritt ein schmerzhaftes »Reizknie« auf (s. auch Kap. 16). Der Unterschenkel darf keinesfalls fixiert werden.

Deshalb wird die CPM-Schiene **nur im schmerzfreien Bereich** eingesetzt und findet keine Anwendung, wenn der Bewegungsspielraum zu klein ist.

? Schüleraufgabe

Erarbeiten Sie ein Übungsprogramm für einen Patienten nach Oberschenkelschaftfraktur mit einer Verriegelungsnagelosteosynthese. Beachten Sie die Befunde und ärztliche Belastungsverordnung von 20 kg.

Übungsbeispiele: Femurschaftfraktur nach Marknagelung mit Verriegelungsnagel oder nach Plattenosteosynthese

Spannungsaufbau und Kräftigung

▶ Alle Übungen werden in den ersten Wochen gegen Führungskontakt oder angepassten Widerstand oberhalb der Frakturhöhe durchgeführt. Die Spannungszeit soll mindestens 7–10 s dauern. Passive Fixation ist nötig.

Ausgangsposition

Rückenlage, Oberschenkel flach unterlagert, Bein in Nullstellung.

Übung

▶ Isometrisches Spannen gegen Führungskontakt des M. quadriceps, M. vastus medialis, Spannungseinleitung über M. tibialis anterior (**s. Abb. 15.6**).

Passive Fixation: Medial/ventral, dicht oberhalb der Patella.

Kontakt: Fußrücken und mediale Ferse.

Übungsauftrag: »Ziehen Sie den Fuß nach oben/innen, versuchen Sie, die Ferse etwas von der Unterlage abzuheben und halten Sie!

- **Dasselbe** mit Verstärkung durch M. glutaeus maximus.

Kontakt (kein Widerstand): In der Kniekehle, auf dem Fußrücken und Ferseninnenseite

Übungsauftrag: »Ziehen Sie den Fuß nach innen/oben und drücken Sie die Kniekehle nach unten gegen die Hand und halten!«

Übung

- Isometrisches Spannen des M. quadriceps, M. vastus lateralis (**s. Abb. 15.7**) aus Rotationsnullstellung, eingeleitet durch die Fußhebermuskeln und Pronatoren.

Kontakt: Lateral/ventral dicht oberhalb der Patella, am Fußrücken und an der lateralen Fußkante.

Übungsauftrag: »Ziehen Sie den Fuß nach außen/oben und heben Sie die Ferse leicht von der Unterlage ab, halten!«

Übung

- Isometrisches Spannen der Mm. adductores gegen Führungskontakt.

Kontakt: Medial, proximal der Fraktur mit einem Handtuch/Theraband.

Übungsauftrag: »Lehnen Sie den Oberschenkel gegen das Handtuch und halten!«

- **Dasselbe** in Richtung Extension/ Adduktion, Extension/Abduktion, Flexion/Adduktion und Flexion/Abduktion.
- Bei **flach aufliegendem Bein** kann proximal der Fraktur auch etwas mehr als Führungskontakt mit einem Handtuch gegeben werden.

Die Beinachse muss exakt beibehalten werden.

Übung

- Unter Abnahme der Beinschwere Endstellung halten in Kniestreckstellung und ca. 50° – 70° Hüftbeugung.

Kontakt: Eine Hand hält von außen greifend das Bein, so dass es bis über das Kniegelenk gut unterstützt ist. Das Bein in Endstellung bringen, die 2. Hand gibt Kontakt ventral, oberhalb der Fraktur.

Übungsauftrag: »Versuchen Sie, das Bein selbst zu halten.«

- **Dasselbe** in Flexions-/Adduktionsstellung.
- **Dasselbe** in Flexions-/Abduktionsstellung.
- **Verstärkungsmuster** können über die vorgezogene Spannung des Gegenarmes in Extension/Adduktion/Innenrotation oder durch Extensionsspannung des anderen Beines gegen manuellen Widerstand aufgebaut werden (Bein kann ggf. auch gegen die Unterlage drücken). Der Arm des Patienten stützt entweder gegen den Ellbogen oder die Schulter der Therapeutin.

Übung

- Aktive Formen von Bewegen und Halten für die Hüftgelenkflexion, Flexion/Adduktion/Außenrotation, Flexion/Abduktion/Innenrotation mit gehaltener Kniestreckung.

Kontakt: Keiner.

Übungsauftrag: »Heben Sie das gestreckte Bein nach oben, oben/innen, oben/außen, senken Sie es ein wenig ab, ziehen Sie wieder hoch und halten Sie es am Ende der Bewegungsbahn usw.«

Ausgangsposition

Sitz an der Bettkante. Der Oberschenkel liegt flach auf der Bank.

Übung

- **Dasselbe** mit wechselndem Drehpunkt Kniegelenk, z. B. als aktive kon- und exzentrische Kniegelenkstreckung gegen Eigenschwere des Unterschenkels in vorgegebenem Bewegungsausmaß. Bei dieser Übung darf keine Oberschenkelrotation zugelassen werden.

Kontakt: Keiner.

Übungsauftrag: »**Lassen Sie den Oberschenkel gerade auf der Bank liegen,** strecken Sie Zehen und Fuß nach innen/oben, strecken das Knie bis kurz vor das Bewegungsende, halten Sie, strecken Sie jetzt das Knie ganz durch, etwas nachgeben, wieder strecken usw.!« (**Abb. 15.9** und **15.11**).

- **Dasselbe** mit wechselnden Drehpunkten für die Sprunggelenke bei statisch arbeitendem M. quadriceps.

Übung

- Wiederholte Kontraktionen, Kniegelenkstreckung, bei passiver Fixation der Fraktur, mit Verstärkung vom gegenseitigen Arm (**s. Abb. 15.8**).

Kontakt/angepasster Widerstand: Distal, ventral am Unterschenkel.

Passive Fixation: Ventral, distal am Oberschenkel.

Übungsauftrag: »Strecken Sie das Knie, halten Sie (bei ca. $^{2}/_{3}$ der Bewegungsbahn), strecken Sie weiter, geben Sie etwas nach, strecken Sie wieder usw.!«

- **Dasselbe,** eingeleitet über Dorsalextension/Supination oder Dorsalextension/Pronation der Sprunggelenke.

Übung

- Endstellung halten, wiederholte Kontraktionen oder Bewegen und Halten, Knieflexion, mit passiver Fixation (**Abb. 15.9**).

Kontakt/angepasster Widerstand: Distal, dorsal mit Traktion am Kalkaneus.

Passive Fixation: Ventral, distal am Oberschenkel.

Übungsauftrag: »Beugen Sie das Knie, halten Sie (bei ca. $^{2}/_{3}$ der Bewegungsbahn), ziehen Sie, geben Sie etwas nach, ziehen Sie weiter usw.!«

Ausgangsposition

Bauchlage.

Übung

- Kniebeugung bei passiver Fixation der Fraktur, auch als Bewegen und Halten und als »wiederholte Kontraktion« (**s. Abb. 15.10**).

Fixation: Distal, dorsal am Oberschenkel.

Kontakt: Distal, dorsal am Unterschenkel.

Übungsauftrag: »Beugen Sie das Kniegelenk, halten!« oder entsprechend der ausgewählten Technik, s. oben.

Übung

- Kniebeugung und Hüftgelenkstreckung (**Abb. 15.13**).

Kontakt (evtl. Widerstand): dorsal, proximal der Fraktur.

Übungsauftrag: »Beugen Sie das Knie und heben Sie den Oberschenkel etwas von der Unterlage ab, halten und lockerlassen!«

> **! Warnung**
> Vor Ausheilung der Fraktur darf bei Platten- und Verriegelungsnagelosteosynthesen aktiv im Hüftgelenk, nicht jedoch gegen distalen Widerstand rotiert werden.

Ausgangsposition

Langsitz.

Übung

- Kniegelenkstreckung in der Muskelkette gegen Theraband. Ferse gegen das Theraband schieben und Fuß dorsalflektieren, Knie strecken und Position halten (**Abb. 15.12a**).
- **Dasselbe** mit Plantarflexion (**Abb. 15.12b**).

Mobilisation des Kniegelenkes

Ausgangsposition

Sitz oder Bauchlage.

Übung

PNF: »Chirurgische Technik« mit aktivem Weiterziehen, »Rhythmische Stabilisation – Entspannen – aktiv Weiterziehen« ohne Rotation, »langsame Umkehr – Halten – Entspannen – aktiv Weiterziehen« ohne Rotation.

Passive Fixation: distal am Oberschenkel.

Kontakt: distal am Unterschenkel entsprechend richtungsweisend.

- Im Anschluss an die jeweils gewählte Technik soll der gewonnene Bewegungsweg 7–10 s gehalten werden. Ein Übungsprogramm zur Kräftigung der geschwächten Muskelgruppe schließt sich an.
- Wenn der Befund es erfordert, werden die aktiven Entspannungstechniken ergänzt durch eine gezielte Eisbehandlung und durch Techniken aus der manuellen Therapie, wie z. B.: Patellagleiten, Traktion, Ventral- oder Dorsalgleiten der Tibia.

Vorbereitung zum Gehen

Ausgangsposition

Rückenlage, möglichst weit unten am Bettende; die Physiotherapeutin steht am Fußende.

Übung

- Beide Beine führen ein symmetrisches Muster (langsame Umkehrbewegungen) alternierend im Gehmuster aus: Flexion/Adduktion/Außenrotation zum gebeugten Knie und zurück in Extension/Abduktion/Innenrotation zum gestreckten Knie. Das gesunde Bein übt gegen Widerstand, das verletzte aktiv gegen Eigenschwere oder gegen Führungskontakt.
- Jede Sequenz wird einzeln vorgeübt, dann erst werden beide Beine gegengleich bewegt.

Widerstand: Am gesunden Bein auf Fußinnenrand und Fußrücken und für den Rückweg an Fußsohle und Fußaußenrand.

Ausgangsstellung: Das eine Bein in Flexion/Adduktion/Außenrotation, gebeugtes Knie, das andere in Extension/Abduktion/Innenrotation, gestrecktes Knie.

Übungsauftrag: »Beugen Sie ein Bein nach oben/innen, dabei strecken Sie das andere von oben kommend nach unten/außen und wechseln!«

Ausgangsposition

Sitz an der Bettkante.

Übung

- Reziprokes Gehmuster mit Betonung er Kniegelenkfunktion (**Abb. 15.15**).

Ausgangsposition

Zweibeinstand im hohen Sitz an der Bettkante, ggf. auf Waagen.

Übung

- Stabilisation der Rumpf-Becken-Kniegelenk-Fuß-Stellung im Zweibeinstand (nach Bizzini).

Ausgangsposition

Hoher Sitz an der Bankkante, Fuß auf der Waage. Becken in Mittelstellung, Hüftgelenk und Kniegelenk fast gestreckt (**s. Abb. 14.14**).

Übung

- Stabilisation der Beinachse im Extensionsmuster durch manuellen Widerstand oder Theraband, auch über Gewichtsverlagerung des Rumpfes und der Arme (**s. Abb. 14.15** und **14.16**).
- Stabilisation der Becken- und der Rumpfposition auch rotierend, wenn die Beinachse gerade gehalten werden kann.

Gehschulung

> **Wichtig**
>
> Vorher Beinlänge im Stand kontrollieren und für Schuherhöhung sorgen, wenn dies erforderlich ist! Die Schuhe sollen fest sein, jedoch weiche oder Luftpolstersohlen haben.

- Aufstehen aus dem hohen Sitz in den Zweibeinstand auf Waagen mit und später ohne Unterarm stützen.
- Entsprechenden Sohlenkontakt oder 20 kg Teilbelastung wahrnehmen. In den ersten Tagen soll das verletzte Bein bandagiert werden. Die Unterarmstützen müssen richtig eingestellt werden. Das betroffene Bein soll im Stand auf der Waage 15 kg (20 kg) Belastung einüben.
- Schulen der Bewegungsübergänge mit und ohne Gehhilfen vom hohen Sitz in den Stand, in Schrittstellung, zur Schrittfolge vorwärts, rückwärts, seitwärts und auf Stufen.
- Stabilisation im Zweibeinstand auf Waagen, in Schrittstellung mit Beinachsenkontrolle mit Unterarmstützen.

Zu gegebener Zeit, nach ärztlicher Verordnung zum Erarbeiten der Vollbelastung

- Stabilisation im Einbeinstand mit und ohne Unterarmstützen (10° Knieflexionsstellung), auch gegen Gerätezug (**Abb. 15.16**).
- Stabilisationsübungen können auch in Kombination mit Bewegungsfolgen auf dem Schaukelbrett, dem Sportkreises, dem Ballkissen oder Trampolin abwechslungsreich gestaltet werden (s. auch Kap. 16.)
- Zuggeräte können unterstützend oder übungserschwerend eingesetzt werden. Zum Steigen auf einen Schemel und Abstoßen der Ferse kann das Zuggerät mit schweren Gewichten unterstützend wirken (**Abb. 15.17**).

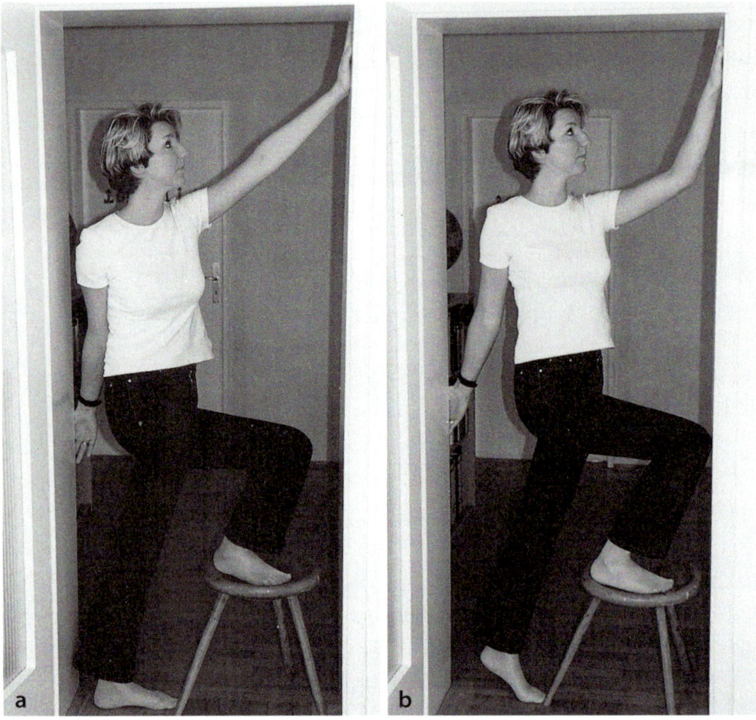

Abb. 15.18. **a** Stand im Türrahmen mit einem Bein auf einem Schemel. Stabilisation der Position, Bewegen des rechten Beines vom Schemel und zurück oder Bewegen des rechten Armes vom Rahmen nach vorn, oben und zurück. **b** Dasselbe mit Zehenstand (nach Göhler 1993)

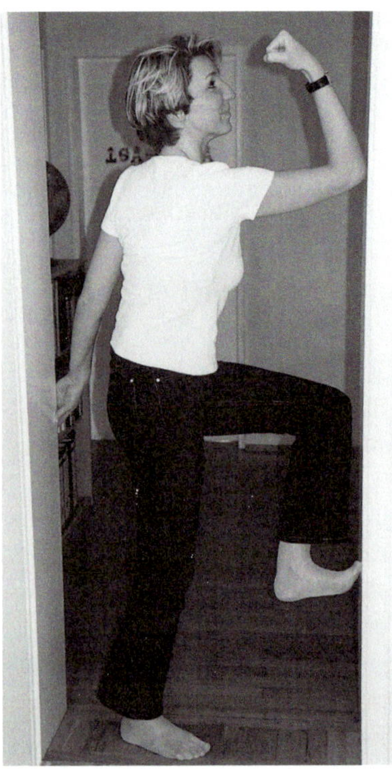

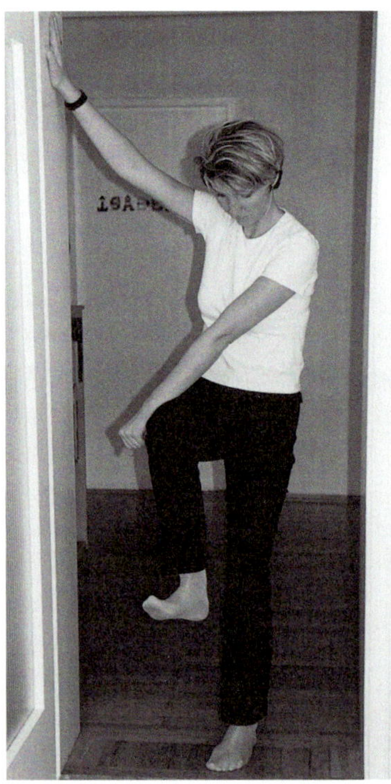

Abb. 15.19 *(links)*. **Einbeinstand im Rahmen, Stabilisation der Position oder Bewegen des rechten Armes nach außen unten oder Bewegen des linken Beines nach außen unten und zurück**

Abb. 15.20 *(rechts)*. **PNF-Gehmuster aus dem Stand im Rahmen**

Kein Patient soll ohne **Hausaufgabenprogramm** aus der physiotherapeutischen Behandlung entlassen werden. Göhler (1993) hat effektive Übungen in der geschlossenen Kette zum selbständigen Üben im Türrahmen entwickelt. Dabei werden stabile Elemente mit dynamischen Bewegungsfolgen nach PNF kombiniert.

Die **Abb. 15.18–15.20** zeigen Übungen aus diesem Programm, die von allen Beinverletzten in der Rehabilitationsphase täglich geübt werden sollten. Viele Bewegungsvariationen ergeben sich aus der Grundposition: Stand im Rahmen Standbein und Gegenarm im Stützmuster, anderes Bein und gleichseitiger Arm im Schwungphasenmuster. Es kann jede Position stabilisiert werden durch Druck gegen den Rahmen (geschlossene Kette) oder durch Bewegen eines Armes oder des Schwungbeines.

Literatur

Bizzini M (2000) Sensomotorische Rehabilitation nach Beinverletzungen. Thieme, Stuttgart New York

Buck M, Becker D, Adler S (2001) PNF in der Praxis, 4. Aufl. Springer, Berlin Heidelberg New York

Göhler B (1993) PNF und Alltag. Pflaum, München,

Hüter-Becker A (2002) Das Neue Denkmodell der Physiotherapie, Bd. 1. Thieme, Stuttgart New York

Trentz O, Bühren V (2001) Checkliste Traumatologie. Thieme, Stuttgart New York

Physiotherapeutische Behandlung nach Frakturen und Verletzungen im Bereich des Kniegelenkes

Einteilung

- Kondylenfraktur,
- Patellafraktur,
- Tibiakopffraktur,
- Kapsel-Band-Läsionen: Dehnungen, Einrisse oder Risse der Ligg. collateralia mediale und laterale, der Ligg. cruciata anterius und posterius,
- Läsionen der Meniski,
- Läsionen der Patellarsehne, des Reservestreckapparates und der Bursae.

Ursachen

- Indirekte Gewalteinwirkungen, insbesondere Drehmechanismen bei Sport und Verkehrsunfällen,
- direkte Einwirkung wie Schlag und Kompression.

Richtlinien, Biomechanik, Symptomatik und ärztliche Maßnahmen

Das Kniegelenk ist ein hochempfindliches und kompliziertes **Drehschaniergelenk.** Es muss in jeder belasteten Beinstellung muskulär stabilisiert werden und ist durch seine dreidimensionalen Bewegungskomponenten besonders in Beugestellungen verletzungsgefährdet.

Femur-, Tibia- und Patellagelenkflächen, neuromuskuläre Strukturen, Sehnen und Bänder bilden ein kompliziertes System zur Stabiliation der Gelenke bei allen Belastungen.

Der **M. quadriceps, der M. sartorius und die Mm. ischiocrurales** sind die wichtigsten aktiven Stabilisatoren des Kniegelenkes für die Phase des **Fersenkontaktes** und des **Mittelstandes.** Sie agieren exzentrisch synergistisch. Bei voller Streckung des Kniegelenkes ist der M. quadriceps entspannt und entlastet auf diese Weise das Femoropatellar- und das Femorotibialgelenk. Muss ein Patient ständig in Beugestellung belasten, wirkt auf die kleinere Belastungsfläche neben dem Körpergewicht auch noch der Spannungsdruck des M. quadriceps, der das Knie vor dem Zusammensinken bewahren will. In der Beugestellung des Kniegelenkes wirken außerdem vermehrt die **rotatorischen Kräfte der spiralförmig angeordneten Muskeln.**

Physiologischerseits kommt es zu einer **minimalen Verschraubung** des Oberschenkels gegen den Unterschenkel in der Schwungphase und einer **Entschraubung** in der Standphase (Hüter-Becker et al. 1999) Diese Entschraubung im Sinn einer Innenrotation des Femur und Außenrotation der Tibia wird bei einem Streckdefizit unvollständig, es bleibt eine **Instabilität.** Langfristig entsteht daraus eine Arthrose.

Für die Rotationsstabilität in der **Zehenabdruckphase (Streckphase)** ist in besonderem Maß der M. sartorius verantwortlich, der in den Pes anserinus einstrahlt und bei voller Beinstreckung, zusammen mit dem medialen Kollateralband, das Kniegelenk medial sichert.

Der **M. gastrocnemius** stabilisiert das Kniegelenk von dorsal, wenn das Gewicht des Körpers über die Lotstellung nach vorn oben gebracht werden soll. Er supiniert und plantarflektiert die Ferse und löst dadurch die **Gegenpronation** des Fußes und die **Belastung auf den Großzehballen** aus.

Bei fehlender Streckfähigkeit des Kniegelenkes wird auch das Hüftgelenk in Flexion belastet, der **M. glutaeus maximus** verliert seine Zugkraft, und es entsteht ein Circulus vitiosus.

Wenn das Kniegelenk eine **Beugekontraktur** aufweist oder in Beugung, z. B. in einer Schiene/Orthese, fixiert ist, kann der Patient nur mit einem sehr kräftigen M. quadriceps und M. gastrocnemius stehen. Das erhöht unnötigerweise die Belastung auf die beiden Kniegelenke und kann Ursache einer sich entwickelnden Arthrose sein.

Gleichermaßen schädlich für die Entwicklung einer **femoropatellaren Arthrose** ist es, wenn die Patella nach kranial und lateral verschoben ist, z. B. durch eine Schwäche des Vastus medialis des M. quadriceps. Im Normfall gleitet die Patella ca. 5–6 cm in kaudal-kranialer Richtung bei Beugung und Streckung, und die belastete Zone an der Patellagelenkfläche wandert dabei entgegengesetzt. Bei fixierter Patella bleibt der Belastungsdruck auf der gleichen Stelle.

Zur axialen Belastung des Beines nach Frakturen, besonders aber auch nach einer dorsomedialen oder dorsolateralen Instabilität, muss die volle Kontrolle der Beinachse über die oben genannte Muskulatur vorhanden sein.

Die **ischiokrurale Muskulatur** sichert das Kniegelenk bei der anteromedialen Instabilität. Bei voller Streckung übernimmt der gesamte periphere und zentrale Bandapparat die passive Stabilisierung des Kniegelenkes.

Das Kniegelenk ist, wie bereits erwähnt, **ein sehr empfindliches Gelenk (Drehscharniergelenk)**, das hohen Rotations- und Belastungskomponenten ausgesetzt ist. Der Rollgleitmechanismus beginnt bereits bei ca. 15–20° Knieflexion und verursacht eine Drehachsenverschiebung.

Nach Wirth wird das **Innenband** am vorderen Rand bei zunehmender Beugung, der hintere Rand bei Streckung gespannt. Der mittlere Abschnitt wird bei voller Streckung und ca. 50° Beugung maximal gestrafft. Valgusstress und Außenrotation verursachen eine Spannungszunahme.

Das **vordere Kreuzband** zeigt mit allen Teilzügen seine Maximalspannung bei Überstreckung und etwa 100° Beugung. Varusstress und Innenrotation erhöhen die Spannung dabei. Valgusstress und Außenrotation verringern die Spannung. Das **hintere Kreuzband** ist von der vollen Streckung bis etwa 60° Beugung mäßig gespannt, bei weiterer Beugung wird es zunehmend straffer, es zeigt eigentlich immer einen mittleren Spannungsgrad. Das **Außenband** ist bei Überstreckung gespannt und wird bei Beugung entspannt.

Innenband und Kreuzband sind in einer belasteten Flexions-Rotationsstellung besonders verletzungsgefährdet.

Die Kinematik der Kreuzbänder bestimmt die Rollgleitbewegung und die Beuge-Streck-Bewegung des Kniegelenkes als Viergelenkkette. Die **Drehpunkte** sind die jeweiligen Kreuzungspunkte der Kreuzbänder. Sie sind der Zentralpfeiler des Kniegelenkes und kontrollieren passiv die Dreh- und Torsionskräfte des Beines.

Die vernetzten peripheren Band- und Kapselstrukturen rund um das Kniegelenk schützen das Kniegelenk.

In Streckstellung ist das Kniegelenk durch die Verschraubung der Kondylen nach medial und der Gegenbewegung der Tibiagelenkfläche nach lateral stabil. Anders ist dies **bei Flexionsstellungen** des Kniegelenkes, dabei ist, wie anfangs beschrieben, immer eine aktive Stabilisation notwendig.

Aktive Stabilisatoren für die 3 Hauptebenen bei Belastung sind

- **anterior-posterior:** der M. quadriceps und alle Kniegelenkbeuger. Die Mm. ischiocrurales entlasten das vordere Kreuzband, der M. sartorius das mediale Kollateralband und der M. quadriceps das hintere Kreuzband und die Kollateralbänder;
- **transversal:** Mm. pes anserinus, M. tensor fasciae latae. In der Phase der Schlussstreckung rotiert die Tibia nach außen, der Vastus medialis des M. quadriceps und die Muskeln des Pes anserinus sichern das Gelenk;
- **horizontal:** M. quadriceps, M. pes anserinus und semimembranosus.

Exkurs

Nach Bizzini (2000) schwanken die Gelenkreaktionskräfte im Standbeinknie zwischen dem 2fachem beim Mittelstand (mid stance)und 4fachen des Körpergewichtes bei der Fersenablösung (terminal stance). Die Muskulatur arbeitet exzentrisch, während bei der Schwungbeinphse (terminal swing-Phase) eine geringe konzentrische Muskelarbeit die Kontrolle übernimmt.
Die Belastung des femorotibialen Gelenkes erreicht nach Hofmann z. B. beim Treppensteigen oder bei der Kniebeuge das 3- bis 4fache des Körpergewichtes (**Abb. 16.1 und 16.2**). Auch das Femoropatellargelenk erfährt bei Beugung (40–60°) die größte Belastung. Beim Aufstehen aus der Hocke oder in die Hocke Gehen beträgt die Belastung das 6fache.
Im Mittelstand (Nullstellung des Kniegelenkes und Hüftgelenkes) sind die Druckkräfte ausgeglichen, der M. quadriceps und der M. glutaeus maximus sind entspannt.
Bei der physiologischen Gewichtsverlagerung während des Gehens vom Fersenkontakt zur Mittelstandphase sichern nach Cailliet (1975) der M. glutaeus maximus, der M. tibialis anterior und der M. gastrocnemius die Gewichtsverlagerung nach vorn. Die Hüftstrecker ziehen den Femur zwischen 0–40° nach hinten (**Abb. 16.3 und 16.4**). Nachfolgend kann der M. gastrocnemius das Gewicht halten, wenn die Lotstellung überschritten wird.

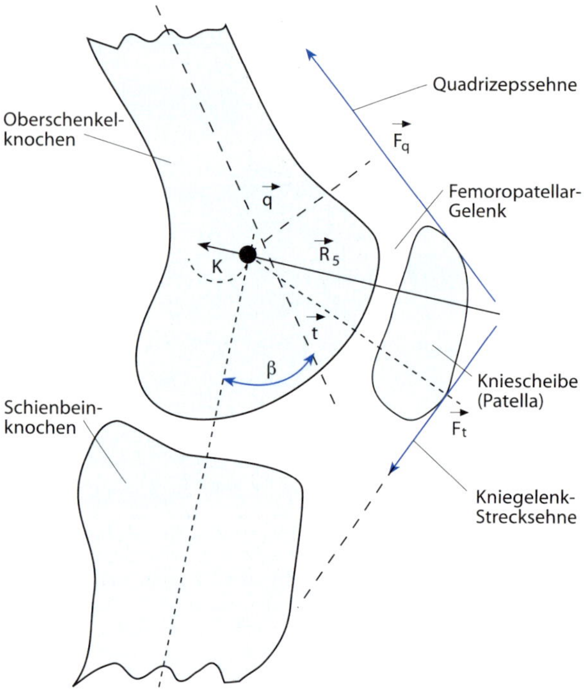

Abb. 16.1. Druckverteilung auf die Kniegelenke. (Nach Hofmann 1992)

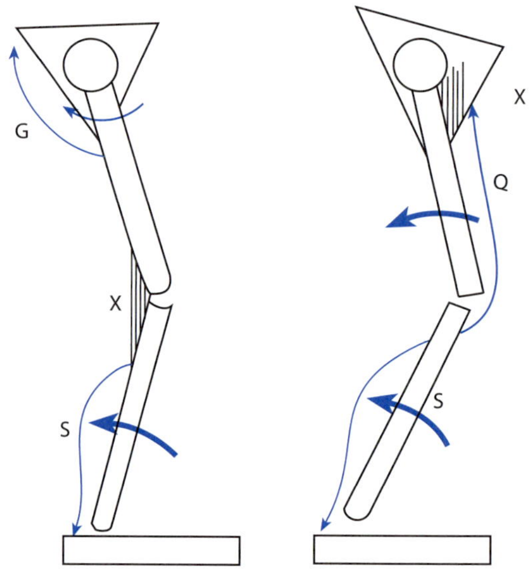

Abb. 16.3. Muskelsicherung des Kniegelenkes in der Mittelstandsphase. (Nach Cailliet 1975)

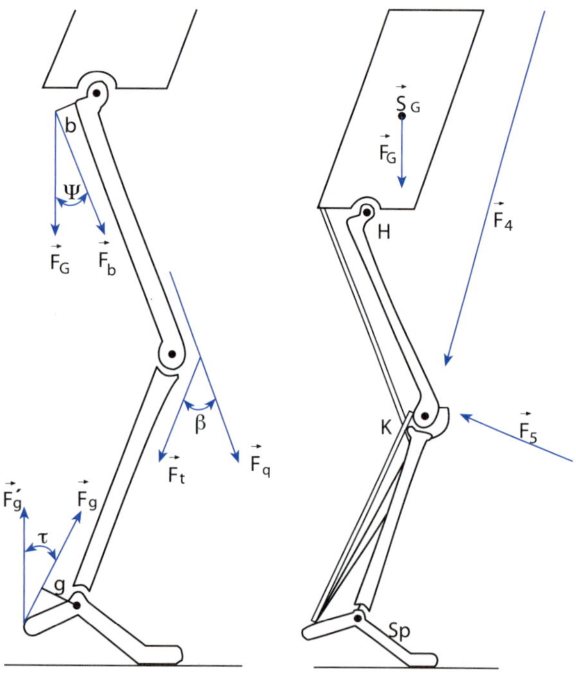

Abb. 16.2. Belastung der Kniegelenke. (Nach Hofmann 1992)

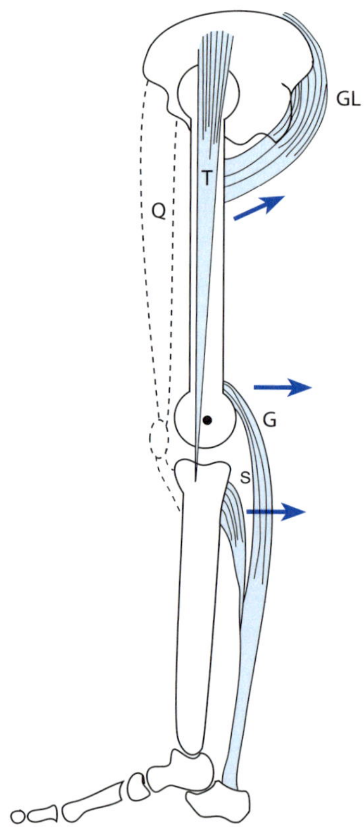

Abb. 16.4. Muskelaktion bei der Gewichtsverlagerung nach vorn. (Nach Cailliet 1975)

Wird die Hüftgelenk- und Kniegelenkstreckung nicht erreicht (Schwäche der Hüftgelenkstrecker), kann der M. gastrocnemius das Gewicht nicht halten, das Kniegelenk wird in einer instabilen Stellung belastet, extreme Druckkräfte lasten auf ihm und führen langfristig zu einer **Gonarthrose.** Auch das Femuropatellargelenk wird durch die andauernde M. quadriceps-Arbeit überlastet und arthrotisch verändert.

Wichtig

Diese biomechanischen Vorgänge müssen bei der Behandlung aller Kniegelenkverletzungen in Bezug auf ihre Belastbarkeit und die Wiederherstellung der Kniegelenkfunktion beachtet werden. Vor allem muss kritisch darüber nachgedacht werden, unter welchen Bedingungen das Gelenk teil- oder vollbelastet werden darf und warum Bewegungsbegrenzungen in der Heilungsphase der Hauptbänder eingehalten werden sollen.

Frakturen

Frakturen im Kniegelenkbereich zwingen zur Stabilisation mit einer Osteosynthese (**Abb. 16.5a–d**, s. auch **Abb. 21.14a–c**).

Distale Femurfrakturen werden eingeteilt in
- A extraartikuläre Frakturen,
- B intraartikuläre, monokondyläre Frakturen,
- C intraartikuläre bikondyläre Frakturen.

Zur Anwendung kommen vorzugsweise Titan-Kondylenplatten mit und ohne Zugschrauben, DCS-Platten, Retrograder Nagel. Bei Trümmerfrakturen sind oft Spongiosaplastiken notwendig.

Tibiakopffrakturen werden ebenfalls unter gleichen Kriterien wie die Kondylenfrakturen eingeteilt in **A-, B- und C-Frakturen**.

In der Regel sind es Impressionsfrakturen, die mit einer Abstützplatte und einer Spongiosauffüllung zur Wiederherstellung der Beinachse behandelt werden. Zusätzliche Band- und Meniskusläsionen werden oft sekundär versorgt (Kreuzbandverletzungen) (**Abb. 16.6a, b**).

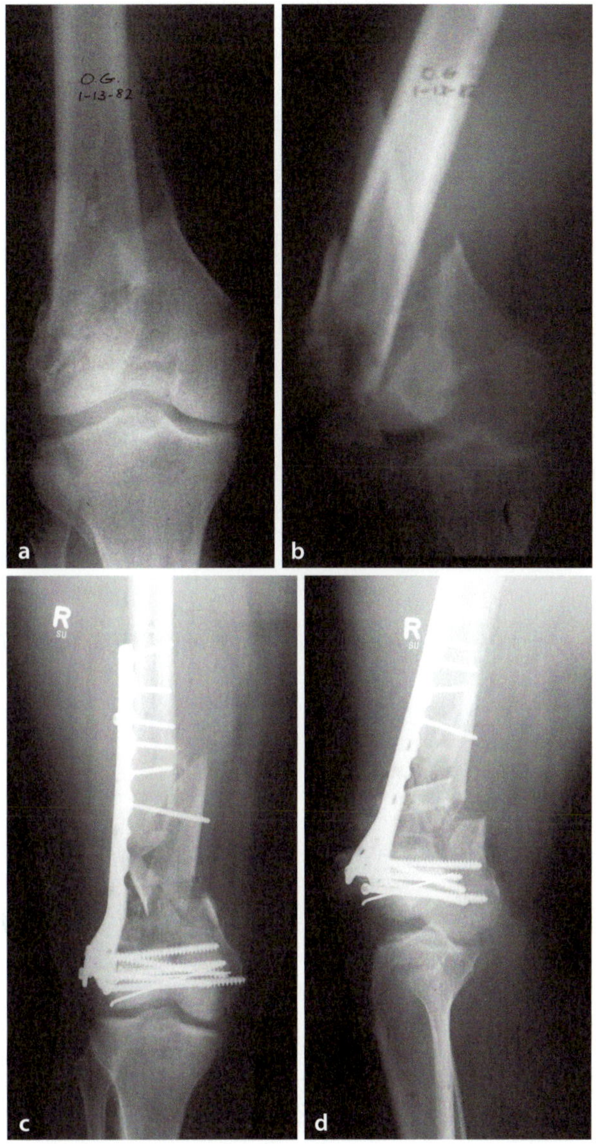

Abb. 16.5a, b. Kondylenfraktur. **c** Osteosynthese mit Abstützplatte, anterior-posterior Ansicht, **d** seitliche Aufnahme

- Stabile Osteosynthesen an den Femurkondylen oder dem Tibiakopf erlauben aktives Üben gegen die Schwere des Beines und Gehen mit Sohlenkontakt bis zur 7.–8. Woche, die Teilbelastung beginnt ab der 8. bzw. 9. Woche, Vollbelastung kann bei guter Konsolidierung ab der 10.–12. Woche stufenweise erarbeitet werden.
- Instabile Osteosynthesen erfordern eine 6- bis 8-wöchige Entlastungszeit.

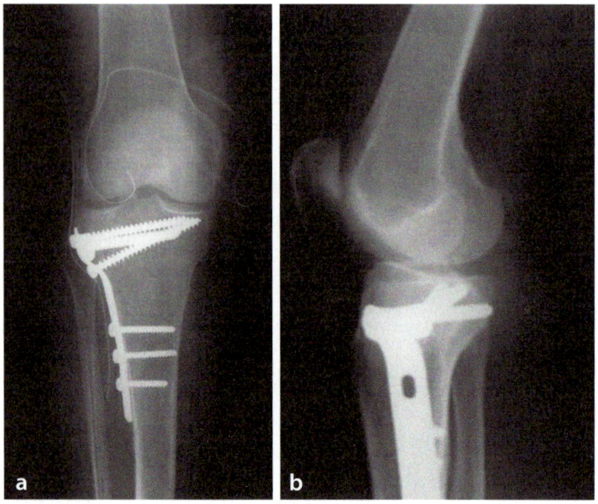

■ **Abb. 16.6.** **a** Osteosynthese einer Tibiakopffraktur, Abstützplatte, **b** seitliche Aufnahme

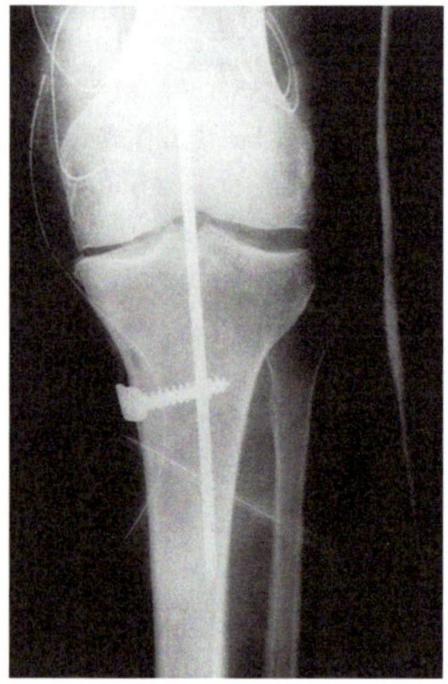

■ **Abb. 16.7.** **Temporäre Arthrodese nach Patellasehnenruptur**

Patellafrakturen werden nach ihrem Frakturverlauf eingeteilt in

- Polabrissfrakturen,
- Querfrakturen,
- Längsfrakturen,
- Stückfrakturen und
- Trümmerfrakturen.

Frakturen ohne Stufenbildung und Knorpelbeteiligung haben eine gute Prognose. Alle anderen Dislokationen weisen eine hohe Rate an **Femur-Patellargelenkarthrosen** auf.

Zur **Diagnostik** werden neben den Röntgenaufnahmen in zwei Ebenen auch eine tangentiale Aufnahme durchgeführt. Zusätzlich kann ein Patellahochstand auf einen Patellarsehnenabriss oder ein Patellatiefstand eine M. quadriceps-Verletzung hinweisen. Bei Patellasehnenabriss wird eine temporäre Arthrodese (■ **Abb. 16.7**) durchgeführt.

Differentialdiagnostisch muss bei nicht dislozierter Unterbrechungslinie an eine Patella bipartita gedacht werden. Sie besteht immer beidseitig.

Die Indikation zur **operativen Behandlung** ist bei allen dislozierten Patellafrakturen wegen der starken Zugkräfte und der Gefahr einer Arthrose zwingend.

Zur Anwendung kommen Zuggurtungsosteosynthesen mit einer Drahtzuggurtung und/oder einer Zugschraube (■ **Abb. 16.8a–c**). Bei Trümmerfrakturen muss auch eine Cerclage zur ventralen Zuggurtung hinzukommen.

Kann keine Reposition und Retension stufenfrei erreicht werden, muss an eine Resektion einzelner Fragmente oder der ganzen Patella gedacht werden.

▶ Nach Entfernung der Redondrainagen wird eine **abnehmbare Orthese** (Ruhigstellungsschiene ohne Gelenk) zum Aufstehen mit Teilbelastung angelegt. Die Belastung kann in dieser Schiene symptomatisch gesteigert werden. Ab der 7. Woche wird die Belastung **ohne Orthese** erarbeitet.

▶ **Aktives Üben** in der geschlossenen Muskelkette unter Beachtung der Teilbelastung kann ebenso erfolgen. Es dürfen auch unterstützte Bewegungen im Bewegungsbereich 0–10–60 aus der Schiene heraus geübt werden.

Wichtig

Bei Belastung darf das Kniegelenk aber nicht mehr als 40°gebeugt sein.

Patellaluxationen kommen als Folge von Patelladysplasien oder flachen Kondylen bei Jugendlichen vor. Sie haben selten traumatische Ursachen. Häufig kommt es zu Spontanreposition.

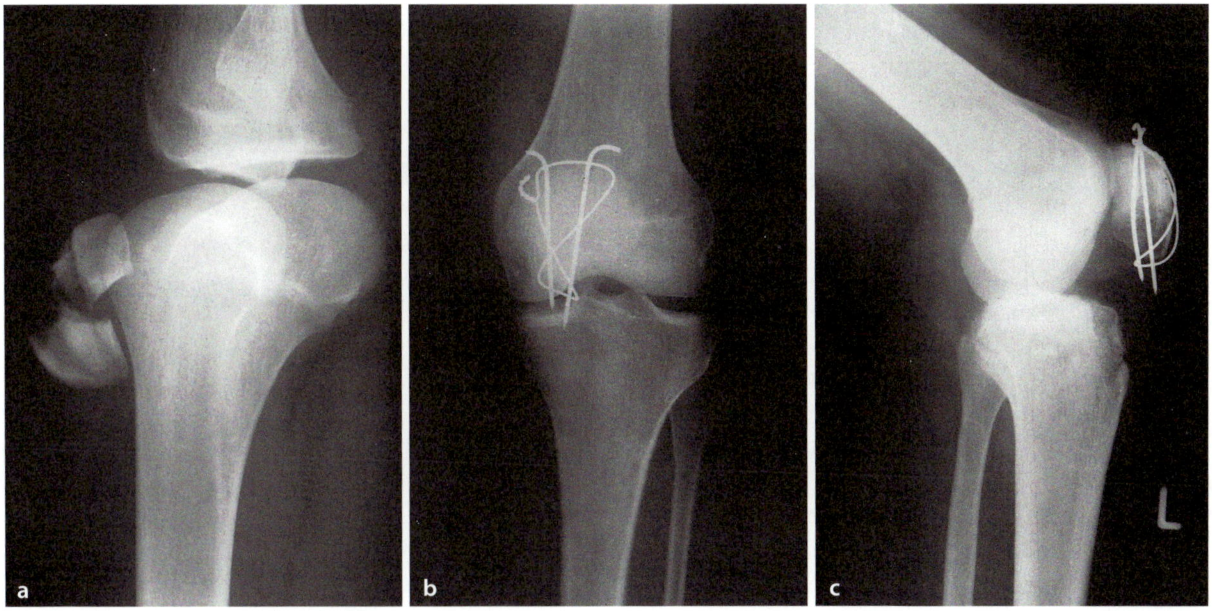

Abb. 16.8. **a** Patellafraktur. **b** Zuggurtungsosteosynthese, anterior-posteriore Ansicht, **c** seitliche Aufnahme

▶ Bei **partieller Quadrizepsruptur** wird konservativ mit einer **Orthese** und anschließend physiotherapeutisch **symptomatisch** behandelt.

Warnung
Nie darf bei einem bestehenden Gelenkerguss, bei lokalen Entzündungszeichen und einem Streckdefizit von mehr als 8°–10° die Belastung ohne Schiene über den Sohlenkontakt hinaus gesteigert werden.

Kapsel-Band-Meniskusverletzungen

Kapselbandverletzungen sind in den meisten Fällen Folgen von Sportunfällen (z. B. Skifahren, Fußballspielen) oder Verkehrsunfällen (Motorradfahren).

Man unterscheidet **einfache** und **komplexe** Kniegelenkinstabilitäten, wobei eine einfache Instabilität eine pathologische Beweglichkeit um 1 Achse, eine komplexe Instabilität ein Abweichen der Kniegelenkachsen in mehreren Richtungen beschreibt.

Die **einfachen Instabilitäten** kommen sehr selten vor. Besonders ein isolierter Riss des vorderen Kreuzbandes wird selten diagnostiziert.

Instabilitäten des Kniegelenkes werden **nach ihrer Richtung** eingeteilt, z. B.

- Anteromedial
  Ursache: Trauma bei Valgusstellung, Außenrotation und Flexion führt zu Verletzung der posteromedialen Kapselbandschale, des Innenmeniskus und des vorderen Kreuzbandes (»unhappy triad«).
- Anterolateral
  Ursache: Trauma bei Varusstellung, Innenrotation und Flexion führt zu Verletzung der posterolateralen Kapselbandschale, des Außenbandes und vorderen Kreuzbandes, selten Außenmeniskus.
- Posteromedial
  Ursache: Trauma bei Hyperextension oder Flexion mit Außenrotation, führt zu Verletzung der medialen Kapselbandschale und des hinteren Kreuzbandes.
- Posterolatera
  Ursache: Trauma bei Innenrotation und Flexion führt zu Verletzung des hinteren Kreuzbandes, der posterolateralen Kapselbandschale und des Außenbandes.

Verletzungen der Menisken werden **nach ihrer Rissform eingeteilt** in
- Längs- und Querriss,
- Korbhenkelriss,
- Hinterhorn- und
- Vorderhornriss.

Ärztliche Maßnahmen zielen darauf ab, die **optimalen biomechanischen Gelenkverhältnisse** wiederherzustellen. Es gibt eine Vielzahl von **operativen Methoden** zur Wiederherstellung der komplexen Bandstabilitäten. Durchgesetzt hat sich in den letzten Jahren der **arthroskopische Kreuzbandersatz** durch ein Patellasehnendrittel.

Gerissene Kollateralbänder werden genäht, Ausrisse mit einem Krallenplättchen refixiert.

Auch die Nachbehandlung wird noch immer kontrovers diskutiert. Ein Trend zeichnet sich ab zur **frühfunktionellen Behandlung** mit weniger Bewegungsbegrenzungen als noch vor einigen Jahren. Unserer Auffassung nach müssen die **biomechanischen Gesetzmäßigkeiten exakter** bedacht werden, wenn die Funktion der Kniegelenke frühestmöglich erreicht und Folgeschäden vermieden werden sollen. Grundlage für jede Behandlungssteigerung muss der aktuelle Befund sein.

Typische Symptome nach jeder Kniegelenkverletzung sind:
- Gelenkerguss,
- periartikulare Schwellungen,
- Unsicherheitsgefühl bei Belastung,
- Schmerzen bei Bewegung oder Belastung (evtl. gering bei Gelenkerguss),
- strukturbezogener Schmerz bei speziellen Testverfahren,
- schnell einsetzende Atrophie der Kniestreckmuskulatur (Vastus medialis des M. quadriceps, der Mm. pes anserinus),
- Streckhemmung bei freiem Gelenkkörper,
- Abwehrspannung der Muskulatur und Kontrakturbildung,
- Belastungsunfähigkeit.

Ärztliche Therapie einzelner Kapselband- und Meniskusverletzungen

Heute hat sich, wie erwähnt, das arthroskopische Vorgehen als Regeloperation durchgesetzt (Kaisser, Mayr 1999).

Bei kompletter Sehnenruptur des Kniestreckapparates wird eine direkte Sehnennaht mit Augmentation und/oder Refixation an der Patella vorgenommen. Anschließend Orthese (0–5–5) für 8 Wochen und Gehen mit Sohlenkontakt.

Bei Verletzungen der inneren und äußeren Kniestabilisatoren gelten die folgenden Richtlinien:
- **Isolierte Innenbandverletzungen:** konservative Behandlung mit Gipstutor für ca. 3 Wochen.
- **Komplexe Seitenbandverletzungen** (dorsomediale Kapsel, Popliteussehne): Direktnaht oder Refixation mit Krallenplättchen oder Schraube. Orthese für 2 Wochen dann symptomatische Physiotherapie und stufenweiser Belastungsaufbau.
- **Komplexe Instabilität und translatorische Instabilität:** Arthroskopie und Bandplastik des **vorderen Kreuzbandes** (bone-tendon-bone graft) mittels Patellasehnendrittel und dessen Knochenverankerung an der Patella und an der Tibia, Verschraubung mit Interferenzschrauben aus Titan oder resorbierbarem Material (**Abb. 16.9a, b**).
  Eine operative Versorgung des **hinteren Kreuzbandes** ist schwierig und prognostisch ungünstig; Plastik, Naht oder Refixierung.
- **Meniskus** (Diagnostik mit Kernspintomographie): Operatives Vorgehen mittels Arthroskopie; Refixation zwingend anzustreben, um seine Funktion als Drucküberträger und Stabilisator zu erhalten.
  Zunächst kann bei geringen Beschwerden konservativ vorgegangen werden.
  Bei ausgeprägter Schmerzsymptomatik, Blockade und Erguss: Refixation und Naht. Wenn dies nicht gelingt, Teilresektion oder ungünstigster Weise Totalresektion. Nachbehandlung wie bei einer Innenbandversorgung.

Eine Nachbehandlung mit einer Orthese wird unterschiedlich diskutiert. In der Regel werden bewegungsbegrenzende Orthesen angelegt, einige Operateure er-

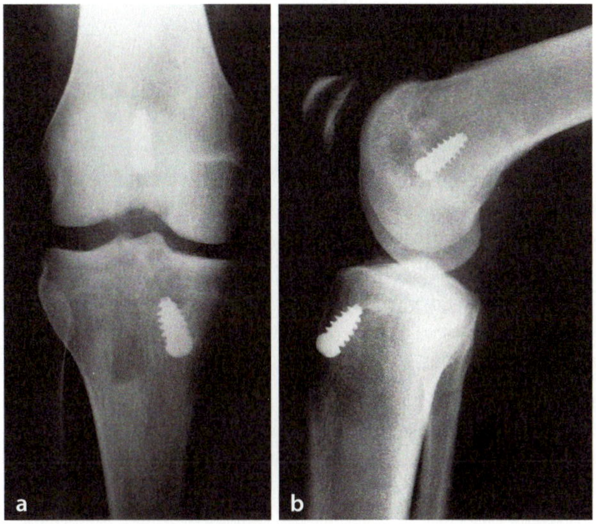

Abb. 16.9. **a** Patellarsehnenplastik nach Riss des vorderen Kreuzbandes. **b** Seitliche Aufnahme

proben derzeit jedoch auch eine orthesenfreie Nachbehandlung (Mayr 1999, 2000).

Die Immobilisationszeiten haben sich jedoch in den letzten Jahren deutlich verkürzt unter der Überlegung, eine in Heilung befindliche Struktur **adäquat zu belasten und zu bewegen, jedoch nicht zu überlasten.** Dies wurde möglich, weil eine deutliche Verbesserung der Bandchirurgie und Gelenkrekonstruktion erreicht wurde (Kaisser)

Unserer Auffassung nach ist der **kurzzeitige Gebrauch einer Orthese** sinnvoll, wenn der Patient damit früher selbständig wird und besser motiviert ist, seine individuelle Stabilität auszunützen. Da Orthesen heute im Leasing-Verfahren zur Verfügung stehen, ist der Kostenfaktor für die Krankenkassen gering und rechtfertigt deren Verordnung.

Komplikationen

- Infektion des Kniegelenkes (Empyem),
- Instabilität des Gelenkes,
- Arthrose des femorotibialen und femoropatellaren Gelenkes,
- Arthrofibrose und Zyklopssyndrom,
- Kombinationsverletzungen mit Menisken und Kniebändern,
- Kniegelenkluxation.

Befunderhebung bei Frakturen

Beurteilen	– Gelenkkontur. – Schwellung. – Narben. – Operationswunden. – Muskelrelief der Oberschenkelmuskulatur, besonders des M. vastus medialis. – Hautdurchblutung. – Achsenstellung des Gelenkes, Beinachse. – Qualität des Bewegungsstopps. – Röntgenbild in 2 Ebenen und Patellatangentialaufnahme, CT. **Wichtig** Zu achten ist auf eventuelle »flake fractures«, knöcherne Ausrisse von Bändern oder alte Knorpelschäden (Arthrose).
Messen ▼	– Aktive Kniebeweglichkeit im Rahmen der vorgegebenen Maße. – Sprunggelenk-, Hüftgelenkbeweglichkeit. – Umfang an vorgeschriebenen Stellen, soweit der Verband es erlaubt.

Prüfen	– Hämarthros, »tanzende Patella« (Abb. 16.10). – Art der Schwellung. – Atrophie der Muskulatur. – Lokale Hauttemperatur. – Verschieblichkeit der Patella (nicht bei Patellafrakturen). – Muskeltest auf Teststufe 3, Kniekontrolle im Mittelstand bei Sohlenkontakt. – Kontrolle der Beinachse bei vorgegebener Belastungsstufe. – Becken-Rumpf-Haltung. – Ganganalyse (s. Kap. 1).
Notieren und bewerten	– Qualität und Lokalisation von Schmerzen: Wann? wo? wie? wie lange? – Schonhaltung des Kniegelenkes und sonstige Beschwerden. – Subjektive Einschätzung der Probleme.

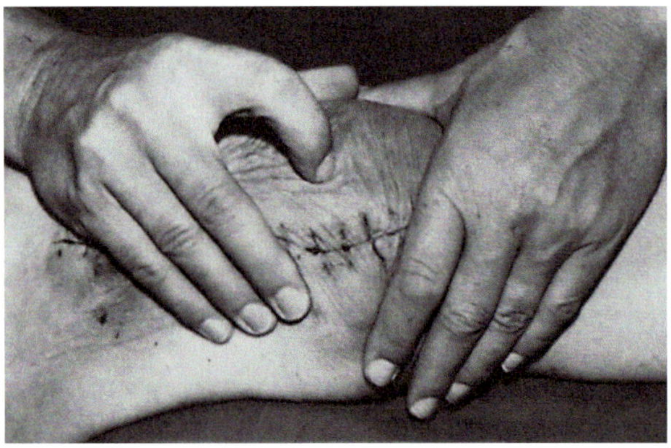

Abb. 16.10. Prüfen auf »tanzende Patella« als Zeichen eines Gelenkergusses

Befunderhebung bei Kapsel-Band-Verletzungen

Die folgenden Befunderhebungen werden gezielt vorgenommen, wenn der **Verdacht auf eine Bandläsion** besteht. Sie ergänzen die Routinebefunderhebung. Beurteilt werden **Schmerzauslösung, -charakteristik** und **Aufklappbarkeit** sowie **Instabilität/Stabilität** des Kniegelenkes. Der Ausprägungsgrad der Tests lässt Rückschlüsse auf die Komplexität der Verletzung zu. Postoperativ dürfen die Stabilitätstests **nicht vor Ablauf der 16. Woche** durchgeführt werden.

16

Beurteilen	– Verletzungsmechanismus: Valgus-/Flexions-/Außenrotationsstress? – Punktionsergebnis, Hämarthros? – Arthroskopieergebnis? MR Ergebnis? – Zeitpunkt des Schmerzbeginns, Art der Schmerzen – Zeitpunkt des auftretenden Gelenkergusses. – Unsicherheitsgefühl beim Gehen. – Spontaner Schmerz bei der Verletzung oder nicht. – Vermehrte Rotationsfähigkeit im Gelenk. – Durch spezielle Tests die Schmerzauslösung und Stabilität des Kniegelenkes im Seitenvergleich.

▼

Stabilitätsprüfung	– Abduktionstest bei 0° Streckung und 20° Kniebeugung. – Lachman-Test bei 20° Kniebeugung (strecknahe Schublade). – Schubladentest bei 90° Kniebeugung in Rotationsnullstellung, bei 15° Außenrotation und bei 30° Innenrotation. – Pivot-Shift-Test (Slocum, Jakob). – Außenrotations-Rekurvatum-Test. – Jerk-Test.

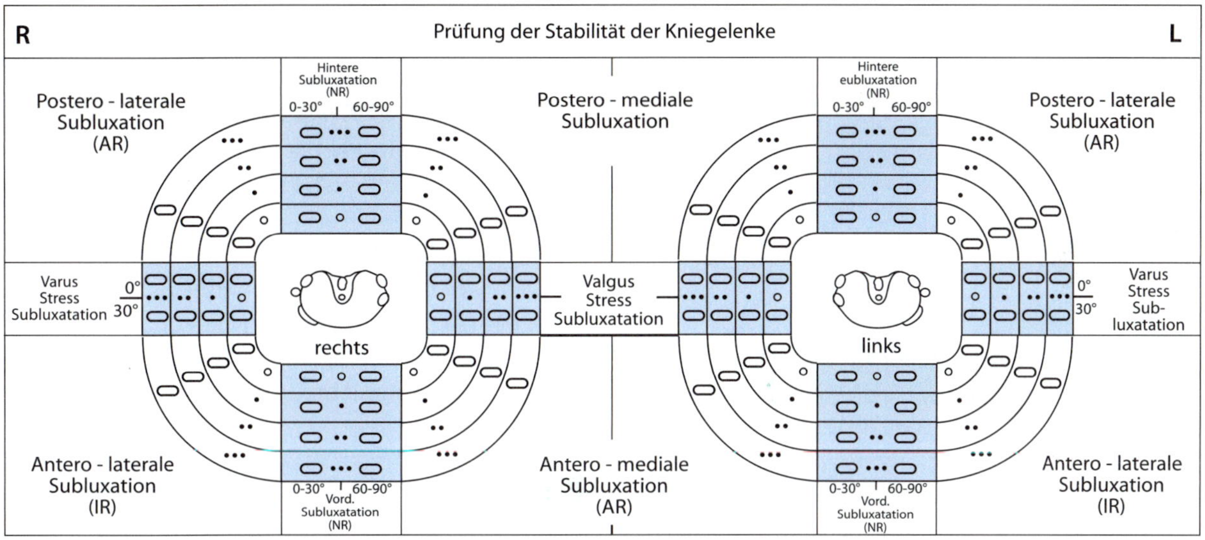

Abb. 16.11. Schema zur Dokumentation der Kniestabilität (Schweizer Orthopädische Arbeitsgruppe)

Üblich ist eine **Klassifizierung der Aufklappbarkeit** nach Fetto-Marshall:
- **1. Grades** + 2–5 mm,
- **2. Grades** ++ 6–10 mm,
- **3. Grades** +++ > 10 mm.

(Siehe **Abb. 16.11**, Schema zur Dokumentation der Kniestabilität der Schweizer Orthopädischen Arbeitsgruppe Knie, OAK.)

Noyes (Hackenbruch u. Müller) hat ein Schema angegeben, das die translatorische Instabilität dokumentiert (s. **Abb. 16.12**).

Tests zur Stabilitätsprüfung

Abduktionstest in Kniestreckung

Dieser Test ist bei der anteromedialen Instabilität Grad 1 und 2 negativ. Nur wenn das Innenband und das mediale Kapselband mitverletzt sind, besteht eine leichte Aufklappbarkeit. Eine Schädigung des Hinterhorns des Meniskus ist möglich.

Abduktionstest in 20° Kniebeugung

Dieser Test ermittelt sicher einen **Innenbandschaden** bei leichter Außenrotationsstellung. Bei einer anteromedialen Instabilität **3. Grades** ist er mittelgradig positiv, bei einer Instabilität **1.** und **2. Grades** ist er unauffällig.

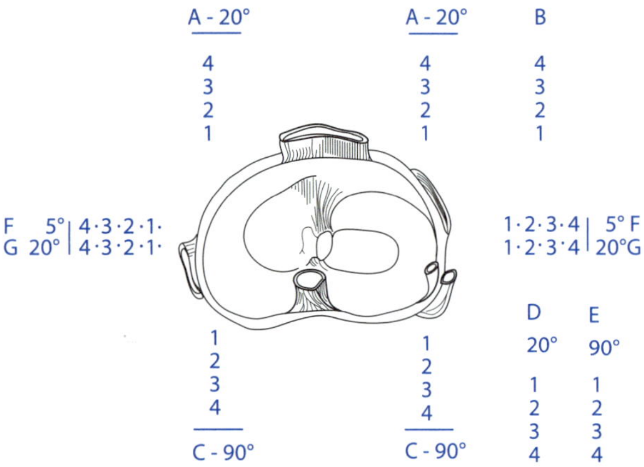

Abb. 16.12. **Dokumentation der translatorischen Instabilitäten** (Nach F. Noyes 1987, in: Hackenbruch und Müller 1987).
A Vordere Schublade, *B* dynamische Subluxation, *C* hintere Schublade, *D* Rotationsverlust in 20°, posterolaterale Schublade, *E* Rotationsverlust in 90°, posterolaterale Schublade, *F* Valgus-Varus-Test in 5° Beugung, *G* Valgus-Varus-Test in 20°-Beugung

Lachman-Test

Der Lachman-Test ermittelt die **strecknahe Schublade** und damit eine **vordere Kreuzbandläsion** und die **anteromediale Instabilität 2. Grades.** Er ist der wichtigste Test zur Ermittlung einer anteromedialen Kniegelenkinstabilität. Durch ihn kann eine qualitative Aussage über eine vordere Kreuzbandverletzung gemacht werden, der Bewegungsstopp der Schublade ist weich oder leer. Bei frischen Verletzungen ist der Lachman-Test wertvoller als der Schubladentest in 90° Beugung.

▶ Der Lachman-Test wird aus ca. 20° Kniegelenkbeugestellung und bei aufliegender Ferse ausgeführt. Die hinter dem Tibiakopf liegende Hand zieht den Unterschenkel nach ventral und lässt ihn dann plötzlich los. Die Tibia fällt bei positivem Test in die Neutralposition zurück.

Dieser Test ist **bei frischen Verletzungen schmerzloser** als der Pivot-Shift-Test.

Schubladentest

Der **Schubladentest nach vorn** ermittelt auch als Rotationsschubladentest die kombinierte Verletzung des **vorderen Kreuzbandes** und der **medialen oder lateralen Kapselbandschale.** Ist die Rotationsschublade mit **Außenrotation** positiv, handelt es sich um eine **anteromediale Instabilität 3. Grades.** Ist sie bei **Innenrotation** positiv, handelt es sich um eine **zusätzliche Verletzung des Tractus iliotibialis.** Isolierte Kreuzbandläsionen, die anteromediale Instabilität 1. Grades, können durch den Schubladentest nicht erfasst werden.

▶ Die hintere Kreuzbandläsion wird durch die **hintere Schublade** in Rotationsnullstellung, 30° Außenrotations- und 15° Innenrotationsposition ermittelt.

Pivot-Shift-Test

Dieser Test ermittelt die **anterolaterale Instabilität** (nach Slocum, Jakob).

▶ Er wird in einer entspannten Halbseitenlage ausgeführt. Bei der Bewegung des leicht innenrotierten, valgisierten Kniegelenkes von der Streckung in die Beugung rutscht die Tibia bei ca. 30–40° mit einem kleinen Ruck aus ihrer Subluxationsstellung zurück in ihre Normalposition. Die Ursache liegt in der Stellung des Tractus iliotibialis, der bei zunehmender Beugung des Kniegelenkes hinter der Beugestreck-Achse liegt und damit das laterale Tibiaplateau wieder nach hinten reponieren kann. Eine **vordere Kreuzbandläsion** und **anterolaterale Instabilität 2. Grades** sind sicher zu erkennen.

Jerk-Test

Er ermittelt die **Luxation des lateralen Tibiakondylus** gegen den Femurkondylus nach vorn als Folge einer anterolateralen Instabilität.

▶ Der Test wird in Rückenlage ausgeführt, dabei wird aus 90° Beugung der Unterschenkel leicht innenrotiert und abduziert und anschließend vorsichtig gestreckt. Bei ca. 30° und positivem Test subluxiert der laterale Tibiakondylus ruckhaft nach vorn.

Außenrotations-Rekurvatum- Test

Mit Hilfe dieses Tests lässt sich die **dorsolaterale Instabilität** erkennen.

▶ Das Bein wird aus Rückenlage von der Ferse aus angehoben, bei positivem Test entsteht dabei eine Außenrotations- und Rekurvatumstellung.

Schmerzbeurteilung

▶ Schmerzauslösungen werden von ihrer Qualität, lokalen Zugehörigkeit zu den einzelnen Strukturen und dem Ausprägungsgrad beurteilt. Sie können verdeckt sein durch ein Hämarthros. Die Schmerzcharakteristika sind vor allem bei **Teilrupturen** zu erkennen. Druckempfindlichkeit besteht bei allen Bandverletzungen.

Befunderhebung bei Meniskusverletzungen

▶ Testverfahren zur Ermittlung von **Meniskusverletzungen** (Druckschmerz im Gelenkspalt, Gelenksperre) sind

- der **Abduktions-Adduktions-Test** des Unterschenkels gegen den Oberschenkel in 0°- und 30°-Stellung des Kniegelenkes;
- die **Steinmann-Tests:**
  - Das **Steinmann-Zeichen I** wird in 90° Kniebeugung unter Rotation ausgeführt und verursacht bei positivem Ergebnis einen entsprechend medialen oder lateralen Druckschmerz im Gelenkspalt (**Abb. 16.13**).
  - Das **Steinmann-Zeichen II** beschreibt den von ventral nach dorsal wandernden Schmerz bei Kniebeugung aus dem Stand, bei Streckung wandert der Schmerz wieder nach ventral. Der Schmerz wird als stechend beschrieben.

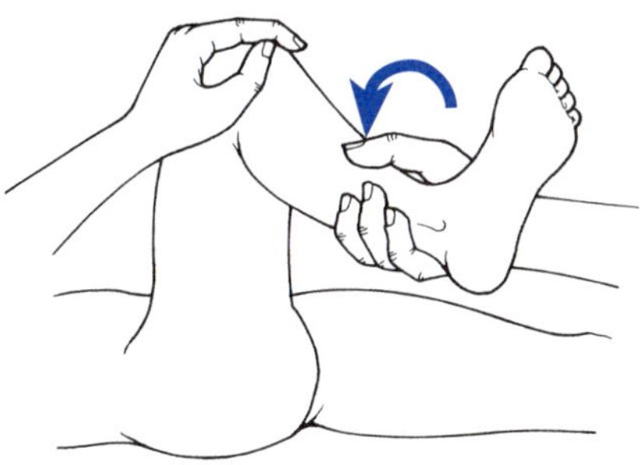

Abb. 16.13. Prüfung auf Meniskusverletzung

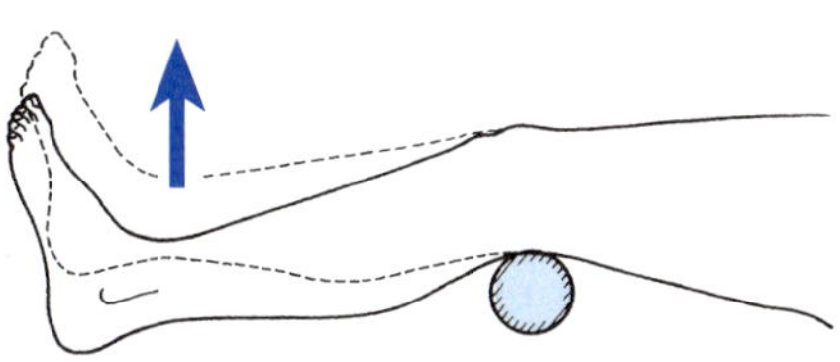

Abb. 16.14. Kniestreckversuch

Eine **Blockierung** des Gelenkes bei einem Streckversuch weist auf einen Abriss eines Meniskus hin (**Abb. 16.14**).

Ergänzende Befunde

Bei allen spezifischen Befunderhebungen wird eine Routinebefunderhebung wie bei Frakturen vorgenommen und **ergänzt durch:**

- eine **Beinachsenkontrolle** in vorgegebener Belastungsstufe im Zweibein-, Einbeinstand und zu gegebene Zeit in Beugestellungen der Fuß-, Knie- und Hüftgelenke auf stabiler und instabiler Unterlage (Hilfsmittel: Waage, Stützen);
- **Überprüfen von Alltagsbewegungen** wie Aufstehen, Hinsetzen, Bücken, etc., wenn ärztlicherseits erlaubt;
- eine **Ganganalyse** (s. **Abb. 1.4**) mit oder ohne Hilfsmittel.

Behandlungskonzepte bei Kapsel-Band-Verletzungen

Zwar gibt es heute noch keine einheitlichen ärztlichen Behandlungskonzepte, aber ihre Maßnahmen nach Kapsel-Band-Verletzungen des Kniegelenkes sind in den letzten Jahren präziser geworden. Mayr et. al. (2000) konnten nachweisen, dass ein signifikanter Zusammenhang zwischen der **Entwicklung einer Arthrofibrose** und

- einem präoperativen Reizzustand,
- einer präoperativen Bewegungseinschränkung,
- einer peri- und postoperativen überdurchschnittlichen Schmerzhaftigkeit und
- einem zu frühen Muskelaufbautraining

besteht. Das heutige Behandlungskonzept beruht im Hinblick auf den Operationszeitpunkt, die durchgeführte Schmerztherapie und die physiotherapeutischen Behandlung auf diesen Erkenntnissen.

Als **postoperative Schmerztherapie** werden in der Regel nichtsteroidale Antiphlogistika (Diclofenac, Voltaren) mit Novalgin kombiniert. Seltener wird auch eine Sympathikusblockade durchgeführt (s. auch Kap. 3).

▶ Physiotherapeutinnen unterstützen die medikamentöse Schmerztherapie durch eine **milde Eisbehandlung** z.B. mit einem Cryo-cuff. Immer soll der Patient selbst die Dosierung und den Zeitraum mitbestimmen und eine Schmerztherapie als zeitlich begrenzte Maßnahme ansehen. Schmerzursachen müssen von der Therapeutin ermittelt werden und sie zu behutsamer Mobilisation und einem langsamen Muskelaufbau verpflichten (Kaisser).

Behandlungskonzepte müssen **individuell** zugeordnet werden und sind nicht als starres Zeitschema zu werten. Es bestehen auch heute noch große Differenzen zwischen den einzelnen Operateuren. So wird vielerorts zur Sicherung der Kniestabilität eine Orthese verordnet, die für 4 Wochen getragen werden soll. Es ist auch heute noch unmöglich, die postoperative Physiotherapie auf den exakten Heilungsablauf des rekonstruierten Kapsel-Bandapparates abzustimmen. Traumatologen sind der Meinung, dass das Patellarsehnentransplantat zwischen der 6. und 8. Woche knöchern eingewachsen ist. Nicht gesichert, aber im Tierversuch nachgewiesen, wurde jedoch, dass zwischen der 6. und 12. postoperativen Woche eine **Umformung des Transplantats** geschieht. Dies bedeutet eine Schwächung des Sehnentransplantates, die von den Physiotherapeuten bezüglich des Aufbautrainings beachtet werden muss.

Als Beispiel soll das Konzept der Orthopädischen Gemeinschaftspraxis Mayr, Münch, Schmidt (München) beschrieben werden, das aus der Zusammenarbeit mit dem Labor für Biomechanik an der LMU München entstand. (Dieses Konzept enthält keine differenzierten auf den einzelnen Patienten abgestimmten Behandlungskriterien.)

Konzept Mayr

Operationstag und 1. postoperativer Tag

- Lagerung in gerader Schiene.
  - Milde? Kälteapplikation im komprimierenden System.
- Isometrie für Mm. ischiocrurales.
- Isometrie für M. quadriceps **nur** in der geschlossenen Kette.
- Aktive Fußbewegungen.

2. Tag

- Verbandswechsel.
- Lymphdrainage.
- Motorschiene Beginn maximal 0–0–50°mit langsam zunehmender Bewegung.
- Aktive Knieextension nur in der geschlossenen Kette.
- Patellamobilisation.
- PNF unter Ausschluss der Streckung des operierten Beines.
- Beginn mit elektrischer Muskelstimulation.

3. – 7. Tag

- Vierpunktegang mit Belastung nach Toleranz.
- Vollbelastung nur nach Kontrolle des Gangbildes durch die Therapeutin.
- $^{1}/_{3}$ Kniebeugung, 0–20–50°, mit erhöhten Fersen.
- Üben der Ab- und Adduktoren.
- Knieflexion gegen Widerstand (Ferse mit Bodenkontakt heranziehen).
- Stabilisation der Rückenmuskulatur.

8. – 14. Tag

- Fortführen der bisherigen Physiotherapie, Gangschulung.

12.-14. Tag

- Fädenentfernung
- Beinpresse E/F 0–40–90, maximal 10 % des Körpergewichts Belastung.
- Isometrie und PNF bei ca. 70° Flexion (Cave! Patellasehne!).
- Beüben der Fußmuskulatur, Sprunggelenkstabilisation.
- Stretching nach Anweisung durch den Physiotherapeuten.

Für 4 Wochen

- Treppauf gesundes Bein voran, treppab operiertes Bein voran.

3. – 6. Woche

- Fortführen der bisherigen Physiotherapie, Anleiten zum Selbstüben (Theraband).
- Standfahrrad mit geringem Widerstand, falls Flexion über 100° erreicht.

- Koordinationsübungen.
- Beginn mit Einbeinstabilisationsübungen ab 5. Woche.
- Aquajogging ab 5. Woche.

7. – 12. Woche:
- Gesteigerte Koordinations- und Kräftigungsübungen (Minitrampolin, Stairmaster)
- Radfahren in der Ebene ab 8. Woche.
- Einbeinige, gestützte Kniebeugen und Side-to-side-steps.
- Gehen und Laufen auf der Stelle, vorwärts, rückwärts, gegen Widerstand.

Ab 12. Woche
- Schwimmen im Kraulschlag.
- Leichtes Lauftraining ab 16. Woche.

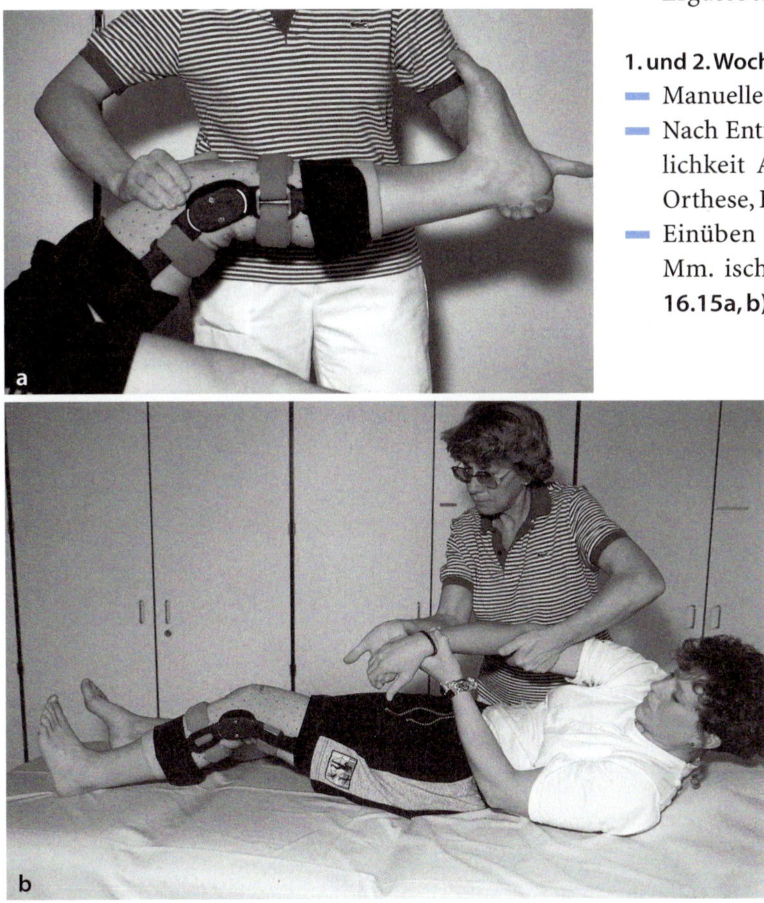

Abb. 16.15. **a** Kokontraktion Mm. ischiocrurales mit M. quadriceps in der Donjoy-Schiene.
b Dasselbe verstärkt durch ein asymmetrisches Armmuster

- Wiederaufnahme von weiterem Sport erst nach Rücksprache mit dem Arzt.

Der Muskelaufbau benötigt 1 Jahr Gymnastik und Training.

Warnung
- Ein Verbot besteht für Stabilitätsprüfungen, Lachman-Test und isokinetische Tests für 8 Wochen.
- Ebenso verboten ist der Beincurler für den M. quadriceps!

Alternativvorschlag List

Operationstag
- Schmerztherapie in individueller Dosierung.
- Thromboseprophylaxe, Aufstehen ohne Belastung.
- Hochlagerung in Lagerungsschiene ca. 20–30°, Kühlen.
- Ergussbehandlung.

1. und 2. Woche:
- Manuelle Lymphdrainage.
- Nach Entfernung der Redondrainage und Verträglichkeit Anlegen einer bewegungsbegrenzenden Orthese, Bewegungsausschlag 0–20–60°.
- Einüben der isometrischen Kokontraktion der Mm. ischiocrurales und M. quadriceps (**Abb. 16.15a, b**) in der Schiene bei 40° Flexionsstellung.

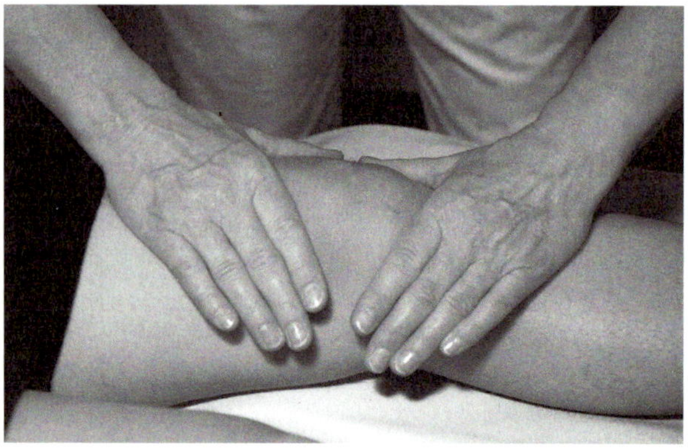

Abb. 16.16. Patellagleiten nach kranial-kaudal

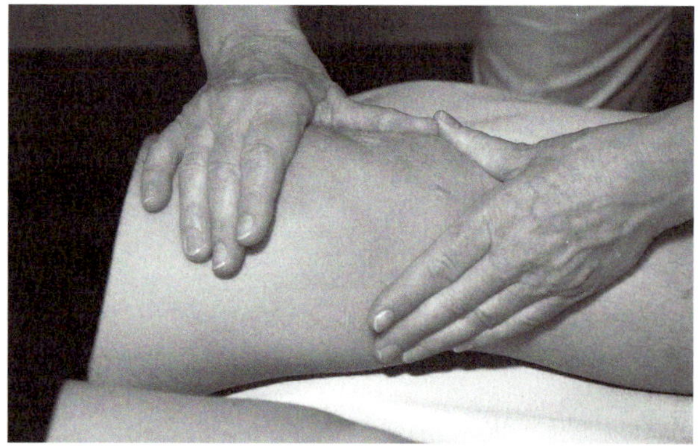

Abb. 16.17. Patellagleiten nach medial-lateral

- CPM-Schiene ohne Orthese im schmerzfreien Bereich, maximal 0–0–50°, bei Gelenkerguss nicht mehr als 0–0–30. (Bein darf nicht angebunden sein!)
- PNF mit dem anderen Bein und den Armen.
- Patellamobilisation (**Abb. 16.16** und **16.17**).
- Angepasste Widerstandsübungen für Sprunggelenk- und Hüftgelenkmuskeln des betroffenen Beines, Schwerpunkt: Mm. ischiocrurales.
- Beckenstabilisation in Ab-/Adduktion (PNF).
- Stabilisation im hohen Sitz, Korrektur der Beinachse auf der Waage in ca. 0–30° Kniestellung.
- Becken-Rumpf-Stabilisation im hohen Sitz und Stand auf Waagen.
- Aufstehen mit Sohlenkontakt bei Schmerzfreiheit und reizlosem Gelenk mit der Orthese.
- Gangschulung.
- Treppe abwärts mit betroffenem Bein, Treppe aufwärts mit gesundem Bein.

3. und 4. Woche

Fortführung des Programms und Erweiterung durch:
- Aktive Mobilisation der Kniegelenkflexion bis ca. 90°.
- Änderung der Orthese auf ein Bewegungsmaß 0–10–90°/ 0–0–90°.
- Stabilisation der neuen Gelenkstellung auf der Waage (**Abb 16.18**).
- Verstärkungstechniken von den Armen und vom anderen Bein.
- Muskelaufbau von Mm. ischiocrurales, M. glutaeus maximus, M. quadriceps, Mm. des Pes anserinus in geschlossener Kette auch ohne Schiene (**Abb. 16.19, 16.20 und 16.21**).
- In offener Kette (PNF) Mm. ischiocrurales in freiem Winkel, M. quadriceps **nur** zwischen 0–40–90°.
- Wenn das Kniegelenk bei 0–10° schmerzfrei und sicher in der geschlossenen Kette gehalten werden kann und kein Gelenkerguss vorhanden ist, darf mit Teilbelastung begonnen werden (**Abb. 16.22a, b**).

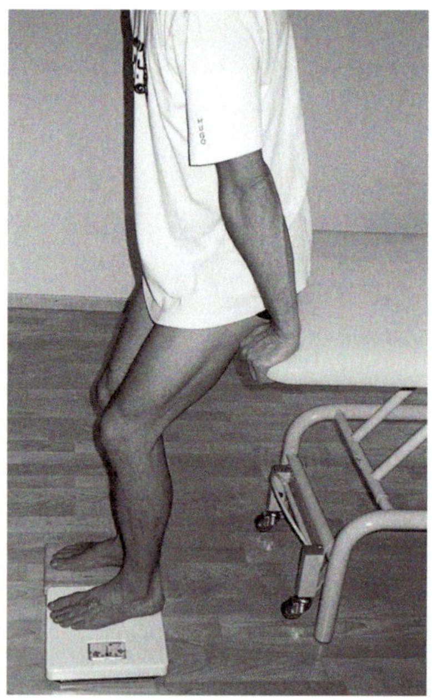

Abb. 16.18. Wahrnehmung der Belastung auf der Waage aus dem hohen Sitz

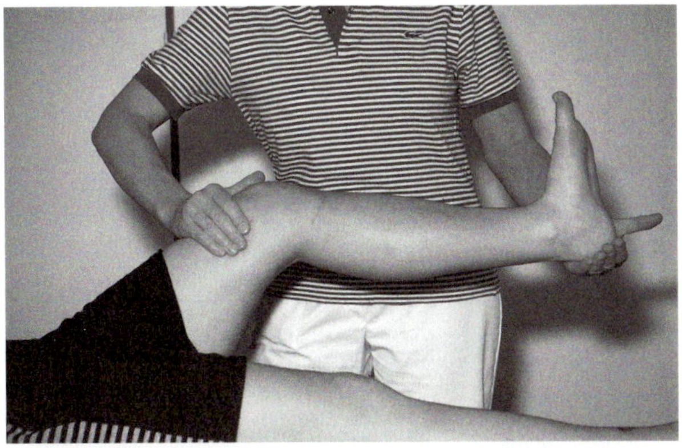

■ Abb. 16.19. Kokontraktion ohne Schiene gegen manuellen Kontakt

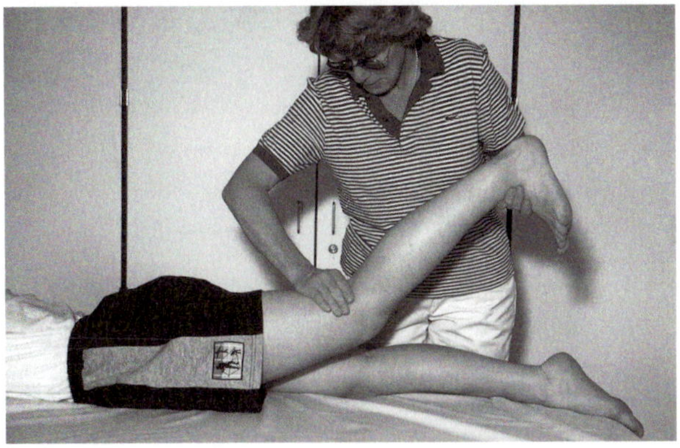

■ Abb. 16.20. Kokontraktion aus Bauchlage gegen manuellen Kontakt

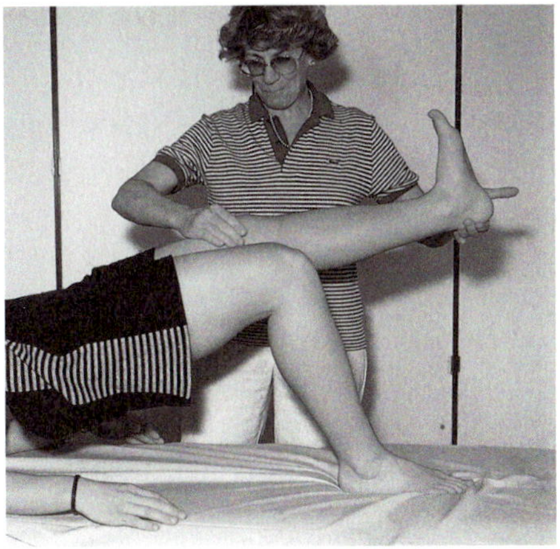

■ Abb. 16.21. Kokontraktion und Bridging

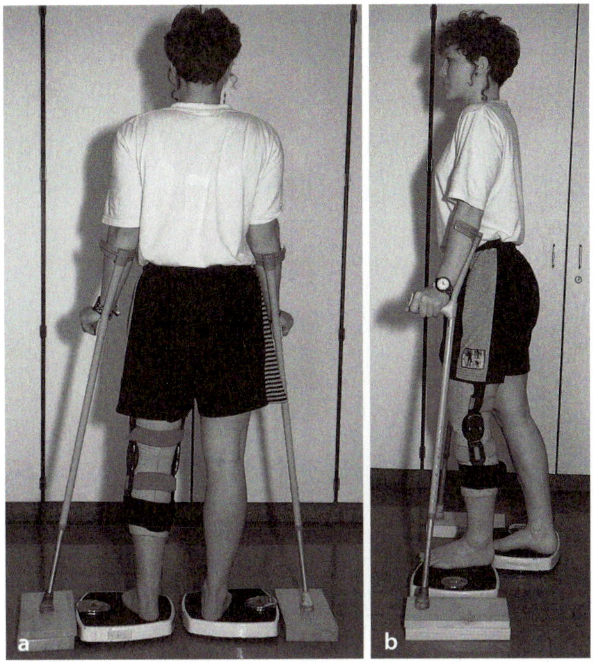

■ Abb. 16.22a, b. Einüben der vorgegebenen Belastung auf der Waage im Stand (a), in Schrittstellung (b)

5. und 6. Woche

- Erarbeiten der Beweglichkeit und der Kniegelenkstabilisation ohne Orthese in geschlossener Kette.
- Wenn das Kniegelenk reizlos die Streckung erreicht hat und das Gelenk muskulär gesichert ist, darf die Belastung auf 20 kg symptomatisch weiter gesteigert werden (■ **Abb. 16.23a, b).**
- Koordinationsschulung in Zweibein- und Einbeinstand ab 5. Woche (auf Waagen) mit Stützen.
- Gehschulung.

Nach 6 Wochen

- Erarbeitung der Gelenkstabilisation auf instabiler Unterlage, z. B. auf einem Ballkissen, Schaukelbrett oder Sportkreisel (■ **Abb. 16.24a, b**; s. auch Kap. 15)
- Erarbeiten der Gelenkstabilisation gegen angepassten Widerstand, z. B. gegen Theraband und in verschiedenen Bewegungsformen.
- Weitere Mobilisation der Kniegelenkflexion, z. B. auch mit manueller Therapie nach Maitland und Frisch.
- Progressive Belastungssteigerung nach Funktionsbefund.

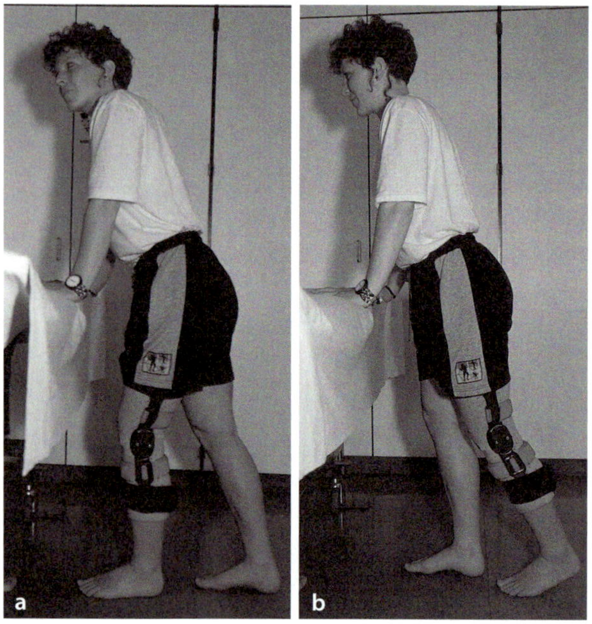

Abb. 16.23a, b. Stabilisation der Schrittstellung auf dem Boden

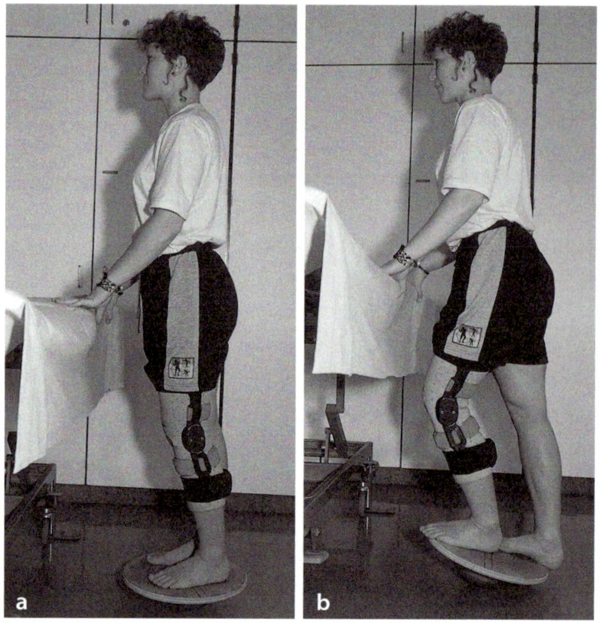

Abb. 16.24a, b. Stabilisation auf dem Sportkreisel

- Verbesserung der Koordination, Ausdauer und Stabilität in Alltagssituationen.
- Gehschulung und normales Treppensteigen aufwärts und abwärts.

Nach 8 Wochen

- Individuelle Steigerung der Belastungsübernahme im Einbeinstand auf instabiler Unterlage wie z. B. Minitrampolin, Kreisel, Schaukelbrett oder Ballkissen.
- Standfahrrad, wenn die Kniegelenkflexion es zulässt.
- Bei deutlicher Funktionsverbesserung darf mit Vollbelastung begonnen werden. Achtung: Umbauphase bis 12 Wochen (Scherer).
- Ab der 16. Woche darf mit leichtem Lauftraining begonnen werden.

Weitere allgemeine Richtlinien

Über die Wiederaufnahme der Berufstätigkeit und des Sports, oft erst nach 1 Jahr, entscheidet der Operateur. Nicht erlaubt sind isokinetische Tests und das Üben mit isokinetischen Geräten, besonders mit dem Beincurler.

Wichtig

Nicht die Wochenzahl, sondern der aktuelle Funktionsbefund und die Stabilität der Beinachse sind Kriterien für eine progressive Belastungssteigerung. Der Belastungsaufbau muss schmerzfrei sein. Das Muskelaufbautraining darf nicht zu früh beginnen! Dies gilt vor allem für dynamischen Widerstandübungen in offener Kette vor der 12. postoperativen Woche.

Die Kenntnisse der Biomechanik und der funktionelle Befund sollen die Grundlage der physiotherapeutischen Behandlung sein. Besonders sorgfältig muss in der **Proliferationsphase** innerhalb der ersten 3 postoperativen Wochen und nach Scherer et al. (1993) zwischen der 6. und 12. Woche dosiert werden. Wenn der Reizzustand langsam abklingt, kann der Patient seine neue Belastbarkeit auch nutzen, hingegen wird ein neuer Reizzustand bei Überbelastung zu einer verzögerten Heilung führen.

Biomechanisch gesehen heilt jede Band- oder Sehnenverletzung mit einer **Narbe** aus. Die strukturelle Schwächung wird durch eine Querschnittszunahme kompensiert. Dies kann die Ursache für **Verklebungen** und **mangelnde Gleitfähigkeit der Kreuzbänder** sein.

Exkurs

Die **biomechanische Veränderung der Patellarsehne** nach Transplantationsentnahme zur Stabilisierung des vorderen Kreuzbandes wurde auch von Scherer et al. (1993) untersucht. Die Erhöhung des Sehnenquerschnitts wurde von ihm an der verbleibenden Patellarsehne sowie am Transplantat beobachtet. Die Patellarsehne ist nach ihm nicht in der Lage, ihre ursprüngliche Struktur wiederzuerlangen, jedoch soll die Festigkeit nach 12 Monaten erreicht sein.

Diese Aussagen haben Bedeutung für die physiotherapeutische Behandlung und die Sportfähigkeit nach allen Kniebandverletzungen.

Physiotherapeutische Behandlungsziele

- Hauptziel der Physiotherapie muss die Wiederherstellung der physiologischen Bewegungsabläufe des Kniegelenkes im Alltag oder/und Sport sein:
  - Immobilisationsschäden sollen vermieden werden.
  - Das Kniegelenk soll seine Rollgleitfunktion und seine frühestmögliche volle Beweglichkeit wieder erhalten.
  - Die Kniegelenkstabilität soll in allen Positionen und Bewegungsabläufen erreicht werden.
  - Durch Muskelspannung und adäquate Belastung soll die Frakturheilung gefördert werden.
  - Die sensomotorische Kontrolle des Kniegelenks soll wiederhergestellt werden.
  - Die Gleitfähigkeit der Patella zur Entlastung des Retropatellargelenkes und vollen Beweglichkeit des Kniegelenkes soll erreicht werden.
  - Schmerzen als Ursache für Muskelschwächen, Belastungsunfähigkeit und Kontrakturen sollen beseitigt werden.
  - Das Bewegungsverhalten im Alltag und Sport soll verbessert werden.

Behandlungsmöglichkeiten (auch nach Frakturen)

Gesichtspunkte der Behandlung

1. Förderung der Resorption des Gelenkergusse und von periartikulären Schwellungen

Die Behandlung des Gelenkergusses ist für alle Verletzungen im Bereich des Kniegelenkes vordringlich. Das Kniegelenk ist eines der empfindlichsten Gelenke. **Postoperativ** ist mit einem blutigen Erguss zu rechnen, später kann das Kniegelenk auf jede Störung mit einem **Reizerguss** reagieren.

- Vor jeder Behandlung muss die Physiotherapeutin überprüfen, ob ein intraartikulärer Erguss vorliegt (Test auf »Tanzen der Patella«, s. **Abb. 16.10**).
- Besteht ein Gelenkerguss, sollte die Knieflexion auf 30° begrenzt werden, weil durch den Flüssigkeitsdruck die Kapsel bei weiterem Rollgleiten vermehrt gedehnt und ausgeleiert wird. Die Folge wäre ein instabiles Gelenk.

Übersicht 16.1: Gesichtspunkte der Behandlung

1. Förderung der Resorption des Gelenkergusses und der periartikulären Schwellung.
2. Abbau der Temperaturerhöhung und der periartikulären Schwellung.
3. Lagerungskontrolle, Kontrolle des Schienensitzes.
4. Erarbeiten der Muskelspannung, die notwendig ist zur aktiven Kniegelenkstabilisation und Frakturheilung (s. auch spezielle Physiotherpie nach Verletzung unterschiedlicher Strukturen).
5. Mobilisation der Patella und des Kniegelenkes.
6. Progressiver Muskelaufbau des M. quadriceps und der Mm. ischiocrurales, der Mm. des pes anserinus, des M. gastrocnemius und M. glutaeus maximus.
7. Sensomotorische Kontrolle des Kniegelenkes in Bewegung und Belastung.
8. Gehschulung ohne Belastung, mit Sohlenkontakt, Teilbelastung oder Vollbelastung.

▶ Sind die Umfangsmaße im Vergleich zur anderen Seite vergrößert und »tanzt« die Patella nicht, handelt es sich um eine **extrakapsuläre Schwellung.** Dann ist eine Bewegungslimitierung aus diesem speziellen Grund nicht nötig. Andere Bewegungsbegrenzungen aus ärztlicher Sicht müssen selbstverständlich eingehalten werden. Meist schmerzt ein mit Synovia prall gefülltes Gelenk kaum.

Die Resorption des Ergusses und der äußeren Schwellung wird über **frühzeitiges Kühlen** nach der Verletzung oder Operation erreicht. Wenn nötig, wird ein **Kompressionsverband** angelegt (Cryo-Cuff). **Spannungsübungen** im Sekundenrhythmus, Eisanwendungen, Hochlagern und Kompressionsverbände werden wechselnd angewendet.

▶ Gekühlt wird mit **vorgefertigten Cool packs** oder Eischips in einem Plastikbeutel, jeweils in einem Baumwollbezug eingepackt. Kann der Patient nicht selbst die Eiskompressen entfernen, wenn die Kälte unangenehm wird oder sich ein Kälteschmerz anbahnt, muss die Physiotherapeutin oder das Pflegepersonal dafür Sorge tragen. Die intensive Kühlung wird nur in den ersten Stunden durchgeführt, anschließend soll mit Umschlägen **milde gekühlt werden.**

Warnung

Das Auflegen von Eisbeuteln ohne Baumwollunterlage ist ein Kunstfehler. Vorsicht ist bei unkontrolliertem Kühlen über Stunden geboten. Milde Kühlformen mit Umschlägen oder Tüchern sind für längeres Kühlen angezeigt. Feuchte Kälte verbietet sich selbstverständlich im Bereich der Fäden oder offener Wunden.

▶ Über den Tag verteilt soll der Patient zu **eigenem Üben bzw. Spannen der Oberschenkelmuskulatur** angeleitet werden.

Ein Verkleben des oberen Rezessus kann vermieden werden, wenn der Patient und die Physiotherapeutin von Anfang an die Patella **passiv weich nach kranial, kaudal, medial und lateral verschieben**.

Eine **Hochlagerung** muss für das in einer Orthese liegende Kniegelenk individuell durchgeführt werden.

▶ Ist die **Streckstellung** ein wichtiger Gesichtspunkt, kann die U-Schiene gewählt und das Bettende hochgestellt werden. Ist eine **mäßige Beugung** sinnvoll, kann die Krapp-Schiene Verwendung finden. Diese passt jedoch nicht immer, wenn die Orthese in einem bestimmten Winkel angelegt ist. Tagsüber kann auch in einigen Fällen die Motorschiene in einer für den Patienten schmerzfreien und biomechanisch richtigen Einstellung zur Lagerung gewählt werden.

▶ Alle vorgefertigten Lagerungsschienen haben den Nachteil, dass sie bei langen Oberschenkeln und kurzen Unterschenkeln – oder umgekehrt – nicht passen und zu Unruhe an Frakturen oder Bandnähten führen. Sinnvoller ist dann eine **Betteinstellung**, wie dies bei modernen Klinikbetten möglich ist.

2. Abbau der lokalen Temperaturerhöhung

Hierzu wird mit Umschlägen (z. B. Arnika, Quark) oder Kompressen unter Ausschaltung der Operationswunden **milde gekühlt** (s. auch Punkt 1).

3. Lagerungskontrolle, Kontrolle des Schienensitzes

Kann die Hochlagerung nach einigen Tagen beendet werden, soll bei der Lagerung die **Entlastung** der jeweiligen Struktur sowie die **Funktion des Kniegelenkes** Berücksichtigung finden.

▶ Die **Nullstellung des Sprunggelenkes** und die **annähernde Nullstellung des Hüftgelenkes** müssen angestrebt werden. Das **Kniegelenk** muss unbedingt **in Rotationsnullstellung** sicher gelagert sein.

▶ Wie viel oder wie wenig das Kniegelenk unterlagert werden muss, ist von der ärztlich vorgegebenen Bewegungsgrenze oder der Orthese abhängig.

▶ Besteht eine **Verletzung der femoralen Gelenkfläche**, wird evtl. für 1–2 Tage eine Lagerung in **Rechtswinkelstellung des Kniegelenkes** verordnet.

▶ Patienten mit **übungsstabilen Frakturversorgungen** sollen so früh wie möglich **in strecknaher Stellung** gelagert sein. Wie bereits beschrieben, kann die Continuous-passive-motion-Schiene (CPM-Schiene) strecknah oder in jeder geforderten Stellung des Kniegelenkes angehalten werden und als Lagerung dienen. Allerdings stellt sich das Problem der exakten Einstellung des Drehpunktes auf die Kniegelenkhöhe. Bei der Benutzung der CPM- Schiene bleibt das Hüftgelenk in einer Beugestellung; dies ist für die Funktion des M. glutaeus maximus und des Hüftgelenkes ungünstig. Stundenweise und vor allem nachts muss deshalb das Bein von der Schiene genommen werden.

▶ **Niemals darf das Bein an die CPM-Schiene fixiert werden.** Da die Schiene die Rollgleitbewegung des Kniegelenkes nicht mitmachen kann, wird das Knie bei der Beugestellung ein wenig abgehoben. Auch die Fußraste muss individuell eingestellt sein, damit das Knie nicht bei der passiven Beugebewegung gestaucht wird (s. ◘ **Abb. 17.6**).

4. Erarbeiten der Muskelspannung, die notwendig ist zur aktiven Kniegelenkstabilisation

Das Bemühen um **volle Kniegelenkstreckung** ist ein wichtiger Behandlungspunkt bei allen Frakturen.

▶ Je nach Muskelbefund kommen als **Techniken** in Frage:

- Endstellung halten gegen Führungskontakt.
- Bewegen und Halten gegen Führungskontakt.
- Kokontraktion antagonistischer Muskelgruppen.
- Techniken mit vertauschtem Punctum fixum und Punctum mobile.
- Verstärkungstechniken nach PNF.
- Einsatz von Kontraktionshilfen.
- Übungsformen in der geschlossenen Kette.

▶ Nach heutigen Erkenntnissen sollen statische und dynamische Übungsformen in offener und geschlossener Kette **abwechselnd** eingesetzt werden. **Übungen in geschlossener Kette** können auch in niederer Dosierungsstufe z.B. gegen manuellen Gegendruck an der Ferse oder auf Waagen mit einer Belastungsstufe von 7–10 kg durchgeführt werden. In der Frühphase werden Übungen **in offener Kette** unter abgenommener Schwere und Führungskontakt angewendet.

▶ **Zur Kontrolle der Beinachse** finden statische und dynamische Bewegungen unter Kokontraktion statt. Besondere Beachtung finden auch **Rumpf-, Becken- und Fußkontrolle** beim Aufbau einer Muskelspannung. Da ein zu frühes Krafttraining zu Heilungsverzögerung oder gar Folgeschäden führt, soll dieses erst nach Ausheilung der betroffenen Struktur erfolgen.

! Warnung

Niemals darf eine Behandlung Schmerzen auslösen oder eine Übung in den Schmerz hinein erfolgen.

Bei Übungen in der geschlossenen Kette muss die Tragfähigkeit des Kniegelenkes und die Muskelfunktion aufeinander abgestimmt sein.

5. Mobilisation des Femoropatellargelenkes und des femorotibialen Gelenkes

▶ Schon am ersten postoperativen Tag kann, außer bei der Patellafraktur, mit der **Mobilisation der Patella nach kranial-kaudal, medial und lateral** begonnen werden (s. ◘ **Abb. 16.16** und **16.17**). Die Mobilisation des femorotibialen Gelenkes muss der verletzten Struktur entsprechend individuell geplant werden.

▶ Bei **Frakturen der Tibiagelenkflächen** soll eine **vorzeitige Druckbelastung vermieden** werden. Deshalb wird häufig eine Bewegungsgrenze von 0–10–60° vorgeschrieben, bis die Frakturen teilbelastbar sind.

▶ **Übungsstabile Osteosynthesen** ohne Gelenkbeteiligung sollen **frühzeitig Sohlenkontakt oder Teilbelastungen** einüben; das bedeutet schwerpunktmäßig, die Streckfähigkeit des Kniegelenkes zu erarbeiten.

Es besteht eine hohe Korrelation zwischen **bestehendem Streckdefizit und einer Arthrose**, deshalb darf das Kniegelenk erst vollbelastet werden, wenn die Streckung sicher gehalten werden kann.

▶ Die **Bandplastiken** erfordern eine zeitliche Bewegungsbegrenzung, die Mobilisation in Streckung oder Beugung muss entsprechend der verletzten Struktur mit dem Operateur abgestimmt werden (s. auch Schema).

Wichtig

Immer wird unter Traktion mobilisiert.

▶ Die **passive Fixation des Femur** geschieht gelenknah, die mobilisierende Hand liegt ganz proximal am Unterschenkel. Nach **vorderer Kreuzbandplastik** muss der Oberschenkel von dorsal (s. ◘ **Abb. 15.9**), bei **hinterer Kreuzbandplastik** von ventral fixiert werden. Frühzeitig kann bei übungsstabilen Osteosynthesen eine weiche Traktion der Stufe I gesetzt werden.

▶ **Translatorische Gleitbewegungen** müssen auf den Gelenkbefund und die Heilung der Struktur abgestimmt sein und bedürfen der Rücksprache mit dem Operateur. Welche Technik aus der manuellen Medizin eingesetzt wird, bestimmt dann der Zeitpunkt der Heilung und die Qualität des Bewegungsstopps.

▶ Im Anschluss an Techniken aus der manuellen Therapie werden **geführte, aktive Umkehrbewegungen** im letzten Bewegungsdrittel durchgeführt.

▶ **Aktive Techniken aus dem PNF-Programm** werden angewendet, wenn die Bewegungsstopps weich-elastisch oder elastisch sind. Frühzeitig kommt die sog. »Chirurgische Technik« zum Einsatz, weil sie die feinste Dosierung zulässt (s. auch Kap. 22). Die Technik »Rhythmische Stabilisation – Entspannen« wird bei schmerzhaften Kontrakturen angewendet; sie gibt der Physiotherapeutin die beste Möglichkeit, Traktion auszuüben, sensibel zu dosieren und schmerzarm zu mobilisieren.

▶ Die intensivste aktive Technik ist »Halten – Entspannen« (contract – relax). Die Physiotherapeutin kann dabei zusammen mit dem Patienten unter weichem Zug aktiv/passiv weiterdehnen.

▶ Im Anschluss an aktive Mobilisationstechnik soll die gewonnene Bewegung aktiv gehalten werden. Trainingstechniken schließen sich an (Bewegen und Halten, wiederholte Kontraktion) und das Einüben von Alltagsbewegungen in der neugewonnenen Position.

▶ Bei allen Techniken kann die **Eisbehandlung begleitend eingesetzt** werden. Eine Eiskompresse über oder unter dem zu dehnenden Muskel oder ein Umschlag um das Gelenk können die Wirkung der Entspannung verbessern. Sie verpflichtet die Physiotherapeutin jedoch, die analgetische Wirkung von Eisanwendungen zu beobachten und besonders vorsichtig zu mobilisieren.

! Warnung

Abruptes Vorgehen und massive Manipulationen führen das empfindliche Kniegelenk in einen Reizzustand. Es besteht eine signifikante Korrelation zur Entwicklung einer Arthrofibrose im femorotibialen und femoropatellaren Kniegelenk.

▶ Gegen auftretende Schmerzen mobilisieren zu wollen schadet dem Knie, da sich reflektorische Abwehrspannungen in der Muskulatur entwickeln, die vermehrt Druck auf die Gelenkflächen bringen und zu einem neuerlichen Reizknie und einer bereits erwähnten Arthrofibrose führen.

▶ Alle Mobilisationstechniken werden am Kniegelenk **ohne dynamische Rotation** ausgeführt. Wird nachfolgend ein Kräftigungsprogramm (PNF) durchgeführt, muss sorgfältig darauf geachtet werden, dass die Hüftgelenkrotation nur bei gesicherter Kniegelenkachse erfolgt.

▶ Als **Ausgangsstellungen** für den Patienten bieten sich der Sitz, der hohe Sitz, die Rückenlage mit seitlichem Überhang des Unterschenkels oder die Bauchlage an.

! Warnung

Kniegelenkmobilisationen dürfen nie aus der Seitenlage ausgeführt werden.

▶ Zusätzlich wird häufig die **CPM-Schiene** (Continuous-passive-motion-Schiene) eingesetzt. Dies soll jedoch kritisch geschehen und der Kontrolle der Physiotherapeutin unterliegen. Die Rollgleitbewegung ist auf der Schiene bei festgebundenem Unterschenkel eingeschränkt, deshalb soll das Bein nicht angebunden sein. Ausweichbewegungen und Schmerzangaben müssen besonders beachtet werden (s. auch Punkt 3, Lagerung).

- Die Motorschiene sollte immer unterhalb der Schmerzgrenze eingestellt sein,
- der Patient muss die Möglichkeit haben, die Schiene abzustellen, und
- die Zeit des Bewegens sollte mit dem Patienten abgesprochen sein. **Nachts darf die Motorschiene nicht eingesetzt werden.** Falls beide Beine verletzt sind und auf der Motorschiene bewegt werden sollen, muss dies nacheinander geschehen.

Wichtig

Allgemein gilt, dass die Kniegelenkmobilisation so schonend vorgenommen werden muss, dass kein Reizerguss, keine lokale Wärme oder Schwellung und keine vermehrten Schmerzen entstehen.

Positive **Zeichen richtiger Dosierung** sind:

- das sich verbessernde Endgefühl eines Bewegungsstopps,
- das bessere aktive Gelenkmaß,
- das Nachlassen der Schmerzen im Gelenkbereich,

- die besserer Ausnützung der Beweglichkeit in der Funktion.

▶ Wenn möglich, soll **eine Bewegungsrichtung schwerpunktmäßig** behandelt werden, in einer 2. Sitzung wird dann die Gegenrichtung mobilisiert.
▶ Wurde intensiv in eine Bewegungsrichtung mobilisiert, ist **die Rückführung in die Ruhestellung oft schmerzhaft.** Eine neu angesetzte Traktion und ein stufenweises Zurückgehen gegen einen minimalen Widerstand erleichtern dem Patienten die Rückführung.
▶ Sind **periphere Verklebungen** tastbar, wird eine Narbenbehandlung durchgeführt.
▶ Von Wärmebehandlungen, auch mit feuchter Wärme, ist abzuraten.

Wichtig

Verklebungen und vermehrte Funktionseinschränkung sind Folge von unsachgemäßem Mobilisieren!

Nicht unumstritten sind **Narkosemobilisationen.** Das Kniegelenk ist gegenüber neuen Mikrotraumen sehr empfindlich und verklebt erneut. Bessere Ergebnisse erbringen **arthroskopische Arthrolysen**, die für einen späteren Zeitpunkt geplant werden sollen.
▶ Nachfolgend muss die Physiotherapeutin behutsam mehrmals am Tag behandeln, **um das Kniegelenk frei zu halten** (nach Mayr [1999, 2000]: Schmerz und Überdosierung als Ursache für Arthrofibrosen!)

6. Progressiver Muskelaufbau
Die Verbesserung der Kraft ist erst in der Phase der Teilbelastungsstabilität ein Schwerpunkt der physiotherapeutischen Behandlung. Per Definition wird die Kraft eines Muskels über **Widerstandsarbeit** verbessert. Zur Sicherung des Kniegelenkes wird die Kraft des M. quadriceps, der Muskeln des Pes anserinus, des M. glutaeus maximus, der Mm. ischiocrurales und des M. gastrocnemius **in der geschlossenen Kette** (Bizzini 2000) verbessert. Bei Verletzungen unterschiedlicher Bänder müssen auch **strukturbezogene Winkelstellungen des Kniegelenkes** gewählt werden, die eine adäquate Belastung garantieren.

▶ Der Zeitpunkt der Belastung, die Belastungsdosierung und die Bewegungsform, statisch oder dynamisch, müssen **mit dem Operateur abgesprochen** sein und stufenweise der korrekten und reizlosen Ausführung entsprechend langsam gesteigert werden. Der Therapeut, aber auch der Patient, muss lernen, Ermüdungszeichen zu erkennen und Wiederholungen und Pausen richtig einzusetzen (s. Konzept List und Mayr, S. 260, 261).
▶ Der Muskelbefund, die Richtungen der Instabilitäten und die Stabilität der Frakturen und Bandplastiken oder Bandfixationen oder Frakturen geben an, welche Muskeln schwerpunktmäßig und in welcher Situation gekräftigt werden müssen.
▶ An **Techniken in der offenen und geschlossenen Kette** kommen zur Anwendung:
- Bewegen und Halten gegen angepassten/optimalen Widerstand.
- Wiederholte Kontraktionen aus dem PNF-Programm in abgeänderter Form.
- Bewegen und Halten gegen Gerätewiderstand.
- Bewegen und Halten mit Bodenkontakt, Einsatz des Körpergewichtes (nach Bizzini 2000).
- PNF-Stabilisation und Bewegungsfolgen im Türrahmen (nach Göhler).

Eine Auswahl von Übungsfolgen verschiedener Autoren sind effektiv, **wenn sie Struktur und Befund bezogen angewendet werden.** Dies gilt auch für Übungen nach der Funktionellen Bewegungslehre von Klein-Vogelbach.
▶ Das PNF-Programm (evtl. abgeändert) bietet viele Bewegungsmuster an, die die genannten Muskeln innerhalb der vorgegebenen Bewegungsgrenzen dynamisch und statisch fordern.

Warnung
Nach vorderer Kreuzbandplastik darf kein isoliertes Quadrizepstraining durchgeführt werden!

▶ Bis zur vollen Belastbarkeit des Kniegelenkes dürfen **keine Rotationswiderstände distal der Verletzung** gesetzt werden. Voraussetzung dafür ist eine korrekte Beinachsenkontrolle. Zunächst werden proximale, später distale Widerstände gesetzt (s. **Abb. 14.15**).

▶ Übungen aus dem **Gebhard-Übungsprogramm**, das bei statischer Quadrizepsarbeit eine exzentrisch-dynamische Muskelarbeit der Hüftgelenkbeuger fordert, sind sinnvoll anzuwenden.

Gebhard beschrieb schon in den 30er-Jahren exzentrisch-dynamische Diagonalbewegungen des Hüftgelenkes bei statischer Kniekontrolle zur Verbesserung der Muskelfunktion.

a) Flexion/Abduktion, Rotationsnullstellung zur Extension/Adduktion und
b) Flexion/Adduktion, Rotationsnullstellung zur Extension/Abduktion.

▶ Gegen manuellen Widerstand am Oberschenkel eignen sich diese Übungen gut zur Behandlung von **Patienten mit Kniegelenkinstabilitäten**, da die Kniegelenkstellung sicher gehalten werden muss. Werden Haltephasen eingebaut, können aktive Umkehrbewegungen der Sprunggelenke hinzukommen.

▶ Das Erarbeiten der **Kniestreckung** ist vorrangiges Ziel der Frühbehandlung nach **Frakturen oder dorsalen Instabilitäten.** Ist sie deutlich verbessert, wird schwerpunktmäßig an der **Kniebeugung** gearbeitet. Dynamische Widerstandsübungen für die Kniegelenkbeuger sollen erst nach Beseitigung des Gelenkergusses begonnen werden.

▶ Bei der Behandlung **ventraler Instabilitäten** ist es umgekehrt, die Mm. ischiocrurales sollen schon in der Frühbehandlung, auch in der Donjoy-Schiene (etwa bei 30° Flexion), gekräftigt werden (s. ◘ **Abb. 16.15a**).

▶ Günstige **Ausgangsstellungen** sind der Sitz an der Bettkante oder die Bauchlage. Bei Tibiakopffrakturen muss die Widerstand gebende Hand dicht unterhalb der Kniekehle liegen.

Das Üben der Kniestreckung gegen Theraband, das um den Fuß geschlungen ist, eignet sich zum selbständigen Üben (s. ◘ **Abb. 15.12a**)

Entsprechend der erreichten Kniestabilität und Vollbelastungsfähigkeit werden neben dem Theraband Zuggeräte und evtl. die Beinpresse eingesetzt (◘ **Abb. 16.25**).

Bei klinisch festen **Tibiakopffrakturen** können die Zuggeräte am proximalen Unterschenkel, nahe am Gelenk, platziert werden; ist die Fraktur noch nicht fest, müssen die Schlaufen am Oberschenkel proximal der Fraktur angelegt sein.

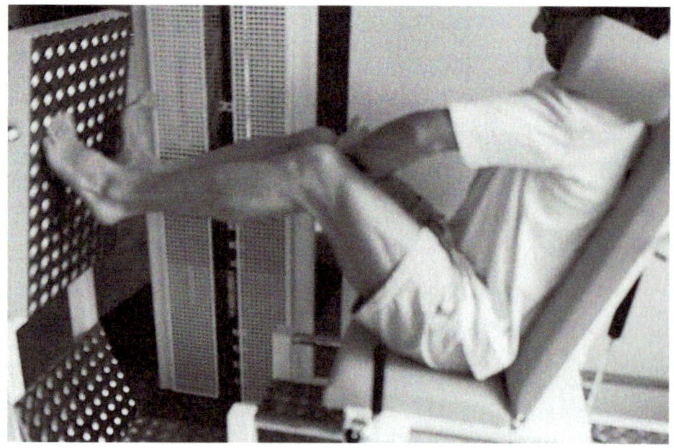

◘ **Abb. 16.25.** Üben der Kniegelenkstabilität in der Beinpresse

▶ Isokinetische Geräte dürfen **nach Bandplastiken** nicht vor Ablauf des Normprogramms (16. Woche) verwendet werden; der Operateur muss die Verantwortung dafür tragen. Selten wird die Erlaubnis zur Arbeit mit isokinetischen Geräten nach Frakturen gegeben.

Wichtig

Der ökonomische Einsatz der Muskelkraft in der Funktionsausübung, z. B. beim Gehen, Stehen, Laufen, Bücken usw. ist wichtiger als die isolierte Kraftleistung.

7. Kontrolle des Kniegelenkes in Bewegung und Belastung

Die **Schwerpunkte der Frühbehandlung** sollen die Schulung der sensomotorischen Kniegelenkkontrolle, der Ausdauer und Koordinationsfähigkeit sein

▶ Die Entscheidung, ob einzelne Phasen des Gehens: Fersenkontakt, Gewichtübernahme, Mittelstand, Vorfußbelastung und Fersenablösung statisch und dynamisch vorgeübt oder in ihrem Ablauf durch Bodenkontakt und Gewichtverlagerung geschult werden sollen, hängt von **mehreren Faktoren** ab.

- Junge sportliche Patienten mit gutem Körpergefühl können ein Programm durchlaufen, das dem physiologischen Gehmuster entspricht (s. Bizzini 2000).
- Bei alten und wenig geübten Patienten müssen die einzelnen Arm- oder Bein- Beckenmuster vorgeübt werden, z. B. symmetrische Stützarmmuster für das Dreipunktgehen.

- Bei Patienten, die eine Fraktur erlitten haben, muss die Stabilität der Osteosynthese und die Frakturheilung berücksichtigt werden, d. h. nicht alle Verletzungen können in der frühen Behandlungsphase in der geschlossenen Kette üben.

▶ **Für den Zweipunktgang oder den Vierpunktgang** werden dann Stützarm- und Standbeinfunktionen vorgeübt. Entsprechend werden Schwungarm und Schwungbein zusammen geübt. Jede Extremität kann dynamisch oder statisch arbeiten oder als Umkehrbewegung kombiniert gegen Führungskontakt, unter abgenommener Schwere oder gegen Widerstand üben. Dies ist auch aus dem Sitz möglich (◘ **Abb. 16.26** und **16.29**). Alle Kombinationsformen können auch gegen ein Theraband oder Zuggerät eingeübt werden.

▶ **Für die Mittelstandphase** wird das Beckenmuster Extension – Abduktion – Innenrotation gewählt, der Gegenarm übt symmetrisch mit. Die vorgegebene Belastungsstufe wird aus dem hohen Sitz und im Stand auf Waagen und unter Einsatz von Gehhilfen eingeübt (◘ **Abb. 16.18** und **16.22a, b**).

▶ Wird die Kniegelenksstreckung **in der Donjoy-Schiene** begrenzt, darf u. E. das Bein nur mit Sohlenkontakt belastet werden, da die Rollgleitbewegung gebremst wird und nach Hofmann hohe Belastungsdrucke auf die beiden Kniegelenke wirken. Das Gleiche gilt für Patienten, die ihre Knieachse im Stand nicht halten können. Dann muss eine individuelle Teilbelastung ermittelt und eingeübt werden.

▶ In der Übergangsphase zur Teilbelastung und Vollbelastung kann der Patient bei ausreichender Knieflexion (100° nach Mayr) selbständig gegen geringen Widerstand auf dem Standfahrrad üben.

▶ Die bereits erwähnten Stabilisationsübungen nach Göhler sollen vorgeübt und als Hausaufgabenprogramm verpflichtend durchgeführt werden (s. ◘ **Abb. 15.18–15.20**).

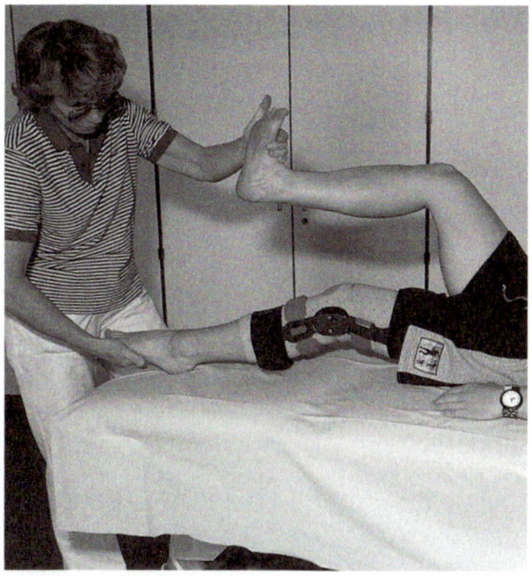

◘ **Abb. 16.26.** Reziprokes Gehmuster mit Orthese

8. Gehschulung

▶ Nach allen Verletzungen im Kniegelenkbereich beginnt die Gehschulung mit dem Einüben des Zweibeinstandes auf 2 Waagen im hohen Sitz und in Schritt- und Schlussstellung. Der Patient muss lernen, **die verordnete Belastungsstufe wahrzunehmen** und **seine Beinachse zu kontrollieren.** Zunächst soll er die korrigierende Hand der Physiotherapeutin spüren, die Stellung optisch aufnehmen, dann aber allein und ohne hinzuschauen die Belastung auf das Bein übernehmen.

▶ Beherrscht er dies, wird der **Einbeinstand geübt** und nachfolgend **eine Schrittfolge ausgeführt.** Er soll häufig über Waagen gehen, um das Gefühl für die richtige Belastungsstufe und Beinachsenkontrolle zu bekommen. Am besten sind Waagen, die in den Boden eingelassen sind.

▶ Kann der Patient **die Beinachse nicht halten**, muss die Belastung zunächst niedriger eingestuft werden. Über Auftrag oder Handkontakt am Becken, am Oberschenkel oder Unterschenkel können Korrekturen vorgenommen werden und die Belastung kann sich verbessern. Ein deutlicher Fersenkontakt wird als Impuls für eine Aktivität der Streckmuskulatur ausgenützt.

▶ Zwischengeschaltet werden **Stabilisationsübungen** auf weichem Bodenbelag oder einem Sportkreisel (s. ◘ **Abb. 16.24a, b**).

Stufenweises Steigern der Anforderungen wie z. B. Gehen mit Richtungswechsel in verschiedenem Tempo oder Federn auf weicher Unterlage oder auf dem Trampolin ist abhängig von der Beherrschung vorangegangener Übungsformen.

Ein Rehabilitationsprogramm (s. Behandlungskonzept Mayr und List nach Kreuzbandverletzungen. s. S. 260, 261) wird realistischer Weise in **Rehabilitationskliniken oder ambulanten Physiotherapie-Institutionen** durchgeführt.

Dort werden neben Einzelbehandlungen, auch Bewegungsübungen im Wasser durchgeführt. Diese müssen sorgfältig ausgewählt und auf ihren Effekt hin überprüft werden. **Längeres Verweilen im warmen Wasser führt bei nichtstabilen Kniegelenken zu erneuten Schwellungen und Reizergüssen.**

Warnung

Alle valgisierenden und rotierenden Übungen sind verboten, z. B. das Brust- oder Rückenschwimmen oder Scherübungen gegen Wasserwiderstand.

Nach 16 Wochen kann der Patient ein leichtes Lauftraining beginnen, wenn er wieder Sport betreiben will.

▶ Die **Vorbereitung zur Sportfähigkeit und Arbeitsfähigkeit** wird zusammen mit dem Operateur geplant.

Besonderheiten bei der Nachbehandlung nach Patellafraktur

▶ Nach einer AO-Zuggurtungs- oder Schraubenosteosynthese (s. **Abb. 16.8a–c**) soll nach Entfernung der Redondrainagen mit der **isometrischen Muskelarbeit des M. quadriceps** begonnen werden. Der Patient erhält eine Ruhigstellungsorthese in ca. 10°-Stellung für 6 Wochen. Aus dieser Schiene darf strecknah geübt werden. Sonst bleibt sie jedoch angelegt.

▶ Als **Techniken** kommen in Frage:

- Endstellung halten gegen Führungskontakt bei abgenommener Beinschwere.
- Dynamisches Bewegen im Hüftgelenk bei gestrecktem Kniegelenk gegen manuellen, angepassten Widerstand oberhalb der Patella.
- Unterschenkel unterstützt, Betonung auf Vastus medialis des M. quadriceps).
- Dynamische Kniegelenkstreckung über Hüftgelenkstreckung (vertauschen Punktum fixum und mobile).
- Aktive dynamische Beugung (über 30° hinaus erst nach Resorption des Gelenkergusses und Frakturheilung, für 6 Wochen ca. 0–0–60°).
- Stabilisation bei Bodenkontakt in strecknaher Kniegelenkposition.
- Gehen mit schmerzfreier Teilbelastung und Schiene (6 Wochen).

▶ Nach klinischer Konsolidierung wird die Gleitfähigkeit der Patella erarbeitet. Bleibt an der Gelenkfläche der Patella eine Stufe bestehen, muss mit langwierigen Beschwerden und einer retropatellaren Arthrose gerechnet werden.

▶ Nach 7 Wochen darf **Vollbelastung ohne Schiene und freies Treppensteigen** begonnen werden, wenn das Kniegelenk reizlos ist. In Belastung darf das Knie nicht mehr als 40° gebeugt sein. Die Orthese wird stufenweise abtrainiert.

Besonderheiten bei der Nachbehandlung nach Kondylenfraktur

Die Kondylenfrakturen (s. **Abb. 16.5a–d** und **21.15a–c**) sind schwere Gelenkfrakturen, die häufig innerhalb einer Serie von Frakturen vorkommen (Polytrauma).

▶ Die **Dosierung einer frühen Übungsbehandlung** richtet sich nach dem Gelenkerguss und der Stabilität der Osteosynthese (Kondylenplatte) und dem Allgemeinzustand des Patienten.

▶ Übungsstabilität kann für die Beuge-Streck-Bewegung des Kniegelenkes, jedoch nicht für die Rotation, bestehen. **Dynamische Rotationsbewegungen des Oberschenkels sind deshalb nicht erlaubt.** Muskeln, die das Kniegelenk und die Fraktur sichern, dürfen auf Teststufe 3 beansprucht werden, dies entspricht einer Stabilisation des Beines mit Boden-/Sohlenkontakt.

▶ Bei Bewegungen des Unterschenkels wird passiv über den Kondylen fixiert.

▶ Der **Einsatz der Motorschiene** darf **nur im schmerzfreien Bereich** erfolgen, der Fuß darf nicht fixiert sein. (Zunächst wird sie maximal auf 0–20–60° eingestellt.)

▶ **Gehen mit Sohlenkontakt** ist für 6–8 Wochen vorgesehen, dann kann die Belastung individuell je nach Funktionsverbesserung gesteigert werden. Bei guter Konsolidierung kann ab der 10.–12. Woche mit der **Vollbelastung** begonnen werden, dann muss die Beinachse absolut stabil sein.

Besonderheiten bei der Nachbehandlung nach Tibiakopffraktur

Die Tibiakopffraktur ist ebenfalls eine Gelenkfraktur.

▶ Die **Behandlungsdosierung** richtet sich nach dem Gelenkerguss, der Stabilität der Abstützplatte und

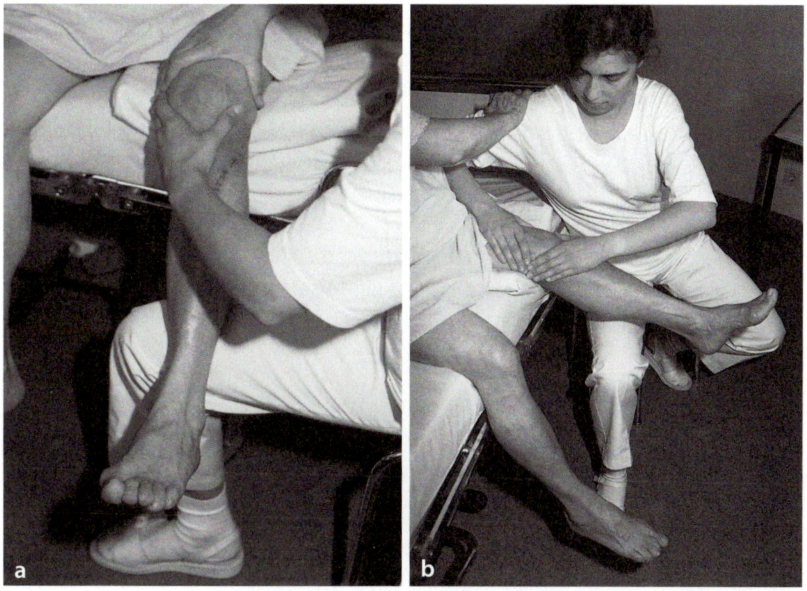

Abb. 16.27. **a** Kontakt und Ausgangsposition zur Quadrizepsspannung nach Tibiakopffraktur. **b** Verstärkung über gegenseitigen Arm

der evtl. zusätzlich durchgeführten Spongiosaplastik (s. **Abb. 16.6a, b**).

- Der **Führungkontakt/Widerstand** wird **für die Kniestreckbewegung** so dicht wie möglich unterhalb der Patella angelegt (**Abb. 16.27a, b**). Das bedeutet, dass die Hand der Physiotherapeutin über der Fraktur liegt. Bei Abnahme der Schwere sollte die unterstützende Hand bis unter die Kniekehle reichen, der Unterschenkel des Patienten liegt dann auf dem Unterarm der Therapeutin. Effektvoll kann auch die Technik des **Vertauschens von Punctum fixum und Punctum mobile** eingesetzt werden, d.h. bei unterstütztem Unterschenkel wird der Oberschenkel aktiv bewegt.
- Bei aufliegendem Bein sollen die Fußheber und der M. glutaeus maximus die Kniestreckung fazilitieren (**Abb. 16.28**).
- Eine **Bewegungsbegrenzung von 0–20–60°** wird meist für die ersten Wochen verordnet. Frühzeitig muss mit der **Patellamobilisation** begonnen werden. Die Kokontraktionen von Fußhebern und M. gastrocnemius oder Plantarflexoren mit M. quadriceps sichern die Fraktur.
- Bei bestehender Übungsstabilität werden alle Übungskombinationen **gegen Führungskontakt oder gegen Eigenschwere** geübt. Dies ist auch auf der Waage mit Bodenkontakt möglich.

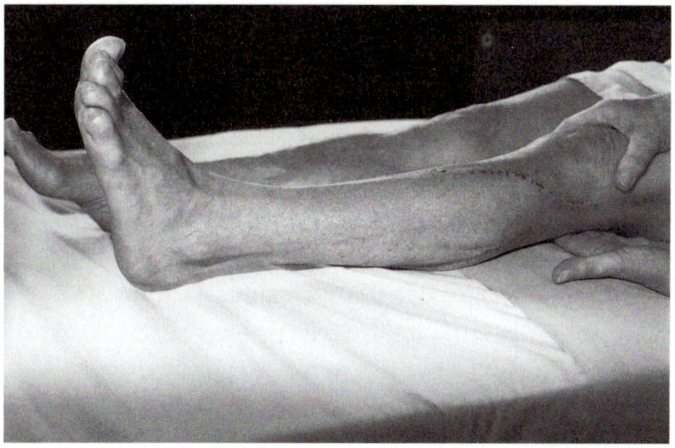

Abb. 16.28. **Rückenlage: Quadrizepsstimulation über Stretch an der Patella mit gleichzeitiger M. glutaeus maximus-Spannung** (Tibiakopffraktur, frühe Phase)

- Bei reizlosem Heilungsverlauf kann der Patient **ohne Gipsschiene** behandelt werden.
- **Aufstehen mit Sohlenkontakt** wird bei stabilen Osteosynthesen für 6–8 Wochen durchgeführt. Die Belastung wird individuell wie bei der Kondylenfraktur gesteigert. Individuelle Verordnungen müssen bei einer Spongiosaunterfütterung beachtet werden.
- Instabile Osteosynthesen erhalten einen **Liegegips** für 6–8 Wochen.

▶ Bei Tibiakopffrakturen darf die **Motorschiene** nur verwendet werden, wenn die Fraktur **übungsstabil versorgt** wurde und die Behandlung nicht zu einem schmerzhaften Reizknie führt. (Die Bewegungsgrenze wird in der Regel auf 0–20–60) festgelegt.

Warnung

Bei Knorpeldefekten und Refixationen darf die Motorschiene nicht verwendet werden. Eine ca. 4-wöchige Gipsruhigstellung ist angezeigt.

Besonderheiten bei der Nachbehandlung nach isolierten Meniskus- oder Kollateralbandverletzung

▶ Meniskusrefixationen bedürfen einer Ruhigstellungszeit **in der Donjoy-Ruhigstellungsschiene.** Wichtige Kriterien der Frühbehandlung sind die **Beherrschung des Gelenkergusses** und die **Stabilität des Gelenkes.**

▶ Nach einer Meniskusrefixation wird die Bewegung für 6 Wochen auf 0–10–70/90° begrenzt. Die Patienten sollen solange **Sohlenkontakt** ausführen, bis das Kniegelenk reizlos ist (ca. 4–6 Wochen). Zum Aufstehen wird die **Orthese** getragen.

▶ Die **Übungstherapie** konzentriert sich auf die Sicherung des Kniegelenkes durch **statisches Training** des M. quadriceps, der Pes-anserinus-Gruppe und der Kniebeuger in entlasteter Stellung und bei Sohlenkontakt.

▶ Nach **Teilmeniskektomie** wird heute i. allg. keine Ruhigstellung mehr durchgeführt. Die physiotherapeutische Behandlung beginnt am Tag, an dem die Redondrainagen entfernt werden, und konzentriert sich in den ersten Behandlungstagen auf eine **sorgfältige Gelenkergussbehandlung.** In der Regel wird **Sohlenkontakt** für einige Tage verordnet, dies ist jedoch abhängig von dem Reizzustand des Gelenkes. Nach ca. 2 Wochen sollte es möglich sein, die **Belastung stufenweise zu steigern.**

Innenbandverletzungen kommen seltener isoliert, häufiger als **Kombinationsbverletzung** mit einem Meniskus- oder zentralen Bandriss vor. **Isoliert** werden sie wie eine Meniskusrefixation behandelt.

Die **muskuläre Sicherung** verläuft über die Pes anserinus Gruppe und den Vastus medialis des M. quadriceps, diese ist Schwerpunkt der frühen Physiotherapie.

▶ Wesentlich seltener kommen **Außenbandverletzungen** vor. Sie werden vom Prinzip her gleich behandelt. Die Muskelkette verläuft nun über die Fußpronatoren und Fußheber zum M. vastus lateralis, M. tensor fasciae latae und den kleinen Glutäen.

▶ Die meisten **operativen Eingriffe** werden **arthroskopisch** und **ambulant** vorgenommen. Da Knieband- und Meniskusverletzungen häufig junge, sportliche Patienten betreffen, sind die Entlastungszeiten wesentlich kürzer als früher. Der Muskelaufbau richtete sich nach den individuellen Fähigkeiten und sollte immer progressiv sein und sich an den Funktionsverbesserungen orientieren.

Schüleraufgabe

- Legen Sie einen Behandlungsplan fest für einen Patienten nach operativ versorgter anteromedialer Instabilität 6 Wochen nach Patellasehnenimplantation.
- Welche Möglichkeiten aus der Manuellen Therapie kennen Sie, die zur Verbesserung der Kniegelenkstreckung bei einer konsolidierten Tibiakopffraktur verordnet wurde?

Übungsbeispiele: Operativ versorgte Tibiakopffraktur

(Die Übungsbeispiele der Spätphase gelten für alle Verletzungsarten)

Ausgangsposition

Rückenlage, Lagerung in bestmöglicher Streckstellung.

Kontakt wird gegeben, solange Übungsstabilität besteht, angepasster Widerstand bei Teilbelastbarkeit.

Übung

▶ Isometrisches Spannen des M. quadriceps.

Kontakt: Eine Hand medial/ventral dicht oberhalb der Patella, 2. Hand unter der Kniekehle.

Übungsauftrag: »Drücken Sie die Kniekehle gegen die Hand und strecken Sie das Kniegelenk!«

▶ **Dasselbe** mit distalem Spannungsaufbau über die Fußheber, die 2. Hand der Physiotherapeutin liegt auf Fußrücken und -innenrand.

▶ **Dasselbe,** aus unterstützter 20°-Knieflexion mit Abheben der Ferse von der Unterlage, ohne distalen Kontakt.

Übung

▶ Exzentrisch dynamische Flexion des Hüftgelenkes bei statischer Arbeit der Mm. quadriceps und tibialis anterior.

Kontakt/Widerstand:

- Beide Hände ventral am distalen Oberschenkel.
- Eine Hand ventral am Oberschenkel, die andere plantar an der Ferse.

Übungsauftrag: »Versuchen Sie, das gestreckte Bein oben zu halten,dann langsam absenken«.

Übung

▶ Flexion/Adduktion exzentrisch- dynamisch bei statischer Arbeit der Mm. quadriceps und tibialis anterior.

Kontakt/Widerstand:

- Beide Hände ventral/medial distal am Oberschenkel.
- Eine Hand ventral/medial distal am Oberschenkel, die 2. Hand proximal am Unterschenkel.

▶ Bei allen Übungen sollte eine **Rotationsnullstellung eingehalten werden.**

▶ Kann die Eigenschwere nicht gehalten werden, wird unter Abnahme der Beinschwere mit Kontraktionshilfen am Oberschenkel und entsprechenden Verstärkungstechniken geübt (mit Eis über M. quadriceps reiben).

Wichtig

Die am Oberschenkel liegende Hand muss immer stärker sein als die distale. Letztere gibt je nach Befund Kontakt oder Widerstand und versucht, eine leichte Traktion anzusetzen.

Übung

▶ Flexion/Adduktion bei gestrecktem Bein exzentrisch-dynamisch gegen Eigenschwere.

Kontakt/Widerstand: Keiner.

Übungsauftrag: »Senken Sie langsam das gestreckte Bein von oben/innen nach unten/außen!«

▶ **Dasselbe** aus Hüftgelenkbeugung ohne Adduktion oder Rotation.

▶ Ist die Muskelteststufe 4 erreicht, können alle angegebenen Übungen auch gegen Theraband ausgeführt werden. Die Schlaufe liegt dann entsprechend den zuvor beschriebenen Angaben für die Widerstand gebende Hand der Physiotherapeutin.

Ausgangsposition

Hoher Sitz an der Bettkante.

▶ Bei Belastungsstufe Sohlenkontakt oder Teilbelastung.

Üben mit Bodenkontakt und Gewichtsübernahme muss der Tragfähigkeit der Fraktur, d.h. der Frakturheilung und Reizlosigkeit des Kniegelenkes angepasst werden.

Übung

▶ Stabilisation der Beinachse auf der Waage.

Kontakt/Widerstand: Eine Hand distal am Oberschenkel, eine Hand proximal am Unterschenkel (ohne Rotationskontakt).

Übungsauftrag: »Versuchen Sie die Stellung zu halten«.

▶ Zur Erarbeitung der Vollbelastung:

- Zweibeinstand auf Boden oder labilen Unterlagen, Einbeinstand in strecknaher Position, anfangs auf Waagen.
- Stabilisation der Beinachse gegen manuellen Widerstand, gegen Theraband oder Züge

Übungsauftrag: »Versuchen Sie, die Stellung zu halten« (s. ◘ **Abb. 16.30, 16.31, 14.15**).

Ausgangsposition

Sitz mit aufliegendem Oberschenkel.

Übung

▶ Dynamische Kniestreckung mit betonter Bewegungsfolge (s. ◘ **Abb. 15.8, 15.11, 16.27a, b**).

Kontakt/Widerstand: ventral, proximal am Unterschenkel, später distal.

Aktive Fixation: Oberschenkel, distal, dorsal.

Übungsauftrag: »Lehnen Sie den Oberschenkel gegen die Hand der Therapeutin, strecken Sie das Knie ein Stück, halten, weiterstrecken, etwas nachgeben, wieder strecken usw.!«

Übung

- Flexion/Adduktion zur Kniestreckung mit betonter Bewegungsfolge für das Kniegelenk. Kontraktionshilfen über dem Vastus medialis des M. quadriceps setzen.

Kontakt/Widerstand: Oberschenkel medial/ventral, am Fußrücken und -innenrand nur Kontakt.

Übungsauftrag: »Ziehen Sie den Fuß nach oben/innen, strecken Sie das Knie ein Stück, heben Sie das Bein nach oben/innen, halten, weiter durchstrecken, am Knie etwas nachgeben, weiterziehen usw.!«

- **Dasselbe** ist auch möglich mit aktiven betonter Bewegungsfolge des M. quadriceps, ohne Führungskontakt als freie aktive Übung (die Dosierung ist dabei sicherer!).
- **Dasselbe** mit betonter Bewegungsfolge für den M. tibialis anterior.

Übung

- Isometrisches Spannen des M. gastrocnemius.

Kontakt/Widerstand: Proximal, dorsal am Unterschenkel.

Aktive Fixation des Oberschenkels nach ventral.

Übungsauftrag: »Lehnen Sie den Oberschenkel gegen die Hand der Therapeutin, spannen Sie den Unterschenkel nach unten, halten und lockerlassen!«

Übung

- Betonte Bewegungsfolge für Kniebeuger.

Kontakt/Widerstand: Anfangs proximal, dorsal am Unterschenkel, später distal an Fußsohle.

Fixation: s. oben.

Übungsauftrag: »Lehnen Sie den Oberschenkel gegen die Hand der Therapeutin, beugen Sie das Knie, halten, weiterbeugen, etwas nachgeben, wieder beugen usw.

Ausgangsposition

Hoher Sitz oder Zweibeinstand.

Übung

- Dynamische und statische Kniebeugung mit Bodenkontakt/Teilbelastung oder Vollbelastung in verschiedenen Winkelstellungen von Knie- und Hüftgelenken.

Übung

- Mobilisation der Beugekontraktur mit PNF-Techniken: »Chirurgische Technik«, »Rhythmische Stabilisation – Entspannen«, anfangs ohne Widerstand, »langsame Umkehr – Halten – Entspannen«. Keine Rotation im Kniegelenk zulassen! Alle Mobilisationstechniken werden unter leichter Traktion ausgeführt. Die Hände der Physiotherapeutin liegen dicht am Gelenkspalt.
- Anschließend wird durch Halten in Endstellung gegen Kontakt oder Widerstand der gewonnene Bewegungsweg ausgenützt.

Übung

- Mobilisation der Streckkontraktur (nur wenn kein Gelenkerguss vorhanden ist) mit gleichen Techniken, anschließend Endstellung halten oder Üben in der geschlossenen Kette bei vorgegebener Belastungsstufe.

Ausgangsposition

Bauchlage.

Übung

- Kniebeugung mit betonter Bewegungsfolge bei statischer Arbeit der Hüftstrecker.

Kontakt/Widerstand: Dorsal proximal am Unterschenkel.

Fixation: Aktiv, distal und ventral am Oberschenkel.

Übungsauftrag: »Lehnen Sie den Oberschenkel gegen die Hand der Therapeutin, ziehen Sie den Fuß nach unten und beugen Sie das Knie, halten, weiterziehen, etwas nachgeben, wieder beugen usw.!«

Ausgangsposition

Rückenlage.

Übung

- Bridging, abgewandelt durch Unterlagerung des distalen Oberschenkels mit einer festen Rolle oder einem Keilkissen (Entlastung des Unterschenkels in der Frühphase).

▶ Stabilisation der Bridgingposition oder dynamische Bewegungsfolge (s. auch ◻ **Abb. 16.21, 12.7, 12.11** und **12.12**) in der Rehabilitationsphase.

Übung

▶ Gehmuster: Das 2. Bein ist aufgestellt, spannt in Flexion/Abduktion, der gegenseitige Arm spannt gegen das Bett in Extension/Abduktion/Innenrotation, das übende Bein zieht in Extension/Abduktion/Rotationsnullstellung bei gestrecktem Knie.

Technik: Bewegen und Halten.

Kontakt/Widerstand: Dorsal/lateral am distalen Oberschenkel und proximal/dorsal am Unterschenkel.

Übungsauftrag: »Spannen Sie den Arm gegen das Bett, lehnen Sie sich mit dem Knie gegen meine Hand, jetzt strecken Sie Zehen und Fuß und stoßen das Bein nach unten/außen, halten!«

Übung

▶ Für die Schwungphase: Flexion/ Adduktion/Rotationsnullstellung.

Technik: Bewegen und Halten. Das 2. Bein liegt in Extension/Abduktion und spannt gegen die Hand der Therapeutin.

Kontakt/Widerstand: Am übenden Bein distal am Oberschenkel oder proximal am Unterschenkel, ventral, medial, später bei Teilbelastung auch am Fuß (s. auch ◻ **Abb. 16.26** für einen Patienten mit Knieinstabilität und Orthese).

Übungsauftrag:z.B. »Spannen Sie das linke Bein gegen die Hand der Therapeutin nach unten außen, ziehen Sie rechts Zehen, Fuß und Knie hoch zur Gegenschulter, halten, lockerlassen!«

▶ Vorüben des reziproken Gehmusters ist auch gegen Führungskontakt in einzelnen Sequenzen aus dem Sitz sinnvoll (◻ **Abb. 16.29**).

Ausgangsposition

Stand auf Boden oder Waage.

Übung

▶ Dasselbe gegen Theraband oder Züge.

Die Schlaufen werden entsprechend der Dosierungsstufe an 2 oder 3 Extremitäten angelegt. Haltearbeit gegen die Schlaufen kann von den Armen symmetrisch oder asymmetrisch geleistet werden (s. ◻ **Abb. 16.30** und **15.16**).

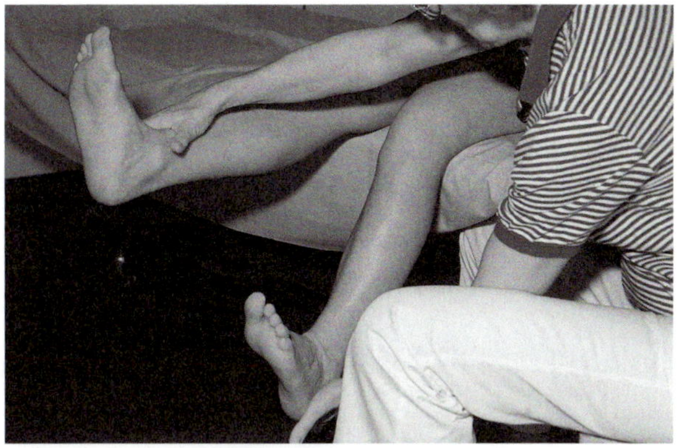

◻ Abb. 16.29. Sitz: Üben der Kniebeuger mit Verstärkung durch das rechte Bein, reziprokes Gehmuster

Ausgangsposition

Zweibeinstand, Einbeinstand mit/ohne Gehhilfen und auf Waagen (s. ◻ **Abb. 16.22a, b, 16.23a, b**).

Übung

▶ Stabilisation der Beinachse strecknah und bis ca. 40° Knieflexion.

Übung

▶ Stabilisation im Stand vor dem Spiegel, auf Waagen, später auch auf der Matte, auf dem Schaukelbrett, dem Trampolin oder Sportkreisel (s. ◻ **Abb. 16.24a, b**). Die Patientin darf sich an der hohen Bank abstützen.

Übung

▶ Stabilisation in Schluss-, Schritt- oder Grätschstellung.

Widerstand: Am Becken, Oberschenkel, Schultergürtel, Kopf entsprechend richtungsweisend. Wird manueller Widerstand gegeben, sollte er langsam zunehmen, so dass die Muskelleistung sich darauf einstellen kann. Der Gegenzug durch Geräte wird vom Patienten selbst kontrolliert und von der Physiotherapeutin angepasst (s. ◻ **Abb. 12.10, 16.30** und **16.31a, b**).

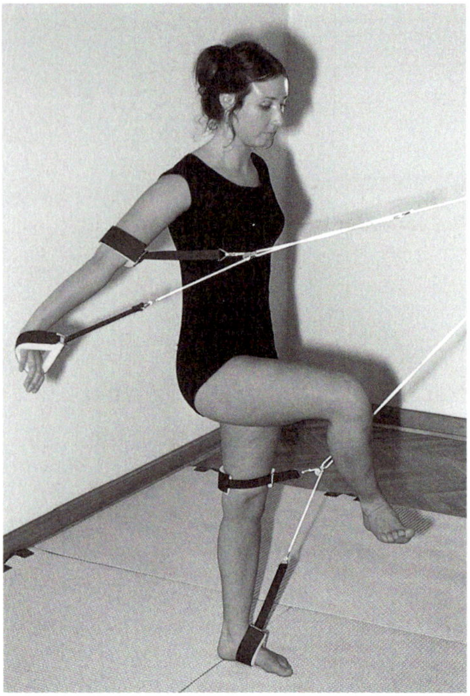

Abb. 16.30. Gehmuster im Stand gegen Zuggerät

Wichtig

Wenn die Kniestabilität im Stand nicht ausreicht, ist die Anforderung zu hoch; erneutes Üben im Liegen ist erforderlich. Gehen mit Unterarmstützen ist wieder angezeigt, die Belastung muss reduziert werden.

Übungen

► Gehen mit vorgegebener Belastungsstufe und Kontraktionshilfen am Becken und entsprechenden Hilfsmitteln.

► In der Spätphase, wenn **Vollbelastung (ca. 16. Woche)** und bei Patienten nach Kapselbandläsionen **die Sportfähigkeit** wiedererlangt werden soll, können folgende Übungsformen Anwendung finden:

- Federn am Ort, auf dem Trampolin oder einer weichen Matte.
- Traben, Laufen, mit Wechsel auf weicher Matte und Normboden.
- Laufen und Gehen mit Ballprellen, -werfen, -rollen.

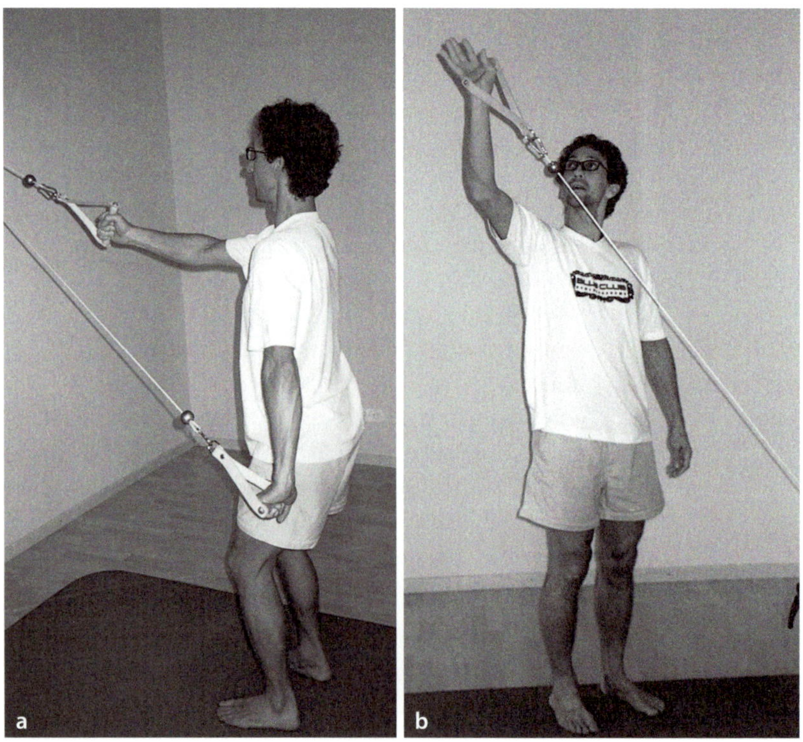

Abb. 16.31a, b. Stabilisation des Standes **a** in leichter Beugung, **b** in Lotstellung mit Rotationsstabilisation durch den einen Arm gegen Zuggerät

- Richtung wechseln beim Gehen und Laufen.
- Stabilisation auf dem Trampolin im Wechsel mit Federn.
- Tempowechsel, Abbremsen.
- Laufband.
- Sportart bezogene Übungsformen.

▶ Die Übungen können auch durch dynamische Bewegungen gegen Hanteln oder Züge gesteigert werden und die Rotationsstabilität fordern (s. **Abb. 7.23a–d**).

▶ Als **Hausaufgabenprogramm** werden Übungen im Türrahmen (Göhler) empfohlen und vorgeübt (s. **Abb. 15.18 – 15.20**).

Literatur

Bizzini M (2000) Sensomotorische Rehabilitation nach Beinverletzungen, Thieme Stuttgart New York

Cailliet R (1975) Knee pain and disability. Davis, Philadelphia

Göhler B (1993) PNF und Alltag. Pflaum, Müchen

Hofman G (1988) Quantitative Elektromyographie in der Biomechanik. Physik unserer Zeit 19/5: 132

Hofmann G (1992) Kraftmessungen an menschlichen Gelenken. Physik unserer Zeit 23/2: 75

Hüter-Becker A et al. (1999) Physiotherapie, Bd. 1, Biomechanik, Arbeitsmedizin, Ergonomie. Thieme, Stuttgart New York

Hüter Becker et al. (2002) Das Neue Denkmodell der Physiotherapie, Bd. 1, Bewegungssystem, Thieme, Stuttgart New York

Jakob RP, Stäubli HU (1990) Kniegelenk und Kreuzbänder. Anatomie, Biomechanik, Klinik. Springer, Berlin Heidelberg New York

Kapandji I (1985) Funktionelle Anatomie der Gelenke, Bd 2. Enke, Stuttgart

Loeweneck H, Liebenstund I (1994) Funktionelle Anatomie für Krankengymnasten. Pflaum, München

Mayr HO et al. (2000) Arthrolyse nach vorderer Kreuzbandrekonstruktion. Arthroskopie 13:60–65

Mayr MO (1999) Kniebandverletzungen: Diagnose und Therapie. Orthopädie 2, Nr.2

Noyes F (1980) Clinical biomechanics of the knee ligament restraints and functional stability. In: AHOS (ed) Symposium on the athletes' knee-surgical repair and reconstruction. Mosby, St. Louis Toronto London

Scherer MA et al. (1993) Biomechanische Untersuchungen zur Veränderung der Patellarsehne nach Transplantatentnahme. Aktuelle Traumatol 3: 129

Vosberg W (1993) Der Stellenwert des radiologischen Lachman-Tests bei der Erhebung von Langzeitergebnissen von Operationen am vorderen Kreuzband. Aktuelle Traumatol 1 (Sonderheft: 62)

Physiotherapeutische Behandlung nach Unterschenkelfrakturen

Einteilung

- Isolierte Tibiafraktur,
- isolierte Fibulafraktur (Schaft- oder Köpfchenfraktur),
- Unterschenkelfraktur, Tibia- und Fibulafraktur offen oder geschlossen.

Der AO-Klassifikation zufolge gilt folgende Einteilung:

A: Tibia Diaphyse, einfache Fraktur

- **A1** spiralförmig
- **A2** schräg
- **A3** quer.

B: Tibia Diaphyse, Keilfraktur

- **B1** Drehkeil
- **B2** Biegungskeil
- **B3** Keilfragmente.

Tibia distal, komplexe Fraktur

- **C1** spiralförmig
- **C2** etagenförmig
- **C3** irregulär.

Ursachen

- Direkte Gewalt als Stoß oder Biegungsmechanismus,
- indirekte Gewalteinwirkung über Torsion oder Stauchung, z. B. als
- Folge von Verkehrs-, Arbeits- oder Sportunfällen.

Richtlinien, Symptomatik und ärztliche Maßnahmen

Heute werden **Unterschenkelschaftfrakturen** in der Regel mit einer übungsstabilen Osteosynthese, vorzugsweise einem statisch verriegelten Marknagel (**Abb. 17.1 und 17.2**) versorgt. Letzterer ist für ca. 20 kg teilbelastungsstabil. **Offene Frakturen** und **Trümmerfrakturen** erfordern eine Stabilisation mit einem Fixateur externe (**Abb. 17.3** und **17.4**), Korrekturosteotomien werden vielfach mit einem Fixateur nach Ilizarow versorgt.

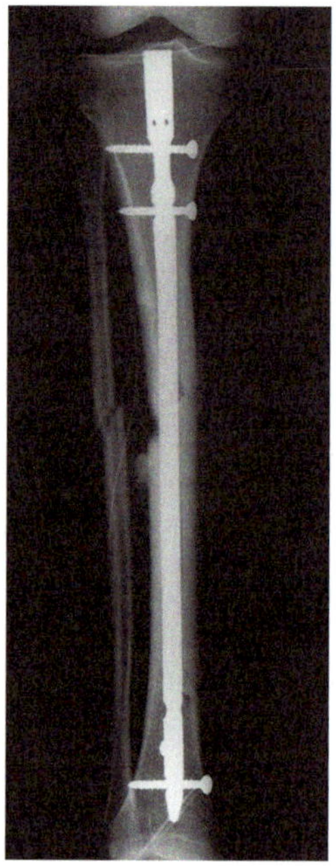

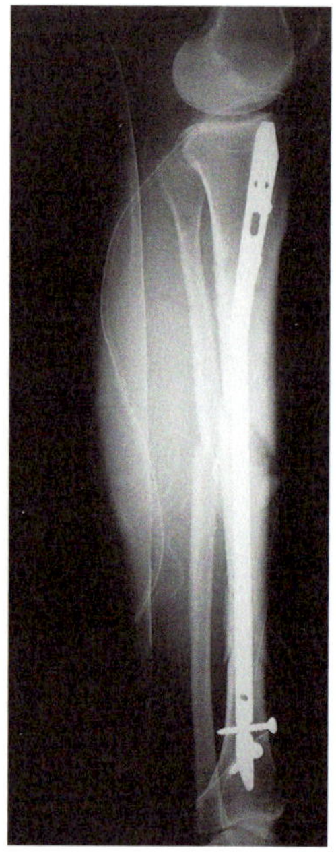

Abb. 17.1 *(links)*. Tibiaverriegelungsnagel nach Unterschenkelschaftfraktur

Abb. 17.2 *(rechts)*. Seitliche Ansicht

Aus sozialer Indikation, bei nicht dislozierten Frakturen, bei Kindern oder bei Patienten mit Mehrfachverletzungen kann eine primäre **konservative Behandlung** mit einem Sarmiento-Gips (**Abb. 17.5a, b**) durchgeführt werden. Sie sind jedoch die Ausnahme.

Die Fixateur-externe-Behandlungen stellen meist eine **Übergangsbehandlung** dar, die nach erster Konsolidierung durch eine interne Osteosynthese ersetzt oder mit Gips weiterbehandelt wird. Grund für die zeitlich begrenzte Versorgung ist der fehlende Druck auf die Fragmente, der zum Knochenaufbau notwendig ist.

Erstgradig offene Frakturen können innerhalb der ersten 6–8 Stunden mit einem Verriegelungsnagel versorgt werden. Ist dies nicht möglich, soll die Wundversorgung abgeschlossen sein. Zwischenzeitlich wird eine Extensionsbehandlung bis zur Nagelung in der 2. Woche nach dem Unfall durchgeführt. Wie bei der Femurnagelung wird eine Marknagelung ohne Aufbohrung des Markkanals empfohlen. Als Schutz gegen eine eventuelle Infektion wird ein Antibiotikum gegeben.

Ein sorgfältiges Debridement des Weichteilschadens ist von großer Bedeutung (s. Kap. 21).

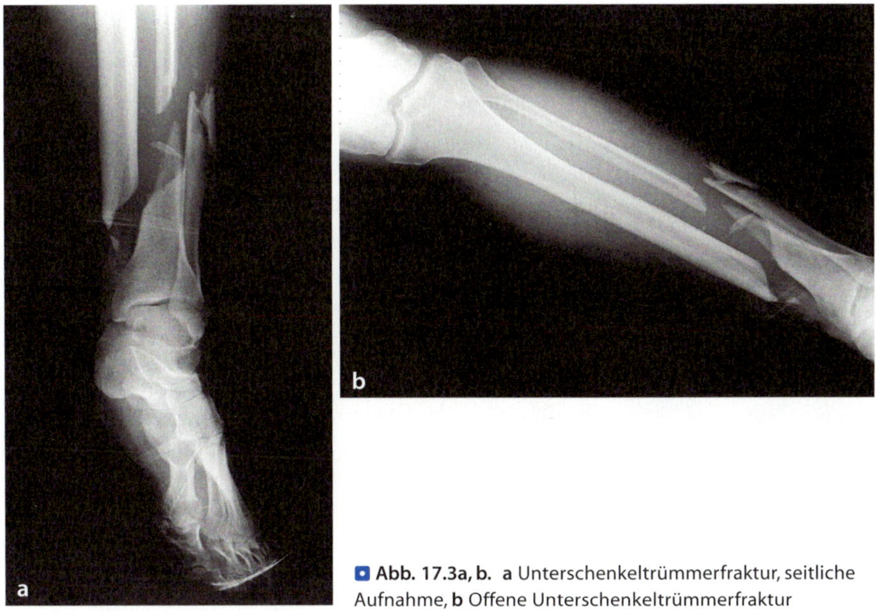

Abb. 17.3a, b. **a** Unterschenkeltrümmerfraktur, seitliche Aufnahme, **b** Offene Unterschenkeltrümmerfraktur

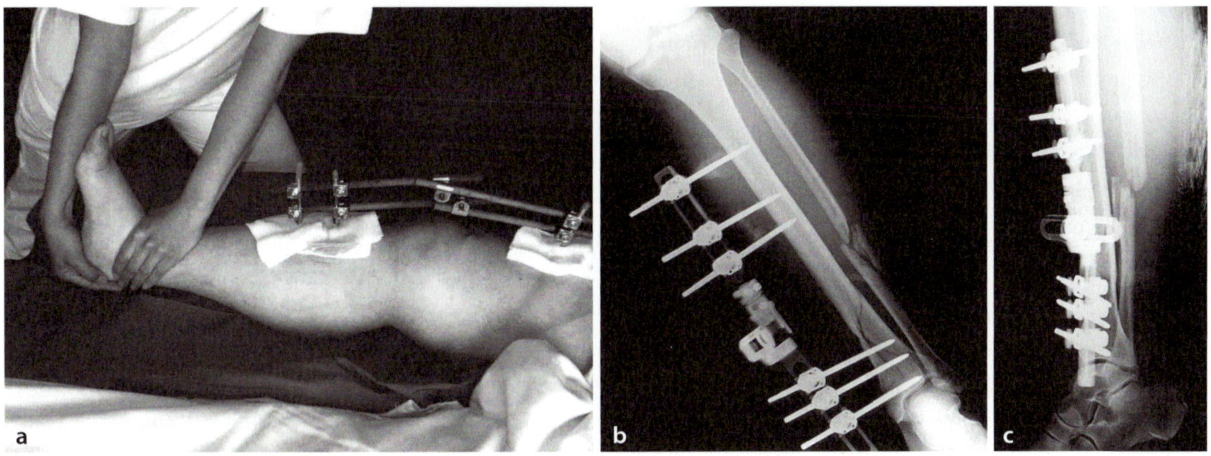

Abb. 17.4a–c. **a** Klinisches Bild, **b, c** Fixateur externe

Zweitgradig und drittgradig offene Frakturen dürfen nicht genagelt werden, sie erhalten einen Fixateur externe.

Ein kompromissloses Debridement mit Entfernung aller avitalen Muskelteile ist unabdingbar und mindestens noch ein 2. Mal nötig. Ein Hautverschluss darf nicht vorgenommen werden. Er ist erst nach ca. 8 Tagen möglich und erfordert meist eine Hautdeckung mit Spalthaut, einem mikrovaskulären Haut-Muskellappen oder einem Fasziokutanlappen.

Alle Osteosynthesen, bei denen das Hämatom nicht während der Operation abgesaugt werden konnte, bergen die Gefahr eines nachfolgenden sog. **Kompartmentsyndroms** in sich.

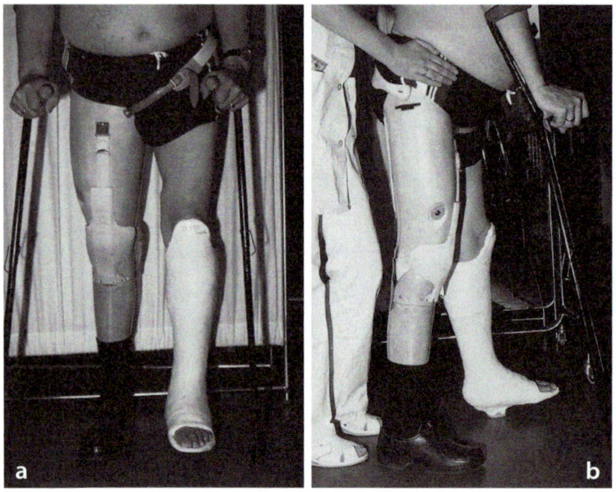

Abb. 17.5. **a** Sarmiento-Gips bei Unterschenkelschaftfraktur eines Oberschenkelprothesenträgers, **b** Gehschulung

Wichtig

Kompartmentsyndrom: Druckerhöhung eines Gewebes in einem von Faszien umschlossenen Raum. In der Tibialis anterior und Peronäusloge staut sich die Blutung aus der Fraktur und der verletzten Muskulatur unterhalb der Faszie und kann nicht abfließen. Die Mikrozirkulation wird gestört, und es kommt zum vorübergehenden oder dauerhaftem Gewebsschaden, hin bis zur Gewebsnekrose (s. auch Kap. 4).

Der Unterschenkel erscheint prall und hart und ist sehr druckschmerzhaft. Bei manifestem Kompartmentsyndrom entstehen Parästhesien und motorische Ausfälle der Unterschenkelmuskulatur. Letztendlich wird die Muskulatur nekrotisch. Ein positives Behandlungsergebnis ist von der **Früherkennung der Symptome** abhängig.

Prophylaktisch werden Redondrainagen gelegt. Manifestiert sich ein Kompartmentsyndrom, muss sofort der Unterschenkel an mehreren Stellen durch kleine Schnitte bis unter die Faszie eröffnet werden, damit das Hämatom und das Ödem abfließen können.

Sekundäre Narbenbildungen und innere Verklebungen sowie über mehrere Monate bestehende Paresen bestimmen dann die weitere **physiotherapeutische Behandlung.**

▶ In der Frühbehandlung ist auf eine exakte Thromboseprophylxe zu achten.

▶ **Mechanisch gesehen** besteht **bei der Marknagelosteosynthese** Teilbelastungsstabilität für ca. 20 kg, nach Dynamisierung (6–8 Wochen) für 40 kg und mehr, **bei Plattenosteosynthesen** hingegen besteht Übungsstabilität mit Sohlenkontakt für ca. 8 Wochen.

Funktionell können jedoch diese Belastungsstufen nur umgesetzt werden, wenn die Muskulatur, die Wundverhältnisse und die Gelenkfunktion es erlauben.

▶ In der Regel dürfen Patienten mit einem Fixateur externe **Sohlenkontakt** ausführen. Nach der endgültigen Osteosynthese wird die Belastungsfähigkeit vom Operateur neu festgesetzt.

▶ Eine **aktive Übungsbehandlung** für alle Bewegungsrichtungen soll bei allen stabilen Osteosynthesen frühzeitig begonnen werden.

▶ **Dynamische Bewegungsformen** dürfen nach Entfernung der Redondrainagen eingesetzt werden, während der Drainagelage werden nur isometrische Spannungsformen angewendet.

Besteht Übungsstabilität, kann auch in der geschlossenen Kette auf Waagen geübt werden (s. **Abb. 16.18**).

▶ **Nach Osteosynthesen mit zusätzlicher Spongiosaplastik** und **nach Hauttransplantaten** müssen Ruhezeiten eingehalten werden, die der Operateur angeben soll. In der Regel wird 8–10 Tage ruhiggestellt.

Fibulafrakturen im mittleren Drittel und am Fibulaköpfchen werden nicht operativ versorgt, führen jedoch manchmal zu deutlichen Beschwerden.

Marknägel und Metallplatten werden nach 1–2 Jahren wieder entfernt.

Komplikationen

- Kompartmentsyndrom,
- Achsenfehler bei konservativer Versorgung, Beinverkürzung,
- Pseudarthrose,
- Infektion,
- N.-peronaeus-Verletzung,
- Tibialis-anterior-Syndrom.

17

Befunderhebung

Beurteilen	– Hautdurchblutung. – Wunde, Operationsnarbe. – Spannung der Haut, Spannungsblasen. – Schwellungen, Hämatom (Kompartment? Thrombose?) – Muskelrelief, Atrophie. – Knie- und Sprunggelenkstellung (Beinachse). – Röntgenbild: Frakturstellung, Osteosynthese, bei verriegeltem Nagel nach einmaliger Belastung, später Konsolidierung.
Messen	– Aktives Bewegungsausmaß des Kniegelenks und der Sprunggelenke. – Anatomische Unterschenkellänge. – Umfang an vorgeschriebenen Punkten.
Prüfen	– Muskeltest der Oberschenkelmuskulatur. – Muskeltest der Unterschenkelmuskulatur entsprechend der Osteosynthese bis Teststufe 3 oder 3–4., Stabilisation der Beinachse unter Sohlenkontakt. – Qualität des Bewegungsstopps bei Knie- und Sprunggelenken. – Lokale Temperatur. – Sensibilität. – Pulse. – Gehen mit vorgegebener Belastungsstufe (s. Ganganalyse, Kap. 1)
Notieren und bewerten	– Art und Lokalisation von Schmerzen und sonstige Beschwerden.

Behandlungsmöglichkeiten

Gesichtspunkte der Behandlung

1. Verbesserung der Durchblutung

Alle distalen Verletzungen der unteren Extremitäten werden von schweren Gefäßverletzungen begleitet.

Da die Frakturheilung von einer ausreichenden Durchblutung und schnellen Resorption des Hämatoms abhängig ist, wird frühzeitig mit folgenden **Techniken** begonnen:

- Aktive Spannungsübungen im Sekundenrhythmus für die Fußheber und Plantarflexoren gegen Führungskontakt; dabei liegt der Unterschenkel von der Kniekehle bis zur Ferse auf einer flachen Schaumstoffunterlage, so dass die Ferse frei bleibt.
- Eisabtupftechnik und Eiskompressen/Umschläge, wobei die Wundbereiche ausgespart werden.
- Dynamische Umkehrbewegungen gegen Führungskontakt.
- Ratschow-Umlagerungen und Lymphdrainage (wenn die Wundheilung dies erlaubt).
- Hausaufgabenprogramm (s. auch Kap. 2).

2. Lagerungskontrolle

Wie bei allen Schaftbrüchen spielt die Lagerung im Bett und zur Übungsbehandlung eine besondere Rolle.

▶ Als **Dauerlagerung** wird der Unterschenkel auf einer Krapp-Schiene hochgelagert.

Übersicht 17.1:
Gesichtspunkte der Behandlung

1. Verbesserung der Durchblutung an Unterschenkel und Fuß. Förderung der Resorption des Hämatoms und Ödems.
2. Lagerungskontrolle.
3. Wiederherstellung des Gleichgewichtes der Muskelspannung am Unterschenkel.
4. Mobilisation der Sprunggelenke.
5. Mobilisation des Kniegelenkes.
6. Muskelaufbau der Unterschenkelmuskulatur mit dem Ziel einer ausgewogenen Muskelaktivität zur Stabilisation der Beinachse.
7. Erhalten der Muskelfunktion der übrigen 3 Extremitäten.
8. Progressiver Aufbau der Belastung.
9. Gehschulung.

Wichtig

Hohlliegende Stellen wie die Kniekehle und die Achillessehne müssen unterlagert werden. Dies ist besonders wichtig bei

- konservativ oder nicht stabil versorgten Frakturen und
- zur Übungsbehandlung.

▶ Eine feste Abstützung des Fußes ist notwendig zur Vermeidung eines »Spitzfußes«. Auf exakte **Rotationsnullstellung** ist zu achten. Wird eine U-Schiene benutzt, kann das Bettende hochgestellt werden.

▶ Eine **individuelle Lagerung** ist dann nötig, wenn die vorgefertigten Schienen nicht zur Unterschenkellänge des Patienten passen.

▶ Bei bestehendem **Kompartmentsyndrom** muss der Unterschenkel weich gelagert, evtl. sogar in Schlaufen aufgehängt werden.

3. Wiederherstellung des Muskelspannungsgleichgewichts am Unterschenkel

Optimale Druckspannung auf die Fraktur wird nicht nur über die Osteosynthese, sondern auch über die **Gesamtspannung der Muskulatur** erreicht. Dieses Spannungsgleichgewicht so ausgewogen und schnell wie möglich wiederherzustellen, ist eine der vordringlichsten Aufgaben der physiotherapeutischen Behandlung. Besondere Probleme stellen deshalb Ausfälle der vom N. fibularis versorgten Muskulatur dar, wenn es zu einer Parese gekommen ist. Ein Fallfuß wirkt als nicht kontrollierbarer Hebel an der Fraktur. Natürlicherweise überwiegt der Grundtonus des M. triceps surae gegenüber dem der Fußheber. Wenn erlaubt, kann frühzeitig unter Bodenkontakt auf der Waage stabilisiert werden.

▶ Nach Überprüfung der Muskelwerte werden deshalb schwerpunktmäßig **die Fußheber geübt**. Um die fixierende Hand exakt anzulegen, muss die Physiotherapeutin das Röntgenbild kennen. Die Fixation der Fraktur muss in jedem Fall zwischen der Fraktur und dem Sprunggelenk liegen.

▶ Der Kontakt für die Muskelspannung des M. tibialis anterior, der Mm. extensor digitorum longus und brevis, hallucis longus und der Mm. fibulares wird entsprechend richtungweisend am Fuß gegeben. Soll der M. quadriceps als Verstärker für die Fußheber fungieren, wird proximal der Fraktur angepasster Widerstand gesetzt. Das Halten der Unterschenkelschwere kann aktiv ohne oder mit Führungskontakt und bei vorgegebener Belastungsstufe in der geschlossenen Kette geübt werden.

▶ **Aktives Üben in PNF-Mustern** kann dynamische und statische Bewegungsfolgen schulen. Zur Anwendung kommen:

- Endstellung halten.
- Bewegen und Halten in allen Variationen.
- Wiederholte Kontraktionen in den Dosierungsstufen »aktiv«, »gegen die Schwere«, »gegen Führungskontakt« oder »gegen angepassten Widerstand«.

4. Mobilisation des oberen und unteren Sprunggelenkes

Kontrakturen an den Sprunggelenken können vermieden werden, wenn ein **aktives Üben** bei stabiler Osteosynthese **frühzeitig** begonnen wird. Das Endgefühl ist anfangs weich.

▶ Die **richtigen Maßnahmen** sind:

- Endgradiges Üben aller Sprunggelenkfunktionen.
- Selbständiges Üben des Patienten nach exakter Anleitung.
- Bei Paresen endgradig, weich, passiv bewegen.

▶ Wird der Bewegungsstopp elastisch oder fest, kommen **Entspannungstechniken** zur Anwendung wie:

- »Chirurgische Technik« aus dem PNF-Programm, vor allem zur Mobilisation des Spitzfußes, kombiniert mit einer Kältekompresse unter der Wadenmuskulatur.

Warnung
Nicht zu empfehlen ist eine Langzeiteisanwendung!

- Rhythmische Stabilisation – Entspannen – aktiv Weiterziehen.
- Langsame Umkehr – Halten – Entspannen, wenn angepasster Widerstand erlaubt ist.

▶ Im Anschluss an jede aktive Entspannungstechnik muss **die schwächere Muskulatur gekräftigt**, d.h. betont geschult werden.

▶ Wird der Bewegungsstopp fest oder hart, müssen **Techniken der Manuellen Therapie** zur Anwendung kommen, gefolgt von weichen, langsamen Umkehrbewegungen.

▶ Als Hilfsmittel zum Erhalt der Sprunggelenkdorsalextension wird bei Peronäusparesen eine Lagerungsschiene, eine Schiene für den Innenschuh oder ein entsprechender Schuh angefertigt.

5. Mobilisation des Kniegelenkes

Bei Frakturen im proximalen Unterschenkeldrittel kann eine **Kniegelenkkontraktur** auftreten. Die Behandlung erfolgt wie in Kap. 16, »Kniegelenkverletzungen« beschrieben.

▶ Der Einsatz der **Motorschiene** ist möglich, wenn die Lagerung korrekt eingehalten wird, das Tempo langsam und der Umkehrpunkt der Schiene im schmerzfreien Bereich eingestellt ist (**Abb. 17.6a, b**).

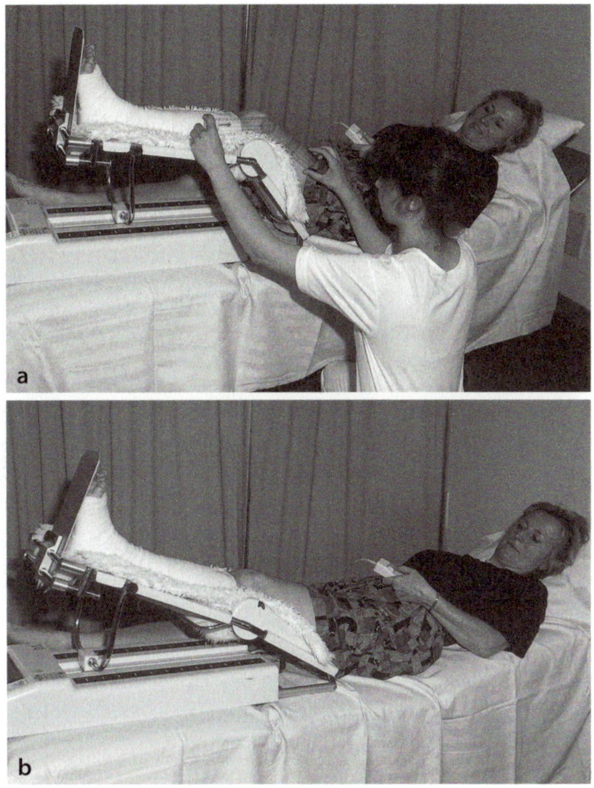

Abb. 17.6. **a** Einstellung der Motorschiene nach schmerzfreien Winkelgraden des Kniegelenkes, **b** Kniegelenkstreckung auf der CPM-Schiene

Warnung
Kniegelenkbewegungsumfang auf der Schiene messen und dann einstellen. Die Motorschieneneinstellung stimmt nicht mit anatomischem Gelenkmaß überein.

▶ Das Kniegelenk soll ebenso wie die Sprunggelenke von Anfang an endgradig dynamisch geübt werden.

▶ Bei komplikationsfreiem Verlauf besteht kein Grund für die Entwicklung einer **Kontraktur**. Zu erwarten sind Kontrakturen **bei Osteosynthesen**

- mit einem Sprunggelenk übergreifenden Fixateur oder
- mit einem Ilizarow-Ringfixateur,

da ersterer eine Sprunggelenkbeweglichkeit ausschließt und der zweite eine volle Kniegelenkflexion nicht ermöglicht. Auch **bei längeren Ruhigstellungen** nach Hautdefekten oder **nach einem Kompartmentsyndrom** ist mit ausgeprägten Kontrakturen zu rechnen.

▶ Entsprechend der Qualität des Bewegungsstopps und der Stabilität der Osteosynthese werden die **Mobilisationstechniken** ausgewählt. Die Physiotherapeutin fixiert passiv und setzt ihre bewegende Hand gelenknah am zu fixierenden Hebel an.

▶ Mobilisiert wird immer **unter leichter Traktion** und **nie unter Belastungsdruck**.

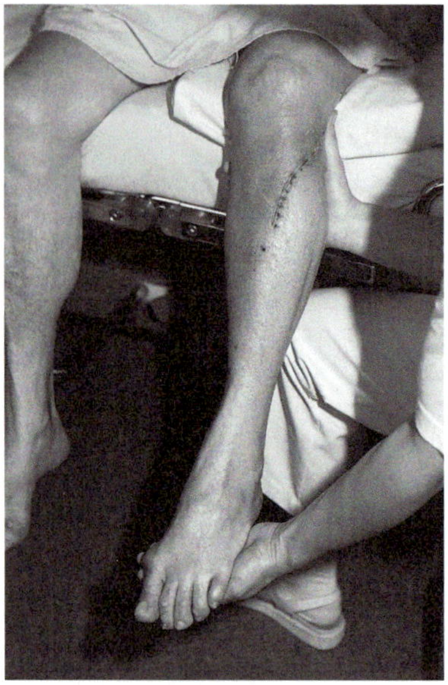

Abb. 17.7. Üben des M. gastrocnemius im Sitz

► Als Ausgangsstellung zur Kniegelenkmobilisation kommt der Sitz und die Bauchlage in Frage (Techniken, s. unter 4.).

6. Muskelaufbau der Unterschenkelmuskulatur

Der Muskeltest ergibt den Schwerpunkt der Muskelfunktionsschulung.

► Für das Stehen und Gehen muss **die Funktion der Fußheber** und der **M. gastrocnemius** in allen Variationen geschult werden. Diese Muskeln sichern die Beinachse von distal in den einzelnen Standbeinphasen durch exzentrische und konzentrische Muskelarbeit (**Abb. 17.7**).

► Bei übungsstabilen Osteosynthesen und für das Gehen mit Sohlenkontakt muss **der Muskeltestwert 3 erarbeitet werden** durch:

- Technik »Endstellung halten«, Bewegen und Halten gegen Eigenschwere.
- Freie Übungsformen in offener Kette, z.B. Ausdauerübungen.
- Üben unter Einsatz von Verstärkern, z.B. durch M. glutaeus maximus, M. quadriceps.
- Stabilisation der Beinachse unter vorgegebener Belastungsstufe in der geschlossenen Kette (s. auch Kap. 15, 16, und 18).

17

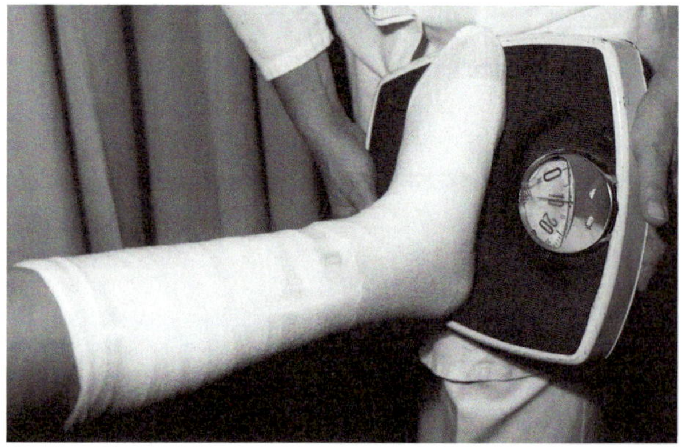

Abb. 17.8. Rückenlage: Vorüben des Sohlenkontakts gegen die Waage

► **Bei teilbelastungsstabilen Osteosynthesen** muss mit angepasstem Widerstand die **Teststufe 3–4** erarbeitet werden. Der Widerstand kann manuell oder über Geräte (Theraband, Züge) proximal der Fraktur gegeben werden. Geübt wird mit folgenden **Techniken:**

- **Betonte Bewegungsfolge** in wechselnden Drehpunkten, Sprunggelenk oder Kniegelenk, in PNF-Mustern oder aus dem hohen Sitz und Stand auf Waagen.
- **Bewegen und Halten** in allen Variationen.
- **Belastung**, das ohnehin bestmögliche Verfahren zur Erhaltung der Funktion der Beinmuskulatur. Die **vorgegebene Belastungsstufe** muss selbstverständlich eingehalten bzw. **funktionell erarbeitet werden.** Dazu kann man auch im Liegen zunächst den Fuß gegen die Waage stützen lassen, ehe man in der Senkrechten den Sohlenkontakt ausführt (**Abb. 17.8**).
- **Stabilisation im Zweibein-Einbeinstand** bei entsprechendem Sohlenkontakt oder erreichter Teil- oder Vollbelastungsfähigkeit (s. auch Kap. 15, 16, 18 und 19).

7. Erhalten der Muskelfunktion der 3 übrigen Extremitäten

► Da es sich bei Patienten mit Unterschenkelschaftfrakturen in der Mehrzahl um arbeitsfähige, junge Menschen handelt, kann das Training des gesunden Beines und der beiden Arme vorwiegend als **Hausaufgabenprogramm** aufgebaut werden. Geräte wie Expander, Hanteln, Therabänder oder, soweit vorhanden, Zuggeräte und die Beinpresse werden zur abwechslungsreichen Gestaltung der Übungen benutzt.

▶ Die Übungen sollen vorgeübt, bezüglich der Steigerung festgelegt und zwischendurch kontrolliert werden.

▶ Der Patient übt **in Eigenverantwortung** und muss seine Ermüdungsgrenzen beobachten und darauf Rücksicht nehmen.

▶ Physiotherapieschüler können alle erlernten Trainingstechniken aus dem PNF-Programm, z.B. PNF-Übungsformen in der offenen aber auch in der geschlossenen Kette (Einbeinstand) erfolgreich an den nichtbetroffenen Extremitäten ausprobieren. Dem Patient und dem Schüler ist damit gedient.

8. Progressiver Belastungsaufbau

▶ Ist Teilbelastung funktionell möglich, wird mit angepasstem Widerstand **das Gehmuster eingeübt.** Die Bewegungsrichtung ist Extension – Abduktion – Innenrotation zum gestreckten Knie. Eine **Overflowreaktion** wird durch das Spannen des Gegenarmes in Extension – Abduktion und des Gegenbeines in Flexion – Adduktion erreicht. Es können auch beide Arme im Stützmuster statisch üben, wenn das **Gehen mit Unterarmstützen** vorbereitet werden soll.

Wichtig ist nun auch das **Kontrollieren der Muskelfunktion** im Stand und Gang durch Stabilisation der Gelenke in verschiedenen Winkelpositionen. Sie werden zunächst auf der Waage, später ohne sie durchgeführt (s. auch Kap. 16).

Die Belastung wird erst gesteigert, wenn sie schmerzfrei und ohne Achsenabweichung gehalten werden kann. Selbstverständlich muss die ärztliche Vorgabe respektiert werden.

▶ Das Gehmuster kann in einzelnen Bewegungssequenzen, als Ganzes gegen manuellen Widerstand im festgefügten System des Türrahmens oder gegen Zuggeräte geübt werden (s. ◘ **Abb. 12.8, 15.16, 15.18–15.20, 16.30**).

▶ Eine Vorbereitung zur Belastung kann auch **im Bewegungsbad** vorgenommen werden. Bei entsprechender Wassertiefe wirkt die Auftriebskraft des Wassers entlastend. Schnell ausgeführte Bewegungen erhöhen den Wasserwiderstand und können zu Trainingszwecken verwendet werden. Ebenso gezielt einsetzbar sind Schwimmkörper.

> **! Warnung**
>
> - Der Patient sollte jedoch zu diesem Zeitpunkt noch **keine Scher- und Rotationsbewegungen** des Unterschenkels machen, wie sie etwa beim Brust- oder Rückenschwimmen vorkommen. Selbständiges Üben im Wasser ohne Aufsicht der Physiotherapeutin ist deshalb gefährlich.
> - Stabilisationsformen mit Rotationswiderstand sind bis zur Frakturkonsolidierung kontraindiziert.

9. Gehschulung

▶ Vor dem Aufstehen soll die **funktionelle Beinlänge** überprüft und an eine notwendige Schuherhöhung gedacht werden; neigt der Patient noch zu Schwellungen, sollen Gummistrümpfe/Antithrombosestrümpfe getragen werden.

▶ Die **Belastungsübernahme** wird auf Waagen eingeübt (s. auch Kap. 14, 15 und 16). Dabei soll der Patient lernen, **die verordnete Teilbelastung/Belastung wahrzunehmen**. Anfangs darf er sie optisch kontrollieren, dann soll er das Gefühl für die richtige Belastung ohne hinzuschauen erspüren und einüben.

▶ Kann der Patient im Stand vor dem Spiegel die Belastung im Zwei- und Einbeinstand korrekt auf das verletzte Bein übernehmen, wird der **Zehenstand geübt** (◘ **Abb. 15.18b**). Die **Schulung des M. triceps surae** im Stand und in der Schrittfolge ist besonders wichtig für das Gehen.

Belastungsübungen lassen sich auch auf dem Schaukelbrett oder dem Sportkreisel gut durchführen. Auch Treppensteigen oder Gehen auf schräger Ebene kann zur **Kräftigung des M. gastrocnemius** eingesetzt werden, wenn auf bewusstes Abheben der Ferse geachtet wird. Anfangs kann das Stufenersteigen mit Hilfe eines Zuggerätes erleichtert werden (s. ◘ **Abb. 15.17**).

▶ Das Endziel sollte der **freie Zehenstand auf dem verletzten Bein** sein. Dies kann nur erreicht werden, wenn der Patient bereit ist, selbst intensiv zu üben.

▶ Solange der Patient **die einzelnen Belastungsphasen noch nicht beherrscht**, also noch hinkt, darf nicht gesteigert werden, und **die Unterarmstützen** sollten nicht weggenommen werden. Das Benutzen von einer Stütze verursacht meistens eine Schiefhaltung und dadurch Fehlbelastung. Langfristig lohnt es sich abzuwarten, bis der Patient Sicherheit gewonnen hat, die Belastung funktionell umsetzen kann und die Unterarmstützen von selbst weglegt.

Besonderheiten bei der Behandlung nach N.-peronaeus-profundus-Parese

Eine spezielle physiotherapeutische Behandlung erfordern Patienten mit zusätzlicher N.-peronaeus-Parese.

▶ Solange **keine Reinnervationszeichen** vorhanden sind, kann **Reizstromtherapie** durchgeführt werden. Diese ist nicht erlaubt, wenn keine Metallplatte dicht unter der Haut liegt. Neben den bereits erwähnten **passiven Bewegungen** werden **Techniken** eingesetzt wie:

- Halten von Positionen.
- Setzen von Kontraktionshilfen, wie Eisabreiben, Muskelherausgreifen, Streichen über der Hautregion, kontralaterale Muskelarbeit.
- Overflow von proximalen, synergistisch wirkenden Muskelketten und deren statischer Spannung.

Wichtig

Approximation und Stretch am Sprunggelenk sowie Tapping an der Unterschenkelmuskulatur sind erst nach Konsolidierung der Fraktur anwendbar.

▶ Es ist besonders darauf zu achten, dass die **Lagerung des Fußes** in einer individuell angepassten Schiene korrekt eingehalten wird. Für die Belastung muss das Sprunggelenk durch eine Orthese stabilisiert werden.

? Schüleraufgabe

Stellen Sie ein Übungsprogramm für die Unterschenkelmuskulatur zusammen, das ca. 6 Wochen nach einer Unterschenkelfraktur durchgeführt werden kann, die mit einem Verriegelungsnagel versorgt worden war.

Übungsbeispiele: Unterschenkelschaftfraktur, mittleres Drittel, Versorgung mit Verriegelungsnagel

Ausgangsposition

Rückenlage, Unterschenkel flach gelagert, Ferse frei.

Übung

▶ Isometrisches Spannen der Fußheber in aktueller Endstellung.

Fixation: Passiv oberhalb des Sprunggelenkes am Unterschenkel.

Kontakt: Dicht am Sprunggelenk über dem Talus.

Übungsauftrag: »Spannen Sie den Fuß nach oben, halten und lockerlassen!«

Übung

▶ Isometrisches Spannen des M. quadriceps und freie aktive Bewegungen der Fußheber.

Kontakt/Widerstand: Ventral, proximal am Unterschenkel, die 2. Hand in der Kniekehle, kein Kontakt am Fuß.

Übungsauftrag: »Spannen Sie das Kniegelenk nach unten und ziehen Sie den Fuß hoch, halten und lockerlassen!«

▶ **Dasselbe** mit wiederholten Kontraktionen für den M. quadriceps bei aktiv gehaltener Dorsalextension. Der Unterschenkel liegt frei über der Bettkante.

Übung

▶ Dynamische wiederholte Kontraktionen der Fußheber gegen Führungskontakt/Widerstand.

Fixation: Passiv distal am Unterschenkel.

Kontakt: Dicht am Sprunggelenk über Talus.

Übungsauftrag: »Ziehen Sie den Fuß hoch, halten, etwas nachgeben, wieder hochziehen usw.!«

▶ **Dasselbe** mit Spannung der Zehenextensoren.

▶ **Dasselbe** mit Spannung der Zehenflexoren.

Übung

▶ Dorsalextension/Supination mit wiederholten Kontraktionen.

Kontakt: Medial an der Ferse, dorsal über dem Talus.

Fixation: Passiv distal am Unterschenkel.

Übungsauftrag: »Ziehen Sie den Fuß nach oben/innen, halten, etwas nachgeben, wieder hochziehen usw.!«

Übung

- Dorsalextension/pronation mit wiederholten Kontraktionen.

Kontakt: Lateral an der Ferse und dorsal über dem Talus.

Fixation: Passiv am distalen Unterschenkel.

Übungsauftrag: Ziehen Sie den Fuß ein Stück nach oben/außen, halten, ziehen Sie weiter, etwas nachgeben, weiterziehen usw.!«

Übung

- Flexion/Adduktion/Außenrotation mit wechselndem Drehpunkt an den Sprunggelenken.

Kontakt/Widerstand: Kontakt am Fuß, Widerstand am Oberschenkel medial/ventral.

Übungsauftrag: »Ziehen sie den Fuß nach oben/innen, beugen Sie das Knie zur Gegenschulter, halten, jetzt den Fuß nach innen/oben nachziehen, etwas nachgeben, wieder nachziehen usw.!«

- **Dasselbe** in der 2. Diagonale des PNF-Programms, Flexion/Abduktion/Innenrotation zum gestreckten Knie.

Kontakt/Widerstand: Entsprechend lateral ventral.

Übungsauftrag: »Ziehen Sie den Fuß nach oben/außen, strecken Sie das Knie und heben Sie das Bein nach oben/außen, halten, jetzt den Fuß nachziehen, etwas nachgeben, wieder hochziehen usw.!«

Ausgangsposition

Rückenlage, Becken am Bettende.

Übung

- Extension/Adduktion/Außenrotation zum gebeugten Knie

Kontakt/Widerstand: Kontakt an Fußsohle und -innenrand, Widerstand dorsal, medial proximal am Unterschenkel.

Übungsauftrag: »Ziehen Sie den Fuß nach innen/unten, spannen Sie den Unterschenkel gegen die Hand des Therapeuten, halten und lockerlassen!«

Übung

- Wiederholte Bewegungsfolge der Kniebeugung bei aktiv gehaltener Plantarflexion/Supination.

Widerstand: Distal, medial, dorsal am Oberschenkel und proximal, medial, dorsal am Unterschenkel.

Übungsauftrag: »Spannen Sie den Fuß nach unten/innen, beugen Sie das Knie, halten, weiter beugen, etwas nachgeben, wieder beugen usw.!«

Ausgangsposition

Bauchlage, Fuß hängt über die Bettkante.

Übung

- Wiederholte Knieflexion bei Haltearbeit des M. glutaeus maximus.

Kontakt/Widerstand: Dorsal, distal am Oberschenkel und proximal am Unterschenkel (später distal an der Fußsohle).

Übungsauftrag: »Ziehen Sie die Zehen zur Decke, beugen Sie das Knie und heben Sie den Oberschenkel leicht ab, halten, etwas nachgeben im Knie, wieder beugen usw.!«

- **Dasselbe** mit aktiven Umkehrbewegungen der Sprunggelenke.

Ausgangsposition

Rückenlage.

Techniken

- Mobilisation der »Spitzfußkontraktur« und »Chirurgische Technik« aus dem PNF-Programm; anschließend Endstellung halten für die Fußheber.
- »Rhythmische Stabilisation« – Entspannen, anschließend Endstellung halten für die Fußheber.

Ausgangsposition

Bauchlage.

Mobilisation der Kniestreckkontraktur

- »Langsame Umkehr – Halten – Entspannen – aktiv Weiterziehen«, anschließend Endstellung halten für die Kniebeuger.

Technik

- Traktion und Dorsalgleiten aus dem manuellen Therapie, anschließend langsame Umkehrbewegungen gegen Führungskontakt.

Übung

- Gehmuster aus dem PNF-Programm: Extension/Abduktion/Innenrotation bei gestrecktem Knie.

  Kontakt/Widerstand: Proximal, lateral, dorsal am Unterschenkel, distal, dorsal, lateral am Oberschenkel, das 2. Bein ist aufgestellt.
- Dasselbe als beidseitige reziproke Umkehrbewegung aus dem Sitz (s. **Abb. 16.29**).

Ausgangsposition

Sitz auf Hocker im Türrahmen.

Übung

- Stabilisation der Beinachse.

  Das 2. Bein wird angebeugt und leicht außenrotiert, die gegenseitige Hand drückt gegen die Ferseninnenseite. Der andere Arm drückt gegen den Türrahmen im PNF-Muster Flexion/Abduktion/Außenrotation (**Abb. 17.9**).

  Übungsauftrag: »Drücken Sie den rechten Arm oben an den Türrahmen, beugen Sie das rechte Bein an und führen Sie die linke Hand zur rechten Ferse und drücken leicht gegen sie. Halten Sie die Position und zurückführen.«

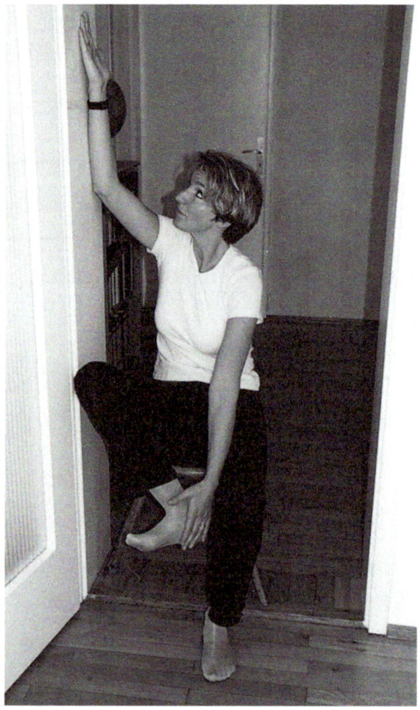

Abb. 17.9. Stabilisation der Beinachse im Sitz im Türrahmen

Ausgangsposition

Hoher Sitz oder Stand, evtl. abgestützt an hochgestellter Bank, Zweibein-, dann Einbeinstand.

Übung

- Bei leicht gebeugten Knien soll der Fuß sich von der Ferse zum Zehenstand abdrücken (anfangs mit beiden Füßen).

  Übungsauftrag: »Bleiben Sie in der leichten Kniebeugestellung und kommen zum Zehenstand hoch!«

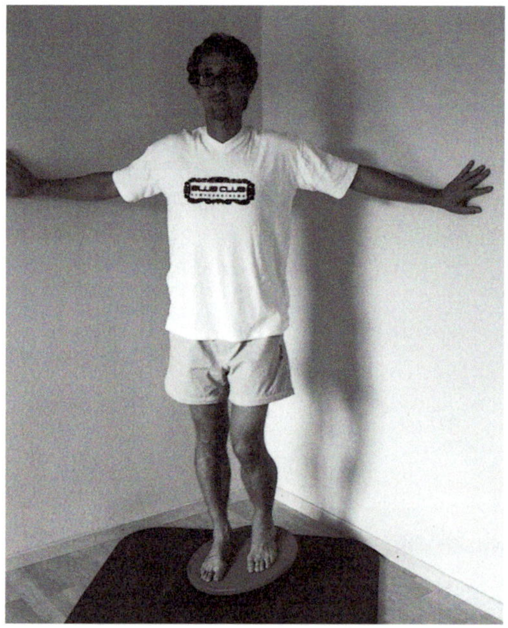

Abb. 17.10. Stabilisation auf dem Fußkreisel

Übung

- Im Zehenstand auf der Stelle treten.

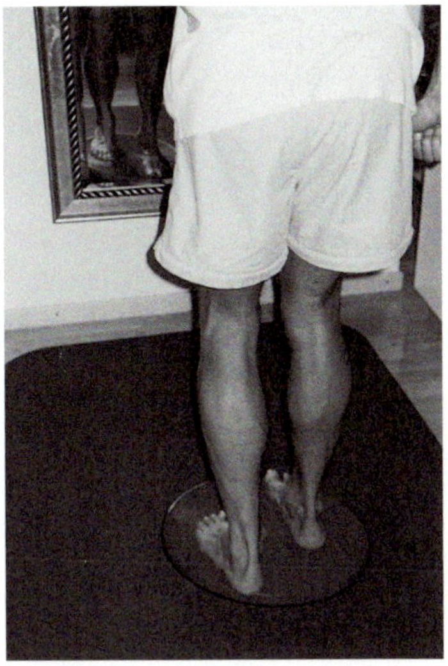

Abb. 17.11. Korrektur des Standes auf dem Fußkreisel vor dem Spiegel

Übung

▶ Stabilisation im Türrahmen, auf dem Schaukelbrett, Sportkreisel, Ballkissen oder Trampolin (**Abb. 17.10, 17.11**; s. auch **Abb. 15.18 – 15.20, 16.24a** und **18.22**).

Übung

▶ Bergsteigerübung: Gleichseitiger Arm oder beide stemmen gegen die Wand, so dass der Oberkörper schräg nach vorne gebracht wird; beide Beine stehen in Schrittstellung, das verletzte steht hinten und drückt sich mit der Ferse ab.

Gehen auf dem Laufband

▶ Gegen Widerstand vorn am Becken oder am Schultergürtel (s. **Abb. 13.4**).

(Zur Gehschulung s. auch Kap. 14, 15 und 16).

Literatur

Bizzini M (2000) Sensomotorische Rehabilitation nach Beinverletzungen. Thieme, Stuttgart New York

Buck M, Beckers D, Adler S (2001) PNF in der Praxis. 4. Aufl. Springer, Berlin, Heidelberg

Göhler B (1993) PNF und Alltag. Pflaum, München

Hüter-Becker A et al. (2002) Das Neue Denkmodell, Bd. 1, Bewegungssystem. Thieme, Stuttgart, New York

Klein-Vogelbach S, Eicke-Wieser K (2001) Funktionelle Bewegungslehre: Therapeutische Übungen, 4. Aufl. Springer, Berlin Heidelberg New York

Loeweneck H, Liebenstund I (1994) Funktionelle Anatomie. Pflaum, München

Trentz O, Bühren V (2001) Checkliste Traumatologie. Thieme, Stuttgart New York

Physiotherapeutische Behandlung nach Frakturen und Luxationen im Bereich der Sprunggelenke, nach Band- und Achillessehnenverletzungen

Einteilung

- Fraktur des inneren und äußeren Malleolus einzeln,
- bimalleoläre Fraktur (◘ **Abb. 18.1a, b** und **18.3**),
- Pilon-tibial-Fraktur,
- Maisonneuve-Fraktur, mit und ohne Bandverletzungen und Syndesmosenzerreißung,
- Luxationsfraktur (◘ **Abb. 18.2a–c**),
- sog. trimalleoläre Fraktur.

Die **Bänderverletzungen** umfassen:
- Bänderzerrung,
- Teilruptur und komplette Ruptur des d-Bandes und seiner Teilzügel und des Außenbandes, Ligg. fibulo-

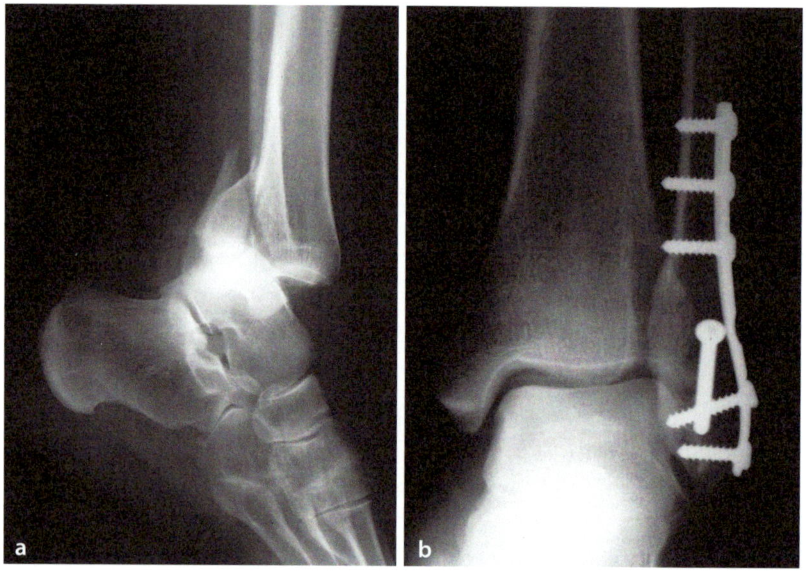

◘ **Abb. 18.1.** **a** Sprunggelenkfraktur, **b** Osteosynthese mit Platte und Zugschrauben

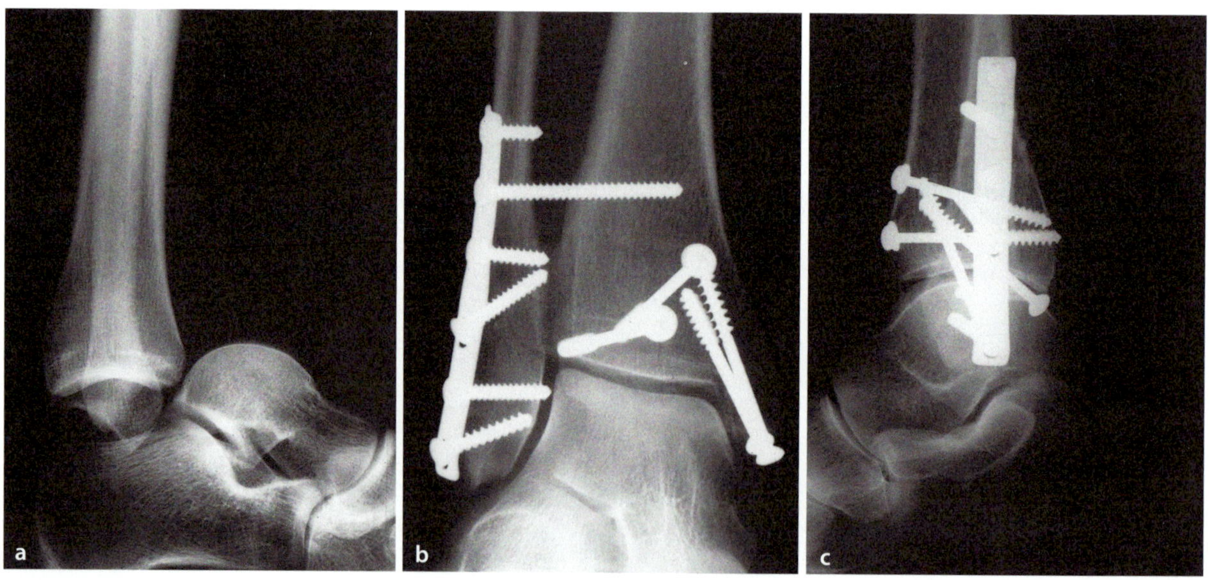

◘ **Abb. 18.2.** **a** Luxationsfraktur des oberen Sprunggelenkes, **b** Osteosynthese mit zusätzlicher Syndesmosenschraube und Refixation des Volkmann-Dreiecks, **c** seitliche Aufnahme

talaria anterius und posterius und Lig. fibulocalcaneare,
- Achillessehnenriss.

Entsprechend der Wichtigkeit der **Syndesmose** für die Stabilität des Sprunggelenkes werden die **Fibulafrakturen** nach Weber und Danis eingeteilt in **Typ A, B, C und D.**
- **A-Fraktur:** Fraktur unterhalb des Gelenkspaltes.
- **B-Fraktur:** auf Höhe des Gelenkspaltes oder im Bereich der Syndesmose (Syndesmosis tibiofibularis).
- **C-Fraktur:** oberhalb der Syndesmose. Dabei ist die Syndesmose immer zerrissen!
- **D-Fraktur:** proximale Fibulafraktur in Kombination mit einer Sprunggelenkverletzung (**Maisonneuve-Fraktur**).

Die Merkmale der **Pilon-tibial-Fraktur** sind:
- mediales Fragment der Tibiagelenkfläche mit Beteiligung der Syndesmose,
- spongiöse Einstauchung der Gelenkfläche,
- bimalleoläre Fraktur (**Abb. 18.3**).

Die sog. **trimalleoläre Fraktur** beschreibt die zusätzliche Absprengung eines vorderen oder hinteren Kantenstückes der Tibia, »Volkmann-Dreieck« (**Abb. 18.2a–c**).

Nach dem Unfallmechanismus werden Frakturen auch in **Supinations-/Inversions-** und **Pronations-/Eversionsfrakturen** eingeteilt.

In der **AO- Klassifikation** werden **folgende Einteilungen** vorgenommen:
- **A: Distale extraartikuläre Tibiafraktur**
  - **A1** quer
  - **A2** mit Keil
  - **A3** Stückbruck plus Fibulafraktur
- **B: Partielle Gelenkfraktur**
  - **B1** Spalt
  - **B2** mit Impression
  - **B3** Stückbruch mit Impression
- **C: Gelenkfraktur**
  - **C1** artikulär einfach, metaphysär einfach
  - **C2** artikuär einfach-, metaphysär mehrfragmentär
  - **C3** mehrfragmentär.

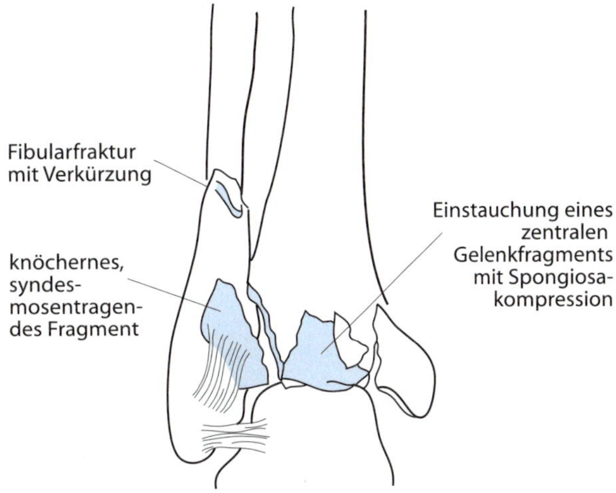

Abb. 18.3. Merkmale einer typischen Pilonfraktur

Ursachen

- Bandausrisse oder Abschermechanismen nach Umkippen des Fußes unter Belastung, oft infolge von Sport-, Verkehrs- oder Arbeitsunfällen. Die **Supinations-/Inversionsfraktur** tritt häufiger auf als die Pronations-/Eversionsfraktur.

Richtlinien, Biomechanik, Symptomatik und ärztliche Maßnahmen

Die wichtigsten **Bänder der Sprunggelenke**, die bei der Entstehung von Kombinationsverletzungen beteiligt sein können, sind:
- **lateral:** Ligg. fibulotalaria anterius und posterius und Lig. fibulocalcaneare (am häufigsten!)
- **medial:** Lig. deltoideum,
- **vordere Syndesmose:** Lig. tibiofibulare anterius,
- **hintere Syndesmose:** Lig. tibiofibulare posterius.

Die **vordere und hintere Syndesmose** ist ca. 2–6 cm breit und steht unter erheblichem Druck beim Gehen (nach Weber ca. 20–40 kg). Syndesmose und Delta-Band schützen in erster Linie das Sprunggelenk vor Verletzungen.

Isolierte Verletzungen der Syndesmosebänder sind sehr selten; meist handelt es sich um kombinierte Schä-

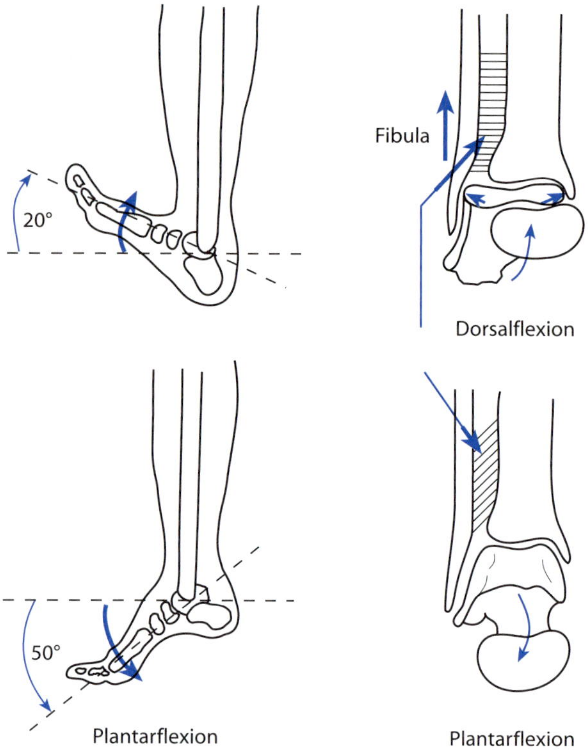

Abb. 18.4. **Biomechanik des oberen Sprunggelenkes.** (Nach Cailliet 1972)

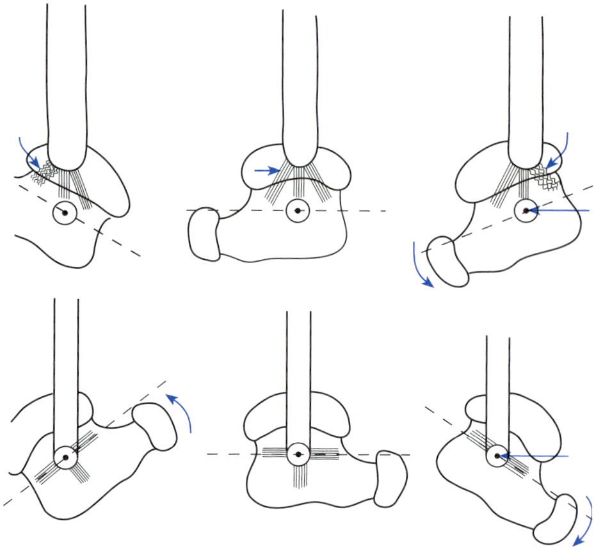

Abb. 18.5. **Verhalten der Kollateralbänder bei Bewegung des oberen Sprunggelenkes.** (Nach Cailliet 1972)

den mit Beteiligung des Lig. deltoideum und einer Malleolengabelsprengung. Manchmal werden sie nicht erkannt und hinterlassen dann erhebliche postoperative Gelenkschäden.

Exkurs

Willenegger wies nach, dass eine Gabellockerung von 2 mm bereits zu einem 30%igen Verlust des Gelenkflächenkontaktes zwischen Tibia und Talus führt. Die im oberen Sprunggelenk auftretenden Belastungskräfte von ca. 200–300 kg zerreiben die Knorpelauflage des Gelenkes auf der kleiner gewordenen Fläche schneller. Es entsteht eine **Arthrose**.

Da die Talusrolle vorn um 25% breiter ist als hinten, liegt der Talus bei Dorsalextension schlüssig in der Malleolengabel und drückt sie bei Belastung ca. 2–3 mm auseinander.

Nach Cailliet rotiert die Fibula bei Belastung um 5–10° nach innen und der Talus nach lateral. Die Fibula macht eine Bewegung nach kranial und stellt auf diese Weise die Fasern der Syndesmose horizontal. Bei Plantarflexion rotiert der Talus nach medial und die Fibula nach außen, die Fibula sinkt leicht nach kaudal ab, und die Syndesmose erfährt eine Schrägstellung (**Abb. 18.4**). Dieser Mechanismus führt zu einer verbesserten Gelenksicherung bei der Mittelstandphase.

Die vorderen Teilzügel der Kollateralbänder sichern mit allen Zügeln das Sprunggelenk in der Plantarflexion, die mittleren spannen sich beim Verkanten des Fußes nach medial oder lateral, und die dorsalen Teilzügel spannen sich bei der Dorsalextension (**Abb. 18.5**).

Exkurs

Zur Objektivierung klinischer Befunde hat Mittlmeier(1991) **Untersuchungen mit einer Druckverteilungsmessplatte** vorgenommen, die **Kinetik** (Druckverteilung und Bodenreaktionskräfte), **Kinematik** (Bewegung eines Körpers im Raum) und **neuromuskuläre Parameter** (EMG) beim Gehen erfassen (**Abb. 18.6a**). Seine Versuche ergaben Daten, die die zeitliche vertikale Belastung beim Abrollen des Fußes definieren und eine Quantifizierung funktioneller Resultate erlauben (**Abb. 18.6b**).

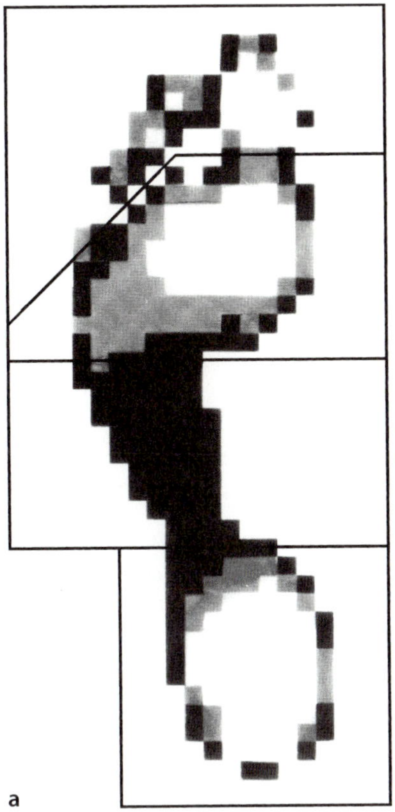

a

Physiotherapeuten beobachten vielfach, dass eine mechanische Stabilität (z.B. im Röntgenbild nachgewiesen) nicht zwingend ein gutes funktionelles Ergebnis garantiert. Ein Mittel, Erklärungen für diese Diskrepanz zu finden, bietet die **Ganganalyse** in dieser Form.

Basmajan (1985) hat über **EMG-Ableitungen** beim Gehen Muskelfunktionen ausgewertet und Analysen erstellt.

Heute werden auch von physiotherapeutischer Seite empirische Modelle entwickelt (Hüter-Becker et al. 2002), die die **Stabilität der Beinachse im Sinn einer »Verschraubung«** beschreiben. Die diagonale Anordnung der Beinmuskulatur, die Form der Knochen und die Rotation der Fibula (Cailliet) lassen diesen Schluss zu.

Jedoch sind auch Scher-, Biegungs-, Zug- und Druckkräftekräfte wirksam, wie man aus Frakturformen erkennen kann. Auch sie müssen bei der Beurteilung der Stabilität der Beingelenke Berücksichtigung finden.

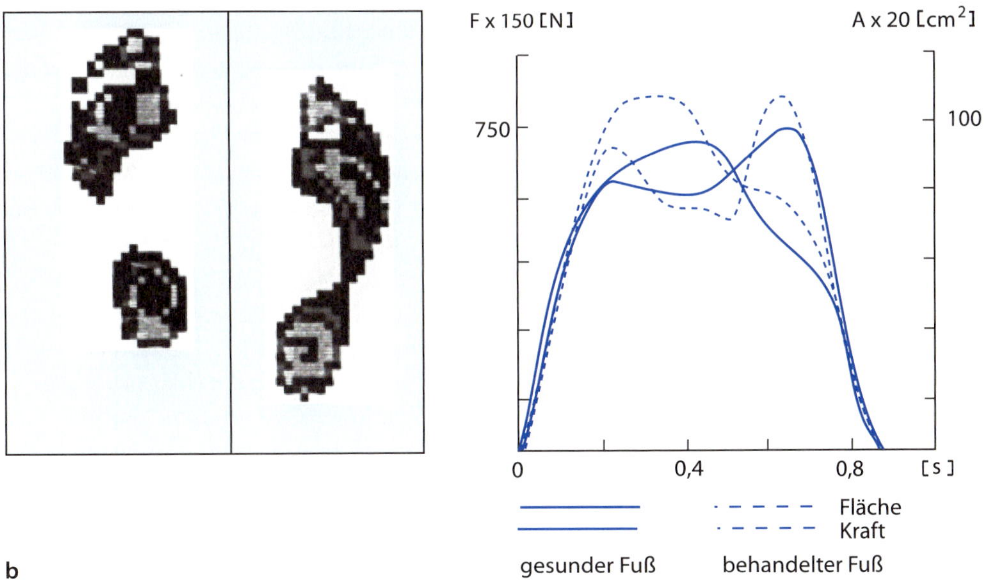

b

Abb. 18.6.
a Druckverteilung und **b** Qualifizierung der Druckverteilung nach Mittlmeier (1991)

Bizzini (2000) beobachtete eine **verlängerte Reaktionszeit der Muskulatur** nach Sprunggelenkverletzungen. Bisher konnte jedoch ein Zusammenhang zwischen einer Instabilität und den sensomotorischen Mechanismen nicht nachgewiesen werden.

Wichtig

Die Komplexität der Heilungsstörungen einzelner Strukturen und die daraus resultierenden Gehstörungen sind noch nicht erschöpfend erforscht, jedoch sollten die bisher von Forschern veröffentlichten Resultate physiotherapeutisch genutzt werden.

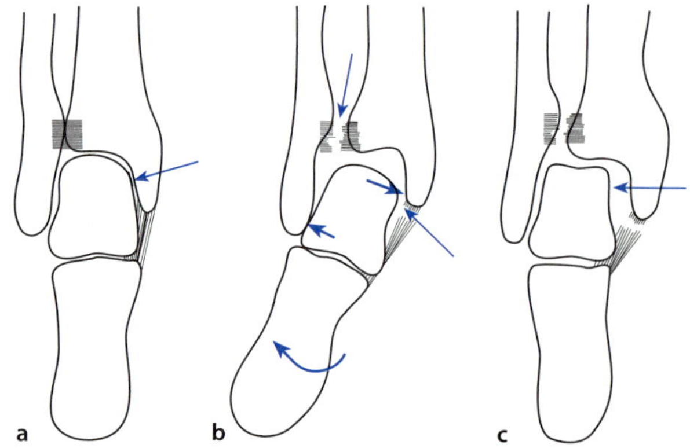

Abb. 18.7a–c. Mechanismus der Syndesmosensprengung. (Nach Cailliet 1972)

Frakturen, Luxationen und Luxationsfrakturen

Wirken an einem Sprunggelenk übergroße Kräfte, z. B. in Abduktion/Pronation, drückt der laterale Talusrand gegen den Außenknöchel, die Syndesmose reißt, die Malleolengabel wird gesprengt, und der Talus luxiert (Abb. 18.7). Der **Talus** kann sich um seine Längsachse drehen, nach lateral oder medial verschieben, sich um seine Vertikalachse bewegen und dabei ein hinteres Volkmann-Dreieck an der Tibiakante abmeißeln. **Syndesmosenzerreißungen** können rein ligamentär oder mit Aussprengung eines Knochenfragmentes aus der Tibia erfolgen (»tubercule de Chaput«).

Eine andere Variante entsteht z. B. über die Dehnung des medialen Kollateralbandes als **Abriss des Innenknöchels** oder bei intakter Syndesmose als **bimalleoläre Fraktur.**

Bei den **Adduktionsfrakturen** dreht sich der Talus um die vertikale Achse, die mediale Kante drückt gegen den Innenknöchel, und der Außenknöchel bricht durch die Verkantung.

Ein Anhaltspunkt für die Beurteilung einer **Syndesmosensprengung** kann das Verhältnis zwischen horizontalem und vertikalem Gelenkspalt des oberen Sprunggelenkes sein. **Im Normfall** ist der senkrechte, mediale Gelenkspalt schmaler als der horizontale. Das Verhältnis beträgt 3:5. Ist das Verhältnis umgekehrt oder gleich groß, handelt es sich um eine **Gabelsprengung.**

Nach Kapandji überlappt die Fibula die laterale vordere Kante der Tibia um ca. 8 mm. Ist letzterer Abstand größer, ist dies ebenfalls ein **Zeichen für eine Syndesmosensprengung.**

Besteht kein Anhaltspunkt für eine Fraktur, wird zur **Diagnostik einer Bandruptur** eine **gehaltene Röntgenaufnahme** in 20° Innenrotation des Unterschenkels, 15° Plantarflexion und tolerierbarer Supination des Fußes durchgeführt. Besteht starke Schwellung oder Schmerzhaftigkeit, kann die gehaltene Aufnahme nicht durchgeführt werden.

Eine laterale Aufklappbarkeit und ein Talusvorschub werden bei positivem Befund im Röntgenbild deutlich sichtbar (Abb. 18.8).

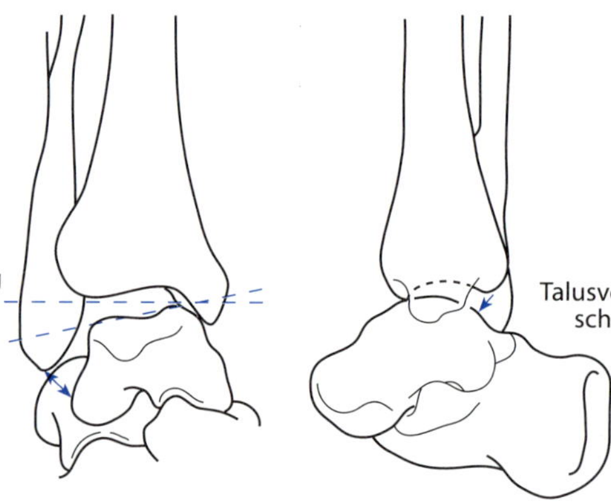

Abb. 18.8. Röntgenzeichen bei der fibulotalaren Bandruptur

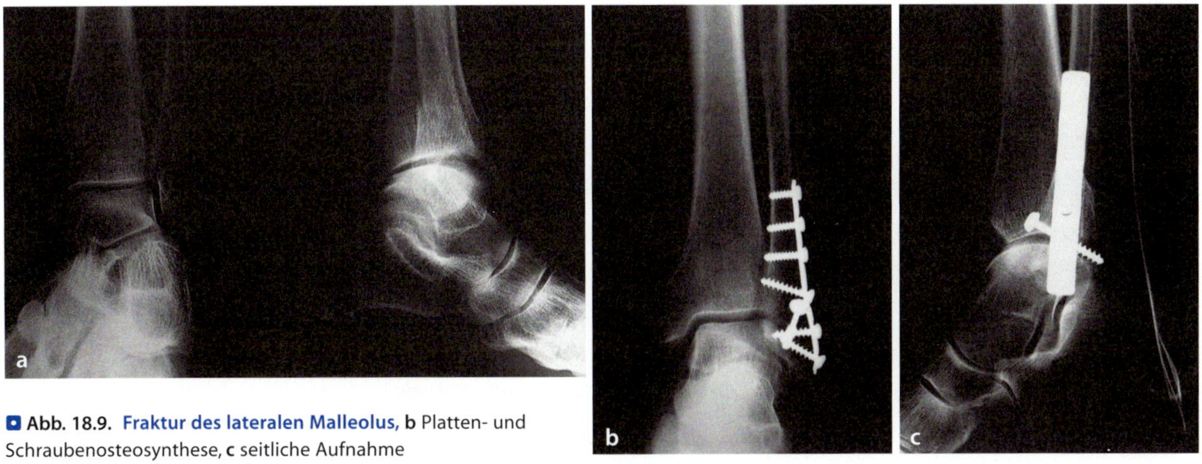

Abb. 18.9. **Fraktur des lateralen Malleolus,** **b** Platten- und Schraubenosteosynthese, **c** seitliche Aufnahme

Klinisch gesehen geben die Patienten ein unangenehmes Instabilitätsgefühl und Belastungsschmerzen an.

Durch eine **Talusluxation nach lateral** können auch tangentiale oder osteochondrale Flakes (Absprengungen) am Talus abscheren. Zur exakten Abklärung werden dann Computertomographien oder ein MRT durchgeführt.

Arthroskopische Untersuchungen sind sinnvoll, wenn operatives Vorgehen nach chronischen Verletzungen geplant ist.

Wegen der großen statischen Bedeutung werden heute **fast alle Malleolenfrakturen** mit und ohne Bandverletzungen **operativ** versorgt. Zur Anwendung kommen Zugschrauben, Zuggurtungs- und Plattenosteosynthesen (**Abb. 18.1a, b, 18.2** und **18.9a–c**).

Lediglich die **Weber A-Fraktur** kann bei guter Stellung **konservativ** behandelt werden.

- Die Ruhigstellung erfolgt dann häufig mit einem Lightcast (Kunststoffgips) (**Abb. 18.10**).
- **Bei Kindern** wird auch vorzugsweise eine **konservative Behandlung** durchgeführt.

Kombinationsverletzungen von Frakturen mit der **Zerreißung der Syndesmose** und des **Delta-Bandes** sowie der **lateralen Kollateralbänder** zwingen zu einer Osteosynthese und Bandnähten. Zur Ruhigstellung der Syndesmose werden für ca. 5–6 Wochen Stellschrauben oder Stellhaken eingebracht. Diese Verankerungen verhindern die physiologischen Rotations- und Auf-/Abbewegungen der Fibula, so dass eine Bewegungslimitierung der Sprunggelenke erforderlich wird (s. **Abb. 18.2b**).

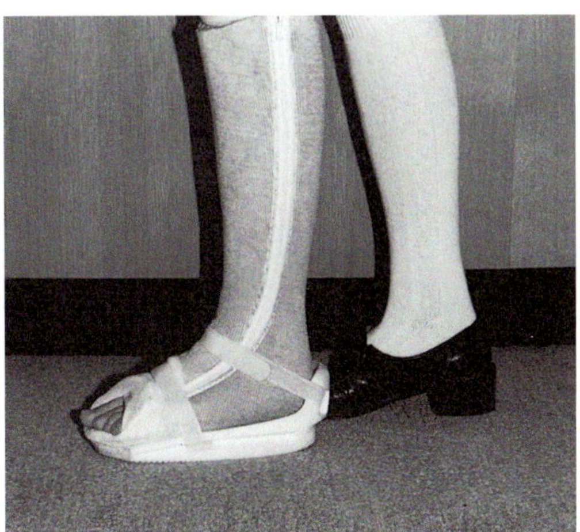

Abb. 18.10. **Lightcast bei Bandverletzung oder Weber-A-Fraktur**

Wichtig

Für die Bewegungslimitierung der Sprunggelenke muss die Dorsalextension in der Nullstellung des oberen Sprunggelenkes (Rechtwinkelstellung) begrenzt werden, da sonst Gegenkräfte auftreten. Dynamische Pro- und Supinationsbewegungen sind ebenso kontraindiziert wie belastetes Gehen.

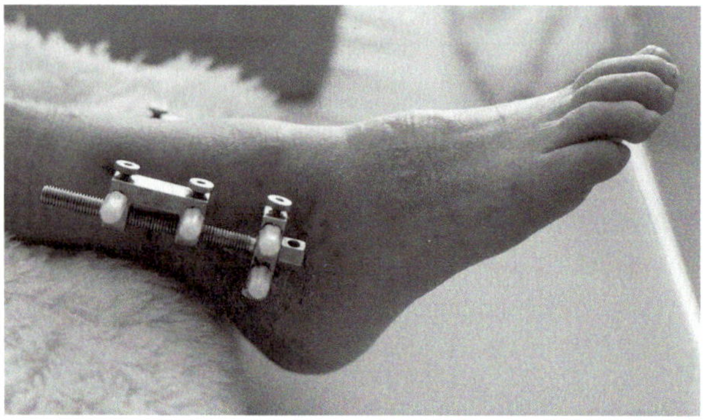

Abb. 18.11. Fixateur externe

Trümmerfrakturen, offene und infizierte Frakturen werden mit Fixateur externe (**Abb. 18.11**) behandelt. Diese Versorgung gilt als stabile Osteosynthese. Ein Osteosynthesewechsel soll zu einem späteren Zeitpunkt vorgenommen werden.

Häufig werden Patienten nicht unmittelbar nach ihrem Unfall definitiv versorgt, das Bein wird bis zur Abschwellung auf einer Hochlagerungsschiene gelagert und gekühlt. Die Osteosynthese erfolgt nach ca. 5–7 Tagen.

Die Entlastungszeiten und die vorgegebenen Bewegungsbegrenzungen richten sich bei Sprunggelenkfrakturen nach den **Band- und Knorpelverletzungen** (s. Kap. 2).

► Patienten, die eine **Malleolenfraktur ohne oder mit Bandverletzung** erlitten haben (Weber A), erhalten für 6 Wochen einen Gips oder Lightcast.

Sprunggelenkfrakturen ohne Bandverletzungen mit stabiler Osteosynthese benötigen keinen Gips, es sei denn, die Patienten sind nicht kooperativ oder in schlechtem Allgemeinzustand.

► Solche Patienten erhalten für 4 Wochen einen Liegegips/Lightcast und für weitere 2–4 Wochen einen Gehgips/Lightcast.

► Im Normfall können von der 1. bis zur 6. Woche Sohlenkontakt, ab der 7. Woche Teilbelastung mit 20 kg durchgeführt werden. Die weitere Steigerung erfolgt symptomatisch stufenweise bis zur Vollbelastung.

► **Sprunggelenkfrakturen mit Knorpelknochenverletzung** und stabiler Osteosynthese erhalten im Normfall keinen Gips. Bis zur 6. Woche sollen sie entlasten, anschließend mit 20 kg Teilbelastung beginnen und wöchentlich stufenweise entsprechend der Funktionsverbesserung steigern. Nicht kooperative Patienten sollen für 6 Wochen einen Liegegips erhalten.

► **Sprunggelenkfrakturen mit einer Syndesmosennaht und Stellschraube** und die **Pilon-tibial-Frakturen** werden in gleicher Weise behandelt, wenn die Osteosynthese stabil ist. Die Belastung beginnt nach der 6. Woche; im erstgenannten Fall nach der Entfernung der Stellschraube.

Wichtig

Bei nicht stabilen Osteosynthesen nach Sprunggelenkfrakturen und nach Kapselbandverletzungen erhalten Patienten für 6 Wochen einen Liegegips oder eine Orthese. Die anschließende Teilbelastung erfolgt stufenweise nach Funktionsbefund.

► Bei **doppelseitigen Frakturen oder mehrfachverletzten Patienten** sollte an einen Allgöwer-Entlastungsapparat gedacht werden.

Komplikationen

- Bleibende Inkongruenz der Gelenkanteile,
- Knorpelschaden,
- Arthrose,
- Instabilität,
- Kontraktur,
- Thrombose,
- Infektion,
- Complex Regional Pain Syndrome (CRPS)

Befunderhebung nach Sprunggelenkfraktur (übungsstabile Versorgung)

Beurteilen	– Hautdurchblutung. – Spannung der Haut. – Schwellung. – Operationsnarbe, Wundheilung, Verklebung. – Muskelrelief und Achsenstellung des Gelenkes in Ruhe. – Atrophie. – Verklebungen im Bereich der Achillessehne. **Im Röntgenbild:** – Verhältnis medialer/horizontaler Gelenkspalt. – Fibulastellung zur Tibia. – Talusstellung. – Fragmentdislokation, Lokalisation der Fraktur. (Weber A, B, C, Pilon tibial etc.). – Art und Festigkeit der Osteosynthese. – Konsolidierung und Knochenzeichnung.
Messen	– Aktiven Bewegungsausschlag im oberen Sprunggelenk und unteren Sprunggelenk im Seitenvergleich. – Umfang am Unterschenkel an der dünnsten Stelle, an Malleolen und am Mittelfuß.
Prüfen	– Muskeltest der Dorsalextensoren und Plantarflexoren auf Teststufe 3. – Qualität des Bewegungsstopps. – Sensibilität. – Pulse. – Lokale Temperatur. – Evtl. Ratschow-Test. – Ganganalyse.(s.Kap. 1) – Stabilität/Instabilität bei Sohlenkontakt und erlaubter Teil-/Vollbelastung. – Gebrauch von Hilfsmitteln.
Notieren und bewerten	– Selbständigkeit. – Art und Lokalisation von Schmerzen (Wann? wo? wie? wie lange?), besonders auch Aussagen über Belastungsschmerzen und Beschwerden bei Bewegung und Belastung (Instabilitätsgefühl).

Behandlungsmöglichkeiten

▶ Während der Zeit der **Übungsstabilität** darf nur **aktiv und gegen Handkontakt** geübt werden. Dem entspricht auch das Üben in der geschlossenen Kette auf einer Waage aus dem hohen Sitz oder Stand. Der Fuß darf dann nur auf der Waage abgelegt sein (7–10 kg). Bei Erlaubnis zur **Teilbelastung** kann zunehmend angepasster Widerstand gegeben werden, wenn die Muskeltestwerte über 3 liegen. Gleiches gilt für die Dosierung von Stabilisationsformen und die Mobilisationstechniken.

Die Dorsalextension 0–0-Plantarflexion bei Pro-/Supinations-Nullstellung ist bei liegender Stellschraube unbedingt einzuhalten. Dies gilt für **alle dynamischen und statischen Übungsformen** der Sprunggelenke in offener wie geschlossener Kette.

▶ **Die Muskelkraft kann nur verbessert werden,** wenn die Bewegungen schmerzfrei und die Strukturen fest sind und wenn die Belastung angepasst ist.

▶ Pro- und Supinationsbewegungen gegen Widerstand oder als endgradige Bewegung dürfen erst ausgeführt werden, wenn die Frakturen **zur Teilbelastung freigegeben** sind und die Stellschraube nach 6 Wochen entfernt worden ist.

▶ Bei sehr **sportlichen und kooperativen Patienten** können die Gipszeiten bei kombinierten Band- und Malleolenverletzungen verkürzt werden durch Tragen eines Adimed-Spezialschuhs oder anderer Sprunggelenkorthesen. Es darf dann aber keine Stellschraube eingebracht sein.

▶ Die Steigerung der Belastung richtet sich nach der Festigkeit der Fraktur und der Bänder sowie nach dem sensomotorischen Muskelbefund, ganz besonders auch nach der Reaktionsbereitschaft (M. gastrocnemius, Mm. peronaei, M. tibialis anterior) und der schmerzfreien Beweglichkeit der Sprunggelenke.

Gesichtspunkte der Behandlung nach Sprunggelenkfrakturen

Schwerpunkte der postoperativen Behandlung sind die Punkte 1, 3, 4, 5 und 8.

Übersicht 18.1: Gesichtspunkte der Behandlung

1. Durchblutungsverbesserung/Abbau des Ödems.
2. Lagerungskontrolle.
3. Mobilisation des oberen Sprunggelenkes.
4. Muskelaufbau der Fußheber.
5. Muskelaufbau des M. triceps surae.
6. Erhalten der Muskelfunktion der 3 übrigen Extremitäten.
7. Progressiver Aufbau der Belastung.
8. Gehschulung, Selbständigkeitstraining.

1. Verbesserung der Durchblutung, Abbau des Ödems

Patienten nach Sprunggelenkfrakturen haben oft ein posttraumatisches Ödem, das sich hartnäckig unterhalb der Malleolen und am Fußrücken festsetzt. Lässt der Patient den Fuß herunterhängen, verfärbt er sich fleckig blau-rot. Bleibt diese Symptomatik bestehen, kann daraus ein Complex regional pain syndrome (CRPS) entstehen.

▶ Zur Anwendung kommen **Spannen gegen Führungskontakt** im Sekundenrhythmus und **aktive Umkehrbewegungen** aus der Hochlagerung. In den Pausen sollen **Eisabtupftechnik,** manchmal auch kalte Umschläge oder Kompressen verwendet werden (Wundbereich aussparen!)

▶ Erst nach der Entfernung der Fäden dürfen **entstauende Massagegriffe bzw. eine Lymphdrainage** durchgeführt werden. Dann können auch **Eiswasserumschläge** um das Sprunggelenk und **Eistauchbäder** im Wechsel mit Spannungsübungen Anwendung finden. Wechselbäder sollen nur von lauwarm zu kühl wechseln.

▶ Selbstverständlich soll der Fuß anfangs **andauernd hochgelegt** werden. Das Tragen von Antiemboliestrümpfen oder elastischen Verbänden zum Aufstehen ist zwingend.

▶ Die Patienten müssen angeleitet werden, alle Maßnahmen **als »Hausaufgabenprogramm«** selbständig weiterzuführen.

2. Lagerungskontrolle

▶ In der postoperativen Phase erhalten die Patienten eine offene Gipsschale für einige Tage, aus der heraus sie üben dürfen (▫ **Abb. 18.12**).

▶ Die Patienten können, soweit es sich nicht um Polytraumen handelt, **entlastet oder mit Sohlenkontakt aufstehen.** Diese frühfunktionelle Behandlung erlaubt ein gutes Kreislauftraining.

▶ Erforderlich ist eine **mäßige Hochlagerung,** z. B. auf einer Krapp-Schiene oder mit einer Polsterabstützung am Bettende, wenn dies schräg hochgestellt wurde. Moderne Klinikbetten mit ihren verstellbaren Bettenden erfüllen diese Aufgabe problemlos. Patienten und Pflegepersonal müssen evtl. häufiger darauf hingewiesen werden, dass **das Sprunggelenk nicht andauernd in Plantarflexion** liegen darf. Darüber hinaus sollte die **Ferse freiliegen** und die **Kniekehle gering unterlagert** sein.

▶ Zur Behandlung wird das Kniegelenk leicht gebeugt, der Unterschenkel höher und die Ferse frei gelagert, so dass die Spannung des M. gastrocnemius herabgesetzt wird. Später soll das Kniegelenk gerade aufliegen.

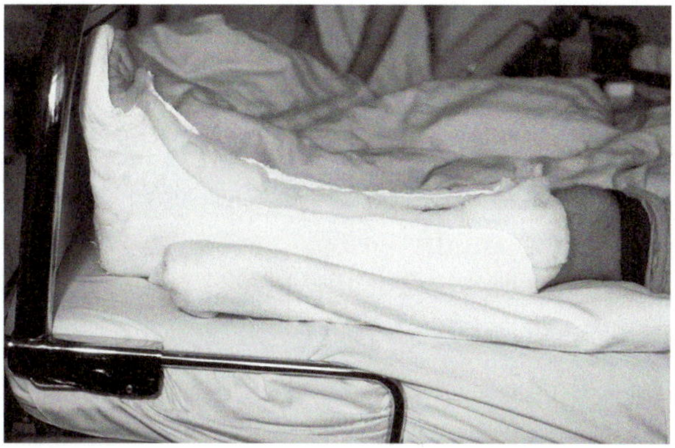

▫ **Abb. 18.12.** Lagerung in einer Gipsschale

3. Mobilisation des oberen Sprunggelenkes

Bei der Schwere der Verletzung muss, insbesondere nach Luxationsfrakturen, mit erheblichen Schäden an allen Strukturen gerechnet werden. Die daraus entstehenden **arthrogenen Kontrakturen** sind langwierig.

▶ Die Mobilisation des Sprunggelenkes ist **ein wichtiger Behandlungspunkt in der 2. Behandlungsphase.** Kann gipsfrei behandelt werden, soll so früh wie möglich, aber auch so subtil wie möglich aktiv mobilisiert werden.

▶ **Techniken** wie die »Chirurgische Technik« aus dem PNF-Programm oder die aktive Umkehrbewegung gegen Führungskontakt können eingesetzt werden. Dabei wird die Technik, entsprechend der vorgegebenen Bewegungsbegrenzung, ohne oder mit dynamischer Pro-/Supination ausgeführt.

▶ Ist die Operationsnarbe abgeheilt, kann mit **behutsamer Narbenbehandlung** begonnen werden.

▶ Nach entsprechender Gipsbehandlung und bestehender Belastungsstabilität für alle Strukturen des Sprunggelenkes müssen Techniken der Manuellen Therapie mit Traktion und Gleiten des Talus angewendet werden.

▶ Bei passiver Fixation kann auch durch »Langsame Umkehr – Halten – Entspannen« mit aktivem/passivem Weiterziehen mobilisiert werden (▫ **Abb. 18.13a, b**).

▶ Die **Bewegungsrichtungen** sind Dorsalextension, Dorsalextension mit Pronation und Supination. Der Effekt ist am größten, wenn **unter Traktion** mobilisiert wird, anfangs bei entspanntem M. gastrocnemius, später unter dessen Dehnung (s. Punkt 2, Lagerung).

▶ Bei **deutlicher Spannungserhöhung** des M. triceps surae wird in Rückenlage des Patienten eine Eiskompresse unter den Muskel gelegt.

▶ Ein **Vertauschen von Punctum fixum und Punctum mobile** ist möglich. Fixiert die Physiotherapeutin die Ferse in Dorsalextensionsstellung des oberen Sprunggelenkes, kann der M. gastrocnemius noch weiter gedehnt werden durch eine statische Anspannung der Kniebeuger (▫ **Abb. 18.14**).

4. Muskelaufbau der Fußheber

Nach jeder Mobilisationstechnik muss eine Kräftigung der Fußheber erfolgen.

▶ Bewegen und Halten aktiv, gegen Kontakt oder Widerstand für die Dorsalextensoren, sowie »Endstellung – Halten« können schon frühzeitig eingesetzt werden (▫ **Abb. 18.15a**).

Soll die **Spannung auf den M. tibialis anterior** und nicht auf die Zehenextensoren gelenkt werden, müssen die Zehen in Beugestellung gehalten werden (▫ **Abb. 18.15b**).

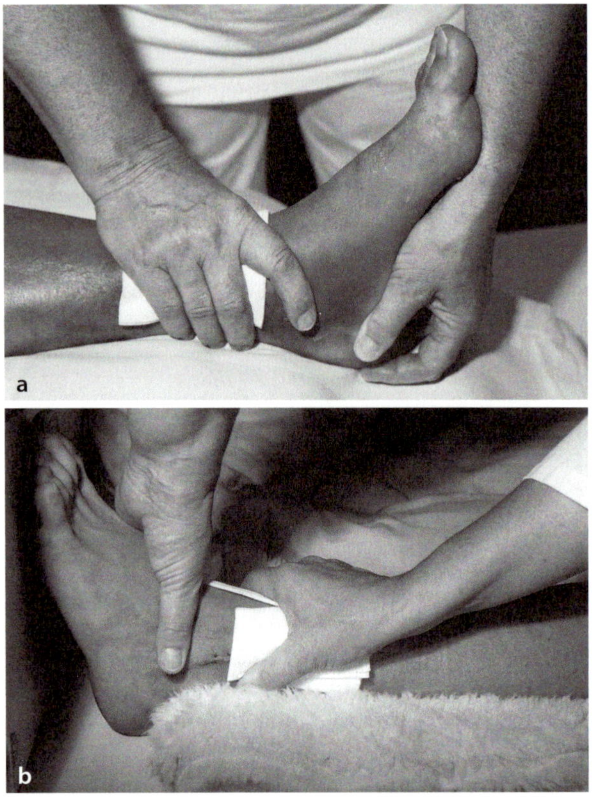

Abb. 18.13a, b. **Fixationsgriff und Führungskontakt** **a** zur Plantarflexion, **b** M. tibialis anterior

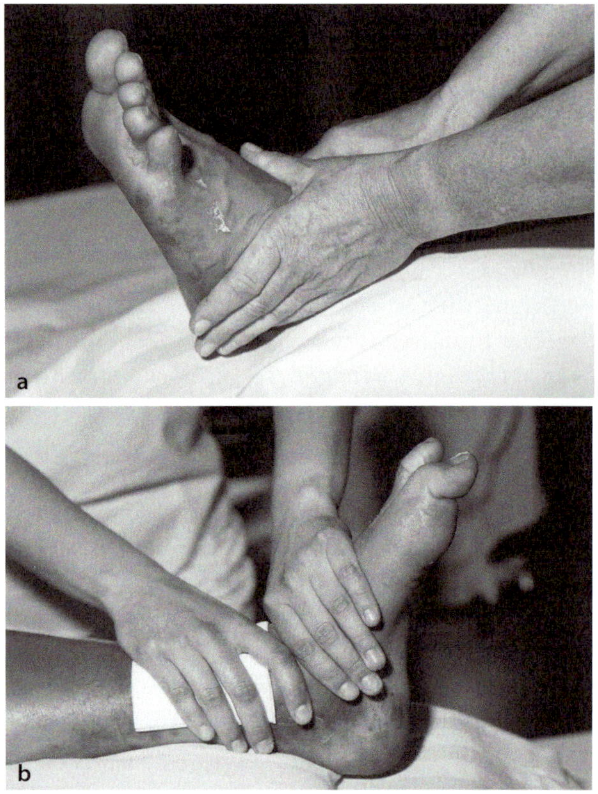

Abb. 18.15. **a** Üben der Fußheber (Pronatoren): Führungskontakt und Fixationsgriff, **b** Dasselbe mit Korrektur der Zehenüberstreckung durch Zehenflexion

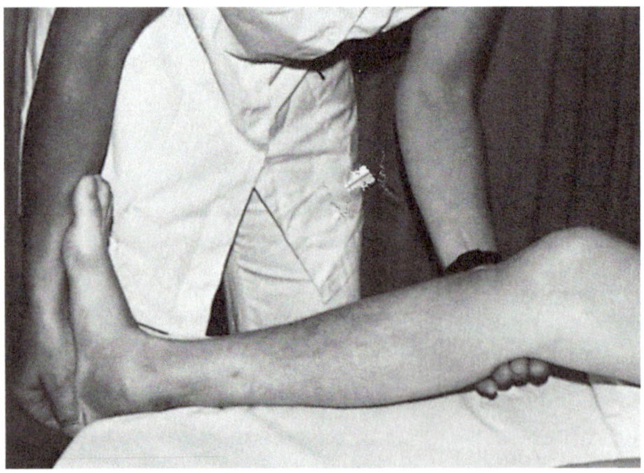

Abb. 18.14. **Spannen des M. gastrocnemius in Knieflexion bei fixiertem Fuß, Vertauschen von Punctum fixum und mobile**

- **Rotationswiderstände** sind nur bei enger Indikationsstellung durchzuführen (**Abb. 18.16** und **18.17**).
- Verstärkung kann über die Quadrizepsspannung aufgebaut werden.
- **PNF-Techniken**, z. B. betonte Bewegungsfolge, mit aktive Umkehrbewegungen in den Sprunggelenken, sind geeignete Übungsformen, wenn die **Haltewiderstände oberhalb der Fraktur** angesetzt werden (**Abb. 18.18**). Bei passiver Fixation der Fraktur über den Malleolen können die in Kap. 17 angegebenen Übungen durchgeführt werden.

Ist eine gute Grundstabilität vorhanden, können **die Fußheber** exzentrisch dynamisch und auch mit Bodenkontakt statisch/dynamisch geübt werden.

- Eine Ausnahme bilden jedoch die Frakturen, die **mit einer Stellschraube** versorgt wurden. Für diese Patienten gilt die vorab beschriebene Bewegungsbegrenzung:

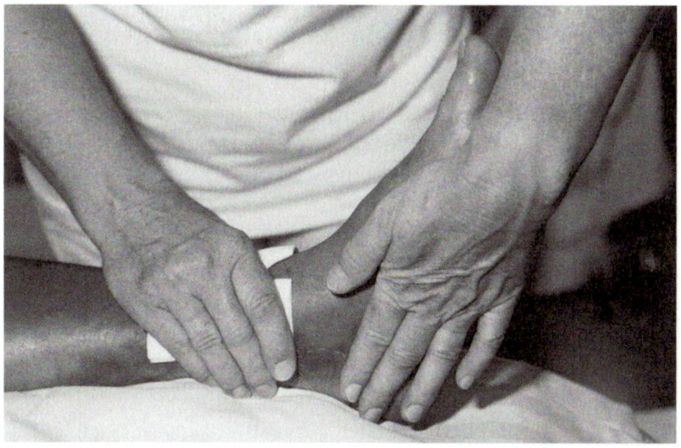

Abb. 18.16. Statische Supination in Nullstellung

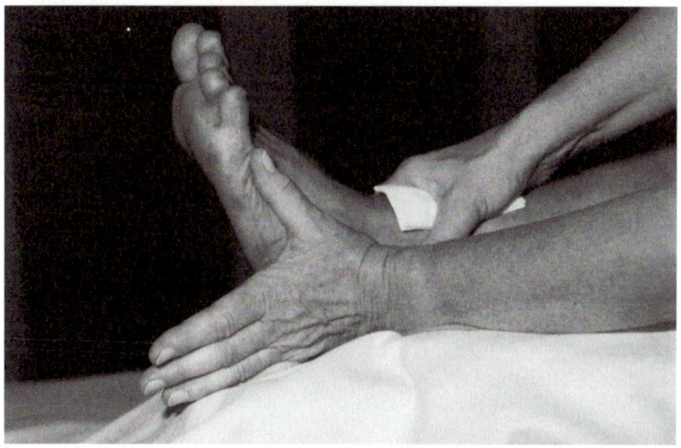

Abb. 18.17. Statische Pronation

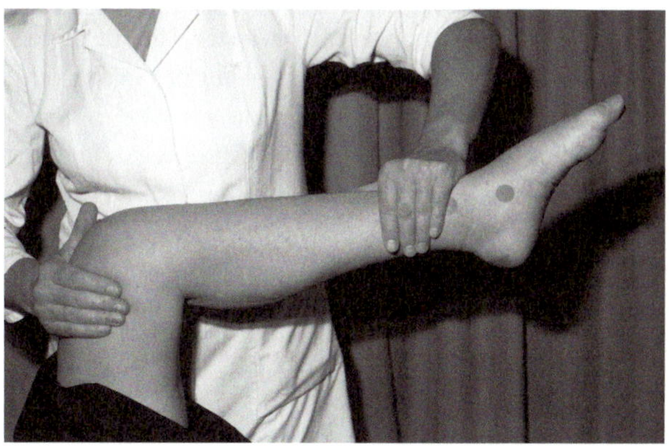

Abb. 18.18. Flexion/Adduktion zum gebeugten Kniegelenk mit aktiven Bewegungsfolgen im Sprunggelenk

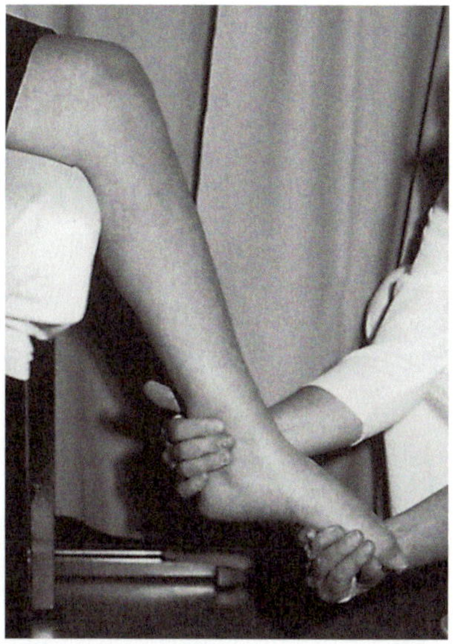

Abb. 18.19. Plantarflexion bei gebeugtem Kniegelenk

0–0-freie Plantarflexion und keine dynamische Pro-/Supination.

5. **Muskelaufbau des M. triceps surae**

- Das Training dieses für das Gehen so wichtigen Muskels wird entsprechend den Vorschlägen durchgeführt, die in Kap. 15 und 17 beschrieben worden sind.
- Grundsätzlich gilt, dass die Kniebeugung in allen Variationen **gegen manuellen oder Gerätewiderstand intensiv geübt werden soll**, jedoch die dynamischen Sprunggelenkbewegungen aktiv ohne Widerstand in der ersten Behandlungszeit ausgeführt werden müssen. Die isolierte Plantarflexion wird durch Kontakt (Zug) an der Ferse geübt (**Abb. 18.19** und **18.20**).
- Bei **Übungen gegen Zuggeräte** müssen die Schlaufen distal/dorsal am Unterschenkel liegen.
- Liegt keine Stellschraube, werden Plantarflexion, Dorsalextension, Supination und Pronation bei Teilbelastunsstabilität auch **aus dem hohen Sitz oder Stand** auf einer Waage geübt (ca. nach 6 Wochen). Andere geeignete **Ausgangspositionen** sind der Halbkniestand, Sitz auf dem Pezziball oder der Stand. In diesen Stellungen soll das Kniegelenk, folgerichtig auch das Hüft- und Sprunggelenk in verschiedenen Beugestellungen gehalten werden. Daraus ergeben sich **statische und dynamische Bewegungsfolgen**. Alle Varianten können auch im Türrahmen eingeübt werden (Göhler). Wer-

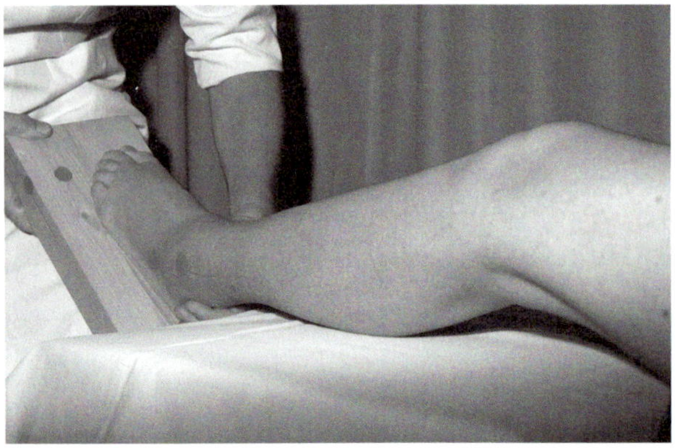

Abb. 18.20. Stabilisation der Plantarflexion gegen ein Brettchen

den die Übungen im Zweibeinstand beherrscht, werden sie im Einbeinstand eingeübt (s. auch Übungen, Kap. 16 und 17).

6. **Erhalten der Funktion der 3 übrigen Extremitäten**

▶ Widerstandsübungen für die Arme und das gesunde Bein können auch bei diesen Frakturen den jüngeren Patienten **als Hausaufgabe** überlassen werden. Eingeübt werden

- Stütz- und Stemmmuster gegen Expanderzügel oder Therabänder,
- auch die Übungen im Türrahmen und
- das Bridgingmuster,
- der Einbeinstand für das gesunde Bein,
- das Federn und Abstoßen mit Gehhilfen.

▶ Handelt es sich um **ältere Patienten oder Mehrfachverletzte**, sollen die Übungen und ihre Ausführungen überwacht und mit der Physiotherapeutin eingeübt werden.

▶ Müssen Patienten **in den ersten Wochen entlasten**, ist es wichtig,

- die schnelle Ermüdbarkeit zu beobachten,
- genügend Pausen zu setzen und
- zwischendurch ein Ausdauertraining zu absolvieren.

7. **Progressiver Aufbau der Belastung**

▶ Soll das Sprunggelenk nach 6 Wochen **teilbelastet** werden, wird aus dem hohen Sitz auf dem Hocker, auf dem Pezziball und im Zweibein-/Einbeinstand geübt, der betroffene Fuß steht auf einer Waage.

▶ Die **Stabilisationsübungen** müssen für das Sprunggelenk in seiner **Nullstellung (90°-Stellung)** ausgeführt werden. Anfangs sollte das Gelenk noch bandagiert werden. Die verordnete Teilbelastung oder der Sohlenkontakt müssen eingehalten werden.

Gesteigert wird die Stabilisation durch Veränderung der Sprunggelenkstellungen über verschiedene Beugewinkel des Kniegelenkes (s. auch Kap. 16 und 17).

▶ Die in der Mittelstandphase beanspruchten Muskeln können, wie in Kap. 17, beschrieben, in **PNF-Mustern** geübt werden. Der angepasste Widerstand wird plantar/lateral am Fuß angelegt. Die Physiotherapeutin kann am Bettende stehen, wodurch sie wesentlich geschickter greifen kann. **Bewegen und Halten** sowie **betonte Bewegungsfolge** sind geeignete Übungsformen. Sie sind auch als Umkehrbewegungen sinnvoll einzusetzen, wenn z. B. wenig Widerstand für die Flexion/Adduktion/Außenrotationsrichtung und deutlich stärkeren Widerstand für die Bewegungsrichtung Extension/Abduktion/Innenrotation gegeben werden soll. Beim Üben in der geschlossenen Kette können auch Therabänder und Zügel Verwendung finden.

8. **Gehschulung**

▶ Zunächst wird die **erlaubte Belastung** im Stand auf Waagen erspürt und kontrolliert, dann werden Einzelschritte über die Waagen ausgeführt.

▶ **Stabilisationsübungen** bei exakter Einhaltung der Belastung auf der Waage folgen, bevor der Patient eine Wegstrecke geht. Wiederholt muss er auf die Waage zurückkehren und sich kontrollieren. Beinachse und Rumpfhaltung müssen häufig vor dem Spiegel kontrolliert werden (s. auch Kap. 17).

▶ In Einzelschritten werden **Fersenablösung und Fersenaufsetzen** nach der Schwungphase und Gewichtübernahme gezielt eingeübt.

▶ Der Bewegungsablauf Fuß – Kniegelenk – Hüftgelenk – Becken – Rumpf – Kopfhaltung und der Gehhilfeneinsatz müssen als Ganzes beobachtet und korrigiert werden. Ein sicheres »Gerät« für selbständiges Üben ist der Türrahmen (s. **Abb. 15.18.–15.20**).

▶ Die Patienten werden angewiesen, **zu Hause** entsprechend **weiterzuüben. Wiederholte Kontrolle der**

Spontanbelastung gibt der Physiotherapeutin Aufschluss, ob der Patient **korrekt belastet.** Schwillt der Fuß noch an, soll der Patient öfter kürzere Strecken gehen und seinen Fuß bandagieren. Zwischendurch soll er sein Bein hochlagern und wenn nötig kühlen oder einen Quarkumschlag machen.

Soll die **Vollbelastung** geschult werden, kommen **Gleichgewichtsübungen** auf dem Sportkreisel, dem Schaukelbrett, Trampolin oder weichen Matten zur Anwendung. Gehen mit Tempowechsel und Abbremsen sowie Richtungswechsel werden in vielen Variationen geübt. Die **Übungen** sollen **alltagsbezogen und sportbezogen** ausgewählt werden (s. Kap. 15, 16 und 17).

▶ Alle Ballsportarten, Skifahren oder Skilanglauf sollten für mindestens ein Jahr ausgesetzt werden. Das Osteosynthesematerial wird in der Regel nach einem Jahr, frühestens nach 6 Monaten entfernt.

Kapsel-Band-Verletzungen des Sprunggelenkes

Ursachen

- Umknicken führt über Supination zur Verletzung der Ligg. fibulotalaria anterius und posterius und der Ligg. fibulocalcanearia, isoliert oder in Kombination.
- Seltener reißt über Pronation das Lig. deltoideus.

Allgemeine Richtlinien, Symptome und ärztliche Maßnahmen

Bei den **Bandverletzungen** unterscheidet man:
- Teileinrisse/Distorsionen und
- vollständige Bandzerreißungen von Kapsel und Bändern; sie werden auch als »ligamentäre Frakturen« bezeichnet.

Bei Teilrupturen kann es zu einer **Subluxation** des Sprunggelenkes, **bei vollständigem Riss** zur **Luxation** kommen (s. ▫ **Abb. 18.2**). Eine **sorgfältige Diagnostik** ist erforderlich, um eine komplette Bandruptur nicht zu übersehen.

Die **Beschwerden nach akutem Trauma** können unangenehm sein; es entsteht ein ausgeprägtes Hämatom oder Ödem, Schmerzen bestehen auf Druck, bei aktiven und passiven Bewegungen, Dehnung und Belastung des Bandes. Bei **chronischer Instabilität** fehlen Hämatom und Druckschmerz.

Kann eine Fraktur, eine Flake-Fraktur oder eine Osteochondrose über ein Röntgenbild ausgeschlossen werden, wird nach klinischer Untersuchung in 15° Plantarflexion und bei tolerierter Supination eine gehaltene Aufnahme gemacht. Sie gibt Aufschluss über eine Aufklapparbeit und einen Talusvorschub.

Operatives Vorgehen wird bei einer Aufklappbarkeit von mehr als 10° empfohlen. Die Bandnaht wird einige Tage nach dem Unfall durchgeführt, wenn nach Hochlagerung und Kühlung die Schwellung zurückgegangen ist. Daran schließen sich 4 Wochen Gipsbehandlung oder Adimed-Schuh an.

In letzter Zeit tendieren Orthopäden und Traumatologen zur **konservativen Behandlung bei sportlich aktiven Patienten**, auch wenn eine höhergradige Aufklappbarkeit besteht. Die Patienten tragen sofort eine **funktionelle Sprunggelenksorthese** und dürfen belasten.

Als Folgeschaden einer nicht ausgeheilten Bandläsion kann jedoch eine **chronische** Instabilität mit nachfolgender Arthrose entstehen.

Die Sprunggelenkdistorsion und die Kapsel-Band-Teilrupturen werden heute funktionell behandelt mit abnehmbarem Lightcast oder einer Orthese (s. ▫ **Abb. 18.10**).

Behandlungsmöglichkeiten

Schwerpunkte der Behandlung

Die Behandlung erfolgt wie in Kap. 5 dargestellt (s. auch ▫ **Übersicht 18.2**), dabei werden die unterschiedlichen Ruhigstellungsformen und Symptome berücksichtigt (s. auch Kap. 16, 17 und Kap. 18, 1. Teil).

Übersicht 18.2: Schwerpunkte der Behandlung

1. Förderung der Resorption des posttraumatischen Ödems.
2. Stabilierung des Sprunggelenkes.
3. Mobilisation des Sprunggelenkes mit aktiven oder passiven Techniken (Manuelle Therapie).
4. Gehschulung unter Teilbelastung und Belastung.

Achillessehnenruptur

Einteilung

- Komplette oder inkomplette Ruptur,
- Riss im Übergang zum Muskelgewebe,
- Ausriss am Kalkaneus.

Ursachen

- Meist indirekt ausgelöst durch ein Bagatelltrauma, z. B. bei Ballsportarten (Tennis, Volley-, Basketball),
- seltener durch direkten Schlag oder Tritt,
- manchmal liegen Vorschädigungen vor (Achillodynie).

Richtlinien, Biomechanik, Symptome und ärztliche Maßnahmen

Der M. triceps surae und seine kräftige Achillessehne heben das Körpergewicht bei jeder Fersenablösung nach vorn oben. Ungefähr 3 cm oberhalb des Ansatzes befindet sich eine **kritische Durchblutungszone;** dort degeneriert die Sehne vorzeitig und stellt eine Schwachstelle dar.

Die Sehne reißt bei indirekter Gewalteinwirkung mit einem lauten »Peitschenknall«, Zehenstand ist nicht mehr möglich, die Rupturstelle ist tastbar. Die Schmerzen sind gering.

Eine **Sonographie** gibt Aufschluss über eine kompletten oder teilweisen Riss der Achillessehne.

Eine operative Versorgung mit einer Durchflechtungsnaht ist obligatorisch.

Behandlungskonzept

Das in **Übersicht 18.3** zusammengefasste Schema wird im Klinikum Großhadern, LMU München, durchgeführt.

Übersicht 18.3: Behandlungsschema bei Achillessehnenruptur (Klinikum Großhadern, LMU München)

- Thromboseprophylaxe mit Heparin/Clexane bis zum Abschluss der Gips- oder Orthesenbehandlung (ca. 9 Wochen).

1. und 2. Woche

- Ruhigstellung mit einer ventralen Unterschenkelgipsschiene in 0–0–40° Plantarflexion (**Abb. 18.21**) oder 0–0–25° Plantarflexion in einer Orthese (ASO) mit Schuherhöhung von 7 cm auf der anderen Seite.

3. und 4. Woche

- Ruhigstellung in 0–0–15° Plantarflexionsstellung, oder entsprechender ASO in gleicher Stellung, plus Schuherhöhung (s. oben).

5.–8. Woche

- Nullstellung in Gips oder ASO.

9. Woche

- Beginn des Abtrainierens der Orthese.

In den ersten beiden Wochen darf der Patient nicht belasten, soll aber aufstehen. Er lernt, seine Wade selbst stündlich auszustreichen. Zusätzlich muss eine Ödembehandlung durch Kühlen erfolgen.

In der 3. und 4. Woche kann die Teilbelastung beginnen. Zusätzlich werden folgende Maßnahmen durchgeführt oder weitergeführt:

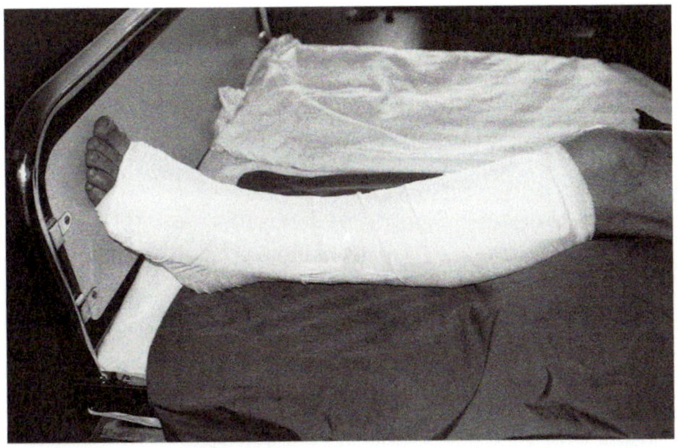

Abb. 18.21. **Ventrale Gipsschiene in 0–0–35–40° Plantarflexion nach Achillessehnennaht**

- aktives Üben bis zur Bewegungsbegrenzung ohne Widerstand,
- Austreichen der Wade,
- Kühlen,
- vorsichtige Narbenbehandlung nach reizloser Narbe und
- Fädenentfernung.

In der 5–8. Woche folgt die progressive Erarbeitung der Dorsalextension.

Ab der 6. Woche werden folgende Maßnahmen durchgeführt:

- Narbenbehandlung mit weicher Querdehnung,
- aktive Dehntechniken,
- Stabilisation in Nullstellung auf der Waage (schmerzfreie, kontrollierte Belastung).

In der 9. Woche soll begonnen werden, die Belastung zu erarbeiten im Zweibein-, Einbein- und Zehenstand. Gehschulung und sensomotorisches Training schließen sich an (s. Kap. 5, 16 und 18).

Wir empfehlen, ein **Fersenkissen von ca. 1 cm** für 6 Monate in alle Schuhe zu legen, damit die Vordehnung des M. gastrocnemius gemildert wird.

Gesichtspunkte der Behandlung

1. Verbesserung der Durchblutung

(Siehe Kap. 5, 17 und 18, 1. Teil).

▶ Während der Gipsschienenbehandlung soll der Patient selbst häufig seine Wade ausstreichen.

Übersicht 18.4: Gesichtspunkte der Behandlung

1. Verbesserung der Durchblutung.
2. Aktive Dehnung des M. gastrocnemius.
3. Muskelaufbau der Fußheber.
4. Muskelaufbau des M. gastrocnemius.
5. Progressiver Aufbau der Belastung.
6. Mobilisation der Sprunggelenke.
7. Gehschulung, Aufbau der Sportfähigkeit.

2. Aktive Dehnung des M. gastrocnemius

▶ Aktive Umkehrbewegungen, »Chirurgische Technik«.

3. Muskelaufbau der Fußheber

▶ Bewegen und Halten in allen Variationen. PNF: »Betonte Bewegungsfolge mit wechselnden Drehpunkten (gegen angepassten Widerstand erst ab 5. Woche).

4. Muskelaufbau des M. gastrocnemius

▶ Bewegen und Halten, betonte Bewegungsfolge gegen Widerstand für Kniebeugung, gegen Kontakt bei Drehpunkten: oberes/unteres Sprunggelenk.

5. Progressiver Aufbau der Belastung

▶ Üben des Gehmusters in der Entlastung, Üben der Teilbelastung in der geschlossenen Kette im hohen Sitz, auf Pezziball mit dem Fuß auf der Waage.

6. Mobilisation des Sprunggelenkes

▶ PNF: »Langsame Umkehr – Halten – Entspannen«, aktive Dehntechniken, Cyriax-Querdehnungen ab 6./7. Woche.

7. Gehschulung, Aufbau der Sportfähigkeit

▶ **Teilbelastung** mit Absatzerhöhung oder Fersenkissen im Schuh von 1–1,5 cm, soll bis zu 6 Monaten eingehalten werden.

▶ **Stabilisation** im Stand, auf Waage, auf Sportkreisel, Trampolin (**Abb. 18.22, 16.24a. 17.10** und **17.11**), Ballkissen, Gehen gegen Widerstand am Ort, z. B. gegen Theraband, Zügel oder auf Laufband. Gehen mit Rich-

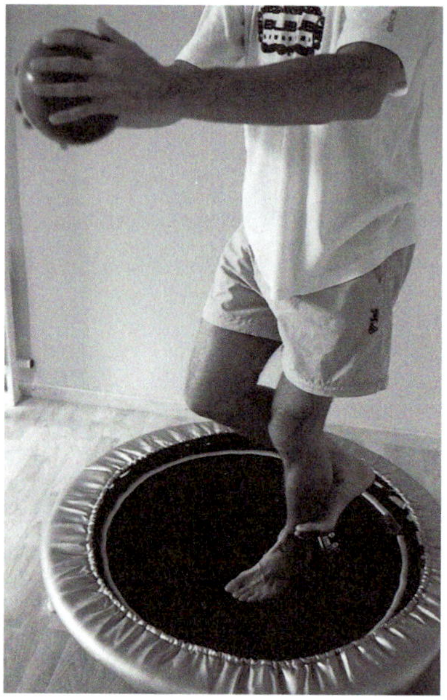

Abb. 18.22. Einbeinstand auf dem Trampolin, Fangen und Werfen eines Balles

tungs- und Tempowechsel, Gehen auf schräger Ebene, Treppensteigen etc.(s. Kap. 5, 15, 16 und 17).

▶ Das **Einüben der Einbeinbelastung** darf nur langsam, entsprechend der korrekten Ausführung vorheriger Übungen, gesteigert werden, auf Schmerzen und Ermüdungszeichen muss geachtet werden.

Zehenstand und Zehengang sind auf Sportkreisel oder Schaukelbrett vorzuüben und erst nach sicherer Heilung der Sehne zu erarbeiten.(ca. 10–12 Wochen)

Dann erst können **sportartbezogene Trainingsformen** geplant und begonnen werden. In der Regel dürfen Patienten nach Achillessehnennaht ab der 16. Woche mit einem leichten Lauftraining beginnen. Die Entscheidung trifft der Operateur.

Wichtig

Bestehen Beschwerden wie Schmerzen und Verklebungen, sollten die physiotherapeutischen Maßnahmen befundbezogen geändert werden. Abzuraten ist von Kortisoninjektionen – diese führen nachweislich zur Strukturauflösung der Sehne.

? Schüleraufgabe

- Stellen Sie ein progressives Übungsprogramm zusammen für einen Patienten, der nach Achillessehnennaht beginnend bei 20 kg zunehmend belasten soll.
- Nennen Sie Symptome der Ermüdung bei Patienten mit Sprunggelenkverletzungen und planen Sie entsprechende Behandlungsmaßnahmen.

Übungsbeispiele

(Siehe Kap. 17, »Unterschenkelfrakturen«).

Literatur

Basmajian JV et al. (1985) Muscles alive. Their function revealed by electromyography, 5th edn. Williams & Wilkins, Baltimore London Sydney

Bizzini M et al. (1991) Propriozeptives Training der unteren Extremität auf instabilen Ebenen. Manuelle Medizin 29:14

Bizzini M (2000) Sensomotorische Rehabilitation nach beinverletzungen. Thieme, Stuttgart New York

Buck M, Beckers D, Adler S (2001) PNF in der Praxis, 4. Aufl. Springer, Berlin Heidelberg New York

Cailliet R (1972) Foot and ankle pain. Davis, Philadelphia

Göhler B (1993) PNF und Alltag. Pflaum, München

Hahn F et al (1994) Dynamische tibio-fibulare Fixierung mit dem Syndesmosenplättchen nach Rahmanzadeh. Aktuelle Traumatol 6: 105

Hüter-Becker A et al. (2002) Das neue Denkmodell der Physiotherapie. Bd 1. Thieme, Stuttgart New York

Kapandji IA (1985) Funktionelle Anatomie der Gelenke, Bd 2. Enke, Stuttgart

Klein-Vogelbach S (1995) Gangschulung zur Funktionellen Bewegungslehre, Springer, Berlin Heidelberg New York

Klein-Vogelbach S, Eicke-Wieser K (2001) Funktionelle Bewegungslehre, Therapeutische Übungen, 4. Aufl. Springer, Berlin Heidelberg New York

Loeweneck H, Liebenstund I (1994) Funktionelle Anatomie für Krankengymnasten, 2. Aufl. Pflaum, München

Mittlmeier T (1991) Statische und dynamische Belastungsmessungen am posttraumatischen Fuß. Orthopäde 20: 22–32

Physiotherapeutische Behandlung nach Frakturen im Bereich des Fußes

Einteilung

- Kalkaneusfraktur,
- Talusfraktur und Fraktur des Os naviculare bzw. des Os cuboideum,
- Metatarsusfrakturen,
- Zehenfrakturen.

Kalkaneusfraktur

Klassifikation

Die Klassifikation wird meistens nach der **axialen CT-Darstellung** oder einer **koronaren Darstellung** vorgenommen. Vor allem
- die Gelenkbeteiligung,
- die Anzahl der Frakturfragmente und
- deren Dislokation

sind ausschlaggebend für das weitere Vorgehen.

Es werden **exartikuläre und intraartikuläre Frakturen** der subtalaren oder kalkaneokuboidalen Gelenke bewertet.

Nach Essex-Lopresti (s. Trentz u. Bühren 2001) werden sie eingeteilt in
- nicht lozierte Frakturen,
- »Tongue type«-Frakturen,
- »Joint-depression type«-Frakturen,
- Trümmerfraktur.

Ursachen

- Stauchungsmechanismus, Fall auf die Ferse,
- Quetschung, z. B. bei Auffahrunfall.

Richtlinien, Biomechanik, Symptomatik und ärztliche Maßnahmen

Der Kalkaneus trägt nach Bergmann das Gesamtgewicht und ein Mehrfaches davon beim Gehen, Laufen und Springen. Die Gewichtsvektoren werden auf den Kalkaneus, den Mittelfuß und den Vorfuß verteilt. Die Form des Kalkaneus gibt die Höhe des Längsgewölbes vor. Die Ferse trägt nach Kapandji die Hauptlast des Körpergewichtes im Stand (etwa 50% des Körpergewichts). Vom Unterschenkel wird die Körperlast über den Talus in 3 Richtungen geleitet: auf den Kalkaneus und auf den 1. und den 5. Zehenstrahl; dabei gleitet der Talus auf dem Kalkaneus. Dadurch ensteht eine Art Verschaubung der Beinachse in anterior-posteriorer, lateral-medialer und rotatorischer Richtung.

Exkurs

Den Messresultaten von Biomechanikern wie Bergmann et al. und Hofmann zufolge übersteigen die an den Gelenken der unteren Extremität wirkenden Kräfte das Körpergewicht um 315% (3000 N). Beim Gehen mit 2 Unterarmstützen liegt die Belastung immer noch bei 180% des Körpergewichtes.

Tragfähigkeit und Belastung müssen deshalb sorgfältig aufeinander abgestimmt sein, wenn Folgeschäden für das subtalare und das talokalkaneonavikulare Gelenk vermieden werden sollen.

Warnung

Es kann deshalb nicht oft genug darauf hingewiesen werden, dass eine zu frühe Belastung Langzeitschäden verursacht.

Die Kalkaneusfraktur ist die häufigste Tarsusfraktur (**Abb. 19.1a, b, 19.4a, b, 19.5.**und **19.6.**). Es kommen **Trümmer-, Schräg- und Abrissfrakturen** vor, relativ häufig auch **doppelseitig**. Beim Fall aus der Höhe drückt z. B. die starke vertikale Kraft die vordere Kante der Talusgelenkfläche gegen den Kalkaneus und verursacht die sog. »**Primärfraktur**«. Kommen weitere Kompressionskräfte dazu, entsteht die sog. »**Tongue-Fraktur**« oder die »**Joint-depression-Fraktur**«.

Aufschluss über die Anzahl der Fragmente und Gelenkbeteiligung gibt das **Computertomogramm**.

Die Dislokation der Fragmente führt zu einer **Rückfußverbreiterung** und **Valguspronationsfehlstellung**. Häufig wird die Peronäussehne zwischen Fibulaspitze und Kalkaneus eingeklemmt. Das Längsgewölbe wird abgeflacht, die Bewegungen im unteren Sprunggelenk sind eingeschränkt und schmerzhaft. Das Hämatom

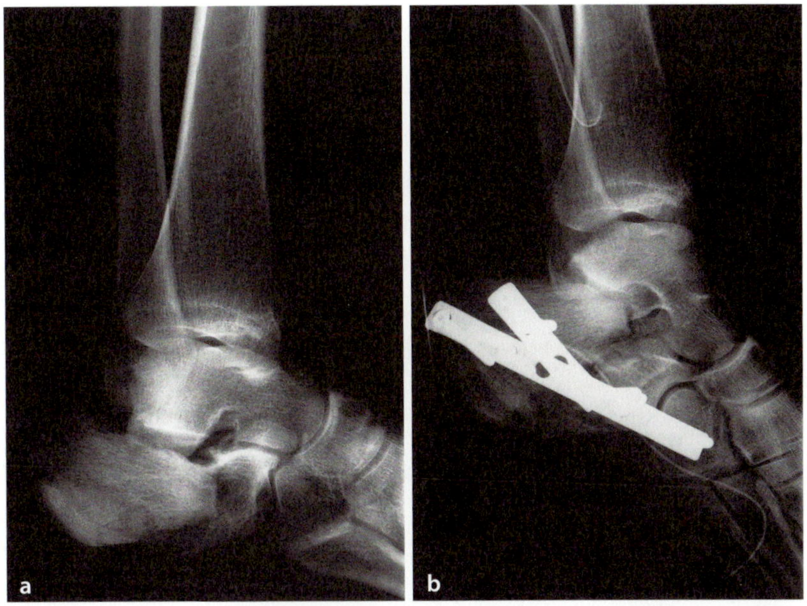

Abb. 19.1. **a** Kalkaneusfraktur **b** Plattenosteosynthese

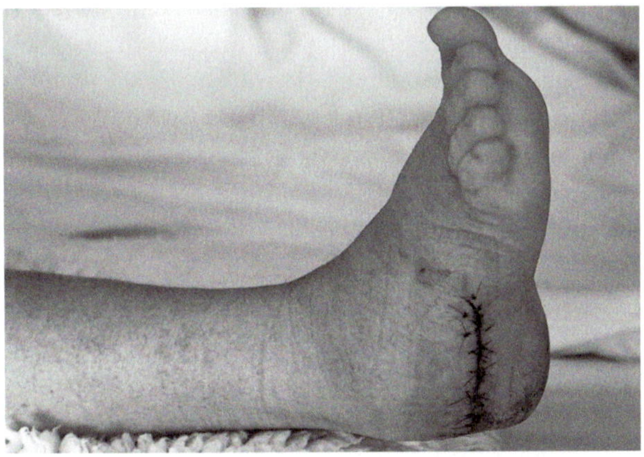

Abb. 19.2. Postoperative Symptomatik, aktive Dorsalexstension

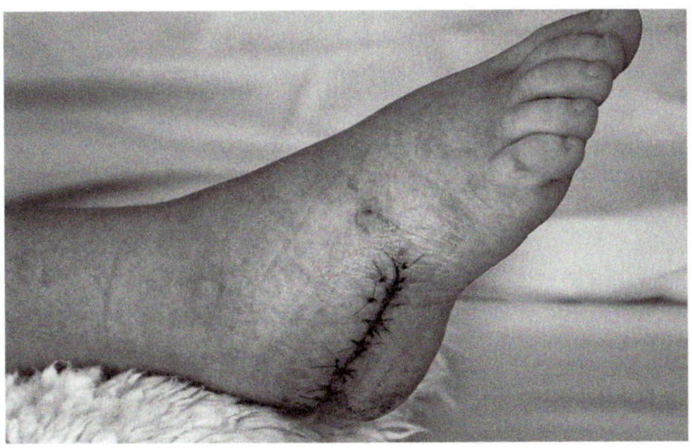

Abb. 19.3. Aktive Plantarflexion

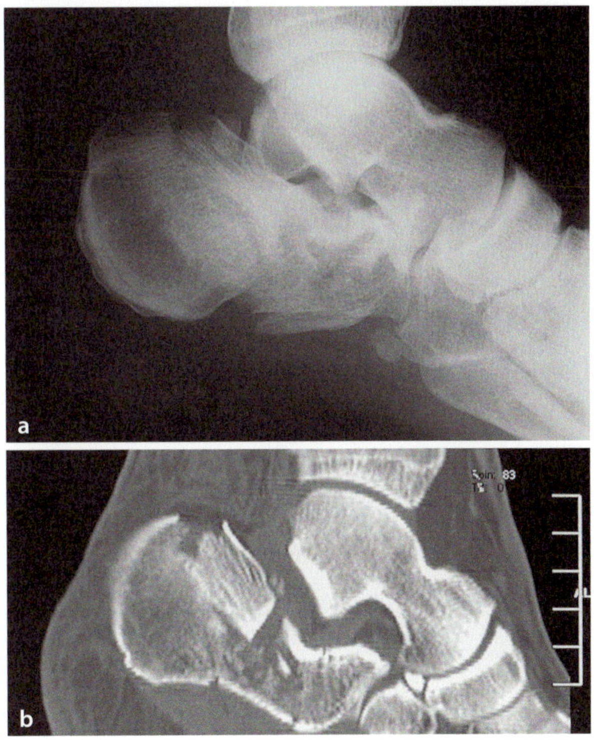

Abb. 19.4. **a** Kalkaneusfraktur, Typ: joint-depression. **b** Sagittale Rekonstruktion mit CT

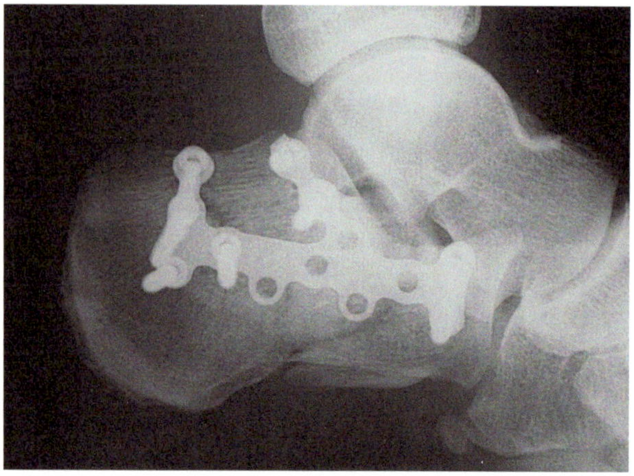

■ **Abb. 19.5. Rekonstruktionsplatten-Osteosynthese,stufenfreie Rekonstruktion der posterioren Gelenkfläche, Wiederherstellung des Böhler-Winkels**

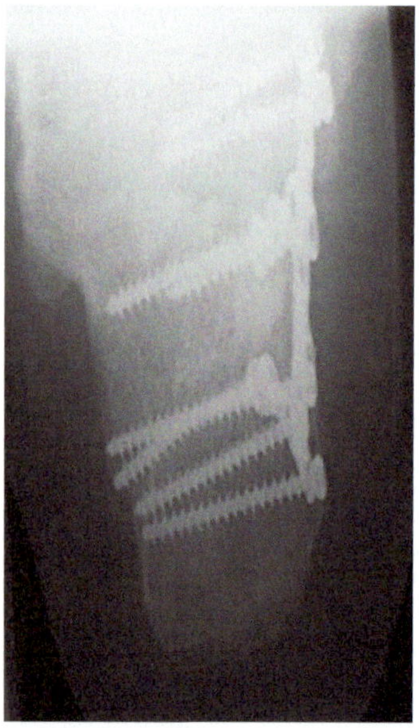

■ **Abb. 19.6. Rekonstruktionsplatten-Osteosynthese, Aufnahme von dorso-plantar**

und das Oedem erscheinen an der Fußsohle sowie hinter den Malleolen (s. ■ **Abb. 19.2** und **19.3**). Differentialdiagnostisch sollte auch bei starker Hämatombildung an der Fußsohle an ein **Kompartmentsyndrom** gedacht werden (Sensibilitätsstörungen?).

Die Veränderung des Tuber-Gelenkwinkels gibt den Schweregrad der Fraktur an. Nach v. Lanz-Wachsmuth und Böhler beträgt dieser Winkel 20–40° (■ **Abb. 19.7a**).

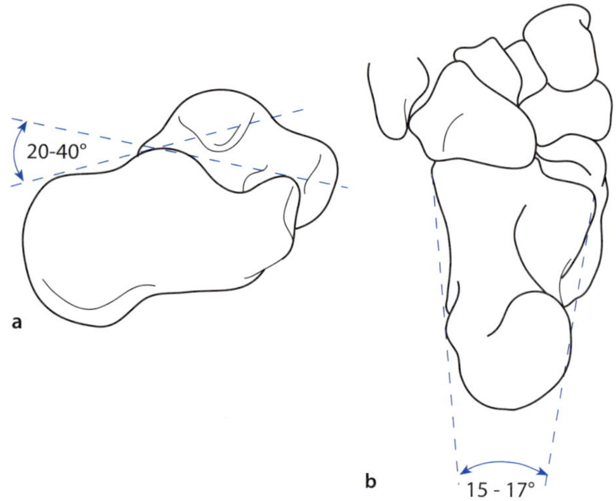

■ **Abb. 19.7a, b.** Tuber-Gelenkwinkel nach v. Lanz-Wachsmuth und Böhler, **b** axialer Winkel

Sinkt der Kalkaneus zusammen, verkleinert sich der Winkel und kann sogar negativ werden. Gleichermaßen wird das Längsgewölbe abgeflacht, so dass man von einem »**traumatischen Plattfuß**« spricht.

Durch die axiale Röntgenaufnahme wird der »axiale Winkel« bestimmt (■ **Abb. 19.7b**). Heute haben diese Messungen weniger Bedeutung, das Computertomogramm ermöglicht die genaue Zuordnung der Fragmente und die Entscheidung zur Operation.

Kalkaneusfrakturen werden in den letzten Jahren zunehmend **operativ** mit Rekonstruktionsplatten- und/oder Schraubenosteosynthese und mit Spongiosaauffüllung versorgt.

Offene Frakturen können mit einem Fixateur externe behandelt werden. Diese Versorgungen gelten als übungsstabil. In der Literatur wird unterschiedliches Vorgehen bezüglich der Be- und Entlastung angegeben. So schwankt die Verordnung für die Zeit des Sohlenkontaktes zwischen 6 und 12 Wochen, dementsprechend kann die Teilbelastung zwischen 7. und 13. Woche angeordnet werden. Die Vollbelastung soll ab der 13.–15. Woche stufenweise erarbeitet werden.

- **Nicht dislozierte Frakturen** werden **konservativ-funktionell** behandelt, d. h. die Patienten dürfen aktiv die Sprunggelenke bewegen und benötigen keinen Gips.
- Patienten mit doppelseitigen Kalkaneusfrakturen erhalten einen Allgöwer-Entlastungsapparat für ca. 6 Wochen.

Häufig bleiben Fehlstellungen des unteren Sprunggelenkes oder eine Fehlstatik des Längsgewölbes bestehen und führen zu **arthrotischen Veränderungen.** Dann kann eine Arthrodese durchgeführt werden. Zur exakten Ermittlung der Fehlbelastung können heute vergleichende Druckverteilungsmessungen nach Mittlmeier durchgeführt werden.

Die Patienten benötigen Einlagen, manchmal sogar orthopädische Schuhe. Nicht selten muss eine sekundäre Arthrodese vorgenommen werden.

Komplikationen

- Inkongruenz des unteren Sprunggelenkes mit nachfolgender Arthrose des Subtalargelenkes
- Fehlstatik über traumatischem Plattfuß,
- Complex Regional Pain Syndrome (CRPS), Kompartmentsyndrom,
- Impingement der Sehne des M. peronaeus longus,
- Krallenzehen als Folge eines übersehenen Kompartmentsyndroms.

Befunderhebung

Beurteilen	– Röntgenbild in 2 Ebenen und axial, koronare und axiale Computertomographie. – Hautdurchblutung. – Schwellung, besonders an der Fußsohle und hinter dem Knöchel. – Hämatome. – Gelenkstellung des oberen und unteren Sprunggelenkes. – Valguspronationsstellung? – Längsgewölbeabflachung? – Atrophie und Tonus der Muskulatur des Unterschenkels.
Messen	– Aktives Bewegungsmaß des oberen und unteren Sprunggelenkes. – Fersenbreite im Seitenvergleich. – Umfang an vorgeschriebenen Stellen.
Prüfen	– Qualität des Bewegungsstopps. – Muskeltest der Unterschenkelmuskulatur bis zur Teststufe 3 (insbesondere M. gastrocnemius, M. tibialis posterior, M. peronaeus longus und kleine Fußmuskeln). – Sensibilität. – Stabilität der Beinachse bei Sohlenkontakt, bei Teilbelastung und nach ca. 13 Wochen bei Vollbelastung. – Pulse.
Notieren und bewerten	– Schmerzen bei Bewegung und Belastung. – Sonstige Beschwerden.

Behandlungsmöglichkeiten

Gesichtspunkte der Behandlung

1. Förderung der Resorption des Hämatoms und Ödems

▶ Alle Maßnahmen aus der **physikalischen Therapie** können zur Anwendung kommen, wenn funktionell behandelt wird. Besonders wirksam sind Maßnahmen der Kryo- und Hydrotherapie mit **kühlenden Umschlägen** und **Eiskompressen**, die **Manuelle Lymphdrainage** oder **Streichungen und Hauttechniken der Bindegewebsmassage.**

▶ Das Bein wird auf einer Schaumstoffschiene hochgelagert, und der Patient wird aufgefordert, häufig **Ratschow-Umlagerungen selbst durchzuführen.** Stündlich soll der Patient 10- bis 15-mal isometrisch im Sekundenrhythmus die Fuß- und Wadenmuskulatur anspannen.

▶ Zwischen den Behandlungszeiten sollte anfangs ein **Kompressionsverband** mit Schaumstoffabpolsterung von den Grundgelenken bis über die Knöchel angelegt werden (Cryo-cuff). Da die Schwellungen lange bestehen bleiben können, werden die Maßnahmen nach 2–3 Wochen gewechselt.

▶ Bei Patienten mit einer Osteosynthese muss auf die **Wundheilung** geachtet werden; hierbei können anfangs »**Cool packs**« oder Eisbeutel in einem trockenen Baumwollbezug zur Anwendung kommen.

> **Übersicht 19.1: Gesichtspunkte der Behandlung**
>
> 1. Förderung der Resorption des Hämatoms und Ödems.
> 2. Lagerungskontrolle.
> 3. Schulung der kleinen Fußmuskeln.
> 4. Muskelaufbau des M. gastrocnemius.
> 5. Erhaltung der Muskelfunktion des gesamten Beines.
> 6. Erhalten der Funktion der übrigen 3 Extremitäten.
> 7. Mobilisation des unteren und oberen Sprunggelenkes.
> 8. Progressiver Belastungsaufbau.
> 9. Gehschulung, Erarbeitung der Berufs- oder Sportfähigkeit.

2. Lagerungskontrolle

Patienten mit doppelseitigen Kalkaneusfrakturen oder zusätzlichen Frakturen müssen mit **längeren Liegezeiten** rechnen.

▶ Für diese Patienten ist eine sorgfältige **Hochlagerung** durchzuführen. Die Fersen müssen druckfrei gelagert sein, da sonst leicht eine Druckstelle oder sogar ein Dekubitus entsteht. Ob in 90°-Stellung des oberen Sprunggelenkes gelagert werden kann, wird nach Betrachten des Röntgenbildes und Ausmessen des Tubergelenkwinkels entschieden. Bei insuffizientem M. gastrocnemius und Testwerten unter 3 sollte dieser Muskel nicht in seiner Dehnstellung gelagert werden.

3. Schulung der Fußmuskulatur

Die kleine Fußmuskulatur in einer entlasteten Position wirksam zu üben, ist schwierig. Zehengreifübungen sind wenig effektvoll, erst in der Belastung werden die Zehenflexoren wirklich gefordert.

▶ Ein **Kompromiss** kann **über PNF-Techniken** gefunden werden, dabei sollen Kniegelenk oder Sprunggelenk wiederholte Kontraktionen durchführen, während die Zehen ein Seil, einen Stift, ein Tuch o. ä. festhalten.

▶ In der geschlossenen Kette mit Bodenkontakt oder gegen ein Holzbrett (▫ **Abb. 19.8**) können komplexe Spannungsformen durchgeführt werden.

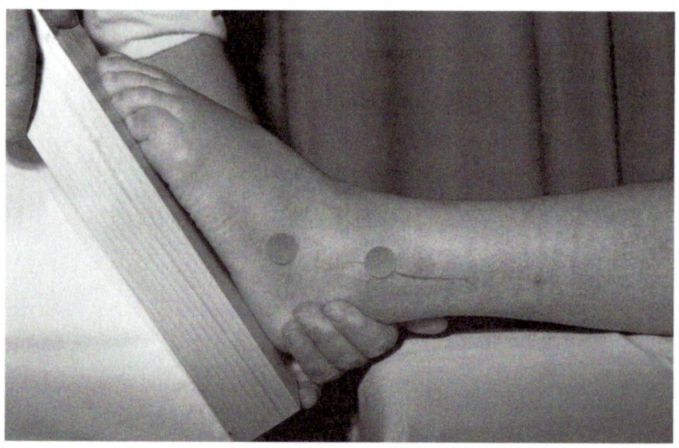

▫ **Abb. 19.8.** Zehenflexion: eingeleitet durch Wegziehen des Brettchens

4. Muskelaufbau des M. gastrocnemius

▶ Das Auftrainieren des M. gastrocnemius kann **nach eingestauchten Frakturen gegen Kontakt/angepassten Widerstand** ausgeführt werden, wenn man annehmen kann, dass sich die Stellung des Kalkaneus nicht mehr verändert. Alle Formen des Bewegens und Haltens, betonte Bewegungsfolge, sowie die Technik der wechselnden Drehpunkte sind effektive Übungsformen.

▶ **Nach Osteosynthesen** gelten die Regeln der AO, aktives Üben ist erlaubt, die volle Belastung ist bis zur entsprechenden Verordnung untersagt.

▶ Auch **Geräte mit elastischen Zügen** können vielfältig eingesetzt werden. Anfangs liegen die Schlaufen oberhalb des Sprunggelenkes am Unterschenkel, nach ca. 6 Wochen kann eine Schlaufe auch am Vorfuß liegen und leichten Widerstand für die Supination/Plantarflexion setzen.

5. Erhalten der Muskelfunktion des gesamten Beines

▶ **Üben in der geschlossenen Kette** im Sinn der Stabilisation der Beinachse unter einzuhaltender Belastungsstufe (Sohlenkontakt, Teilbelastung auf Waagen) wird ergänzt durch **dynamische und statische Spannungsformen** z. B aus dem PNF Programm.

6. Erhalten der Funktion der 3 übrigen Extremitäten

▶ Am besten werden die **Stützfunktion der Arme** für das Gehen mit Unterarmstützen und die **Mehrbelastung des nichtbetroffenen Beines im Gehen** geschult. Anfangs sind Gehstrecke und Tempo reduziert und müssen langsam gesteigert werden.

▶ Patienten **mit einseitiger Kalkaneusfraktur** sollen unmittelbar nach der Versorgung oder nach Redondrainagenentfernung aufstehen. Das betroffene Bein wird entsprechend der Symptomatik entlastet oder darf Sohlenkontakt einsetzen.

▶ Dürfen **beide Beine nicht belastet** werden, wird an einen **Allgöwer-Entlastungsapparat** gedacht. Dann muss auf der anderen Seite der Schuh bis zum Beinlängenausgleich erhöht werden.

▶ **Antiemboliestrümpfe oder Bandagen** sollen zum Aufstehen angelegt werden.

▶ Als **Ausgangsstellungen** kommen in Frage: der hohe Sitz mit Bodenkontakt und der Stand auf dem gesunden Bein (Bein mit Entlastungsapparat), entsprechend mit Sohlenkontakt auf der betroffenen Seite. Hinzugenommen werden Ausgangspositionen im Türrahmen zur Sicherung des Einbeinstandes (s. ◘ **Abb. 15.18.a, 15.19.** und **15.20**).

▶ **Günstige Übungsgeräte** sind z. B. Expander, Hanteln, Therabänder oder Zuggeräte. Es finden Übungsformen Anwendung, die Kraft, Ausdauer, ökonomischen Krafteinsatz und Reaktionsfähigkeit verbessern.

Wichtig

Das Auftrainieren der Bein- und Armmuskulatur ist v. a. bei doppelseitigen Kalkaneusfrakturen eine wichtige Aufgabe. Der Einsatz von Geräten ist effektiver als der von manuellen Techniken.

▶ Sind Gruppenbildungen möglich, können die Patienten auch **in Partnerarbeit üben.**

Wo ein **Bewegungsbad oder Schwimmbad** vorhanden ist, kann es zum Schwimmtraining und teilbelastetem Gehen genutzt werden.

7. Mobilisation des unteren Sprunggelenkes, evtl. des oberen Sprunggelenkes

▶ Die intensive Mobilisation der Sprunggelenke kann erst **nach erneuter Röntgenkontrolle** und Beurteilung der Kalkaneusstellung vorgenommen werden. Mit einer **ausgeprägten Kontraktur** des unteren Sprunggelenkes muss bei lang andauernden Schwellungen, einer Gelenkfehlstellung oder einer Complex Regional Pain Syndrome gerechnet werden. Durch die fehlende Belastung ist auch das obere Sprunggelenk nicht immer frei beweglich.

Weichteilkontrakturen sind durch physiotherapeutische Techniken behandelbar, **manifeste Gelenkfehlstellungen** bedürfen einer operativen Korrektur, einer Arthrodese oder eines inividuell hergestellten Schuhs.

▶ Die Mobilisation erfolgt mit **Techniken der Manuellen Therapie und/oder PNF-Techniken** wie »Langsame Umkehr – halten – entspannen«, mit aktiv/passivem Weiterziehen, »Rhythmische Stabilisation – entspannen«.

Wichtig

Die Wahl der Technik richtet sich nach der Qualität des Bewegungsstopps und des Schmerzes.

► Der **Kontakt/Widerstand** muss am Rückfuß **möglichst weich** sein. Der Griff an der Ferse (s. ◘ **Abb. 18.13–18.17**) muss mit dem Patienten abgesprochen werden. Bei distal angelegtem Griff wird nur der Vorfuß aufgewalzt oder in Adduktion bzw. in Abduktion mobilisiert. In der Mehrzahl der Fälle wirkt sich die stärkere Grundspannung der Pronatoren oder die frakturbedingte Fehlstellung als **Pronationskontraktur** aus.

► **Schmerzen** an der Operationsnarbe oder an der Fraktur müssen vermieden werden, in der Regel liegt es an der Grifftechnik, die man auch **mit Hilfe eines kleinen Schaumstoffpolsters** verbessern kann.

► Narbenbehandlungen und manuelle Dehnungen ergänzen die Mobilisationstechniken.

► **Arthrogene Kontrakturen** werden am effektivsten mit **Traktion und Gleiten** des Kalkaneus und Talus behandelt. Sie finden Anwendung, wenn ärztlicherseits Teilbelastung erlaubt ist.

Leider muss **bei schweren Trümmerfrakturen** mit einer bleibenden Bewegungseinschränkung gerechnet werden.

8. Progressiver Belastungsaufbau

► Der stufenweise Aufbau der Belastung wird, wie schon in den Kap. 15–18 beschrieben, **in der geschlossenen Kette mit Sohlenkontakt, Teilbelastung und Vollbelastung** zu gegebenem Zeitpunkt eingeübt. **Stabilisationsformen auf fester oder labiler Unterstützungsfläche** fordern vom Patienten, die exakte Beinachse beizubehalten. Der verletzte Fuß steht auf einer Waage, der manuelle oder Gerätewiderstand darf nur so hoch angesetzt sein, dass die vorgegebene Belastung schmerzfrei eingehalten werden kann.

► **Nach ca. 6 Wochen** (bei schweren Frakturen erst nach 12 Wochen) kann nach Rücksprache mit dem Arzt mit **Teilbelastung** begonnen werden. Dann können labile Sitz- oder Standpositionen auf dem Pezziball, auf Ballkissen oder Schaumstoffmatte gewählt werden. Auf Schmerzen, Ermüdungszeichen und andere Reizzustände ist zu achten. Gegebenenfalls muss die Dosierung zurückgestuft werden.

► Sinnvoll kann auch das Üben der Belastung **im Bewegungsbad** sein, allerdings ist dort eine **exakte Kontrolle der tatsächlichen Belastung** nicht möglich.

9. Gehschulung

► Das Einüben des Gehens in verschiedenen Belastungsstufen wird bereits kurz nach der Verletzung oder Osteosynthese begonnen. Mit entsprechenden Gehhilfen lernen **jüngere Patienten** sehr schnell die exakte Belastungsstufe zu übernehmen. **Ältere Patienten und solche mit doppelseitiger Fraktur** und einem Entlastungsapparat müssen langsamer geführt werden und erreichen ihre Selbständigkeit mühsamer.

► Im Allgemeinen wird die **volle Belastung nach 12, spätestens 15 Wochen** begonnen. Dies soll unbedingt **mit festen Schuhen und Einlagen** durchgeführt werden. Es ist Aufgabe der Physiotherapeutin, dafür zu sorgen, dass die Einlagen rechtzeitig bestellt und geliefert werden.

Orthopädische Schuhe müssen angefertigt werden, wenn sich die Fußform verändert hat.

► Besteht die Möglichkeit der **Belastungskontrolle durch Gehen über Druckverteilungsmeßplatten**, sollte dies zur objektiven Überprüfung der Belastung erfolgen. **Fehlbelastungen** können dann exakt bestimmt werden (s. auch Kap. 18).

► Die Gehschulung konzentriert sich auf den **Mittelstand** und die **Abrollphase** sowie auf den **Einsatz des M. gastrocnemius bei Fersenablösung.** Voraussetzung dafür ist die Beherrschung des **freien Zehenstandes.**

► Gezieltes **Stabilisieren und Einsetzen der Fußmuskulatur** wird nun auch auf dem Sportkreisel, dem Ballkissen, dem Schaukelbrett und auf dem Trampolin geübt. Wie auch in den vorangehenden Kapiteln beschrieben, muss die **Reaktionsschnelligkeit** in verschiedenen Anforderungen des Gehens und Laufens mit Richtungswechseln, Abbremsen und Starten auf unterschiedlichen Unterlagen geschult werden. Immer soll die Belastung auf die Reaktion und die Tragfähigkeit des Fußes abgestimmt sein.

Die **Dosierung der Fußbelastung** muss deshalb sorgfältig vorgenommen werden, wenn eine vorzeitige Arthrose verhindert werden soll. Schmerzen, Fehlbelastungen, eine fehlerhafte Fersenablösung, Ermüdung und deutliches Hinken zeigen die mangelnde Tragfähigkeit an.

Die Rückkehr in den Beruf und das Aufnehmen sportlicher Betätigungen werden gezielt vorbereitet und mit dem Operateur abgestimmt.

? Schüleraufgabe

Stellen sie ein Mobilisationsprogramm zusammen, das Kontrakturen im oberen und unteren Sprunggelenk bei unterschiedlichen Belastungsstufen beseitigen soll. Begründen Sie Ihr Vorgehen.

Übungsbeispiele: Kalkaneusfraktur, Osteosynthese

Ausgangsposition

Rückenlage.

Übung

▶ Aktive PNF Bewegungsfolgen beider Diagonalen im freien Raum, als Umkehrbewegungen.

Übung

▶ Extension/Adduktion/Außenrotation zum gebeugten Knie, gegen angepassten Widerstand.

Technik: Betonte Bewegungsfolge, wechselnde Drehpunkte.

Kontakt/Widerstand: Eine Hand medial/dorsal/ distal am Oberschenkel, die zweite medial/dorsal/distal am Unterschenkel, später auch medial/plantar am Fuß.

Übungsauftrag: »Beugen Sie die Zehen, bewegen Sie den Fuß etwas nach unten/innen, drehen Sie die Ferse nach innen, beugen Sie das Knie und ziehen Sie den Oberschenkel nach unten/innen, halten; ziehen Sie dann den Fuß etwas weiter, geben Sie etwas nach, ziehen Sie weiter usw.!«

Übung

▶ Extension/Adduktion/Außenrotation mit gestrecktem Knie, betonte Bewegungsfolge für die Zehenbeuger.

Kontakt/Widerstand: Eine Hand plantar/medial an der Fußsohle, die 2. Hand unter den Zehengrundgelenken.

Übungsauftrag: »Krallen Sie die Zehen etwas ein, strecken Sie den Fuß und das Bein nach unten/innen, halten, Zehen weiterbeugen, etwas nachgeben, wieder einkrallen usw.!«

Übung

▶ Fuß gegen glattes Brett anlehnen und halten lassen. Die Physiotherapeutin versucht, es nach oben wegzuziehen (◘ **Abb. 19.8** und **18.20**).

Übungsauftrag: »Lehnen Sie sich mit den Zehen und der Fußsohle gegen das Brett, festhalten!«

▶ Das Brettchen kann auch zur Stabilisation der Knie- und Sprunggelenkachse verwendet werden. Dann versucht die Physiotherapeutin diese Position mit manuellen Kontakten zu stören.

Übung

▶ Seil quer mit den Zehen fassen und halten, die Therapeutin versucht, es nach außen wegzuziehen.

Übungsauftrag: »Halten Sie das Seil!«

Übung

▶ Weichen Ball zwischen den Fersen halten.

Übungsauftrag: »Halten Sie den Ball fest und lassen Sie ihn nicht herausziehen!«

Wichtig

Knie-Beinachse korrigieren!

Übung

▶ Extension/Abduktion/Innenrotation zum gebeugten Knie, Flexion/Adduktion/Außenrotation zum gebeugten Knie, Flexion/Abduktion/Innenrotation zum gebeugten Knie.

Kontakt/Widerstand:

- In den ersten 6 Wochen Widerstand richtungsweisend am distalen Unterschenkel, Kontakt am Fuß.
- Nach 6 Wochen auch angepasster Widerstand am Fuß.

Mobilisation

▶ Pronationskontraktur in Nullstellung des oberen Sprunggelenkes: »Langsame Umkehr – halten – entspannen«.

Kontakt/Widerstand: An der Ferse entsprechend innen oder außen.

Fixation: Passiv, distal am Unterschenkel.

Übungsauftrag: »Drehen Sie die Ferse so weit es geht nach innen, lehnen Sie die Ferse nun nach außen gegen die Hand der Therapeutin, lockerlassen, nach innen weiterziehen, lehnen Sie die Ferse wieder nach außen usw.!«

- Anschließend Endstellung halten für die Supinatoren.
- **Dasselbe** mit Plantarflexion/Supination.
- **Dasselbe** mit Dorsalextension/Supination.
- **Dasselbe** mit aktiv/passivem Weiterziehen.

Manuelle Therapie

- Kalkaneustraktion, Gleiten, Talusdorsalgleiten.

Übung

- Gehmuster (s. auch Kap. 15 und 16) als Umkehrbewegungen oder wiederholte Kontraktionen.

Kontakt/Widerstand: Distal am Unterschenkel, später auch am Fuß entsprechend richtungsweisend.

Ausgangsposition

Hoher Sitz an Bettkante.

Übung

- Extension/Adduktion/Außenrotation zum gebeugten Knie gegen Theraband oder Zügel, Bewegen und Halten, betonte Bewegungsfolge, wechselnder Drehpunkt Kniegelenk.

Schlaufenlage: Eine Schlaufe distal am Unterschenkel, die zweite in der Gegenhand. Sie spannt in das Stützmuster Extension/Abduktion/Innenrotation.

Nach 6 Wochen, evtl. später

Ausgangsposition

Sitz auf dem Pezziball, ca. 10 Wochen nach Operation auch im Stand.

Übung

Greifen und Halten von Tüchern, Stab, Seil oder Gummibändern. Die Physiotherapeutin versucht, die Gegenstände in unterschiedlichen Richtungen herauszuziehen.

Übung

- Abheben der Ferse gegen angepassten Widerstand, Zehenstand auf der Waage.

Widerstand: Oberhalb der Ferse und senkrecht am Knie.

Übungsauftrag: »Heben Sie die Ferse ab, halten, nachlassen, wieder hochziehen usw.!«

Übung

- Stabilisation des Sitzes auf dem Ball, Fuß auf der Waage.

Widerstand: Am Becken, am Oberschenkel und Unterschenkel, entsprechend richtungweisend.

Übungsauftrag: »Lassen Sie sich nicht verschieben, setzen Sie den Fuß fest auf die Waage!« (Stopp bei vorgegebener Belastung).

- Dasselbe auch mit Gewichtsverlagerung und unter Körperdrehung.
- **Dasselbe** auf einem Bein, Betonung der Gewichtverlagerung nach vorn.

Übung

- Federn auf dem Pezziball durch Abfedern mit den Füßen (nicht stampfen). Die Zehen sollen sich dabei nicht vom Boden lösen.

Nach 12 Wochen (nach Verordnung evtl. schon nach 7 Wochen)

Empfohlen wird, die Gehschulung mit geeigneten Schuhen durchzuführen.

Ausgangsposition

Stand im Türrahmen oder im freien Raum.

Übungen

- Stabilisation des Zweibeinstandes in allen Richtungen(auch Rotation) bei bewusster Einhaltung des Bodenkontaktes mit korrigierter Fußstellung (Belastung auf der Ferse, dem Großzeh- und dem Kleinzehstrahl).
- Stabilisation mit Gewichtsverlagerung nach vorne, zur Seite und mit Körperdrehung.
- Stabilisation des Einbeinstandes.
- Stabilisation des Zehenstandes mit leichter Kniebeugestellung.

▶ Stabilisation im Zweibein- und Einbeinstand, auch im Zehenstand in strecknaher und gebeugter Kniestellung durch Veränderungen der Arm- und Rumpfstellungen oder dynamischen Bewegungsfolgen (s. auch Übungsbeispiele, Kap. 15–18).

Ausgangsposition

Stand auf Trampolin, Schaukelbrett, Sportkreisel o.ä., geringe Kniebeugung.

Übung

▶ Verschieben des Körpergewichtes aus der Grundposition in verschiedene Richtungen, Kippen des Schaukelbrettes oder Fußkreisels nach vorn, hinten zur Seite und zurück. Stabilisation der Mittelstellung.

Wichtig

Schmerzfreie Spontanbelastung beachten, auf Waagen zwischendurch kontrollieren!

Übung

▶ Wechsel von dynamischen und statischen Bewegungen auf den Geräten in verschiedenen Beinstellungen (Beugewinkeln).

▶ Federn, auf Trampolin und Boden, Starten und Stoppen von Bewegungen.

▶ Stabilisation der Beinachse mit Ballprellen, Werfen, Fangen aus verschiedenen Richtungen. Laufen mit Ballwerfen.

Übung

▶ Vorwärts- und Rückwärtsgehen gegen **Widerstand**:
- am Becken oder Sternum, wenn noch Unterarmstützen erforderlich sind,
- an Armen, wenn keine Stützen mehr notwendig sind.

▶ Gehen am Ort gegen Deuser-Band, Theraband, Züge (**Abb. 13.4**).

Übung

▶ Rückwärtsgehen mit großen Schritten. Gehen und Laufen, Stoppen und Starten, auch mit Richtungswechsel und Tempovariation.

Übung

▶ Zehengang mit Richtungswechsel.

▶ (Siehe auch Übungen zur »Gehschulung« in den Kap. 16–18.)

Talusfraktur (Talusluxationsfraktur)

Die Talusfraktur tritt heute wesentlich häufiger auf als früher.

Einteilung

- Taluskopf, -hals und -körperfrakturen,
- Frakturen mit Bandverletzungen und Luxation des Chopartgelenkes,
- Luxationsfrakturen im Subtalargelenk.

Klassifikation

Laut Klassifikation nach Marti und Weber unterscheidet man folgende **Frakturtypen**:
- **Typ I** Distale Halsfraktur (flake).
- **Typ II** Nicht dislozierte zentrale Fraktur.
- **Typ III** Dislozierte zentrale Fraktur.
- **Typ IV** Zusätzlich Luxation des Talus.

Ursachen

- Rotationstraumen,
- Sturz auf den Fuß, wenn er in extremer Supination/Dorsalextension oder Pronation steht,
- bei Verkehrsunfällen, wenn der Fuß eingeklemmt wird; auch in Kombination mit Innenknöchel- und Kalkaneusfraktur,
- bei polytraumatisierten Patienten und Serienfrakturen an den unteren Extremitäten (**Abb. 19.9a, b–19.12a–c**).

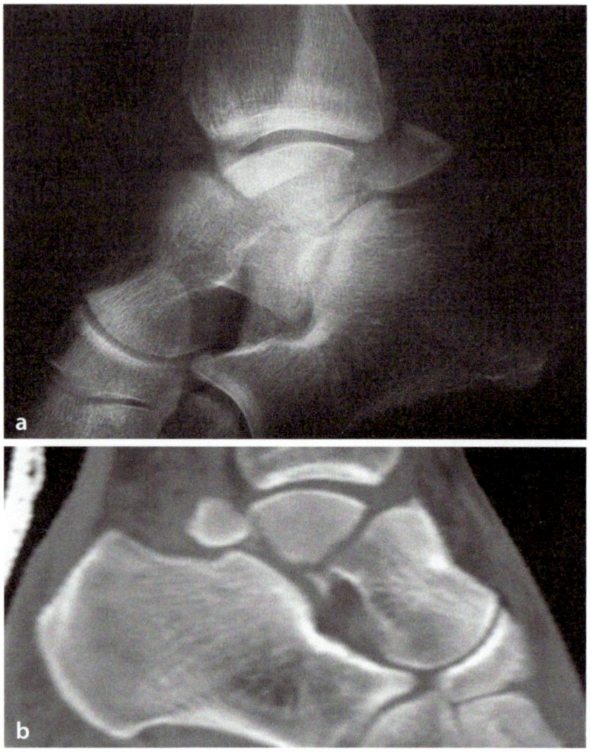

Abb. 19.9. **a** Zentrale Talusfraktur mit Impression eines Fragments und dorsalem weggekipptem Fragment an der Gelenkfläche, **b** CT

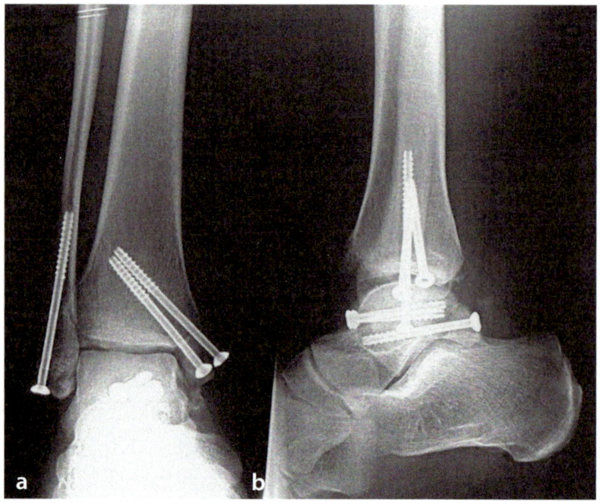

Abb. 19.11a, b. **Osteosynthese von Außenknöchelfraktur mit kanülierter Hohlschrauben und der Talusfraktur mit 2 kanülierten Zugschrauben.** Zusätzlich wurden 2 resorbierbare Schrauben eingebracht, die nicht sichtbar sind. Die erforderliche Osteotomie des Innenknöchels wurde mit 2 kanülierten Spongiosazugschrauben fixiert, Bilder 6 Wochen postoperativ. **a** Aufnahme anterior-posterior, **b** seitliche Aufnahme

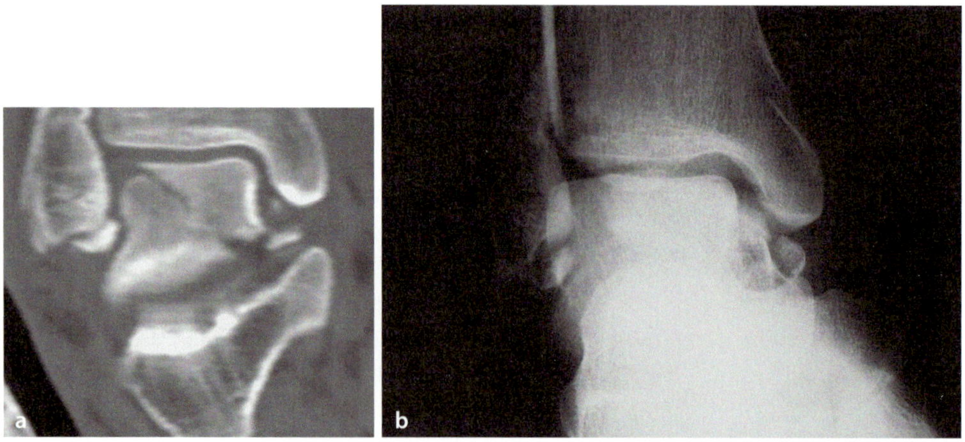

Abb. 19.10. **a** Talusfraktur und Weber B-Fraktur des lateralen Malleolus, CT, Taluskorpus ist in 2 Hälften zerbrochen, zusätzlich knöchene Absprengungen über dem Sustentaculum tali, **b** Röntgenbild der Talus- und Außenknöchelfraktur

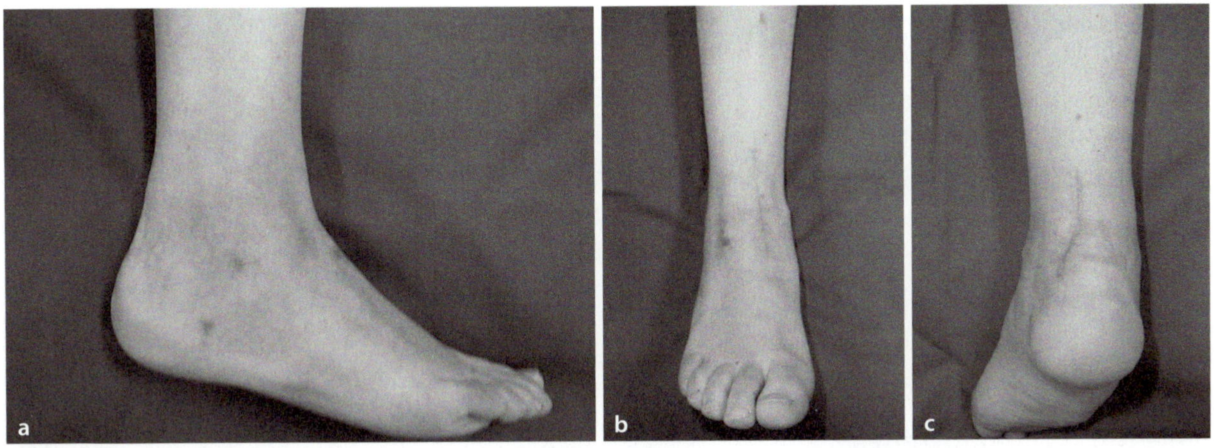

Abb. 19.12a–c. Sehr gutes klinisches Ergebnis 10 Wochen nach der schweren zentralen Talusverletzung

Richtlinien, Symptomatik, Biomechanik und ärztliche Maßnahmen

Der Talus besitzt nur eine geringe Gefäßversorgung, sie erfolgt dorsal am Talushals und plantar im Sinus tarsi über Band- und Kapselinsertionen. Der Talus ist deshalb **nach zentralen Talushalsfrakturen besonders nekrosegefährdet.**

Die Form der Trochlea tali und ihre Verschmälerung dorsal um 0,5 cm ermöglichten eine Wackelbewegung des Talus bei der Plantarflexion, eine stabile Situation bei Dorsalextension (s. auch Kap. 18).

Am Talus setzen keine Muskeln an, er wird über die Bewegung der anderen Fußknochen mitbewegt. Die auf dem Talus liegende Belastung ist sehr groß, er überträgt die Körperlast auf das ganze Fußskelett, nach dorsal auf den Kalkaneus, nach medial/distal auf den medialen Fußstrahl und nach lateral/distal auf den lateralen Fußrand (s. auch dieses Kapitel, »Kalkaneusfraktur«).

Das untere Sprunggelenk ist nur in der Nullstellung in einer kongruenten Position, alle übrigen Stellungen sind instabil, die Bandsysteme sind gespannt.

Die häufigste Form der Talusfraktur ist die **Talushalsfraktur**. Sie ist eine schwere Verletzung und birgt ein hohes Risiko an Folgeschäden. **Talusfrakturen des Typ III und IV** werden heute operativ versorgt unter der Zielsetzung einer bestmöglichen Wiederherstellung der Gelenkflächen. Verwendung finden Zug- und Rekonstruktionsplatten, die Defekte werden mit Spongiosa aufgefüllt. Offene Frakturen oder offene Luxationsfrakturen erhalten einen Fixateur externe.

Die **Frakturen des Typ I und II** können nach guter Reposition auch **konservativ behandelt** werden (Lightcast, Gips).

▶ Die **Entlastungszeiten** entsprechen denen der Kalkaneusfraktur.

Die Literatur schwankt in ihren Angaben zwischen 6–12 Wochen. Früher angegeben Entlastungszeiten von bis zu 6 Monaten und mehr werden heute nicht mehr als relevant angesehen. Gipsruhigstellungen werden heute maximal für 6 Wochen vorgenommen, in der Regel wird funktionell nachbehandelt unter Entlastung und Sohlenkontakt für ca. 6–12 Wochen. Arthroskopisches Vorgehen verringert die postoperative Symptomatik.

Regelmäßige Röntgenkontrollen und Computertomographien sind erforderlich, um frühzeitig eine **Nekrose** oder **arthrotische Veränderung** zu erkennen.

Bei lange bestehender schmerzhafter Arthrose wird eine Arthrodese durchgeführt.

Komplikationen

- Kompartmentsyndrom,
- hohes Risiko einer aseptischen Nekrose,
- Früh- und Spätarthrose,
- Complex Regional Pain Syndrome (CRPS).

Befunderhebung

Siehe Abschn. »Kalkaneusfraktur«.

▶ Die **Messbefunde** des unteren Sprunggelenkes dürfen erst nach Erlaubnis durch den Arzt vorgenommen werden.

▶ Die **Muskeltestwerte bis zur Stufe 3** dürfen bei stabilen Osteosynthesen und bestehender Übungsstabilität durchgeführt werden. Dies gilt auch für Beurteilung der Beinachse mit Sohlenkontakt.

Behandlungsmöglichkeiten

Gesichtspunkte der Behandlung

Die Behandlungsmöglichkeiten können aus dem Abschnitt »Kalkaneusfraktur« übernommen werden (s. **Übersicht 19.2**).

Übersicht 19.2: Gesichtspunkte der Behandlung

1. Verbesserung der Durchblutung.
2. Lagerungskontrolle.
3. Aktivierung der kleinen Fußmuskeln, der Dorsalextensoren und Plantarflexoren.
4. Mobilisation des oberen/unteren Sprunggelenkes.
5. Erhalten der Muskelfunktion des betroffenen Beines sowie der 3 anderen Extremitäten.
6. Vorbereitung zur Belastung.
7. Gehschulung.

Metatarsalfrakturen, Luxationen des Fußes

Ursachen

- Einklemmung bei Auffahrunfällen,
- Polytraumen,
- Quetschverletzungen.

Richtlinien und ärztliche Maßnahmen

Luxationen können in allen Gelenken auftreten. Sie sind **Begleitverletzungen bei Polytraumen.** Selten sind vollständige Luxationen, hingegen kann es bei Autounfällen, beim Einklemmen des Fußes unter das Pedal **im Lisfranc-Gelenk zu Luxationsfrakturen** und **im Chopart-Gelenk zu einer Subluxatio**n kommen. Sie werden **bei polytraumatisierten Patienten leicht übersehen.**

Dislozierte Frakturen an den Metatarsalknochen werden in der Regel zur Wiederherstellung des Längsgewölbes und der Fußachse mit Kirschner-Pin-, Schrauben- oder Kleinfragmentplattenosteosynthesen stabilisiert.

Besonders der 1. und 5. Metatarsalstrahl muss reponiert und stabilisiert werden. Zusätzlich wird in der Regel für 6 Wochen eine Gipsschiene angelegt (s. **Abb. 18.12**).

Sind die **Frakturen nicht disloziert**, kann **auch im Gips konservativ behandelt** werden (sog. Marschfrakturen als Ermüdungsfraktur). Die Gipszeit dauert 4–6 Wochen. Wenn keine Besonderheiten auftreten, darf **nach 6 Wochen** mit der **Teilbelastung** begonnen und **nach 8 Wochen** die **Vollbelastung** erarbeitet werden.

Komplikationen

Entsprechend dem Repositions- und Osteosynthesezeitpunkt und der Schwere der Veletzung:

- Arthrose, vor allem im Lisfranc-Bereich,
- Kompartmentsyndrom,
- bleibende Schmerzen unter den Metatarsalköpfchen,
- bleibende Fußdeformität,
- Weichteilschaden,
- Osteitis,
- Pseudarthrose bei Basisfrakturen.

Behandlungsmöglichkeiten

Die gezielte **physiotherapeutische Behandlung** beginnt **nach ca. 4 oder 6 Wochen**, wenn der Gips abgenommen oder die Pins entfernt worden sind.

▶ **Thromboseprophylaxe** kann mit eigenständigen Zehen- und Sprunggelenkbewegungen gegen ein weiches Polster erfolgen (s. ◘ **Abb. 19.13** und Kap. 3).

▶ Bei bestehender Übungsstabilität werden die Zehen **aktiv gegen Führungskontakt** geübt. Dazu muss der Mittelfuß passiv fixiert werden. u Liegen **Kirschnerdrähte**, kann die Übungsbehandlung erst nach deren Entfernung beginnen.

▶ Die Sprunggelenkbewegungen können bei proximal liegendem Griff über dem Talus auch gegen Widerstand durchgeführt werden.

▶ Nach Pinentfernung wird **die Belastung stufenweise eingeübt** und **nach funktionellen Kriterien gesteigert.** Einlagen nach Maß oder Maßschuhe mit weichen Sohlen sind meistens notwendig.

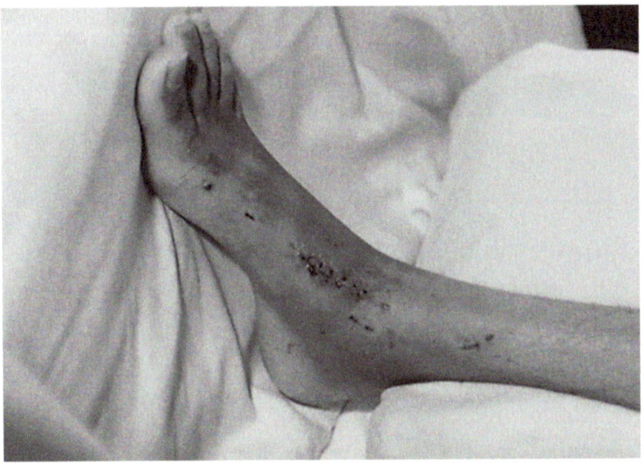

◘ **Abb. 19.13.** Zehen- und Fußbewegungen als Hausaufgabe gegen weiches Polster

Zehenfrakturen

Richtlinien, Symptomatik und ärztliche Maßnahmen

Auch die Zehenphalangenfrakturen entstehen häufig über eine Quetschung,Sie werden meistens konservativ behandelt. Am häufigsten ist die **Grundgliedfraktur der Großzehe**, sie und die Phalanx der 5. Zehe bilden die Ausnahmen und werden **operativ** mit einer Schraube oder mit Kirschner-Pins versorgt. Die **Gipszeit** beträgt 4–6 Wochen. Fehlstellungen der Zehen und ausgeprägte Kontrakturen können zu lästigen Gehbeschwerden führen.

Vor allem muss das Grundglied der Großzehe anatomisch reponiert und stabilisiert werden.

Konservativ zu behandelnde Zehenfrakturen werden geschient oder mit Pflasterzügeln ruhiggestellt. Die Patienten dürfen **symptombezogen belasten.**

▶ Im Anschluss an die Entlastungszeit sollten feste Luftpolsterschuhe mit Einlagen getragen werden. In besonderen Fällen müssen auch Maßschuhe verordnet werden.

Behandlungsmöglichkeiten

Schwerpunkte der Behandlung

Die Behandlungsschwerpunkte bei Zehenfrakturen sind in ◘ **Übersicht 19.3** zusammengefasst.

Übungsbeispiele

Siehe Abschn. »Kalkaneusfraktur« und die Kap. 17, 18.

Übersicht 19.3:
Schwerpunkte der Behandlung

1. Resorption des Hämatoms und Ödems.
2. Erhaltung der Funktion der Beinmuskulatur.
3. Mobilisation der Zehengelenke nach Befund.
4. Vorbereitung zur Belastung.
5. Gehschulung.

Literatur

Bergmann G, Kölbel N, Rauschenbach A (1977) Das Gehen mit Stockstütze. Entlastung von Hüftgelenk u. Femur durch eine Stockstütze. Z Orthop 115: 174

Bergmann G, Rohlmann H, Graichen F (1989) In vivo Messung der Hüftgelenkbelastung. Z Orth 127: 672

Hofmann G (1988) Quantitative Elektromyographie in der Biomechanik. Physik in unserer Zeit, Verlag Chemie, Weinheim. 19. Jahrg. 5: 132

Kapandji IA (1985) Funktionelle Anatomie der Gelenke, Bd 2. Enke, Stuttgart

List M (1995) Physiotherapie und Belastung an der unteren Extremität nach Verletzungen, Langenbecks Arch Chir Suppl II

Loeweneck H, Liebenstund I (1994) Funktionelle Anatomie für Krankengymnasten. Pflaum, München

Mittlmeier T et al (1993) Analysis of morphology and gait function following intraarticular calcaneal fracture. J Orthop Trauma 7: 303–310

Physiotherapeutische Behandlung nach Amputationen an der unteren Extremität

Ursachen

- Traumen infolge von Verkehrs- und Arbeitsunfällen,
- Infektionen (Gasbrand, Osteomyelitis, Osteitis, Phlegmone, Empyem),
- Gefäßverschlüsse, arterio-venöse Verschlusskrankheiten (AVK),
- Diabetes mellitus,
- Tumoren.

Richtlinien, Symptomatik, ärztliche Maßnahmen und Prothetik

Geplante Operationen bieten dem Operateur die Möglichkeit, die Länge des Stumpfes, seine Funktionsfähigkeit und die Weichteildeckung sorgfältig zu überdenken. **Traumatische Amputationen** erlauben evtl. nur eine korrektive Nachamputation und Weichteildeckung.

Nach Baumgartner wird die **Bildung eines funktionellen Stumpfes** mit einer Endbelastbarkeit durch die heute weiterentwickelte Mikro- und plastische Chirurgie möglich. Eine Frühversorgung soll angestrebt werden.

Grundsätzlich gilt ein längerer Stumpf als besserer Hebel für die Führung der Prothese. Die **Länge des Stumpfes** richtet sich nach der Durchblutung und dem Abstand zum nächstgelegenen Gelenk und natürlich nach der Lokalisation der Verletzung. Der **Erhalt eines Gelenkes** ist für den Patienten besonders wichtig.

Patienten, die eine Amputation erlitten haben, verlieren ihre distalen Propriozeptoren und haben durch das fehlende Gewicht **Gleichgewichtsprobleme**. Ihnen fehlt das **spontane Feed-back für Gelenkpositionen** und deshalb auch die Sicherheit der Tragfähigkeit der Prothese beim Gehen.

Neue Erkenntnisse der Biomechanik und in der Technik der Prothesenherstellung tragen dazu bei, dass sich die prothetische Versorgung sehr verändert hat.

Amputationen werden je nach Ursache im Fußbereich, am Unterschenkel und Oberschenkel, im Knie- und Hüftgelenk und als Hemipelvectomie durchgeführt. Periphere Stümpfe im Fußbereich und Kniegelenkexartikulationen haben **günstige Belastungs- und Versorgungsvoraussetzungen**.

Der große Durchbruch gelang durch die Herstellung der **Modular-Prothese nach Otto Bock (◻ Abb. 20.1a, b)**, bei der, anders als bei der Schalenprothese, eine Rohrkonstruktion die Gewichtsübertragung über-

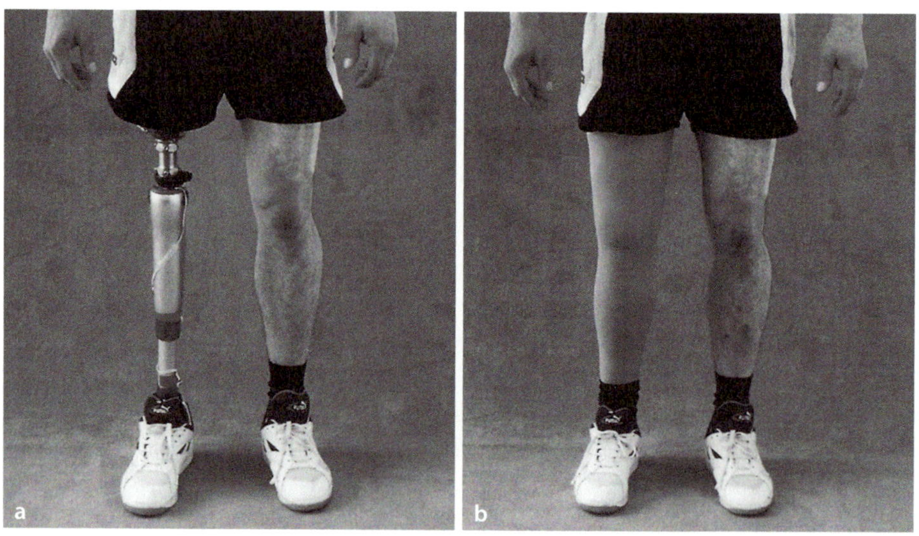

◻ **Abb. 20.1.** **a** Anprobe der Modular-Prothese mit C-Leg , **b** fertige Modular- Oberschenkelprothese. (Aus Bock u. Nädler 2000)

nimmt und der äußere Mantel aus Schaumstoff besteht. Bei der Schalenprothese hat der Holz- oder Kunststoffköcher tragende Funktion.

Heute werden aus industriell hergestellten Bauelementen (Adaptern und Gelenkmodulen) **individuelle Prothesen** gefertigt, die je nach Amputationshöhe, Länge, Kraft und Beweglichkeit des Stumpfes zusammengefügt werden. Weitere Kriterien sind die Vorstellung des Patienten bezüglich seiner Berufstätigkeit und Freizeitgestaltung.

Besondere Anforderungen werden an die **sichere Gelenkführung** und den **funktionsfähigen Einsatz** gestellt.

Angeboten werden heute eine Vielfalt von poly- und monozentrischen Kniegelenken. **Polyzentrische Gelenke** können eine kombinierte Dreh-Gleitbewegung ausführen, wie dies physiologischer Weise bei veränderter Kniegelenkstellung geschieht. Die **Steuerung** kann über hydraulische, pneumatische oder elektronische Systeme (C-Leg) (**s. Abb. 20.1**) erfolgen. Diese geben eine dynamische Sicherung und Geschwindigkeitsregulierung beim Gehen.

Prothesenfüße werden nach Kriterien wie der Funktion, der Kosmetik, dem Gewicht des Patienten und der Haltbarkeit individuell hergestellt. Der früher am häufigsten verwendete **Sach-Fuß** wurde abgelöst durch den **Dynamik-Fuß**, der noch bessere Flexibilität und Stoßdämpfung erreicht.

Hinzu kamen **Federelemente** aus Kunststoff in Kombination mit elastischen Strukturen, die zu funktionell verbesserten Konstruktionen führten. Als Material werden auch Federelemente aus Carbon, ein Steuerring aus Stahl und ein Modular-Adapter verwendet (z. B. Dynamic plus-Fuß, C-Walk-Fuß). Eine Vielzahl von Angeboten steht dem Patienten für die Anpassung an die Modular-Prothese zur Verfügung.

Nach Bock/Näder sind die **zu fordernden Kriterien einer Fußkonstruktion mit Modular-Adaptation:**
- Axialkompression bei Belastung,
- physiologisches Abrollverhalten durch abgestufte Elastizität,
- Ausgleich von Bodenunebenheiten,
- dynamische Überleitung von der Stand- in die Schwungbeinphase,
- elastische Rückstellkraft des Vorfußes.

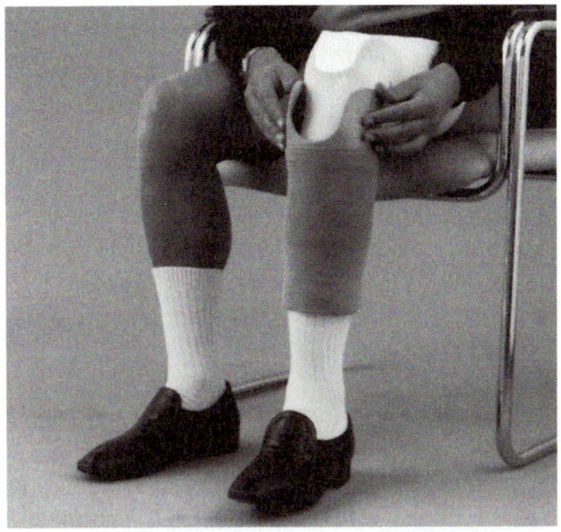

Abb. 20.2. Anziehen der Unterschenkelprothese mit der Weichwandbettung. (Aus Bock u. Nädler 2000)

Unterschenkelprothesen können in der Schalen- oder Modulartechnik hergestellt werden.

Große Bedeutung hat die Einbettung des Stumpfes. Bei **AVK-Patienten mit einer Unterschenkelamputation** kann eine Weichwandbettung für einen Gießharzschaft nötig sein (**Abb. 20.2**). Heute finden auch Silicon-Liner Anwendung (**Abb. 20.3a**), die direkt auf den Stumpf gerollt werden, gut haften und sehr hautverträglich sind. Allerdings dürfen keine Luftblasen zwischen Haut und Liner entstehen, dort könnte die Haut sonst schwitzen. Am Linerende befindet sich ein Pin, der dann in den Shuttle Lock des Gießharzschaftes einrastet und eine sichere Führung garantiert (**Abb. 20.3b**). Diese Konstruktion ermögliche eine frühe Gangschulung, beginnend nach Fädenentfernung.

Bei den **Oberschenkelprothesen** haben sich die thermoplastischen Kunststoff- und Gießharzprothesen durchgesetzt. Nach Wundheilung wird ein Interimsmodell hergestellt (**Abb. 20.4**). Gleiches gilt auch für die Knigelenkexartikulation.

Voraussetzung für ein **frühfunktionelle Versorgung** ist, dass die Wundheilung abgeschlossen ist, die Fäden entfernt werden konnten. Man verwendet heute einen **Hydro-Kelloid-Verband**, der hygienisch sauber, wundheilungsfördernd und gleichzeitig komprimierend ist. Dadurch lassen sich auch Ödeme vermeiden, und der Stumpf erreicht frühzeitig seine Form. Der Versorgungszeitpunkt richtet sich auch nach dem Zustand des Patienten und seinen Stumpfverhältnissen.

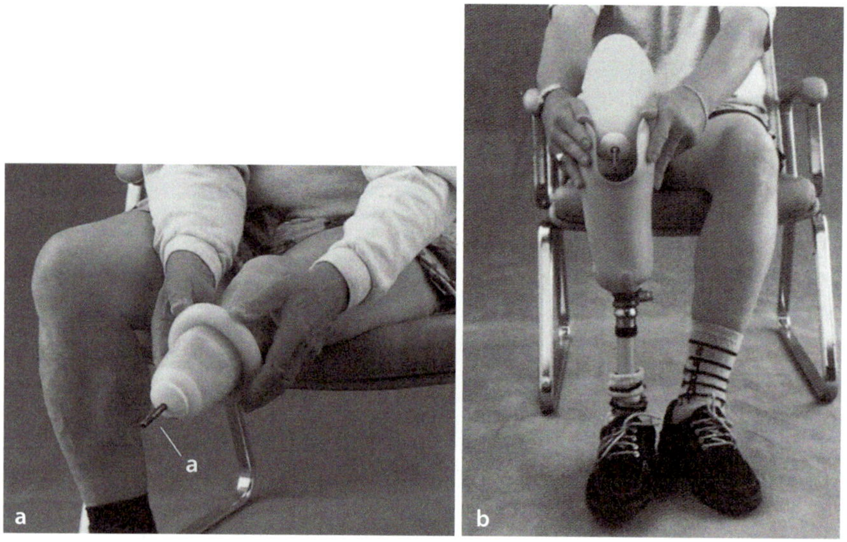

Abb. 20.3a, b. Anziehen des Silicon-Liners **a** mit Pin, **b** mit eingebautem Shuttle lock. (Aus Bock u. Nädler 2000)

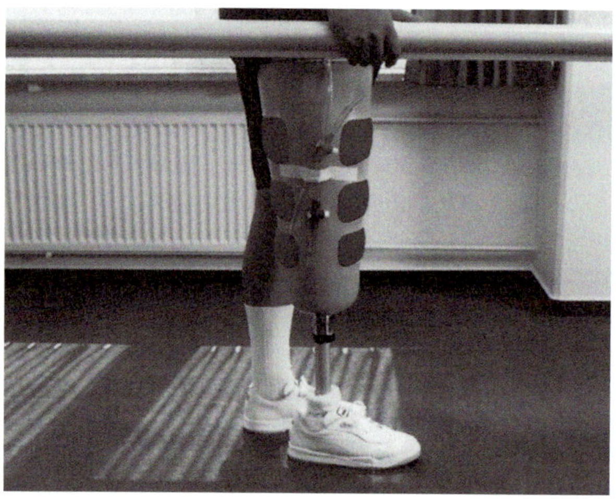

Abb. 20.4. Erste Gehübung (Aus Bock u. Nädler 2000)

Eine **individuelle Stumpfbettung** ist erforderlich für den schlüssigen Sitz des Köchers, seine korrekte Haftung und sichere Prothesenführung.

Um das Gefäßbündel nicht unnötig einzuengen, werden heute auch längsovale Schaftformen gewählt, bei denen das Trigonum femorale frei liegt. Sie haben keinen Tubersitz, sind antero-posterior weiter als medial-lateral und übertragen so das Gewicht auf den gesamten Weichteilmantel. Der Tuber ist nicht abgestützt wie beim querovalen Schaft (ISNY-Schaft), sondern eingebettet (CAT-CAM Methode).

Auch für die Oberschenkelamputation gibt es **eine Vielfalt von Modular-Prothesenarten.** Die Silicon-Liner werden ebenso wie bei der Unterschenkelprothetik eingesetzt. Ohne Prothese kann der Liner und Stumpfstrümpfe **zur Kompression und Ödemverhinderung** verwendet werden. **Exaktes Wickeln** ergänzt diese Präventionsmaßnahmen.

Bei den **Fuß-, Vorfuß- und Zehenamputationen** besteht das Problem in der **verkleinerten Standfläche.** Je weniger von der Fußsohle amputiert werden muss, um so besser ist auch die Versorgung. Bei einzelnen Zehenamputationen wird oft mit Ausnahme des Großzehen auf eine prothetische Versorgung verzichtet. **Zur kosmetischen und funktionellen Versorgung** kommen Silicon-Kautschukmaterialien zur Anwendung. Die individuell angefertigten Prothesen liegen optimal am Fuß an, sind flexibel, verteilen den Druck gleichmäßig und bieten auf diese Weise eine sicheren Gang. Bei frühfunktioneller Versorgung mit einer Probeprothese kann die **Spitzfußkontraktur** bei Vorfußamputationen vermieden werden.

Bestehen schon vorab Kontrakturen, muss unter Umständen eine Arthrodese vorgenommen werden.

Für **Amputationen im Chopartgelenk** wird eine Kombinationsprothese aus einem Weichschaft, einem Gießharzschaft und einem Silikonfußmodul angefertigt.

Jede Amputation ist ein **schwerer Eingriff in das Leben des Patienten,** der unterschiedlich bewältigt wird. In der Regel kommen junge polytraumatisierte Patienten nach einer Ober- oder Unterschenkelamputation besser zurecht als Patienten, die ihr Bein nach langer Krankheit (AVK) verloren haben. Auch der Allgemeinzustand und das Alter beeinflussen die Rehabilitation. Eine entscheidende Rolle für die Frühversorgung spielen

- Vaskularisation,
- Wundheilung und
- Rehabilitationsfähigkeit

Komplikationen

- Wundheilungsstörung mit Narbenbildung,
- Infektion,
- Neurome,
- Phantomschmerzen,
- Kontrakturen.

Befunderhebung

Beurteilen	– Allgemeinzustand. – Operationsnarbe. – Schwellung, Stumpfform. – Muskelrelief. – Hautdurchblutung. – Beinstellung. – Beckenstellung.
Messen	– Funktionelle und absolute Stumpflänge. – Umfang 10 und 15 cm distal vom Trochanter major bei Oberschenkelamputation, bei Unterschenkelamputation entsprechend vom Gelenkspalt aus. – Aktive Hüftgelenkbeweglichkeit.
Prüfen	– Qualität des Bewegungsstopps der angrenzenden Gelenke. – Muskeltestwerte der Mm. glutaei, der Bauchmuskeln, M. iliopsoas. – Mm. adductores, M. quadriceps bei Unterschenkelamputationen. – Dehnfähigkeit der Muskulatur. – Sensibilität. – Leistenpuls bei Angiopathiepatienten.
Notieren und bewerten	– Schmerzen (Lokalisation, Qualität, Intensität, Zeitpunkt). – Phantomempfindung.
Beurteilen	– Gang mit Interimsprothese, später Endprothese (visuell und mit Messverfahren). – Selbständigkeit in Handhabung der Prothese. – Selbständigkeit in Alltagsverrichtungen. – Transfer von Lage in den Sitz, Stand etc.

Die **Ganganalyse** wird in Teamarbeit mit dem Arzt, der Physiotherapeutin und Prothesenbauer erstellt und bewertet. In entsprechenden Ganglabors stehen dazu komplexe Systeme zur Verfügung, die Belastungsform, Belastungszeit, Krafteinsatz und Ausdauerleistung objektivieren können (**◘ s. Abb. 18.6a, b**).

Behandlungsmöglichkeiten

Gesichtspunkte der Behandlung

1. Pneumonie-, Thromboseprophylaxe

Siehe Kap. 3, »Prä- und postoperative physiotherapeutische Behandlung«.

Bei gesicherter Wundheilung wird **zur Vermeidung von Schwellungen** ein Kompressionsstrumpf für den Stumpf angepasst oder individuell bandagiert (s. **◘ Abb. 20.8**). Der Patient wird angehalten, den Stumpf stündlich anzuspannen. Abhängig von der Grunderkrankung oder Verletzung und der Verträglichkeit können kühlende Maßnahmen durchgeführt werden (nicht bei AVK). Frühes Aufsitzen und Aufstehen ist wichtig.

Übersicht 20.1: Gesichtspunkte der Behandlung

Zeitraum bis zur Fädenentfernung:

1. Pneumonieprophylaxe, Thromboseprophylaxe, Ödemverhinderung, Durchblutungsverbesserung.
2. Schmerztherapie.
3. Lagerungskontrolle.
4. Erhalten der Arm- und Rumpfmuskelfunktion.
5. Erhalten der Muskelfunktion des anderen Beines.
6. Spannungsaufbau der Muskulatur des Stumpfes.
7. Kontrakturprophylaxe.

Nach Fädenentfernung:

8. Stumpfabhärtung und Pflege.
9. Training der Muskulatur des Stumpfes.
10. Mobilisation von Kontrakturen, Dehnung verkürzter Muskeln.
11. Aktive Stabilisation von Knie- und Hüftgelenk.

Nach Anpassen der Interims- oder Endprothese:

12. Gehtraining.
13. Einüben von Alltagsbewegungen.
14. Versehrtensport oder Gymnastik.

2. Schmerztherapie

Siehe auch Kap. 3, »Schmerztherapie«.

Es gibt bis heute kaum physiotherapeutische Behandlungserfolge bei Phantom- und Neuromschmerzen. Versuche werden gemacht mit einer TENS-Behandlung und mit Akupressur oder Akupunktur. Heute wird eine **Basisanalgesie** durchgeführt, die mit nicht steroidalen Antiphlogistika kombiniert wird. Sie kann vermeiden, dass sich starke Schmerzen entwickeln, die eine frühfunktionelle Behandlung verhindern.

► Physiotherapeuten haben die Erfahrung gemacht, dass **Schmerzen reduziert werden** können über eine **konzentrierte Spannung der kontralateralen Seite**.

In der Regel verschwindet auch der **Phantomschmerz** nach einigen Monaten. **Starke Neuromschmerzen** können darauf beruhen, dass die peripheren Nervenenden nicht in den Weichteilen eingebettet sind, evtl. muss dann eine Korrektur vorgenommen werden.

3. Lagerungskontrolle

► Der Oberschenkelstumpf sollte unbedingt in **Nullstellung des Hüftgelenkes,** d. h. nicht auf einem Kissen gelagert sein. Wenn Lagewechsel möglich ist, soll der Patient auch einmal eine Zeit lang in Bauchlage liegen.

► Zur Hochlagerung sollte das Bettende hochgestellt werden.

► Der Rumpf sollte **möglichst gerade liegen**, d. h. der Patient sollte nicht andauernd sitzen. Wenn das aus Altersgründen und anderen Kriterien erforderlich ist, kann das Bett gekippt werden und häufig ein Lagewechsel vorgenommen werden. Selbstverständlich müssen **Druckstellen vermieden** und sorgfältig kontrolliert werden, dies trifft besonders zu bei AVK- und Diabetes-Patienten.

4. Erhalten der Arm- und Rumpfmuskelfunktion

▶ **Intensive Widerstandsübungen und Ausdauertraining** sollten für die beim Gehen mit Unterarmstützen besonders beanspruchte Muskulatur der Arme durchgeführt werden. Dies geschieht am besten durch Komplexbewegungen gegen manuellen Widerstand, gegen Therabänder, Expander, mit Hanteln oder gegen das Körpergewicht (Stützübungen). Der **Rumpf** muss **für die aufrechte Haltung stabilisiert** werden. Nur wenn die Bein-Becken-Rumpfachse richtig übereinander geordnet ist, kann die Schwerelinie die Unterstützungsfläche treffen und der Patient kann die Prothese belasten. Stehen Rumpf-, Hüft-, Knie- und Sprunggelenke in Beugung, fällt die Prothese zusammen. Der Amputierte kann nur mit gestreckten oder fast gestreckten Hüft- und Kniegelenken gehen. Rumpfstabilisation und Armkräftigung kann **in verschiedenen Ausgangspositionen** durchgeführt werden. Es eignen sich Rückenlage, Seitlage und Sitz zur Stabilisation auch auf dem Schaukelbrett, dem Sitz- oder dem Pezziball.

5. Erhalten der Muskelfunktion des anderen Beins

▶ Auch das andere Bein muss für seine vermehrte Arbeitsleistung trainiert werden, sofern es unverletzt ist. Dies kann in der geschlossenen Kette aus dem hohen Sitz, auf dem Pezziball oder im Stand mit Hilfsmitteln und durch PNF Techniken erfolgen (▫ **Abb. 20.5, 14.15** und **16.18**).

Eine Vielzahl von Geräten steht auch für selbständiges Üben zur Verfügung. Der **sichere Einbeinstand** und der **Transfer von der Lage über den Sitz zum Stand oder in einen Rollstuhl** muss entsprechend geschult werden.

6. Spannungsaufbau der Muskulatur des Stumpfes

▶ Spannungsübungen im Sekundenrhythmus gegen Führungskontakt verbessern die Durchblutung der Stumpfmuskulatur und fördern die Kontraktionsbereitschaft der neu fixierten Muskulatur. Sie sind nicht geeignet, den Muskelaufbau zu fördern. Die Stumpfmuskulatur muss für **ihre Aufgabe der Prothesenführung** geschult werden. Dies ist möglich in der Situation mit der Interims- oder Endprothese und **vorbereitend durch Widerstandübungen.**

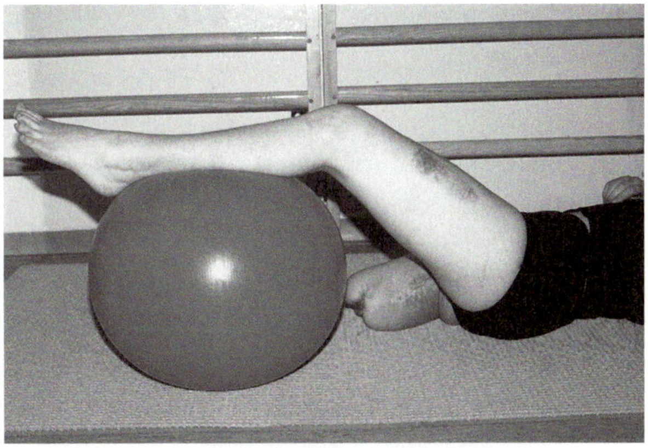

▫ **Abb. 20.5.** Einsatz des Pezziballs zum »Bridging«

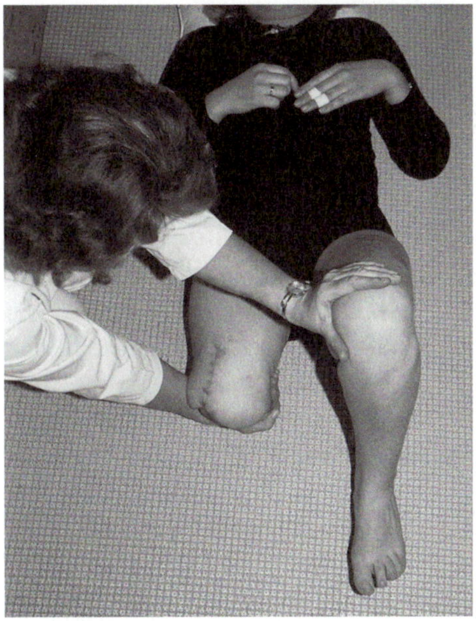

▫ **Abb. 20.6.** Spannen des Stumpfes in Extension/Adduktion, Verstärkung durch Haltespannung des anderen Beines in Flexion/Adduktion

▶ Dazu finden **Verstärkungstechniken** aus dem PNF-Programm Anwendung. Genutzt werden kann eine Overflow-Reaktion über die kontralaterale Muskulatur oder über synergistische Funktionsmuster. Die Stumpfmuskulatur soll entsprechend ihrem Leistungsvermögen gegen Führungskontakt, auch gegen eine Handtuchschlaufe, **aktiv dynamisch oder statisch üben** (▫ **Abb. 20.6** und **20.7**).

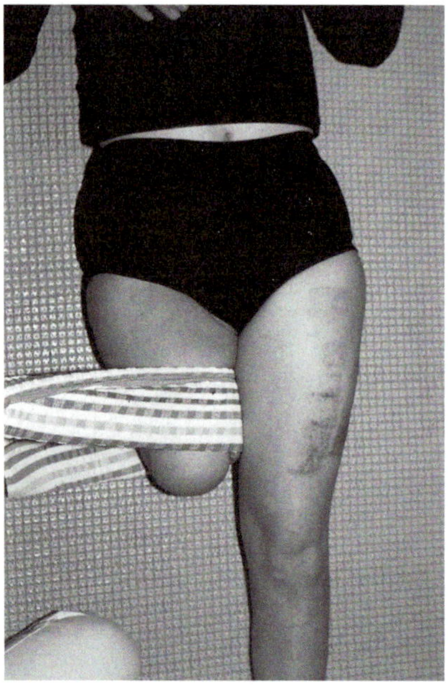

Abb. 20.7. Anstelle des Handkontaktes Widerstand über eine Handtuchschleife

▶ Besonderer Wert muss auf die **Herstellung des Muskelgleichgewichtes** zwischen den schwächeren Mm. adductores, Mm. ischiocrurales, M. quadriceps und den in ihrer ursprünglichen Länge verbliebenen Mm. glutaeus maximus, medius, minimus und M. iliopsoas gelegt werden. **Dieses fehlende Spannungsgleichgewicht** verursacht eine Gewohnheitsstellung des Hüftgelenkes in Flexion, Abduktion und Außenrotation bei einer Oberschenkelamputation und eine Beugestellung im Kniegelenk bei einer Unterschenkelamputation. Die sich daraus entwickelnde Kontraktur wird auch durch das fehlende Beingewicht und eine häufig eingenommene Sitzposition negativ verstärkt.

▶ Es ist deshalb sinnvoll, **von Anfang an Spannungsübungen** gezielt für die Extensoren, Adduktoren und Innenrotatoren durchzuführen (auch als Beckenbewegung).

7. Kontrakturprophylaxe

▶ **Endgradiges Bewegen und Halten** und **Lagerungswechsel** sind die beste Kontrakturprophylaxe. Der Patient soll, wenn möglich, stundenweise in Bauchlage gelagert werden. Er muss **selbständig üben** und **verstehen, welche Bedeutung eine freie Beweglichkeit für das Tragen der Prothese hat.** Von besonderer Bedeutung ist die freie Hüftgelenk- und Kniegelenkstreckung.

8. Stumpfpflege

▶ Stumpfpflege kann auch **vom Patienten selbst übernommen** werden. Ein entsprechendes Programm soll vorgeübt werden, damit der Stumpf morgens trocken in den Köcher eingebracht werden kann. Er soll kalt gewaschen und in Richtung zum Stumpfende abfrottiert werden.

Da die Haut und auch das Narbengewebe einem erhöhten Druck ausgesetzt sind, müssen sie abgehärtet werden.

▶ Der Patient muss angeleitet werden, **den Stumpf abzuhärten** und evtl. Druckstellen täglich zu kontrollieren. Zu empfehlen sind je nach Verträglichkeit Abreibungen mit einem rauen Waschlappen, Bürsten und wechselnde warm-kalte Waschungen.

Warnung
Bei gestörter Trophik und Sensibilitätsverlust vorsichtig vorgehen, damit keine Wunden entstehen!

▶ Manche Patienten pudern ihren Stumpf, wir empfehlen dies nicht, weil dadurch die Hautporen verstopft werden. Gleichermaßen ungünstig ist das Eincremen des Stumpfes, er soll abgehärtet, jedoch nicht weich gemacht werden. Im Handel sind stumpfabhärtende Lotionen, sie können selbstverständlich auch zur Narbenpflege genutzt werden.

▶ Die Verschieblichkeit der Narbe wird durch **gezielte Narbenmassage** verbessert. Das Gewebe muss zur Narbe hin verschoben werden. Behutsames Vorgehen ist vor allem ventral am Unterschenkelstumpf nötig.

▶ Anfangs muss der Stumpf sorgfältig **in Kornährenform bandagiert** werden, dabei darf das Stumpfende frei bleiben (**Abb. 20.8**). Es muss darauf geachtet werden, dass bis zur Leiste gewickelt wird, evtl. kann ein Schlauchverband als zusätzliche Fixierung dienen. Am günstigsten ist das **Anlegen des Verbandes im Stand in Extensionsstellung des Stumpfes**, hier können Fehler eher vermieden werden. Eine Alternative oder Ergänzung bedeutet der **Kompressionsstrumpf oder der Silicon- Liner.**

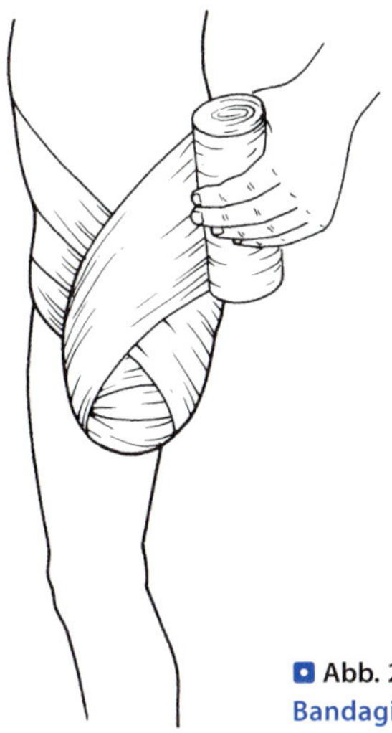

Abb. 20.8.
Bandagieren des Stumpfes

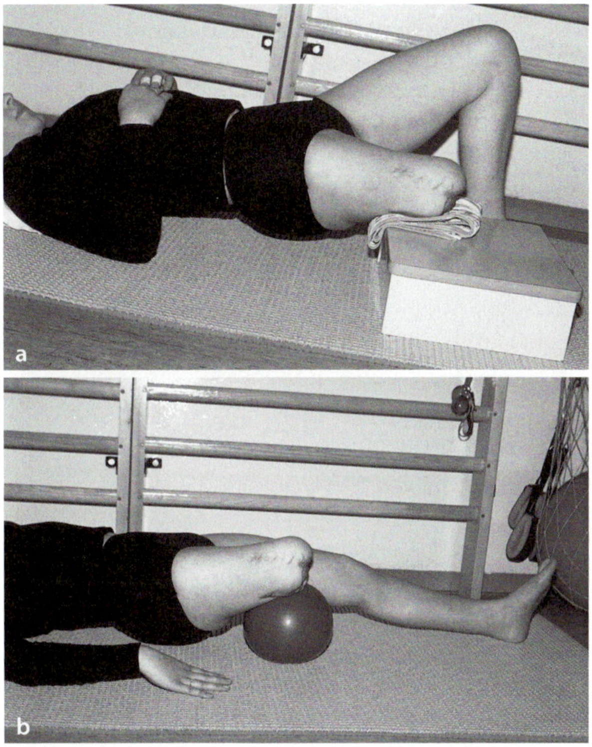

Abb. 20.9. **a** Abheben des Beckens durch Extension des Stumpfes gegen die Unterlage. **b**. Dasselbe auf einem Ball

Warnung

Ungünstig ist ein Bandagieren des Oberschenkelstumpfes in Beugung des Hüftgelenkes, sowie zirkuläre oder unterschiedlich feste Touren, dies führt zu einer Beugekontraktur oder Stumpfdeformitäten.

▶ **Durch diagonales Bandagieren mit stufenweise abnehmendem Druck** erhält der Stumpf die gewünschte konische Form. Heute werden **Kompressionsstrümpfe** für den Stumpf **individuell angepasst** oder nach Entfernung der Fäden ein **Liner** verwendet.

9. Training der Muskulatur des Stumpfes

Das Ziel des Stumpftrainings ist die **sichere und ökonomische Prothesenführung.**

Übungsformen gegen maximalen, dosierten Widerstand, bei häufigen Wiederholungen und kurzen Pausen in geschlossener und offener Kette werden befundbezogen eingesetzt.

▶ **Das Training muss intensiv sein**, d. h. gegen maximalen angepassten Widerstand ausgeführt werden. Training bedeutet eigentlich »**Übertraining**«, da beim Gehen von einem Prothesenträger eine wesentlich höher Energieleistung gefordert wird, als von einem gesunden Menschen. Nach Mensch und Kaphingst ist der Energieverbrauch eines Unterschenkelamputierten um 9–20% und beim Oberschenkelamputierten um 45–70% höher.

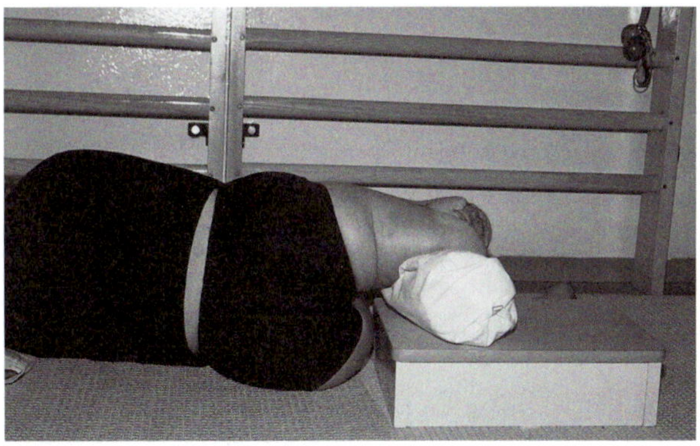

Abb. 20.10. Adduktion des Stumpfes aus der Seitenlage, Versuch, das Becken abzuheben

▶ **Üben auf der Matte** bietet Sicherheit und die Möglichkeit, die Körperschwere als Widerstand einzusetzen (**Abb. 20.9a, b** und **20.10**).

▶ **Üben in der geschlossenen Kette** verbessert die Stabilisation der Gelenke durch Körperschwerpunktverlagerung und aktive Muskelarbeit gegen manuellen oder Gerätewiderstand, z.B. Therabänder (s. auch Kap. 17 und 18, »Übungsbeispiele«).

▶ Übungsfolgen, die dem **Gangmuster** zugeordnet werden können, sind am effektivsten.

▶ Natürlich sind einem Trainingsprogramm für alte Menschen und solche, die durch lange Krankheiten geschwächt sind, Grenzen gesetzt.

▶ **Bei Oberschenkelamputationen** wird die Beckenextension, Abduktion und Innenrotation besonders trainiert. Diese Bewegungen sichern später das künstliche Kniegelenk in der Standphase. Das Training der kleinen Glutäen erfolgt unter aktiver Stabilisation des Oberschenkelstumpfes in der Nullstellung.

▶ **Bei Unterschenkelamputationen** muss die Kniestabilisation über dem M. quadriceps und die ischiocrurale Muskulatur erfolgen. Mit der Interimsprothese oder Endprothese finden Stabilisationsformen im hohen Sitz und Stand Anwendung. Sie sollen **vor dem Spiegel** erfolgen, damit der Patient visuell die korrekte Rumpf-Becken-Beinstellung wahrnehmen kann. Durch den Verlust des Unterschenkels und Fußes fehlen ihm propriozeptive Wahrnehmungen.

10. Mobilisation von Kontrakturen

▶ Sind Kontrakturen entstanden, werden die **Mobilisationstechniken entsprechend der Qualität des Bewegungsstopps** ausgewählt:

- »Langsame Umkehr – Halten – Entspannen – aktiv/passives Weiterziehen« **bei elastischem Endgefühl**,
- »Rhythmische Stabilisation – Entspannen – aktiv/passives Weiterziehen« **bei schmerzhaftem Bewegungsstopp**,
- Techniken der manuellen Therapie **bei festem Endgefühl.**

Wichtig

Bei traumatisch bedingten Amputationen kann eine Eisbehandlung hinzugenommen werden. Kontraindiziert ist sie bei Amputationen nach Gefäßverschlüssen (AVK).

▶ Erfahrungsgemäß sind **Bewegungseinschränkungen des Hüftgelenkes** auf eine **muskuläre Verkürzung** z.B. des M. iliopsoas und der kleinen Glutäen zurückzuführen. Sie können entsprechend **mit aktiven und evtl. passiven Dehntechniken** behandelt werden.

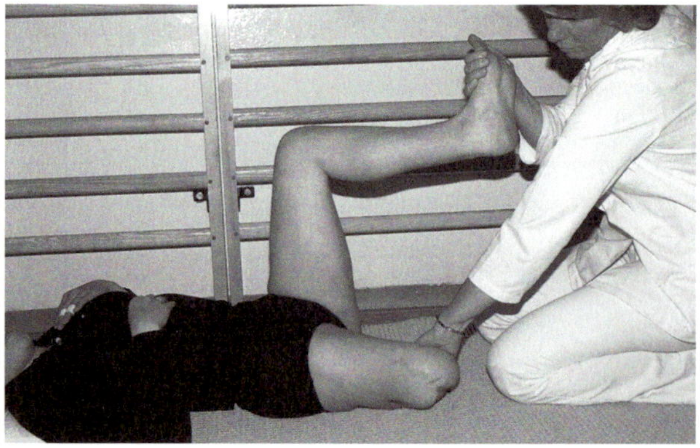

Abb. 20.11. Üben des abgewandelten Gehmusters aus der Rückenlage

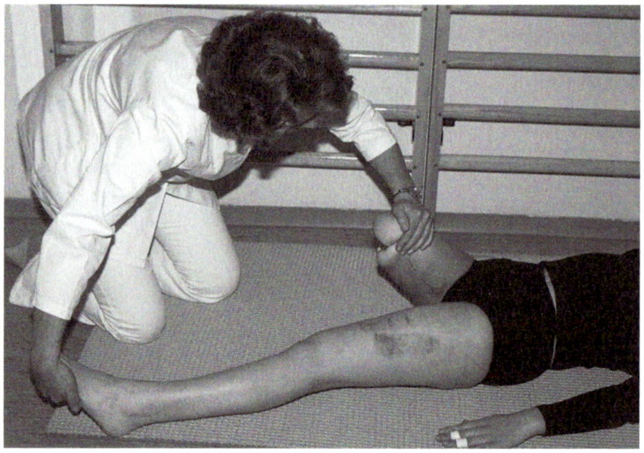

Abb. 20.12. Üben des Gehmusters als Umkehrbewegung

▶ **Am Kniegelenk** handelt es sich eher um eine **Kapselschrumpfung**, die mit **Manueller Therapie**, d.h. Traktion und Dorsalgleiten des Femur oder Ventralgleiten der Tibia, verbessert werden kann.

▶ Im Anschluss an jede Mobilisationstechnik soll die gewonnene Bewegungsverbesserung aktiv gehalten werden.

11. Schulung des Gehmusters

▶ Der Bewegungsaublauf des Gehens kann in Rückenlage und Seitenlage vorgeübt werden. Einzeln werden die Stumpf- und Beckenbewegungen vorgeübt, dann als Umkehrbewegung mit dem anderen Bein ko-

20

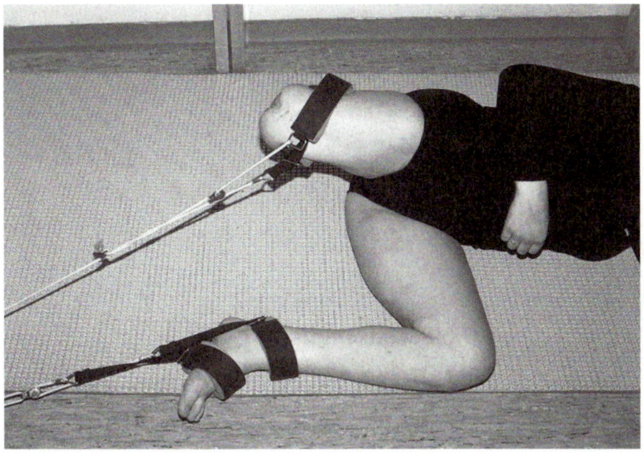

Abb. 20.13. Gehmuster aus der Seitenlage gegen Pullingformerzug

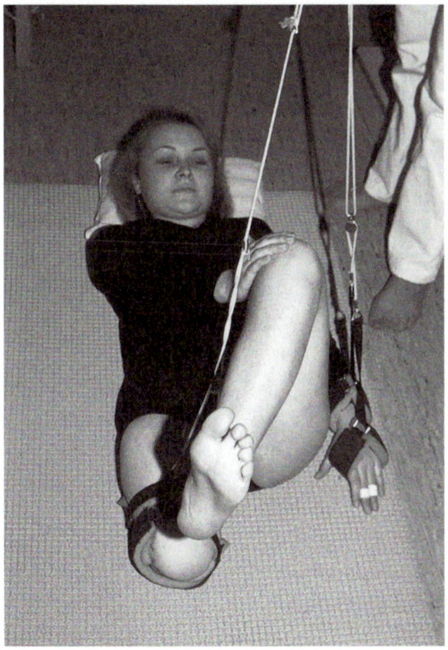

Abb. 20.14. Gehmuster aus der Rückenlage gegen Pullingformerzug

ordiniert (Abb. 20.11 und 20.12). Die PNF-Übung »Langsame Umkehr« kann abgewandelt werden für die wichtige Adduktions-/Extensionsspannung des Stumpfes (s. Abb. 20.11 und 20.15).

▶ Auch Therabänder und Zügel können zum Training der Glutealmuskulatur und deren Funktion beim Gehen effektiv benutzt werden (Abb. 20.13 und 20.14).

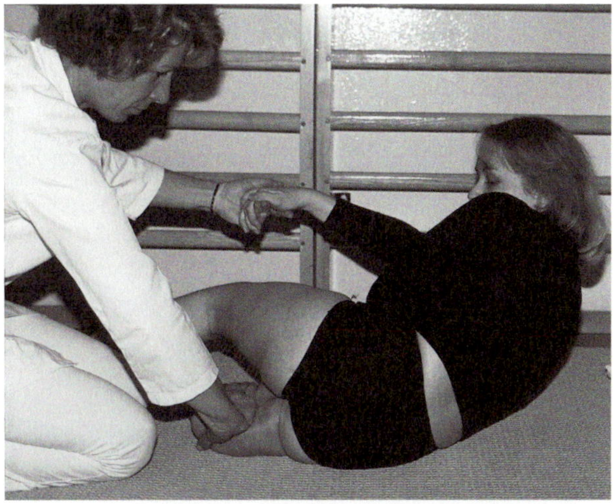

Abb. 20.15. Hochschrauben zum Sitz gegen den fixierten Stumpf

12. Gehtraining

▶ Das Gehtraining mit der Interims- oder Endprothese soll **so früh wie möglich** beginnen. Welche Hilfsmittel benötigt werden, muss individuell entschieden werden (Gehbarren, Stützen etc.). Günstig für die **optische Kontrolle** ist das Üben vor dem Spiegel (Abb. 20.16.a, b). Unter visueller Wahrnehmung werden Gesamthaltung, Schwingungen der Prothese, Belasten der Prothese, Schritte und Schrittfolgen nach seitwärts, vorwärts und rückwärts geübt.

▶ Das Wahrnehmen der korrekten Rumpf-Becken-Prothesenachse, d.h. **das Finden der Körpermitte im Stand** kann auch **durch manuellen Kontakt am Becken** geschult werden. Der Patient steht dabei auf zwei Waagen oder einer Messplatte, die ein genaueres Feedback erbringt. Er soll mit und ohne optische Kontrolle die gleichmäßige Belastung beider Beine wahrnehmen.

Der Oberschenkelamputierte muss erfahren, durch welche Gewichtsverlagerung und Beckenbewegung er das künstliche Kniegelenk in der Standbeinphase sichern kann.

▶ Patienten mit einer **Kniegelenksexartikulation** (s. Abb. 20.17a–d) können ihr Stumpfende belasten, sie haben eine intakte Hüftgelenksfunktion und bessere Propriozeption für den Bodenkontakt.

▶ Anders ist es bei den **traumatisch bedingten Unterschenkelamputationen.** Volle Beweglichkeit des

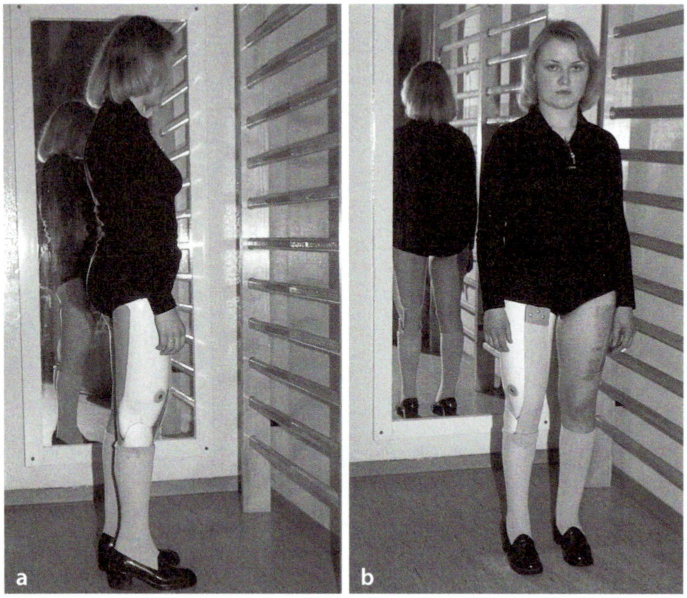

Abb. 20.16a, b. Gewichtsübernahme auf die Prothese im Stand vor den ersten Seitwärtsschritten.
a Einüben des Standes mit Spiegelkontrolle,
b Wahrnehmen des korrekten Stehens weggedreht vom Spiegel (oder mit Blick zum Spiegel)

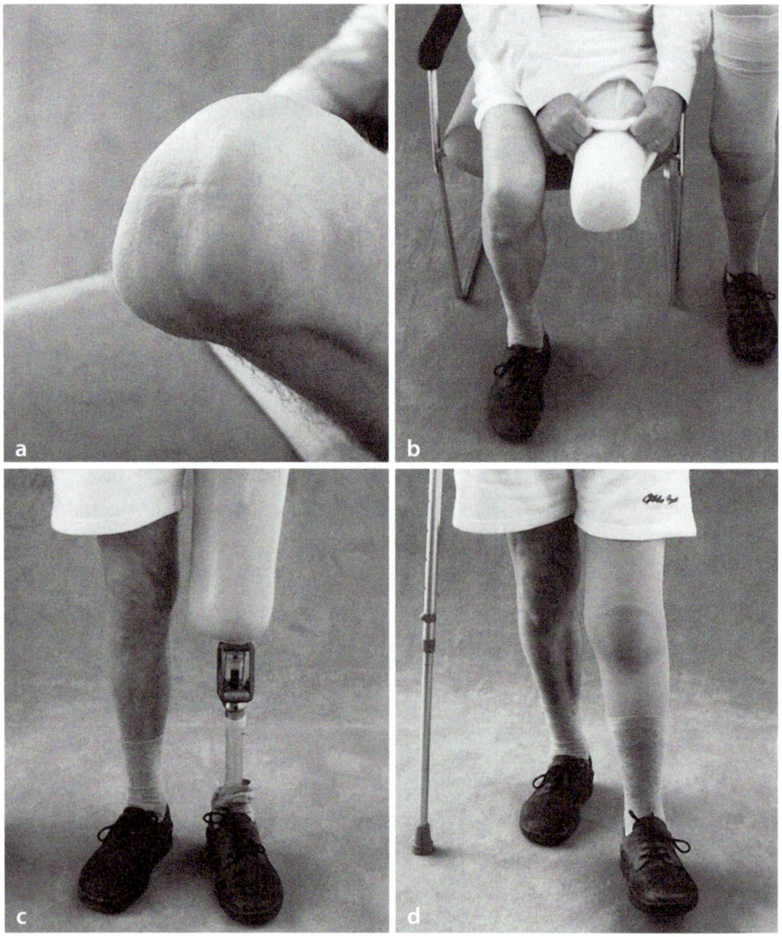

Abb. 20.17. a Stumpf nach Knieexartikulation, **b** Anziehen eines Strumpfes über den Weichwandschaft, **c** Anprobe der Modular-Prothese, **d** Gehversuch mit fertiger Prothese (Aus Bock u. Nädler 2000)

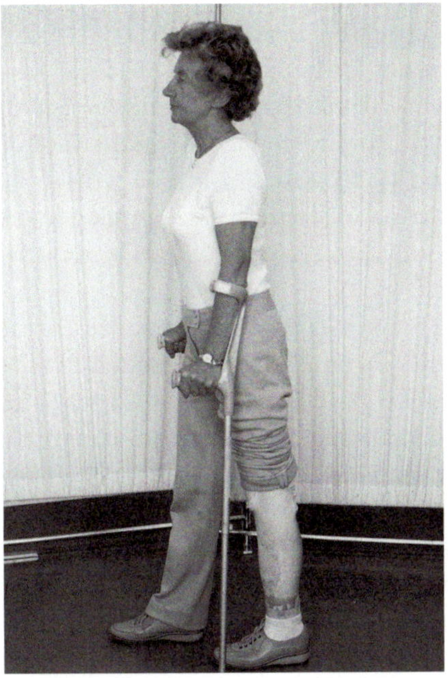

■ Abb. 20.18. **Gehen mit Unterarmstützen mit einer Unterschenkelprothese**

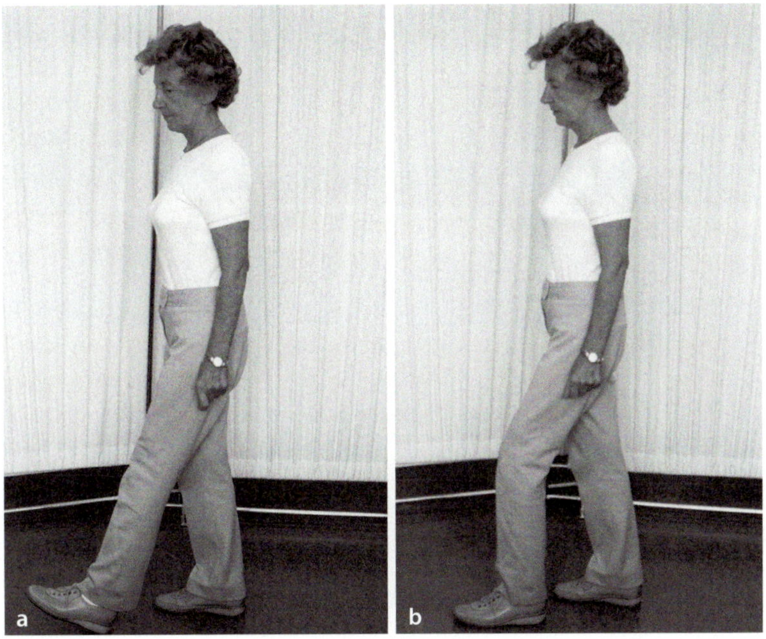

■ Abb. 20.19a, b. **Freies Gehen mit einer Unterschenkelprothese**

Kniegelenkes und eine kräftige Oberschenkelmuskulatur bilden die Voraussetzung für ein einwandfreies Gehen mit der Prothese (■ **Abb. 20.18** und **20.19a, b**).

► Mit besonderer Sorgfalt sollte der sich schnell entwickelnden **Beugekontraktur des Kniegelenkes** entgegengewirkt werden. Nur bei stabiler Kniegelenkstreckung kann die Körperlast zwischen Fersenkontakt und Mittelstand über den Fuß gebracht werden.

Beherrrscht der Patient den **Zweibeinstand**, können manuelle Widerstände, später Gerätewiderstände gesetzt werden (s. auch Kap. 18. und 19). Die einzelnen Schrittphasen werden einzeln und am besten im Gehbarren, später mit Unterarmstützen geübt.

Wie bei anderen Verletzungen der unteren Extremität muss der **Einbeinstand auf der Prothese und eine Schrittfolge gesondert geschult** werden. Die Bewegungsabläufe sind bei Ober- und Unterschenkelamputationen und bei der Kniegelenkexartikuation unterschiedlich und abhängig von dem gewählten Fuß- und Kniemodell. Der Prothesenbauer und die Physiotherapeutin werden gemeinsam eine entsprechende Ganganalyse vornehmen und die Schwerpunkte der Gehschulung festlegen.(s. auch spezielle Fachliteratur).

► **Häufig durchgeführte kürzere Übungszeiten**, anfangs auch im Beisein des Orthopädiemechanikers, sind effektiver und bieten die Möglichkeit, kleine Korrekturen sofort vorzunehmen.

► **Aufstehen aus dem hohen Sitz und Hinsetzen** ergänzen die Gehschulung und tragen dazu bei, die deutliche Gewichtsverlagerung des Oberkörpers nach vorn einzuüben.

► Das Gehen auf unterschiedlichem Boden und mit Richtungs- und Tempowechsel gehört ebenso zum Programm wie das Gehen auf einer Rampe, auf unebenem Boden, auf einer Treppe oder Rolltreppe. In manchen Kliniken stehen dazu »Gehgärten« zur Verfügung.

► Nach dem Gehtraining sollte immer der Stumpf auf Druckstellen kontrolliert werden. **Schmerzen** und **Druckstellen** führen zu Ausweichbewegungen, das Gehen wird anstrengender, der Patient ermüdet schneller und vermeidet es, die Prothese zu tragen.

► Die Physiotherapeutin soll zunächst versuchen, **Ursachen abzuklären** und die Gehfehler selbst zu korrigieren. Gelingt dies nicht, müssen Korrekturen an der Prothese vorgenommen werden.

▶ Auf folgende **Fehler** ist besonders zu achten:
- Breitbeiniges Gehen.
- Seitliches Rumpfneigen.
- Zirkumduktionsgang.
- Rotation der Ferse beim Aufsetzen.
- Rotation der Ferse beim Ablösen.
- Ungleiche Schrittlänge.
- Vermehrte Lendenlordose bei Belastung der Prothese.
- Hochfedern des anderen Beines bei der Schwungphase der Prothese.
- Ungleiches Anheben des Prothesenunterschenkels bei der Schwungphase.
- Vorschleudern der Prothese.

Die Ursachen können medizinischer, mechanischer oder sozialer Art sein.

Zu den **medizinischen Ursachen** zählen:
- Kontrakturen,
- Muskelschwächen,
- Neurome,
- Narben,
- Durchblutungsstörungen,
- Schmerzen,
- schlechter Allgemeinzustand.

Die Fehler, die der **Prothesenkonstruktion** zugeordnet werden, betreffen:
- die Prothesenlänge,
- den Köchersitz,
- die Kniegelenkeinstellung,
- die Sprunggelenkeinstellung und
- die Befestigung.

Darüber hinaus spielen **soziale** und **psychische Faktoren** eine nicht unwesentliche Rolle.

Es ist deshalb besonders wichtig, dass Arzt, Orthopädiemechaniker, Physiotherapeutin und Sozialarbeiter **den Patienten von Anfang an informieren und ihn an allen Entscheidungen teilnehmen lassen.** Jedes **positive Feed-back** wird ihn motivieren, an seiner Selbständigkeit mitzuarbeiten.

13. Üben von Alltagsbewegungen

▶ Um dem Patienten die notwendige Selbständigkeit wiederzugeben, müssen **Alltagsverrichtungen** wie z. B. das An- und Ausziehen der Prothese **eingeübt werden** (**▫ Abb. 20.20, Abb. 20.3b, Abb. 20.17b**).

▶ **Schalenprothesen** können im Sitzen und Stehen angezogen werden (s. **▫ Abb. 20.2, 20.3a, b** und **20.17b**). Ein Trikotschlauch wird über den Stumpf gezogen und das untere Ende durch das Ventilloch geführt. Durch Zug an dem freien Ende und durch gleichzeitige Pumpbewegungen wird der Stumpf in den Köcher gezogen. Der Schlauch wird ganz entfernt, das Ventil eingesetzt und die Restluft abgelassen. Bei einem **Weichwandschaft** dient der Trikotschlauch ebenfalls als Anziehhilfe, er wird dann um den Weichwandschaft herumgeschlagen und bleibt dort. Bei der **Modularprothese** werden Liner verwendet, die mit einer Steckschraube versehen sind. Sie rastet in den Shuttle lock ein. Über einen Entriegelungsstift kann die Prothese leicht wieder gelöst werden. Modularprothesen für Ober- und Unterschenkel können im Sitzen angezogen werden.

▶ **Alle Prothesenträger**, nicht nur ältere Beinamputierte werden mit einem **Rollstuhl** versorgt und müssen den Umgang mit ihm erlernen. Sie müssen selbständig in und aus dem Rollstuhl kommen, den Transfer zum Bett, auf einen Stuhl, in die Dusche oder auf den Boden

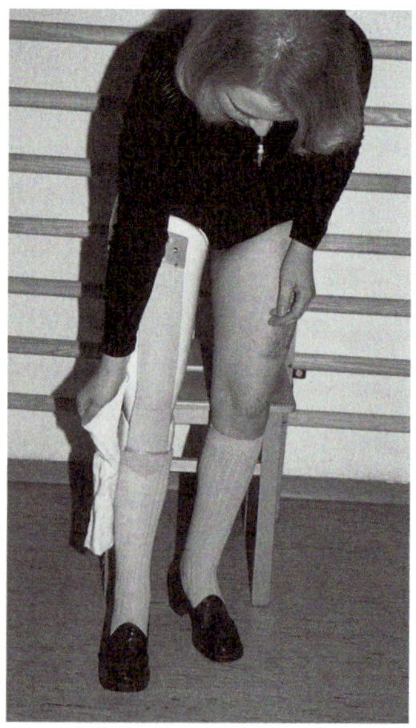

▫ Abb. 20.20. Anziehen der Prothese

und wieder zurück erlernen. Der Patient sollte jedoch verstehen, dass andauerndes Sitzen im Rollstuhl Kontrakturen und Muskelschwächen verursacht und letztendlich das Gehen mit der Prothese erschweren. Gehen mit der Prothese und Pausen durch Liegen müssen deshalb mit Sitzen abwechseln.

▶ Jeder Prothesenträger wird öfter hinfallen, weil er unbewusst sein amputiertes Bein einsetzen will. Das **Aufstehen vom Boden** muss deshalb gut eingeübt werden.

▶ Zum Selbständigkeitstraining gehört auch das **Bücken und Aufheben von Gegenständen.**

In der Regel sind die Klinikaufenthalte heute kurz, eine Anschlussbehandlung in einer Rehabilitationsklinik kann in Einzel- und Gruppenbehandlung die Selbständigkeit verbessern oder ereichen. Da mit einem Leistungsabfall in der sich anschließenden Situation in der eigenen Wohnung zu rechnen ist, soll sich eine **ambulante physiotherapeutische Behandlung** anschließen. Alle Übungsformen, die sich auf den Alltag beziehen, werden in der häuslichen Umgebung am besten eingeübt, denn dort entstehen auch die zu bewältigenden Probleme.

14. Versehrtensport

Unauffälliges und kraftsparendes Gehen mit einer Prothese erfordert **ständiges Training.** Am besten ist dies mit Gleichbehinderten in einer Gruppe möglich. Innerhalb des Versehrtensportvereins werden Aktivitäten aller Art angeboten, die dem Amputierten Freude an der Bewegung in einer Gymnastikgruppe oder in einer von ihm gewählten Sportart vermitteln. Das Sich messen mit anderen und der Erfolg der eigenen Leistung sind wichtig für die Bewältigung des eigenen Lebens. Besonders jüngere Amputierte werden dieses Angebot in Anspruch nehmen.

? Schüleraufgabe

Stellen Sie Übungen zusammen, die geeignet sind für eine Gruppenbehandlung mit Oberschenkelamputierten. Begründen Sie die Übungsauswahl.

Besonderheiten bei der Behandlung anderer Amputationen

Ergänzend zur beschriebenen physiotherapeutischen Behandlung der **Oberschenkel- und Unterschenkelamputation** werden hier auch die wichtigsten Gesichtspunkte für die Behandlung anderer Amputationen an der unteren Extremität, wie der **Kniegelenkexartikulation** (**Abb. 20.17a–d**), der **Hüftgelenkexartikulation, Hemipelvektomie oder Fußamputationen,** erläutert.

▶ Diese Patienten werden heute ebenfalls mit einer individuellen Prothese versorgt. Das Team plant zusammen mit dem Patienten die Versorgung und berücksichtigt seine Lebensplanung und Situation.

▶ Patienten, die eine **Hüftgelenkexartikulation** erhalten haben, sind oft **in schlechtem Allgemeinzustand,** sie haben eine lange Krankengeschichte hinter sich. Es sind seltene Operationen. Ein intensives Training kommt deshalb selten in Frage. In der Regel wird der Patient **Rollstuhlfahrer** und muss für den Umgang mit diesem geschult werden.

▶ Ist eine prothetische Versorgung möglich, stehen heute **Prothesenmodelle** zur Verfügung, die **ein kräftesparendes Gehen ermöglichen.** Ziel der Physiotherapie wird dann eine **Schulung des ökonomischen Gehens mit der Spezialprothese und einer weitgehenden Selbständigkeit** sein. Besonderer Wert muss auf die Rumpfkontrolle und den Einsatz der Arme bei allen Transferleistungen gelegt werden. Die Übungseinheiten sollen sorgsam auf die Leistungsfähigkeit des Patienten abgestimmt sein. Eine Überforderung oder Unterforderung sind gleichermaßen zu vermeiden. Gleiches gilt für die **äußerst seltene Hemipelvektomie.**

▶ Die **Kniegelenkexartikulation** ermöglicht eine Belastungsübernahme des Stumpfes in der Prothese, was eine günstige biomechanische Voraussetzung für ein sicheres Gehen bedeutet Die Femurlänge ist ebenso wie die kniegelenknahen Propriozeptoren erhalten. Die physiotherapeutische Behandlung kann frühzeitig beginnen und schneller gesteigert werden als bei der Oberschenkelamputation. Beim Treppesteigen sichert eine Hydraulik die Belastungsübernahme (**s. Abb. 20.21**).

▶ **Zehen-, Vorfuß- und Fußamputationen** sollen, wie bereits erwähnt, so distal wie möglich vorgenommen

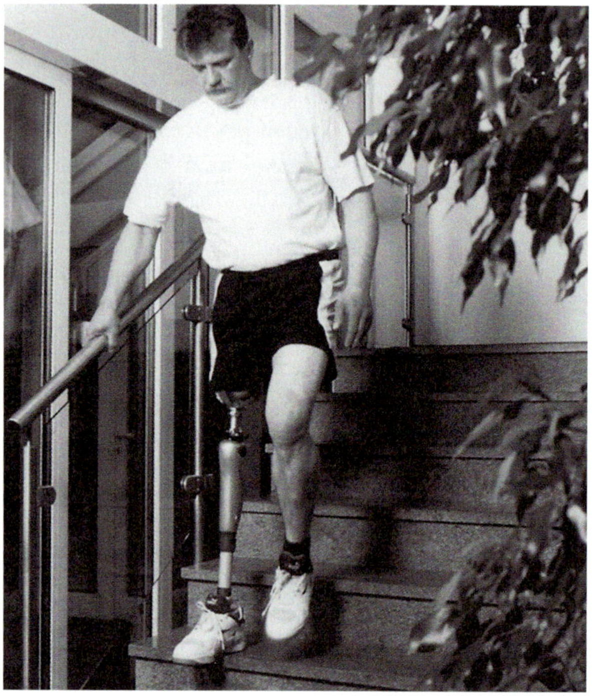

◘ **Abb. 20.21. Standphasensicherung durch Hydraulik beim Treppabgehen eines Oberschenkelamputierten** (Aus Bock u. Nädler 2000)

werden. Pyrogoff- (Arthrodes, Kalkaneus) oder Syme-Amputationen (Exartikulation des oberen Sprunggelenkes) sind seltene Operationen. Die Stümpfe sind belastungsstabil, jedoch ist die kosmetische Versorgung oft schwierig. Die Gehschulung kann schneller gesteigert werden, Übungen in der geschlossenen Kette können nach Wundheilung frühzeitig angewendet werden.

▶ **Doppelamputierte Patienten** können nach gleichen Behandlungsvorschlägen behandelt werden. Die Prognose bezüglich des selbständigen Gehens ist schlechter, jedoch beweisen viele Beispiele, dass auch diese Patienten dank der Weiterentwicklung der Prothetik gehfähig werden können. Der Behandlungserfolg hängt von der Amputationshöhe und der Ursache ab.

Die Behandlung und Rehabilitation von Amputierten ist so umfangreich, dass hier nur ein Anstoß zur Auseinandersetzung mit diesem Thema gegeben werden kann. Wird vermehrt mit Amputierten gearbeitet, muss eine Spezialisierung für diesen Tätigkeitsbereich erfolgen.

Übungsbeispiele: Nach Oberschenkelamputation

Ausgangsposition

Rückenlage.

Übung

▶ Spannungsaufbau des M. glutaeus maximus.

Kontakt: Dorsal, medial am Stumpf.

Übungsauftrag: »Drücken Sie den Stumpf nach unten/innen, halten!«

▶ **Dasselbe** mit Verstärkung durch Spannen des anderen Oberschenkels in Flexion/Adduktion (s. ◘ **Abb. 20.6**).

▶ **Dasselbe** mit Verstärkung über Kopf- und Armextensionsspannung.

Übung

▶ Extension des Beckens, anfangs gegen festes Kissen oder Rolle, das andere Bein kann aufgestellt sein oder auf einem Pezziball liegen (Bridging, s. ◘ **Abb. 20.5**).

Kontakt: An beiden Spinae iliacae anteriores.

Übungsauftrag: »Heben Sie das Becken ab, drücken Sie den Stumpf nach unten auf die Unterlage!«

Übung

▶ Stabilisation des Beckens bei flach aufliegenden Beinen oder in Bridgingposition.

Kontakt: Wechselnd ventral und lateral.

Übungsauftrag: »Heben Sie das Becken ab und lassen Sie sich nicht verschieben!«

Übung

▶ Zusammengerolltes Handtuch oder kleines Kissen unter dem Stumpf festhalten, Therapeutin versucht, Handtuch nach oben/außen herauszuziehen.

Übungsauftrag: »Heben Sie das Becken etwas ab, halten Sie das Handtuch fest!«

▶ **Dasselbe** gegen Handkontakt mit abgehobenem, gebeugtem 2. Bein.

Übung

▶ Stumpf auf Ball, Rolle oder Schemel, Becken abheben, das 2. Bein ist aufgestellt oder in der Luft angebeugt (s. ◘ **Abb. 20.9**).

Übungsauftrag: »Drücken Sie den Stumpf fest herunter und heben Sie das Becken ab, halten und lockerlassen!«

- Diese Beckenübungen können gut als **Hausaufgabenprogramm** zusammengestellt werden.

Übung

- Adduktion des Stumpfes gegen Handtuchschlaufe/Theraband.

  Übungsauftrag: »Klemmen Sie das Handtuch fest ein (s. ▫ **Abb. 20.7**)!«
- **Dasselbe** mit Verstärkung vom anderen Bein, das gegen maximalen Widerstand in Adduktion spannt.

Übung

- Rolle oder Keule zwischen den flach aufliegenden Oberschenkeln halten lassen.

Übung

- Extension, Extension/Adduktion gegen Handtuchzug/Theraband als wiederholte Kontraktionen.

  Übungsauftrag: »Ziehen Sie den Stumpf ein Stück nach unten, entsprechend unten/innen, halten, weiterziehen, etwas nachgeben, weiterziehen usw.«

Übung

- Wiederholte Kontraktionen gegen Theraband oder Züge.
- **Dasselbe** auch aus Seitenlage.

Ausgangsposition

Seitenlage auf der gesunden Seite.

Übung

- Beckenadduktion des Stumpfes gegen einen Ball oder ähnliches.

  Übungsauftrag: »Drücken Sie den Stumpf fest gegen den Ball und heben Sie das Becken ab« (s. ▫ **Abb. 20.10**)!

Übung

- Beckenadduktion aus Seitenlage auf dem Stumpf.

  Fixation: Passiv Stumpf gegen die Unterlage/Matte.

  Übungsauftrag: »Schrauben Sie den Oberkörper diagonal hoch« (▫ **Abb. 20.15**).

Übung

- Beckenabduktion aus Seitenlage auf dem Stumpf.

  Übungsauftrag: »Drücken Sie den Stumpf gegen die Unterlage und heben Sie das Becken etwas ab!«
- Die Übungen können durch Abheben des anderen Beines erschwert werden.

Ausgangsposition

Bauch- und Seitenlage.

Mobilisationstechnik

- »Langsame Umkehr – Halten – Entspannen« – aktiv/passives Weiterziehen zur Beseitigung der Beuge- und Abduktionskontraktur.

Ausgangsposition

Rückenlage oder Seitenlage.

Übung

- Gehmuster aus dem PNF-Programm: »Langsame Umkehr« und »Langsame Umkehr – Halt« für die Bewegungsrichtungen Extension/Abduktion/Innenrotation und Flexion/Adduktion/Außenrotation gegen angepassten manuellen Widerstand und gegen Gerätezug, z. B. Theraband, Züge (s. ▫ **Abb. 20.11–20.14** mit Abwandlung zur Extension/Adduktion).
- Alle Übungen können **anfangs niedrig dosiert** werden, eine **Steigerung des Trainings** bezüglich des Widerstandes, der Spannungszeiten, Übungsanzahl und Verkürzung der Pausen muss **befundbezogen** geplant werden.

Beispiele aus der Gehschulung mit Prothese

Ausgangsposition

Im Gehbarren, auf dem Boden, auf 2 Waagen oder auf Messplatte vor einem Spiegel stehend.

Mit Interims- oder Endprothese zunächst auch aus dem hohen Sitz an der Bettkante. Hilfsmittel individuell auswählen.

Übungen

- Gewichtverteilung auf beide Beine mit offenen, dann mit geschlossenen Augen
- Gewicht auf Prothese übernehmen durch Gewichtsverlagerung nach vorn, zur Seite und Rotation
- Prothese vorwärts, rückwärts und seitwärts schwingen.
- Prothese mit »Ferse« aufsetzen, Beinachse stabilisieren.
- Prothese in Lotstellung (Mittelstandphase) Zweibeinstand stabilisieren (Rumpfkontrolle).
- Schrittstellung, Prothese vorn/ hinten: Gewichtübernahme, bis das andere Bein vom Boden abgehoben werden kann.
- Gesundes Bein nach vorn, hinten, zur Seite bewegen und auf den Boden tippen (Einbeinstand auf Prothese).
- Einbeinstand auf dem gesunden Bein stabilisieren gegen angepassten manuellen Widerstand oder Theraband.
- Einen Schritt einüben, seitwärts, dann vor- und rückwärts.
- Schrittfolge mit Kontraktionshilfen durch Approximation am Becken der Prothesenseite kurz vor der Mittelstandphase (s. Kap. 22, »PNF-Technik«).
- Zweibeinstand auf Ballkissen oder Schaukelbrett stabilisieren.

Ausgangsposition

Frei im Raum stehend.

Übungen

- Schrittfolge außerhalb des Gehbarrens mit Stützen oder Stock.
- Figurengehen.
- Rhythmisches Gehen zu Musik.
- Gehen, dabei Ball werfen oder prellen.
- Stufe auf- und abwärtsgehen, zunächst mit gesundem Bein hinauf und mit Prothese herunter, dann »Taschenmesserprinzip«. Dabei den Vorfuß über die Stufenkante setzen. Bei modernen Modular-Prothesen kann eine Hydraulik die Belastung steuern, so dass ein fließender Bewegungsablauf ermöglicht wird (◘ **Abb. 20.21**).
- Gehen auf Rampe.
- Gehen auf unebenem Boden und über Hindernisse wie z. B. kleine Handgeräte.
- Hinsetzen auf Stuhl, Rollstuhl und Boden.
- Aufstehen von Stuhl, Rollstuhl und Boden.
- Gegenstand vom Boden aufheben.
- Ein- und Aussteigen ins bzw. aus dem Auto.
- Gehen im »Gehgarten« auf verschiedenen Böden (Kies, Sand, Gras, Pflaster, Holzplanken, Geröll etc.).
- Stand auf weicher Matte oder Trampolin, Federn mit gesundem Bein.

Literatur

Baise M, Trebes G, Schleuter W, Baumgartner R (1987) Erste Ergebnisse mit der Interims-Prothese für Oberschenkel-Amputierte nach Otto Bock-Habermann. Med Orth Tech 1: 12

Baumgartner R (1995) Amputation und Prothesenversorgungen der unteren Extremität. 2. Aufl. Enke, Stuttgart

Bock O, Näder M und H (2000) Prothesen-Kompendium, 3. Aufl. Schiele & Schön, Berlin

Greitemann B, Baumgartner R (1994) Amputation beim geriatrischen Patienten. Orthopäde 23: 80–87

Mensch G, Kaphingst W (1998) Physiotherapie und Prothetik nach Amputationen der unteren Extremität. Springer, Berlin Heidelberg, New York

Mütze E, Schweer R (2002) Der ältere beinamputierte Mensch und seine Rehabilitation. Pflaum, München

Wilde B, Baumgartner R, (2000) Physiotherapie und Sport nach Beinamputationen, Thieme, Stuttgart New York

Physiotherapeutische Behandlung nach Polytrauma oder Serienverletzungen

Einteilung

- Kombinationsverletzungen mehrerer Organsysteme, z. B. Schädel- Hirn-Trauma und Extremitätenverletzungen bzw. abdominale, thorakale, Wirbelsäulen- und Beckenverletzungen.

Ursachen

- Schwere Arbeits-, Sport- und vor allem Verkehrsunfälle.

Richtlinien, Symptomatik und ärztliche Maßnahmen

Die Versorgung polytraumatisierter Patienten erfolgt nach einem festen Diagnose- und Behandlungsschema, dem **Hannoveraner Polytraumaschlüssel** (PTS) (**s. Übersicht 21.1**).

Übersicht 21.1: Der Hannoveraner Polytraumaschlüssel (PTS) nach Tscherne et al.

PTSS (Schädel)	**1**
– GCS	
– Schädel-Hirn-Trauma 1° – 13 – 15	4
– Schädel-Hirn-Trauma 2° – 8 – 12	8
– Schädel-Hirn-Trauma 3° – 3 – 7	12
– Mittelgesichtsfraktur	2
– Schwere Mittelgesichtsfraktur	4
PTSA (Abdomen)	**2**
– Milzruptur	9
– Milz- und Leberruptur	13
– Leberruptur (ausgedehnt)	13
– Darm, Mesenterium, Niere, Pankreas	9
PTSE (Extremitäten)	**3**
– Zentraler Hüftverrenkungsbruch	12
– Oberschenkelfraktur einfach	8
– Oberschenkelstück-Trümmerfraktur	12
– Unterschenkelfraktur	4
– Knieband, Patella, Unterarm, Ellbogen, Sprunggelenk	2
– Oberarm, Schulter	4
– Gefäßverletzung oberhalb Ellbogen bzw. Kniegelenk	8
– Gefäßverletzung unterhalb Ellbogen bzw. Kniegelenk	4
– Oberschenkel-, Oberarmamputation	12
– Unterarm-, Unterschenkelamputation	8
– Je offene 2°- und 3°-Fraktur	4
– Große Weichteilquetschung	2
PTST (Thorax)	**4**
– Sternum, Rippenfrakturen (1–3)	2
– Rippenserienfrakturen	5
– Rippenserienfrakturen beidseitig	10
– Hämato-, Pneumothorax	7
– Lungenkontusion beidseitig	9
– Instabiler Thorax zusätzlich	3
– Aortenruptur	7
PTSB (Becken)	5
– Einfache Beckenfraktur	3
– Kombinierte Beckenfraktur	9
– Becken- und Urogenitalverletzung	12
– Wirbelbruch	3
– Wirbelbruch/Querschnitt	3
– Beckenquetschung	15

Alterseinfluss 6

Alter (Jahre)/Einfluss	
– 0 – 9	0
– 10 – 19	0
– 20 – 29	0
– 30 – 39	0
– 40 – 49	1
– 50 – 54	2
– 55 – 59	3
– 60 – 64	5
– 65 – 69	8
– 70 – 74	13
– >75	21

Errechnete Punktzahl/PTS-Gruppierung:

– 1 – 11: Gruppe	I
– 12 – 30: Gruppe	II
– 31 – 49: Gruppe	III
– 50 – <: Gruppe	IV

Schädel-Hirnverletzungen werden nach dem **Glasgow Coma Scale** eingeteilt in:
- **GCS 3–8:** schweres Schädel-Hirntrauma.
- **GCS 9–12:** mittelschweres Schädel-Hirntrauma
- **GCS 13–15:** leichtes Schädel-Hirntrauma.

Hinzu kommen **Tests zur Beurteilung der Bewusstseinslage:** Augen öffnen, Antworten, und motorische Reaktionen.

Zugeordnet werden neurologische Defizite, z. B. Kopfschmerzen, Nackensteife, Hirnnervenausfälle, Eintrübungen, Bewusstseinsstörungen, Bewusstlosigkeit (apallisches Syndrom) oder Streckkrämpfe.

Im Rahmen dieses Buches kann das umfassende Gebiet der Intensivmedizin mit den Bereichen der Neurologie und Neurochirurgie nicht behandelt werden. Dazu steht eine reichhaltige Literatur und eigenständige Unterrichtseinheiten zur Verfügung.

Als grundlegendes Schema der Behandlung von polytraumatisierten Patienten wird ein **6-Phasen-Konzept** erstellt:
1. **Reanimationsphase** mit Akutdiagnostik (Thoraxröntgen, Sonographie des Abdomen).
2. **Erste Operationsphase** der dringlichen abdominalen, thorakalen Verletzungen.
3. **Stabilisierungsphase** der Vitalfunktionen und weiterführende Diagnostik (Labor, Röntgen des Skelettsystems, CCT etc.).
4. **Zweite Operationsphase** (verzögerte Primäreingriffe), Dekompression der intrakranialen Blutung, Versorgung der Organverletzungen, der Frakturen, des Kompartmentsyndroms etc..
5. **Erholungsphase**, Entwöhnung von Beatmungsgeräten, Mobilisation.
6. **Definitive Versorgung**, Rekonstruktionen von Band- und Kapselverletzungen, Weichteildeckungen, Infektbehandlung.

Während der **Phase der Intensivstation** steht die Erhaltung der Vitalfunktionen im Vordergrund. Das Team der Intensivstation wechselt sich 24 Stunden am Tag in den Aufgaben ab:
- Lagerung,
- Absaugen,
- Blähen,
- passiv Bewegen, wo stabile Osteosynthesen dies erlauben,
- Aufsetzen,
- Aufstehen, wenn dies möglich ist.

► Die Physiotherapeutinnen übernehmen die **mehrmals am Tag durchzuführende Atemtherapie** und die **gezielte Bewegungstherapie** nach der Stabilisierungsphase (s. auch Kap. 3).

► Schematisiertes Vorgehen ist bei der Behandlung polytraumatisierter Patienten nicht möglich. Die Probleme sind vielfaltig und müssen individuell im Team gelöst werden. Das fachspezifisch ausgebildetete Personal trägt hohe Verantwortung und erfährt starke körperliche wie seelische Belastungen, was den häufigen Wechsel des Personals zur Folge hat (Burn-out-Syndrom).

Bei Motorrad-, Auto- und Fahrradunfällen kommt es häufig zu schweren Schädel-Hirn-Verletzungen und Serienfrakturen, sowie zu Gefäßzerreißungen und Hautablederungen. Lungenkontusionen, Leber- und Milzrupturen und Verletzungen der Beckenorgane erschweren die Behandlung.

Für die **Prognose** mehrfachverletzter Patienten stellt nach dem Erhalten der Vitalfunktionen die **frühzeitige Stabilisierung stammnaher Frakturen** einen entscheidenden Faktor dar. Anzustreben ist eine **frühe Mobilisation und Rehabilitation.** Es wird deshalb eine operative Versorgung der Extremitätenfrakturen innerhalb der ersten 24 Stunden angestrebt. Zur Anwendung kommen Plattenosteosynthesen, verriegelte Marknagelungen, der Fixateur externe oder Kirschner-Draht- Fixationen. Wie frühzeitig operiert werden kann, entscheidet der Allgemeinzustand des Patienten.

Überleben **polytraumatisierte Patienten mit Schädel-Hirn-Traumata**, zeigen sie oft ein unruhiges, unkonzentriertes und emotional labiles Verhalten. Sie sind ängstlich und unsicher, herausgerissen aus ihrem gewohnten Leben, ihrem Tag-Nachtrhythmus, angeschlossen an Geräte in einer fremden Umgebung und angewiesen auf fremde Personen.

Die **Führung** des mehrfach verletzten Patienten sollte deshalb besonders einfühlsam sein. Physiotherapeutinnen und das gesamte Team sollten sich abspre-

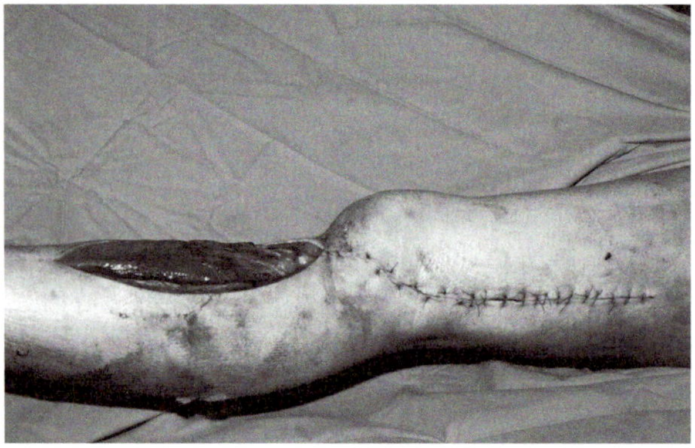

Abb. 21.1. Großer Weichteildefekt

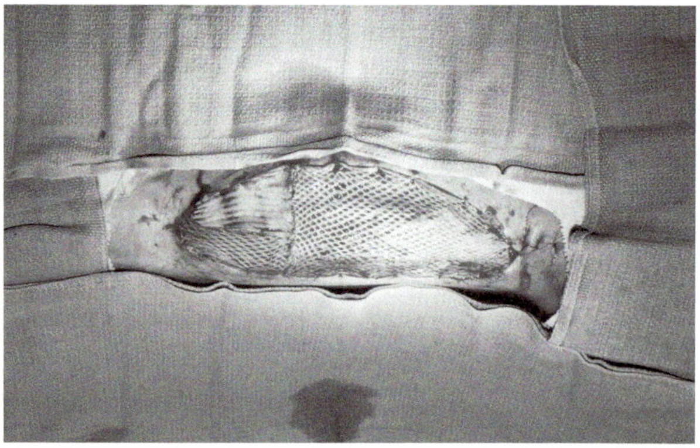

Abb. 21.2. Epigarddeckung

chen, gemeinsam einen Plan erarbeiten und die Probleme gemeinsam zu lösen versuchen. Frühzeitig soll die Familie des Patienten, ein Psychologe und die Sozialarbeiterin in die Behandlungsplanung einbezogen werden.

In der **2. Operationsphase** werden neben den genannten Organversorgungen auch Gesichtsverletzungen versorgt und evtl. aufgetretene Kompartmentsyndrome operiert. Wenn möglich, werden mehrere Operationsteams gleichzeitig eingesetzt.

Alle Band- und Kapselrekonstruktionen sowie plastische Weichteildeckungen (**Abb. 21.1–21.3**) und die Versorgung septischer Komplikationen werden zu einem späteren Zeitpunkt individuell geplant.

Nach der Verlegung von der Intensiv- auf eine **Normalstation** fällt es den Patienten schwer, sich an ein neues Behandlerteam zu gewöhnen. Patienten, die einige Zeit bewusstlos waren, verhalten sich evtl. unkonzentriert, unkritisch oder auch aggressiv.

Auch wenn die Extremitätenverletzungen viele Varianten aufweisen, kann eine gewisse Systematik aufgestellt werden. Es gibt **4 Gruppen** von **Kombinationsverletzungen:**

1. Serienverletzung einer Körperseite,
2. beidseitige Einzelfrakturen,
3. einseitige Serienfrakturen und eine Einzelfraktur der Gegenseite,
4. beidseitige Serienfrakturen.

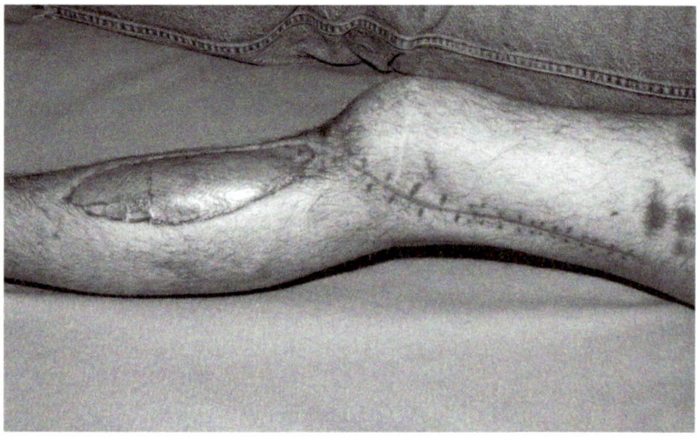

Abb. 21.3. Hauttransplantation

Komplikationen

- Sepsis, Peritonitis,
- Organversagen,
- Infektion,
- Herz-Kreislaufversagen,
- Lungenparenchymversagen,
- Nierenversagen,
- Leberversagen,
- akute Pankreatitis,
- Thrombose, Embolie,
- Pneumonie,
- Intensive Care Polyneuropathy,
- Dekubitus,
- posttraumatische Meningitis,
- chronisches subdurales Hämatom,
- posttraumatische Epilepsie.

Befunderhebung

Beurteilen	– Allgemeinzustand, ärztliche Untersuchungsergebnisse. – Neuromonitoring – Sedierung, Analgesie, Medikamentengabe – Atemfunktion, Blutgasewerte (Atembefund s. Kap. 3). – Röntgenbefund, Computertomogramme. – Berichte der Konsilärzte. (Neurologe, Neurochirurg, Psychologe) – Achsen, Gelenkkontur, Muskelrelief. – Ödeme, Kompartmentsyndrome. – Operationsnarben. – Wunden, Hautdurchblutung. – Lagerung.
Messen	– Aktives Bewegungsausmaß, soweit dies aus Rückenlage möglich und bei stabilen Osteosynthesen erlaubt ist, sonst aktives Gelenkmaß unter abgenommener Schwere (mit einer Hilfsperson). – Umfangmaße, soweit es die Verbände erlauben.
Prüfen	– Muskelstatus bis zur Stufe 3 im Bereich stabiler Osteosynthesen. – Muskelwerte unter der Stufe 3 im Bereich instabiler Osteosynthesen. – Sensibilität. – Lokale Temperatur. – Pulse, Blutdruck in Ruhe und bei Lagewechsel
Notieren und bewerten	– Schmerzen (Wie? wo? wann?). – Bewusstseinslage des Patienten: klar, verwirrt, bewusstlos – Orientierung, Konzentration, Merkfähigkeit. – Kooperationsfähigkeit, Kontaktfähigkeit. – Sprache. – Andere Versorgungen wie Redondrainagen, suprapubischer Katheter (Puffi), Thoraxdrainage (Bülau-Drainage), Kieferverschnürung, Beatmungsgeräte etc.

Behandlungsmöglichkeiten auf der Normalstation

Gesichtspunkte der Behandlung

Einseitige Serienfrakturen

Folgendes Beispiel soll die Problematik verdeutlichen:

Ein Patient erlitt ein leichtes bis mittleres Schädel-Hirn-Trauma mit nachfolgendem Durchgangssyndrom, eine Le Fort-III-Fraktur, eine distale Unterarmfraktur (▫ **Abb. 21.4a, b** und **21.5**) und eine Oberschenkelfraktur (▫ **Abb. 21.6** und **21.7**), eine Bandruptur des Lig. fibulotalare anterius sowie eine Parese des N. peronaeus communis.

Die **ärztliche Versorgung** bestand in einer kieferchirurgischen Osteosynthese mit Verschnürung des Kiefers, einer übungsstabilen Fixateur-externe-Osteosynthese der distalen Unterarmfraktur, einer Femurosteosynthese mit einem Verriegelungsnagel sowie einer Bandnaht am Sprunggelenk. Die ligamentäre Verletzung des Sprunggelenkes erforderte eine Schienen-

Übersicht 21.2: Gesichtspunkte der Behandlung

1. Pneumonieprophylaxe.
2. Thromboseprophylaxe.
3. Dekubitusprophylaxe.
4. Lagerungskontrolle.
5. Erhalten der Muskelfunktion nicht verletzter Extremitäten.
6. Aufbau der Muskelspannung zur Sicherung der Fraktur.
7. Mobilisation eingeschränkter Gelenke.
8. Vorbereitung zum Stehen und Gehen.
9. Gehschulung erst bei Belastungsstabilität.
10. Schulen von Gebrauchsbewegungen (erst bei Belastungsstabilität und Trainierbarkeit, s. Kapitel über Einzelfrakturen).

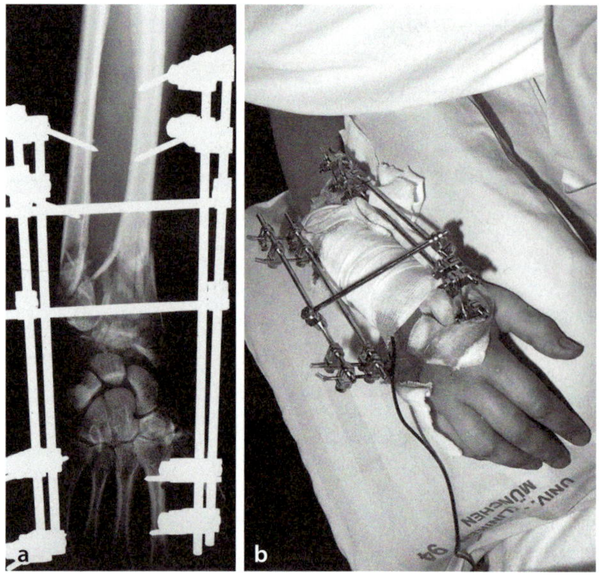

Abb. 21.5. **a** Fixateur externe, **b** klinisches Bild der Patientin bei offener Unterarmfraktur und Fixateur externe Versorgung

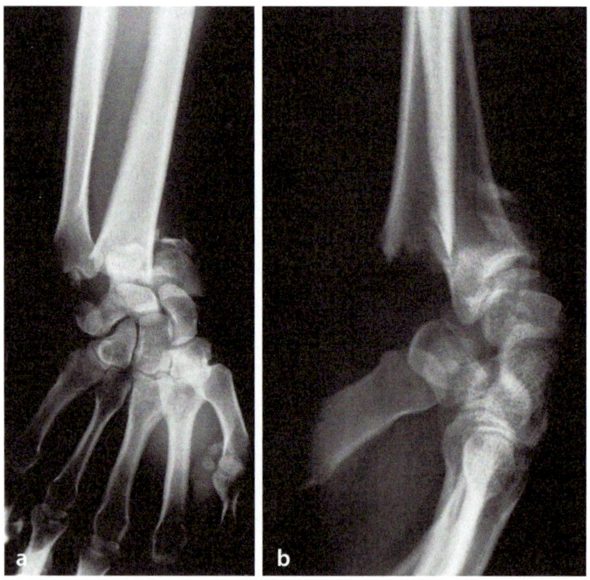

Abb. 21.4a, b. Distale Unterarmfraktur

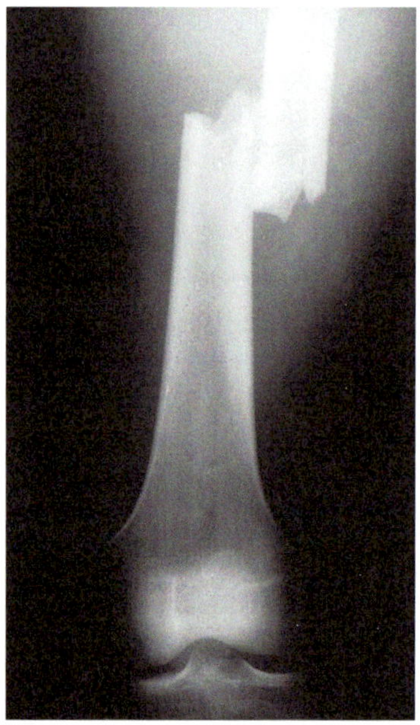

Abb. 21.6. Femurschaftfraktur

behandlung (Unterschenkelgipsschiene), aus der heraus das obere Sprunggelenk bis zur Nullstellung passiv bewegt werden durfte.

► Die **physiotherapeutische Behandlung** führte die Atemtherapie der ersten Behandlungszeit weiter. Die medikamentöse Thromboseprophylaxe wurde durch mehrmalig am Tag ausgeführten passiven Bewegungen ergänzt(s. Kap. 3)

► Die Redondrainagen waren gezogen, es wurde eine auf die Verletzungen abgestimmte Befunderhe-

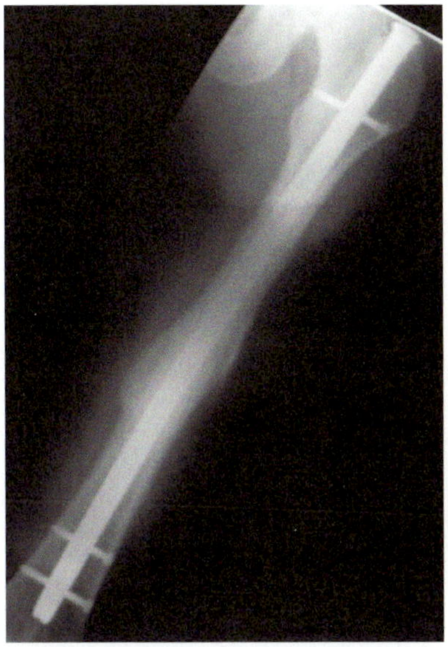

Abb. 21.7. Verriegelungsnagel

bung durchgeführt und eine gezielte Behandlung geplant.

Probleme der Behandlung

Probleme ergaben sich bei folgenden Behandlungspunkten:

Lagerung Vor allem die Lagerung des Beines erwies sich als schwierig. Das Bein sollte auf einer Schaumstoffschiene hochgelagert werden, jedoch war dies wegen der motorischen Unruhe des Patienten nicht möglich. Deshalb wurde auf jegliches Lagerungsmaterial verzichtet, das Bett aber mit abgepolsterten Gittern abgesichert.

Aufbau der Muskelspannung zur Sicherung der Frakturen Gezielte Aufträge für dynamische Übungsformen und Halten von Positionen der Ellbogen- und Hüft- und Kniegelenke konnten vom Patienten nicht umgesetzt werden.

Er konnte sich auf die Übungen schlecht konzentrieren und sich Bewegungsabläufe nicht merken. Der geplante Spannungsaufbau konnte deshalb in den ersten Tagen nicht erreicht werden.

Mobilisation Subtile, aktive Mobilisationstechniken, die ein konzentriertes Mitdenken des Patienten erfordern, waren nicht möglich.

Vorsichtiges passives Bewegen wurde angewandt, und dabei sorgfältig auf Schmerzreaktionen geachtet.

Vorbereiten zum Gehen ohne Belastung Durch Ratschow-Umlagerungen mit dem kippbaren Bett konnte die allgemeine Kreislaufsituation verbessert werden. Puls und Blutdruck blieben im Grenzwertbereich. Nach Anlegen eines Antithrombosestrumpfes an der unverletzten Seite und Bandagieren des frakturierten Beines wurde der Patient von zwei Personen aufgesetzt. Stehen auf dem nicht verletzten Bein war wegen der Verständigungsschwierigkeiten erst später möglich.

Erst am 10. Tag war der Patient so kooperativ, dass er Aufträge umsetzen und gezielt über kurze Zeit üben konnte. Die stabile Marknagelung konnte bei diesem Patienten wegen der Bandverletzung am Sprunggelenk und der Fußheberparese funktionell nicht ausgenützt werden. Erst 4 Wochen nach der Operation konnte die Teilbelastung mit Orthese begonnen werden. Als Gehhilfen wurden eine Achselstütze und eine Unterarmstütze eingesetzt.

Beidseitige Einzelfrakturen

Die im folgenden Beispiel beschriebene Patientin hatte eine stabile Lendenwirbelkörperfraktur des 3. LWK, eine Oberschenkelschaftfraktur und eine drittgradig offene Unterschenkelfraktur am anderen Bein erlitten.

Die Lendenwirbelkörperfraktur wurde **konservativ** mit einem Dreipunktkorsett (s. Kap. 6), die Oberschenkelfraktur **operativ** mit einem Verriegelungsnagel und die Unterschenkelfraktur der Gegenseite mit 2 Platten versorgt (**Abb. 21.8a, b**). Es bestand kein Schädel-Hirn-Trauma.

Probleme der Behandlung

Probleme ergaben sich bei den folgenden Behandlungspunkten.

Lagerung Unvereinbar waren die Verordnungen des Arztes, eine flache Lagerung für die Lendenwirbelsäule und eine Hochlagerung beider Beine einzuhalten.

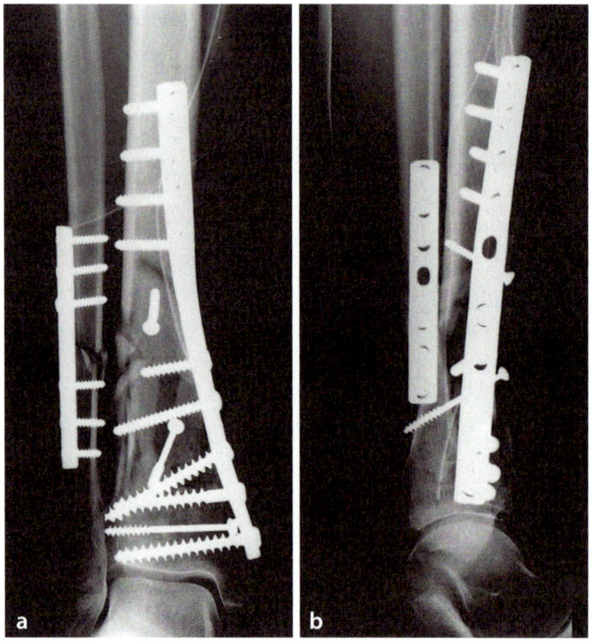

Abb. 21.8. a Unterschenkeltrümmerfraktur nach Osteosynthese, b seitliche Aufnahme

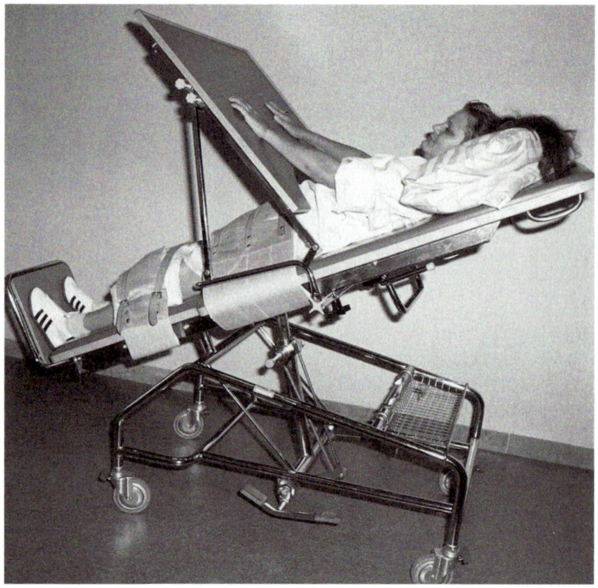

Abb. 21.9. Niedrige Belastung der Beine auf dem Stehbrett

Kompromisse mussten gefunden werden. Die Krapp-Schienen erwiesen sich als kontraindiziert. Die Hochlagerung erfolgte über das Erhöhen des Bettendes um ca.20°, beide Beine wurden in leichter Kniebeugestellung auf weiche Kissen gelagert, die Füße am Bettende abgestützt. Das Bettoberteil wurde nur auf ca. 20° erhöht.

Durchblutungsverbesserung Es gab keine Probleme bei der Behandlung des Beines mit der Oberschenkelschaftfraktur, dort konnten alle Techniken angewendet werden. Eine Durchblutungsregulation und Ödemresorption konnte auf der Seite der offenen Unterschenkelfraktur nicht zufriedenstellend erreicht werden. An diesem Bein entwickelte sich in der folgenden Zeit, trotz ausreichender Clexane-Gabe, eine Unterschenkelvenenthrombose. Eine Woche später durfte die Patientin im Stehbrett (Abb. 21.9) bei Entlastung und Bandagierung des Beines mit der Unterschenkelfraktur ein Kreislauftraining durchführen (Winkeleinstellung ca. 50°). Zur Sicherung der Wirbelfraktur trug die Patientin auch auf dem Stehbrett das Dreipunktkorsett.

Spannungsaufbau Auf der Seite der Unterschenkelfraktur konnte die Übungsbehandlung 1 Woche nach der festgestellten Thrombose beginnen. Der Muskelwert 3 für die Unterschenkelmuskulatur wurde langsamer als sonst erreicht, ein Umsetzen der vorgegebenen Übungsstabilität war nicht möglich. Das Bein mit der Oberschenkelfraktur konnte seine stabile Osteosynthese nur bedingt ausnutzen und mit Sohlenkontakt in der geschlossenen Kette auf dem Stehbrett stabilisiert werden. Eine vermehrte Belastung wurde nicht durchgeführt, damit keine Fehlbelastung auf die Lendenwirbelfraktur entstehen konnte.

Mobilisation Die Sprunggelenke der Seite mit der Unterschenkelfraktur wurden mit aktiven Techniken mobilisiert, die Fortschritte waren gering wegen der ausgeprägten Narben und der Thrombose.

Vorbereitung zum Gehen Die Wirbelfraktur und die doppelseitigen Beinfrakturen zwangen die Patientin zu einer sonst nicht üblichen Bettlägerigkeit. Das Bein mit der Oberschenkelfraktur konnte nur mit 10–15 kg belastet werden. Hüpfen auf diesem Bein war keinesfalls erlaubt (Rotations-Lateralflexions-Belastung der Lendenwirbelsäule!). Das Bein mit der Unterschenkelfraktur durfte für 6–8 Wochen nur Sohlenkontakt durchführen. Stehen auf dem Stehbrett mit Waagen bei ca. 50–60° Kippstellung erlaubten eine schmerzfreie Belastung der Beine, bei symmetrischer Belastung der Wirbelsäule (▫ **Abb. 21.9**). In dieser Stellung konnten Stabilisationsübungen angewendet werden.

Erst 6–8 Wochen nach der Verletzung konnte die Patientin mit einem Dreipunktkorsett mit 15 kg auf der Seite der Unterschenkelfraktur und mit 40 kg auf der Seite der Oberschenkelfraktur belasten. Als Gehhilfen wurden 2 Unterarmstützen gewählt.

Mit einem wasserfesten Dreipunktkorsett konnte die Patientin vorab im Bewegungsbad behandelt werden.

Einseitige Serienfrakturen und Einzelfraktur der Gegenseite

Als Beispiel für diese Kombinationsverletzung soll ein Patient mit folgenden Verletzungen beschrieben werden: Schädel-Hirn-Trauma, Unterkieferstückfraktur, Okzipitalfraktur, Lungenkontusion, Leberruptur, multiple Mesenterialeinrisse, retroperitoneales Hämatom, Azetabulumfraktur links (▫ **Abb. 21.10**), proximale Oberschenkelfraktur rechts (▫ **Abb. 21.11**), distale Unterschenkelfraktur links (▫ **Abb. 21.12**) und eine Metatarsale-V-Fraktur links (▫ **Abb. 21.13a, b**).

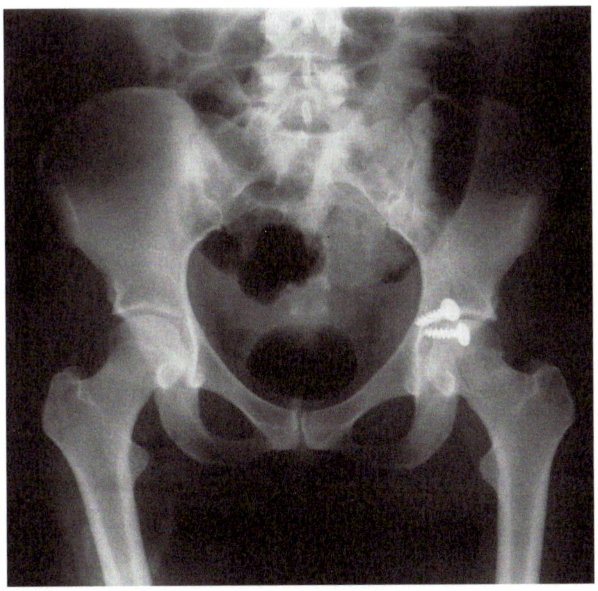

▫ Abb. 21.10. Azetabulumfraktur mit Schraubenosteosynthese

Die **operative Versorgung** umfasste eine Laparotomie mit Übernähung der Leberruptur, Übernähung der Mesenterialeinrisse, eine Osteosynthese des Femurs mit einem verriegelten Nagel, 2 Plattenosteosynthesen am linken Unterschenkel und eine Stabilisierung des 5. Mittelfußknochens mit einer Schraube und einem Pin (s. ▫ **Abb. 21.13b**). Die Azetabulumfraktur wurde mit 2 Schrauben fixiert. Am Unterkiefer wurde eine Unterkieferosteosynthese mit Verschnürung des Kiefers durchgeführt.

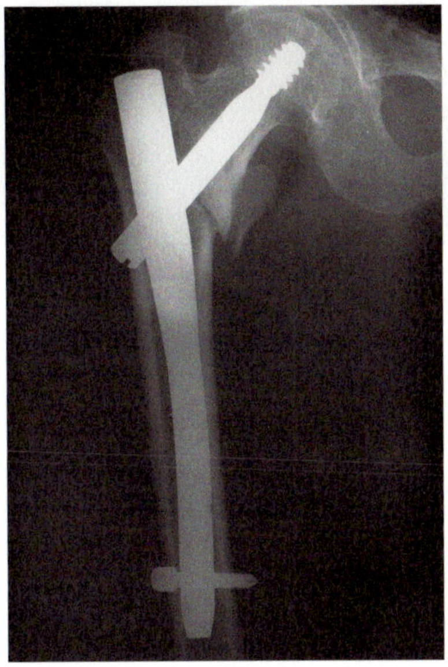

▫ Abb. 21.11. Verriegelungsnagel bei Femurfraktur

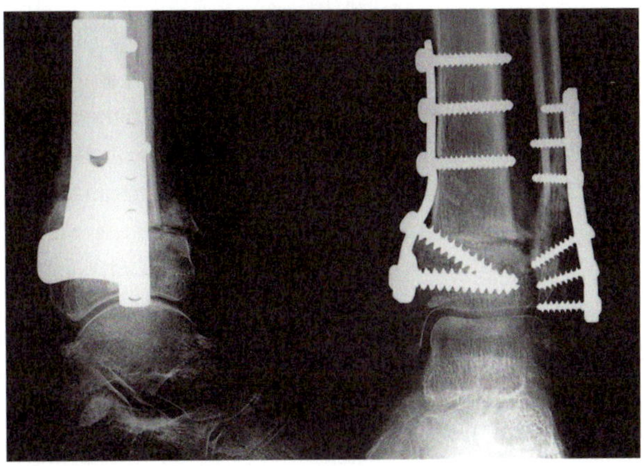

▫ Abb. 21.12. Osteosynthese bei distaler Unterschenkelfraktur

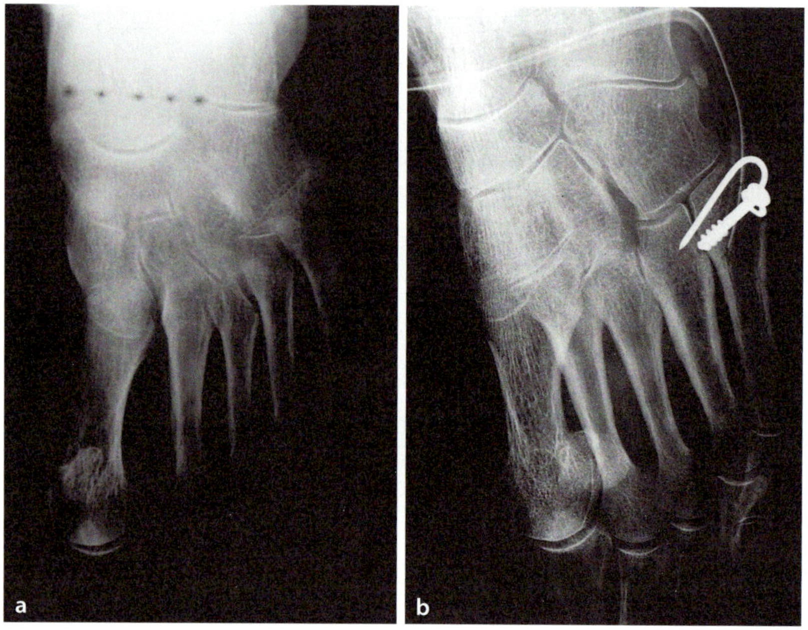

Abb. 21.13. a Metatarsale-V-Fraktur, b Osteosynthese

Probleme der Behandlung

Nach 14-tägigem Aufenthalt auf der Intensivstation, wo künstliche Beatmung und Stabilisierung des Kreislaufes im Vordergrund standen, konnte der Patient bei vollem Bewusstsein, jedoch in reduziertem Allgemeinzustand auf eine Unfallstation verlegt werden. Der Patient war schnell ermüdbar.

Probleme ergaben sich bei den folgenden Behandlungspunkten.

Spannungsaufbau Wegen der übungsstabilen Frakturen am linken Unterschenkel und der bedingt übungsstabilen Azetabulumfraktur kamen dynamische und statische Spannungsformen nur bis Teststufe 3 in Frage. Die mechanisch stabil versorgte Femurfraktur konnte auf dem Stehbrett mit 15–20 kg belastet werden, jedoch fehlte die dazu notwendige Muskelfunktion. Die Stabilisation auf der Waage und auf dem Stehbrett wurde stufenweise erarbeitet.

Der linke Fuß musste in einer Unterschenkel-Prothera-Schieneruhiggestellt werden. Die Immobilisation dauerte 4 Wochen. Zur Übungsbehandlung durfte der Fuß aus der Schiene genommen werden.

Übungen, die den Pfannenboden biomechanisch belasten würden, mußten unterbleiben. Zur Anwendung kamen unterstützte, aktive Umkehrbewegungen gegen Führungskontakt. Längere Behandlungszeiten waren wegen der schnellen Ermüdbarkeit des Patienten nicht möglich. Die Kräftigung der Oberschenkelmuskulatur des linken Beines ging deshalb langsamer vor sich als üblich. Der Allgemeinzustand des Patienten besserte sich erst nach ca. 3 Wochen.

Bei passiver Fixation des Oberschenkels wurde der M. quadriceps gegen Eigenschwere aus dem seitlichen Überhang, später aus dem hohen Sitz, geübt. Traten Schmerzen am Becken auf, wurde unter abgenommener Unterschenkelschwere geübt und die Technik geändert.

Mobilisation (4 Wochen postoperativ) Probleme bereitete die Mobilisation der linken Sprunggelenke, es bestand ein schmerzhafter, fester Bewegungsstopp.

Aktiv/passive PNF-Mobilisationstechniken und Techniken der Manuellen Therapie kamen zur Anwendung. Das Bewegungsausmaß konnte nur gering verbessert werden.

Vorbereitung zur Gehschulung Die Azetabulumfraktur erforderte eine Entlastungszeit von ca. 4 Wochen. Nachdem der Pin am 5. Metatarsale entfernt werden konnte, durfte auch das linke Bein mit einer geringen Belastung

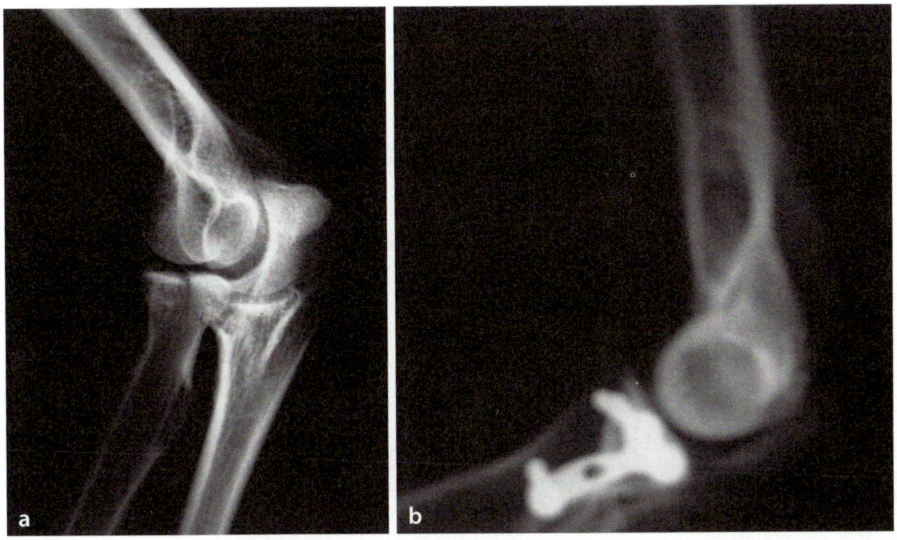

Abb. 21.14. **a** Radiusköpfchenfraktur, **b** Osteosynthese

üben. Nach 6 Wochen durften beide Beine teilbelasten und stufenweise nach Funktionsverbesserung die Belastung steigern. Aus dem hohen Sitz konnte mit der Stabilisation auf Waagen unter zur Hilfenahme von Unterarmstützen in der geschlossenen Kette geübt werden.

Ein gezieltes PNF-Programm und Übungen im Zweibein und Einbeinstandes auf der rechten Seite führte zur deutlichen Verbesserung der Standfunktion. Am Ende der 10. Woche hatten die Mm. quadriceps, die Mm. glutaei und die Unterschenkelmuskulatur eine ausreichende Muskelfunktion für das Gehen mit zwei Unterarmstützen. Nach 12 Wochen durfte der Patient mit der Vollbelastung beginnen.

Beidseitige Serienfrakturen

Als Beispiel soll hier folgende Patientengeschichte geschildert werden: Der Patient erlitt bei einem Motorradunfall auf der linken Körperseite eine Radiusköpfchenfraktur, eine distale Oberschenkelfraktur, sowie eine Beckenfraktur mit Iliosakralgelenksprengung. Auf der rechten Seite zog er sich eine Tibiakopffraktur und eine distale Humerus- und Unterarmfraktur zu. Zusätzlich wies er einen Pneumothorax auf. Es bestand kein Schädel-Hirn-Trauma.

Außer der Tibiakopffraktur wurden folgende **Frakturversorgungen** innerhalb der ersten 9 Tage nach dem Unfall vorgenommen (alle Osteosynthesen waren übungsstabil):

- linke Radiusköpfchenfraktur (**Abb. 21.14a, b**),
- linke Femurkondylenfraktur – Abstützplatteplatten- und Zugschraubenosteosynthese (**Abb. 21.15a–c**),
- Beckenfraktur und Iliosakralgelenksprengung, Symphysensprengung – Platten- und Schraubenosteosynthese (**Abb. 21.16** und **21.17**),
- rechte, distale Humerusfraktur – Plattenosteosynthesen, Schraubenfixation der Olekranonosteotomie (und Plattenosteosynthesen der Unterarmfraktur) (**Abb. 21.18a, b** und **21.19a, b**).

Probleme der Behandlung

Die rechte Tibiakopffraktur wurde erst 3 Wochen nach dem Unfall mit einer Abstützplatte und Zugschrauben stabilisiert. Zusätzlich wurde Spongiosa aus dem Beckenkamm transplantiert (**Abb. 21.20**).

In der Erstversorgung wurde eine Thoraxdrainage (nach Bülau) gelegt.

► Die **erste physiotherapeutische Behandlung** begann auf der Intensivstation; 14 Tage später konnte der Patient auf einer Normalstation weiterbehandelt werden.

Probleme bestanden bei den folgenden Behandlungspunkten.

Spannungsaufbau Nach 14-tägiger Behandlung auf der Intensivstation war der Allgemeinzustand des Patien-

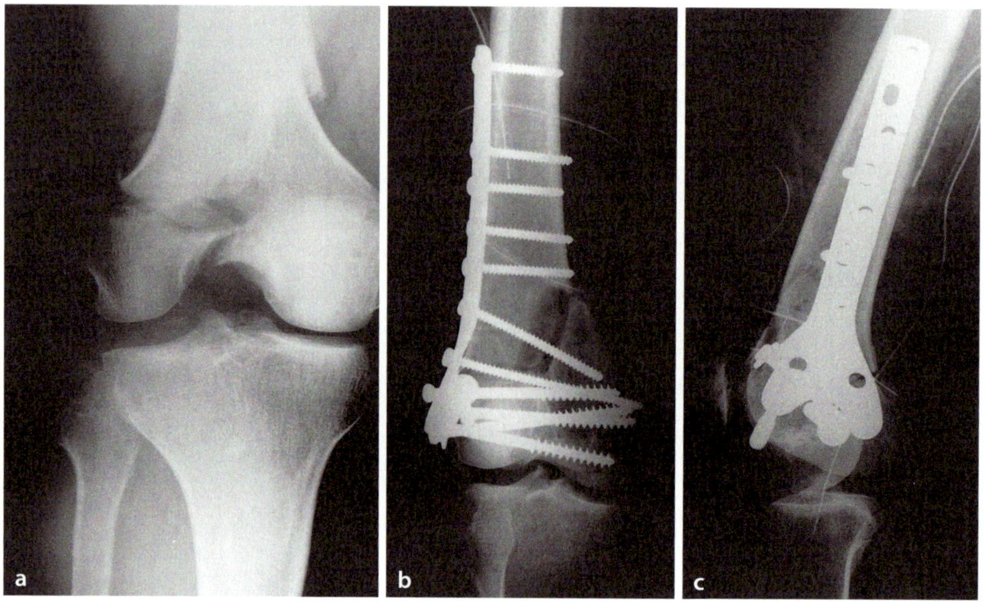

Abb. 21.15. **a** Distale Femurfraktur, **b** Abstützplatteplatten- und Zugschraubenosteosynthese, **c** seitliche Aufnahme

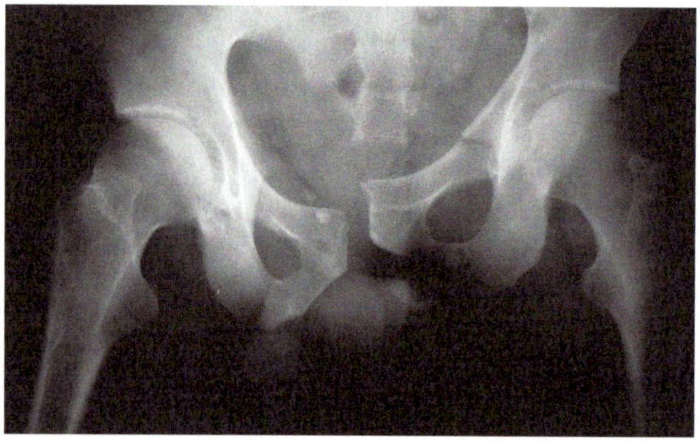

Abb. 21.16. Beckenringfraktur mit Sprengung der Symphyse

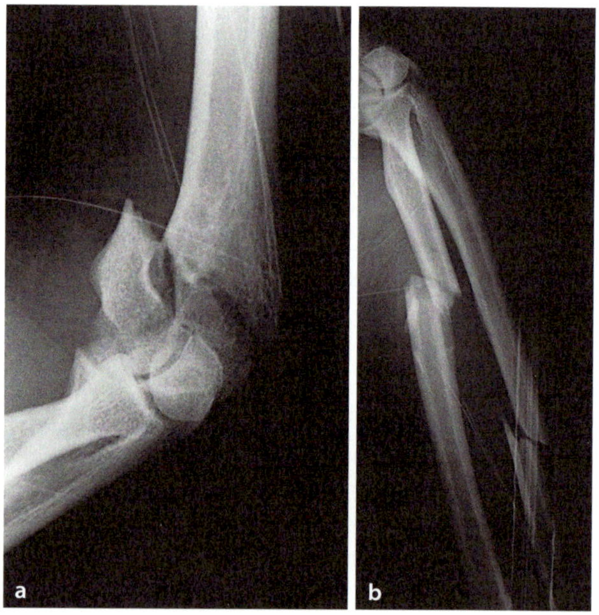

Abb. 21.18. **a** Distale Humerusfraktur mit **b** zusätzlicher Unterarmfraktur,

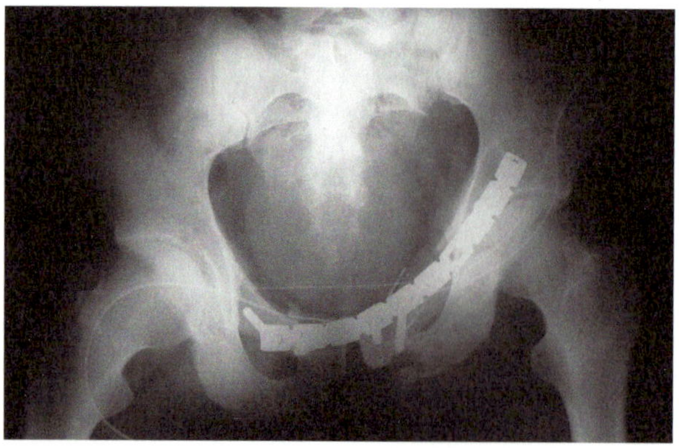

Abb. 21.17. Stabile Osteosynthese des Beckens

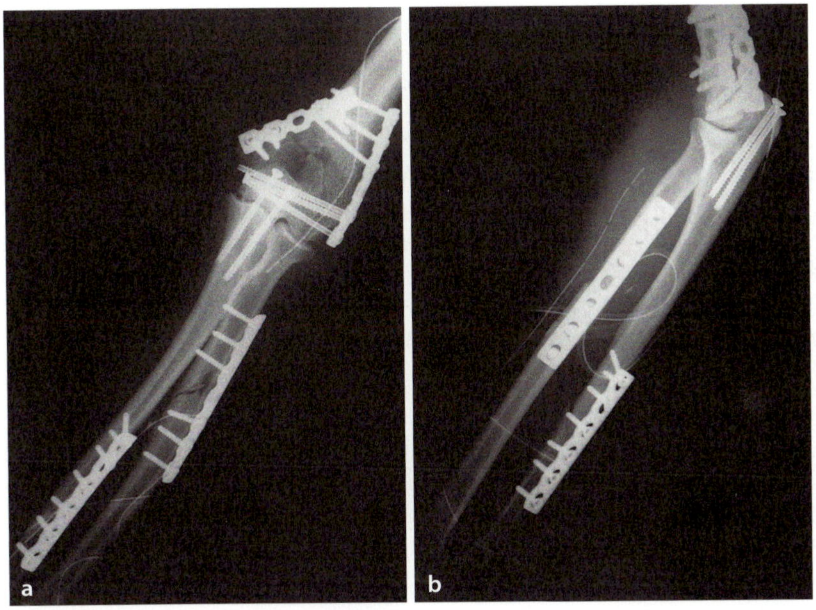

Abb. 21.19. a Osteosynthesen, b seitliche Ansicht

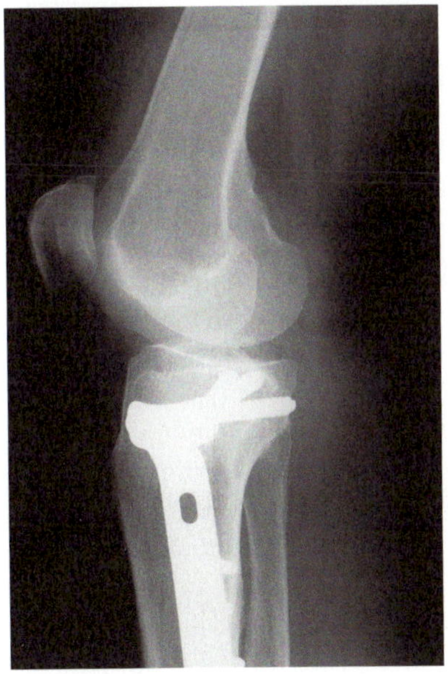

Abb. 21.20. Abstützplatte nach Tibiakopffraktur

ten noch so schlecht, dass selbst isometrische Spannungsübungen gegen Handkontakt zu einer erhöhten Atemfrequenz und Pulsbeschleunigung führten.

Darüber hinaus bestanden Probleme bezüglich der Behandlung des linken Kniegelenkes. Die Fraktur reichte ins Gelenk hinein und ließ den Verdacht einer zentralen Bandverletzung aufkommen. Die verzögerte Osteosynthese der rechten Tibiafraktur mit einer Spongiosaplastik machte eine erneute Ruhigstellung in einer Gipsschale für 8–10 Tage notwendig. Das Bein durfte aus der Schiene bis zur 5. postoperativen Woche nur zum Üben herausgenommen werden.

Ein effektiver Spannungsaufbaus der Muskulatur konnte also erst verzögert einsetzen.

Die mechanische Übungsstabilität der Osteosynthesen des linken Beines konnte wegen der Kniegelenkinstabilität nur bedingt für ein aktives Übungsprogramm in der geschlossenen Kette ausgenützt werden.

Komplexes Üben und ein Einsatz von Verstärkungstechniken waren jedoch nicht möglich. Schmerzen im Bereich des linken Kniegelenkes zwangen zu niedrig dosierten Übungen und Mobilisationstechnuken. In strecknaher Kniegelenkposition konnte auf dem Stehbrett und unter Einsatz von Waagen erste Stabilisationsübungen ausprobiert werden. Die Belastung wurde unterhalb der Schmerzgrenze eingestellt.

Erst in der 6. postoperativen Woche war eine Belastung mit 15–20 kg im Stand für das linke Bein möglich. Wir stabilisierten das Kniegelenk mit einer Orthese. Das rechte Bein war zu diesem Zeitpunkt mit Sohlenkontakt belastbar.

Die Beweglichkeit des linken Ellbogengelenkes nahm stetig zu, zum Stützen war jedoch auch dieser Arm nicht zu verwenden. Das Ellbogengelenk des rechten Armes machte wesentlich lansamere Fortschritte.

Mobilisation Die Mobilisation des rechten Kniegelenkes gestaltete sich besonders schwierig. Durch die verzögerte Osteosynthese und Ruhigstellung in einer Gipsschiene wurde das Gelenk kontrakt, es bestand ein deutlicher Gelenkerguß und eine Verklebung des oberen Rezessus mit starker Bewegungseinschränkung der Patella.

Symptomabhängig wurden nach der 5. postoperativen Woche Techniken der manuellen Therapie, wie Traktion und translatorisches Gleiten, Patellagleiten und kleine Umkehrbewegungen durchgeführt.

Trotz intensiver Behandlung lag das Bewegungsausmaß nach 10 Wochen erst bei 0–20–80°, der Bewegungsstopp war fest.

Lange Zeit bestand ein ausgeprägtes Ödem am linken Oberschenkel mit einer M.-quadriceps- und Mm.-ischiocrurales-Insuffizienz.

Erst bei zunehmender Funktion wurde die Instabilität deutlich, die den Verdacht einer Kreuzbandläsion erhärtete. Arthroskopische Untersuchungen wurden durchgeführt, eine Bandplastik für einen späteren Zeitpunkt geplant.

Auch das rechte Ellbogengelenk zeigte große Empfindlichkeit bei der Übungsbehandlung. Über längere Zeit war es heiß, schmerzhaft und geschwollen. Langsame Umkehrbewegungen unter passiver Fixation am distalen Humerus mit minimalem Zug waren am erträglichsten. Auch die rhythmische Stabilisation gegen Führungskontakt erwies sich als effektiv.

Vorbereitung des Gehens, Gehschulung Der Patient war ca. 10 Wochen lang überwiegend bettlägerig, die Sprengung des Iliosakralgelenkes und die Funktion des linken und rechten Beines ließen, wie oben beschrieben, nur eine schonende Belastung auf dem Stehbrett zu. Etwa 3 Wochen nach der letzten Operation begannen wir zusätzlich mit der Behandlung im Bewegungsbad, was den Patienten sehr motivierte. In der 6. Woche wurde für das linke Bein eine Teilbelastung von 20–30 kg und für das rechte Bein Sohlenkontakt verordnet. Die Spontanbelastung lag jedoch zwischen 15 und 20 kg und musste erst langsam gesteigert werden. Dabei trug der Patient am linken Bein eine Donjoy-Schiene. Beide Arme konnten mit Achselstützen gut umgehen. das Üben aus dem hohen Sitz und im Zweibeinstand wurde zunehmend besser. Auf dem Stehbrett und im Bewegungsbad konnten längeres Stehen und das erste Gehen geübt werden. Nach ca. 12 Wochen konnte auf Unterarmstützen umgestellt werden, die Belastung wurde je nach Tragfähigkeit und Schmerzfreiheit langsam gesteigert.

Der Patient konnte 13 Wochen nach der ersten Operation aus der Klinik entlassen und in eine Rehabilitationsklinik zur weiteren intensiven physiotherapeutischen Behandlung verlegt werden.

Bei der Röntgenkontrolle nach 6 Monaten bestand am linken Oberschenkel eine deutliche Kalzifikation. Auch das rechte Kniegelenk war arthrogen kontrakt. Diskutiert wurde eine Arthrolyse rechts und eine Kreuzbandplastik am linken Kniegelenk.

Zusammenfassung

Die physiotherapeutische Behandlung polytraumatisierter Patienten muss sich **individuell** an dem Verletzungsmuster ausrichten. Überleben Mehrfachverletzte, kann ein schweres Schädel-Hirn-Trauma Grund zu lebenslanger motorischer oder geistiger Behinderung sein.

In der Regel müssen nach Stabilität der vitalen Funktionen über mehrere Wochen **operative Eingriffe** durchgeführt werden, von denen hier nur die Knochenverletzungen beschrieben wurden. Häufig kommt es **über massive Weichteilschäden zu Infektionen.** Dann wird ein Fixateur externe angelegt und evtl. ein Epigard-Lappen verwendet, bis die Haut endgültig gedeckt werden kann. **Bei großen Defektbrüchen** müssen evtl. **Interimsosteosynthesen** vorgenommen werden, die später umgestellt werden, z. B. von einem Ilizarov-Fixateur oder einem gelenkübergreifenden Fixateur (**Abb. 21.21**) zu einer sekundären Platten- oder Nagelosteosynthese.

Steht nach etwa 1–1 $^1/_2$ Jahren die Materialentfernung an, müssen oft noch **Korrekturoperationen** vorgenommen werden.

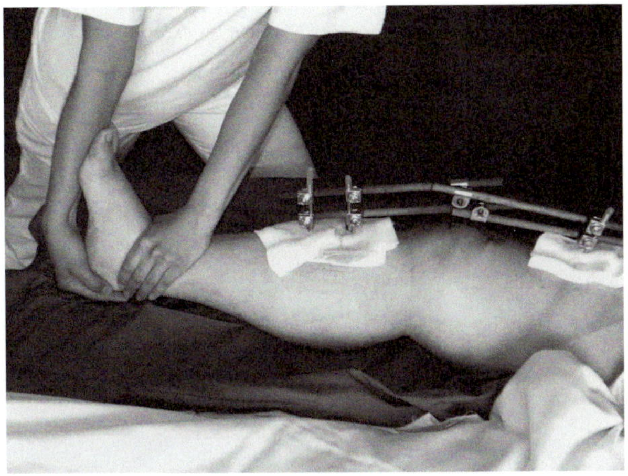

Abb. 21.21. Kniegelenkübergreifender Fixateur externe: Mobilisation des Sprunggelenkes

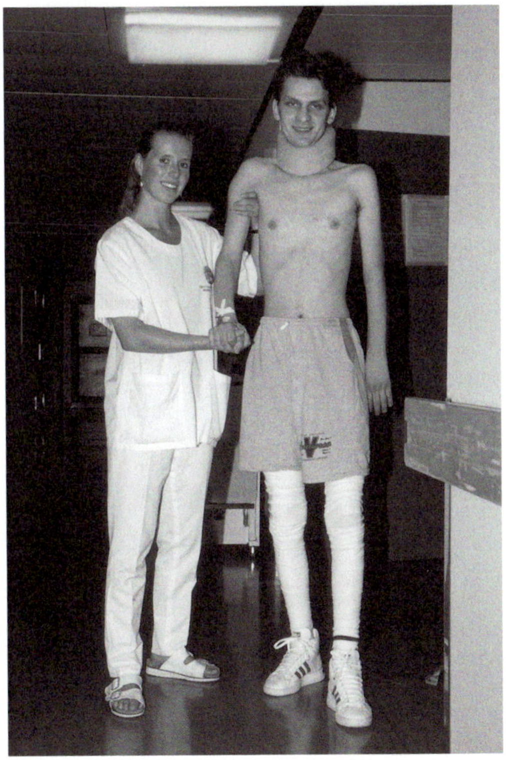

Abb. 21.22. Erste Gehversuche nach Polytrauma

Wichtig

- Die Techniken, die bei der Behandlung von Einzelfrakturen Anwendung finden, müssen **niedriger dosiert, zeitlich anders geordnet und langfristiger geplant** werden. Exaktes Befunden und Kontrollieren der Maßnahmen ist Voraussetzung für eine effektive Behandlung.
- Die Kombination von Verletzungen **erschwert komplexes Bewegungsverhalten**, wie Bewegungsübergänge, alltagsbezogene Übungsformen, Einnehmen von unterschiedlichen Positionen und das Einhalten von Belastunsstufen. Die Behandlung von polytraumatisierten Patienten ist für eine Physiotherapeutin eine lohnende Aufgabe, aber auch eine Herausforderung an ihr Können, individuelle Behandlungen durchzuführen (**Abb. 21.22**).

Literatur

Freivogel S (1997) Motorische Rehabilitation nach Schädelhirntrauma. Pflaum, München

Gärtner U, Roth G (2000) Physiotherapie in der Intensivmedizin. Pflaum, München

Liebenstund I (1998) Physiotherapie Bd.11. Thieme, Stuttgart New York

Prosiegel M (1998) Neurophysiologische Störungen und ihre Rehabilitation. Pflaum, München

Trentz O, Bühren V (2001) Checkliste Traumatologie. Thieme, Stuttgart New York

Tscherne H (1980) In: Heberer G (Hrsg) Chirurgie. Springer, Berlin Heidelberg New York

PNF-Techniken

Anwendung

In der Unfallchirurgie können Techniken des PNF-Programms (Proprioceptive Neuromuscular Facilitation) von M. Knott effektiv eingesetzt werden. Die Techniken haben sich weiterentwickelt und gehören heute zur Grundausbildung in der Physiotherapie. Innerhalb dieses Übungsprogramms gibt es eine Vielzahl von Varianten und Dosierungsstufen, die man sich für die subtile Behandlung von Unfallverletzten zunutze machen kann. Um Verständnisschwierigkeiten zu vermeiden, sollen hier die von mir am häufigsten zitierten Techniken beschrieben werden. Selbstverständlich gibt es eine Vielzahl von zusätzlichen PNF-Techniken, die jedoch in der Traumatologie seltener Verwendung finden. Sie sind hier nicht erwähnt, sie werden aber, für neurologische und andere Patienten, in der Literatur ausführlich beschrieben.

▶ Besonders wichtig bei der Behandlung akut verletzter Patienten ist die **Dosierung** aller PNF-Übungsformen. **Zuordnungen zur aktuellen Stabilität** der Frakturen oder Weichteilverletzungen sind unumgänglich.

Nicht selten müssen **Abänderungen der Originalübungen** vorgenommen werden. PNF-Übungen werden auch gegen Geräte und zur Stabilisation einzelner Körperabschnitte oder der Gesamthaltung gegen eine Wand, eine Sprossenwand oder einen Türrahmen (Göhler) effektiv eingesetzt. Wir unterscheiden:
- freie aktive PNF-Muster,
- PNF-Übungen gegen manuellen Kontakt/Führungskontakt,
- PNF-Übungen gegen angepassten manuellen Widerstand,
- PNF-Übungen gegen maximalen Widerstand,
- PNF-Übungen gegen Gerätewiderstand oder das Körpergewicht (geschlossene Kette),
- Übungen gegen einen festen Widerstand, z. B. Wand, Türrahmen.

▶ Alle **übungsstabilen Osteosynthesen** erfordern ein Üben im freien Raum oder gegen Führungskontakt, auch Sohlen-/Handkontakt (**Abb. 22.1–22.3**). Zur Kontrolle des Sohlenkontaktes werden Waagen verwendet.

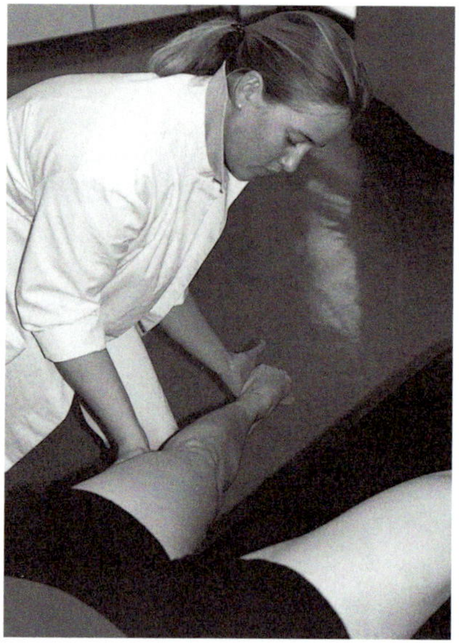

Abb. 22.1. Extension – Abduktion – Innenrotation gegen manuellen Kontakt/Widerstand

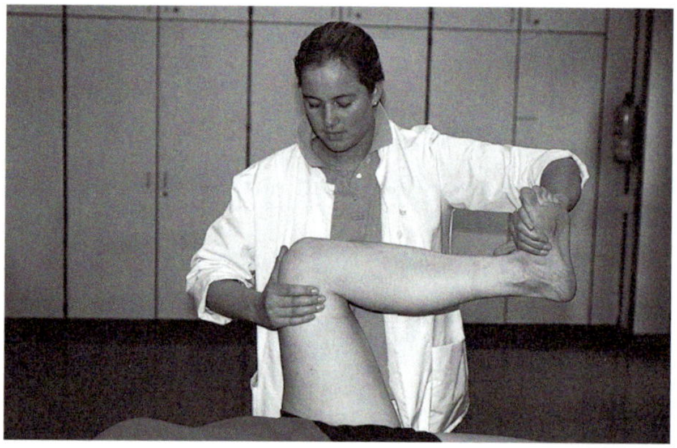

Abb. 22.2. Flexion – Adduktion – Außenrotation zum gebeugten Knie

Zum Einsatz können dabei kommen:
- Fazilitationstechniken wie:
  - Kontraktionshilfen,
  - Rhythmische Bewegungseinleitung,
  - Langsame Umkehr oder
- Verstärkungstechniken.

Warnung

Bei übungsstabilen Frakturversorgungen darf zu Beginn der Bewegung oder während der Bewegung distal der Fraktur kein Stretch angewendet werden!

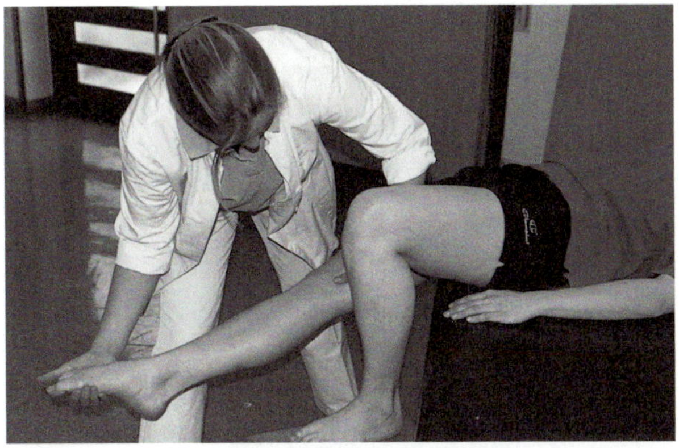

Abb. 22.3. Extension – Adduktion – Außenrotation

Die adäquaten **Mobilisationstechniken** bei übungsstabilen Osteosynthesen sind:
- die »Chirurgische Technik« (Anspannen – Entspannen gegen Führungskontakt),
- Halten – Entspannen gegen Führungskontakt und
- die »Rhythmische Stabilisation« – Entspannen gegen Führungskontakt.

► **Teilbelastungsfähige Osteosynthesen** erlauben ein Üben gegen angepassten Widerstand; die Muskelteststufe 4 soll erreicht werden. Eingesetzt wird eine Kombination von
- Bewegen und Halten,
- Wiederholte Kontraktion,
- Dynamische Umkehr – Halten,
- Rhythmische Stabilisation,
- Stabilisation in der geschlossenen Kette, mit 20 kg auf der Waage.

Als **PNF-Mobilisationstechniken** können bei Teilbelastungsstabilität und entsprechendem Bewegungsstopp Anwendung finden:
- Langsame Umkehr – Halten – Entspannen,
- Halten – Entspannen – passives Weiterziehen und
- Rhythmische Stabilisation – Entspannen.

► Bei **voll belastungsfähigen Osteosynthesen** soll der Muskeltestwert 5 und die volle Muskelfunktion erarbeitet werden. Alle Übungen können gegen optimalen/maximalen Widerstand oder das Körpergewicht ohne Gehhilfen ausgeführt werden. Stufenweise Steigerungen im Stand und Einbeinstand werden gegen feststehende Widerstände auf dem Boden oder labilen Unterlagen vorgenommen.

► Therabänder und Zuggeräte werden zur Schulung der vollen Funktion eingesetzt, sie werden auch als Hausaufgabenprogramm verwendet.

Es gibt keine Einschränkung bei der Auswahl der **Mobilisationstechniken**, sie richtet sich nach der Art des Bewegungsstopps.

Trainingstechniken

Endstellung – Halten

► Ein Gelenk wird in die aktuelle Endstellung gebracht, dort soll die entsprechende Muskulatur versuchen, die Position 7–10 s zu halten, unter verschiedenen Dosierungsstufen, z. B. bei Testwerten unter 3 mit abgenommener Extremitätenschwere, bei ausgeschalteter Schwere, gegen die Schwerkraft, gegen Führungskontakt oder Bodenkontakt, bei Testwerten über 3 gegen angepassten Widerstand.

► Bei geringer Muskelkraft (unter 3) werden adäquate **Kontraktionshilfen** gesetzt: minimale Approximation, Traktion, In-den-Muskel-Greifen, Über-die-Sehne-Streichen, Bürsten oder Reiben mit einem Eisball etc. Stretch darf nur proximal der Verletzung gesetzt werden. Die Übungen werden 3- bis 5mal wiederholt, dann wird eine Erholungspause gesetzt. Die **Dosierung** richtet sich immer nach dem akuten Heilungsstand der betroffenen Struktur.

Wiederholte Kontraktion als Kombination von konzentrischen, exzentrischen und statischen Spannungsformen

Die Technik »Wiederholte Kontraktionen« (dynamisch-konzentrische, exzentrische und statische Bewegungsfolge) ist eine **effektive und physiologische Trainingsform** im PNF-Programm.

► Sie beginnt mit einer konzentrisch-dynamischen Kontraktion, wechselt dann etwa bei $^2/_3$ des Bewegungsweges in eine statische Muskelarbeit, von der aus 4- bis 5-mal konzentrisch und exzentrisch-dynamisch bewegt wird. Die letzte Kontraktion soll der Muskel ausnützen, um in seine aktuelle Kontraktionsstellung zu ziehen.

▶ Wo der Muskel statisch beansprucht wird und wie oft die Übung wiederholt wird, bestimmt **die aktuelle Muskelfunktion.**

▶ Die Technik muss auch **auf die Stabilität der verletzten Struktur abgestimmt** werden durch Anwendung von Führungskontakt, angepasstem oder maximalem Widerstand oder durch Betonung oder Weglassen der Rotation.

▶ Wiederholte Kontraktionen können auch als **aktive Bewegungen** gegen die Schwere des Körperabschnitts durchgeführt werden. Sie sind, aktiv im freien Raum ausgeführt, die Technik der Wahl **bei übungsstabilen Frakturen.**

In diesen Fällen wird die wiederholte Kontraktion im Sinne des **Ausdauertrainings** ausgeführt, 10–15 Wiederholungen sind dazu nötig, die Pausen zwischen den Serien sind kurz, erst nach 3–4 Serien wird eine Erholungspause von ca. einer $^1/_2$ Min angesetzt.

Wechselnde Drehpunkte (»pivoting«)

Diese Technik ermöglicht **gezieltes Üben distaler Gelenke** durch wiederholte Kontraktionen mit dynamischen und statischen Spannungskombinationen im Rahmen der PNF-Muster.

▶ Die Schlüsselgelenke Hüft- und Schultergelenk sollen statisch gegen manuellen Widerstand oder Führungskontakt in Position gehalten werden, die Drehpunkte wechseln zum Knie- oder den Sprunggelenken, am Arm zum Ellbogen-, den Hand- oder Fingergelenken (◘ **Abb. 22.4**).

Eine »betonte Bewegungsfolge« wird angewendet, um eine Bewegungskomponente innerhalb des Gesamtmusters speziell einzuüben.

▶ Entsprechend der Symptomatik und der Biomechanik der Verletzung müssen **Abänderungen der Original-Bewegungsmuster** vorgenommen werden, es müssen evtl. absolute Dehnstellungen oder endgradige Rotationen weggelassen und verordnete Bewegungsbegrenzungen eingehalten werden. Manche Gelenke dürfen nach bestimmten Verletzungen nur in der Nullstellung geübt werden (Knie- und Sprunggelenk) (◘ **Abb. 22.5**).

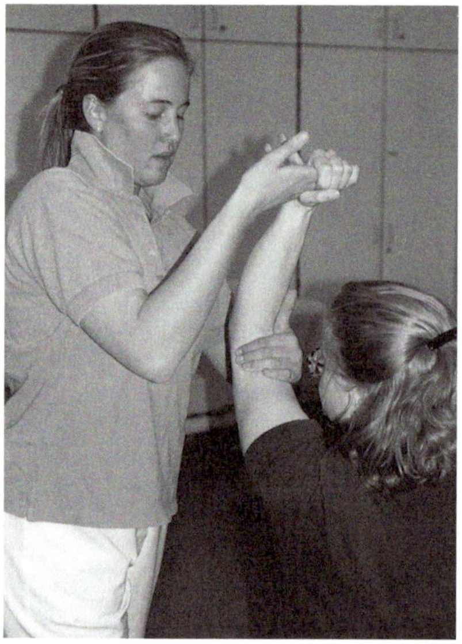

◘ Abb. 22.4. Wechselnder Drehpunkt Ellbogengelenk

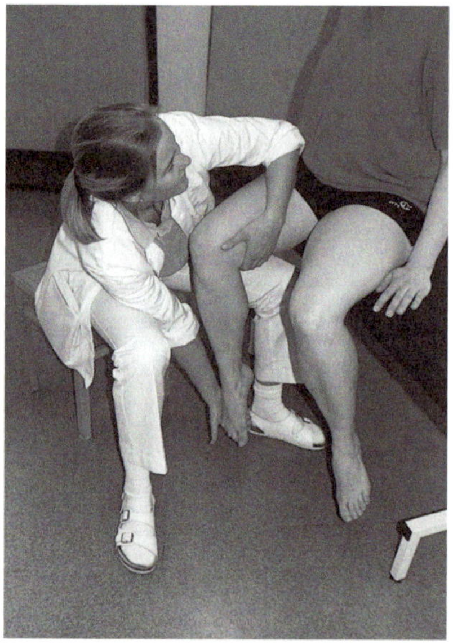

◘ Abb. 22.5. Abgewandelte PNF-Übung zum gebeugten Knie in Rotationsnullstellung

Verstärkungstechniken

Die Verstärkungstechnik nützt eine **Overflowreaktion** zur Stimulation geschwächter Muskulatur aus.

► Verstärkende Muskeln müssen vorab eine Haltespannung gegen Widerstand aufbauen, die von den schwachen Muskeln aufgenommen werden kann. In der Regel können in der Unfallchirurgie bei nicht polytraumatisierten Patienten **Rumpfmuskeln zum Training geschwächter Extremitätenmuskeln** herangezogen werden. Sogenannte Verstärkungsmuster werden am besten über bekannte erlernte Bewegungsmuster aufgebaut, z. B. das Geh-, Stütz- oder Greifmuster (**Abb. 22.6–22.9**).

► Der zu verstärkende Muskel soll die Technik »Endstellung Halten« oder »Wiederholte Kontraktionen« ausführen.

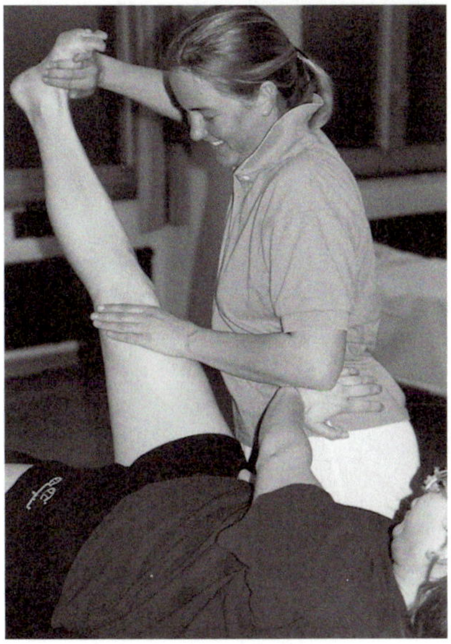

Abb. 22.6. Verstärkungsmuster für M. quadriceps

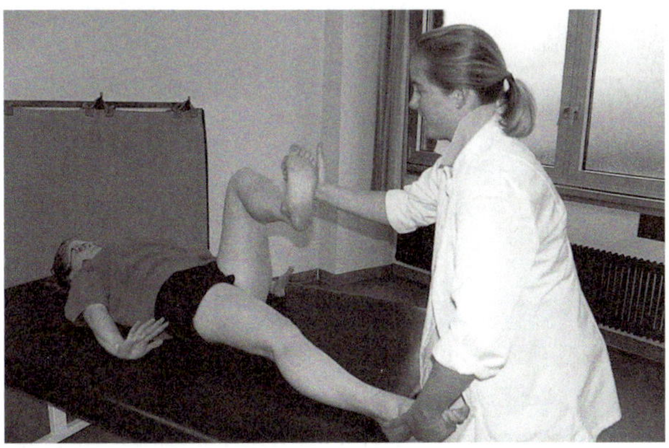

Abb. 22.7. Reziprokes Gehmuster

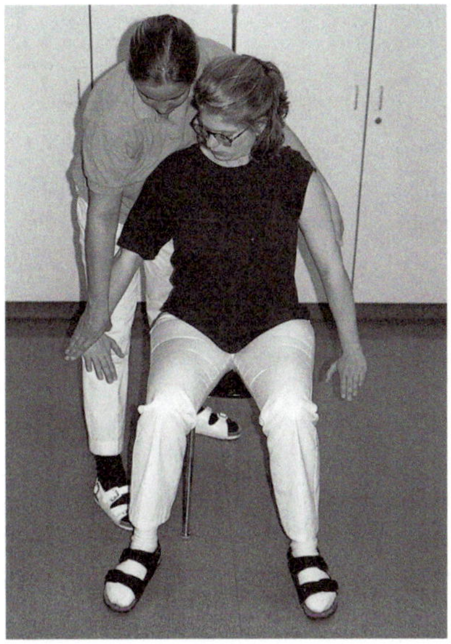

Abb. 22.8. Symmetrisches Stützen

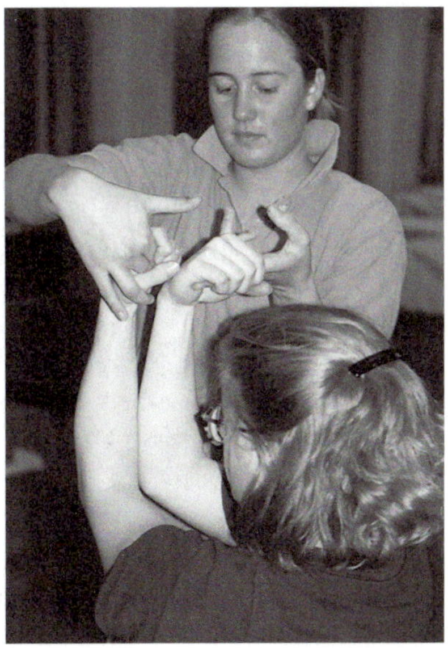

Abb. 22.9. Symmetrisches Greifen

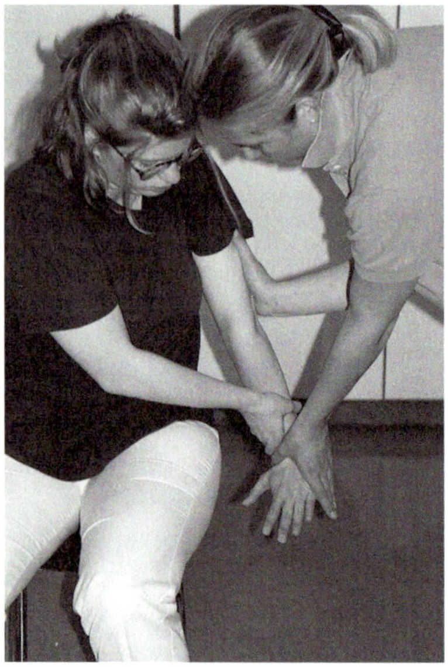

Abb. 22.10. Asymmetrische Armübung, »Chopping«

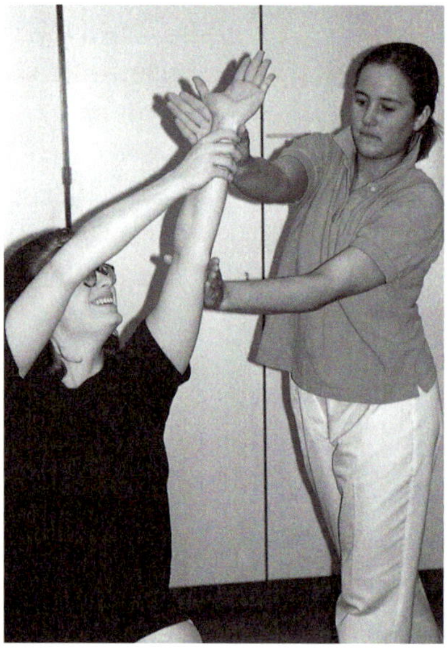

Abb. 22.11. Asymmetrische Armübung, »Lifting«

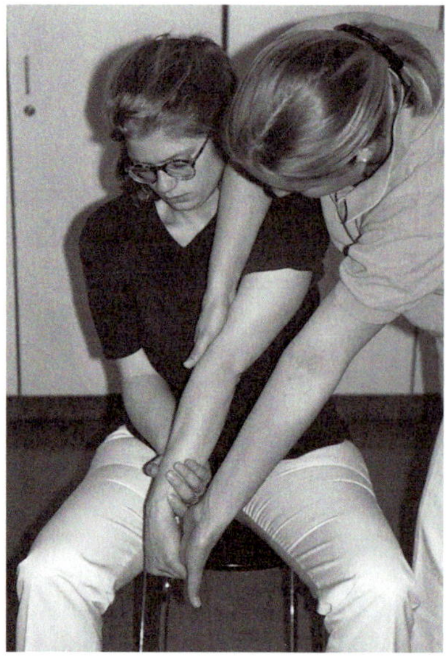

Abb. 22.12. Asymmetrische Armübung

- Eine gute Verstärkung wird auch erreicht über die asymmetrischen Arm-Rumpf-Übungen »Chopping«, »Lifting« und die Übung Extension – Adduktion – Innenrotation mit angekoppeltem 2. Arm der 2. Diagonale (**Abb. 22.10–22.12**).
- Funktionelle Muster und synergistische Muskelketten eignen sich für den Aufbau von fortlaufenden Kontraktionen und zur Erzeugung eines Overflows aus gewohnten Bewegungsmustern wie aus dem Sitz, Stand und Einbeinstand gegen Körpergewicht oder Geräte.

Verstärkungsmuster können auch in der geschlossenen Kette mit der Technik Rhythmische Stabilisation und Umkehrbewegungen für einzelne Extremitäten kombiniert werden. Gegen eine Wand oder den Türrahmen (Göhler) sind statische Verstärker bestens einzusetzen, s. auch Kap. 6 und 15).

Mobilisationstechniken

Die oben angegebenen Mobilisationstechniken nutzen die vorangehende **bewusste Kontraktion des Muskels** dazu aus, ihn nachfolgend **bewusst zu entspannen.** Aktive Entspannungstechniken beziehen sich deshalb auf muskulär bedingte Kontrakturen, auf Abwehrspannungen von Muskeln. Sie sind effektiv, wenn es sich um einen **weich- bis festelastischen Bewegungsstopp** handelt.

- Die erste Spannung des kontrakten Muskels beginnt schonenderweise **kurz vor,** später dann **an seiner Dehn- oder Schmerzgrenze.**

Alternativ werden auch Techniken eingesetzt, die über die dynamische oder statische Kontraktion des nicht verkürzten Muskels eine Spannungsverminderung erreichen, z. B. Langsame Umkehr – Halt.

»Chirurgische Technik« (»contract-relax«)

Sie stellt die mildeste Form der Entspannungstechniken dar.

- Die Extremität wird entsprechend der Diagonalen gelagert, die Fraktur wird passiv manuell fixiert. In den meisten Fällen entfällt der Kontakt und der Auftrag für die Rotation. Kurz vor seiner möglichen Dehnstellung spannt der kontrakte Muskel ca. 5–7 s lang gegen den Handkontakt der Physiotherapeutin. Dann folgt die Entspannungsphase; sie wird so lange durchgeführt, bis der Patient bewusst entspannen kann. Sicheres Greifen und Schmerzfreiheit lassen dies geschehen. Das

Weiterziehen in die gewünschte Richtung wird unter abgenommener Schwere und gegen Kontakt durchgeführt, dazu ist ein geschickter Griffwechsel nötig.

▶ Die Technik wird so lange wiederholt, bis ein schmerzfreier Bewegungsgewinn nicht mehr wahrzunehmen ist; dann folgt Endstellung Halten für 7–10 s gegen Führungskontakt und ein behutsames Zurückführen der Extremität.

Warnung
Bei dieser Technik wird in keiner Phase ein Widerstand gesetzt!

Halten – Entspannen (»hold-relax«)

▶ Bei dieser Technik soll die kontrakte Muskelgruppe **an ihrer Dehngrenze in allen 3 Bewegungsrichtungen** (also auch in Richtung der Rotation) gegen manuellen Widerstand anspannen. Anschließend folgt eine ausreichend lange Entspannungsphase am gleichen Bewegungspunkt, ein Griffwechsel und ein aktiv oder aktiv/passives Weiterziehen der antagonistischen Muskulatur.

▶ Die Technik wird am neuen Bewegungspunkt wiederholt. Ist kein Bewegungsgewinn mehr spürbar, soll die antagonistische Muskulatur die gewonnene Position gegen angepassten Widerstand für 7–10 s halten. Andere Trainingstechniken schließen sich an.

Halten – Entspannen – passiv Weiterziehen

Diese Technik nennen wir auch die »Technik bei Lähmungen«.

▶ Das Prinzip wird beibehalten, jedoch muss der Dehnpunkt des kontrakten Muskels passiv gefunden werden, seine statische Spannung erfolgt gegen Widerstand, nach der Entspannungszeit wird passiv unter Zug weiterbewegt.

▶ Im Anschluss an mehrmalige Wiederholungen können für den paretischen Muskel Kontraktionshilfen gesetzt werden und ein Mentaltraining aufgebaut werden.

Rhythmische Stabilisation – Entspannen (»rhythmic stabilisation«)

Unter »Rhythmischer Stabilisation« verstehen wir die wechselnde statische Spannung antagonistischer Muskelgruppen unter Betonung der dynamischen Rotation an einem Gelenk. Erst nach 4- bis 5-maligem Spannungswechsel erfolgt die Pause.

▶ Zur **Bewegungsvergrößerung** wird diese Technik so eingesetzt, dass die letzte statische Spannung die kontrakte Muskelgruppe erfährt, so dass sie nachfolgend bewusst entspannen kann.

▶ Diese Technik kann sowohl gegen Führungskontakt als auch gegen angepassten Widerstand durchgeführt werden. Das Weiterziehen ist aktiv, die Therapeutin führt dabei eine weiche Traktion aus.

▶ Die Rhythmische Stabilisation – Entspannen eignet sich besonders gut zur **Mobilisation schmerzhafter Gelenke.** Während des Spannungswechsels kann eine manuelle Traktion beibehalten werden, die die Gelenkpartner von Druckkräften entlastet. Die gewonnene Bewegungsbahn wird am besten mit kleinen, dynamischen Bewegungen im letzten Bewegungsdrittel unter Betonung der Rotation ausgenützt.

Warnung
- Bei allen Scharniergelenken und beim Kniegelenk müssen die Rotationsbewegungen wegfallen.
- Entspannungstechniken, die indirekt über die geschwächte Muskulatur wirken, sind m. E. in der Traumatologie weniger effektiv. Sie werden jedoch zum Erhalt der gewonnenen Bewegung eingesetzt.

Techniken zur Spannungs- und Tonusregulierung und zum Erhalten der Gelenkbeweglichkeit

Langsame Umkehr, Langsame Umkehr mit Halt (»slow reversal – hold«)

▶ Es handelt sich hier um dynamische Umkehrbewegungen gegen Handkontakt oder angepassten Widerstand, die den Wechsel der antagonistischen Muskelspannung ausnützen. Haltephasen können an jedem Punkt der Bewegungsbahn eingebaut werden, anschließend wird die Bewegung bis zum aktuellen Ende und dann wieder in die Gegenrichtung geführt. Eine Pause erfolgt erst nach 4- bis 5-maliger Wiederholung.

▶ Die Technik ist geeignet, die reziproke Innervation zu fördern, den Muskeltonus zu regulieren, ein Gelenk einzuschleifen oder durch Haltephasen eine Spannungsbetonung für eine geschwächte Muskelkette zu setzen. Sie eignet sich besonders zu Beginn einer Behandlung, um das Vertrauen des Patienten zu gewinnen und den aktuellen Bewegungsstopp richtig zu erfassen.

Vorbereitende Übungsformen

▶ Der Einstieg in die physiotherapeutische Behandlung von Unfallverletzten wird in der postoperativen Phase am besten durch Techniken vorgenommen, die **Punctum fixum und Punctum mobile vertauschen.** Für das Üben des Schultergelenks bedeutet dies, dass mit Skapulamustern, für das Hüftgelenk mit Beckenmustern begonnen wird (**Abb. 22.13**, s. auch Kap. 7 und 12).

▶ Die **Skapulamuster** werden eingesetzt, wenn das Schultergelenk frisch verletzt und schmerzhaft ist. Der Oberarm ist in Nullstellung gelagert; gegen Führungskontakt oder leichten Widerstand können folgende Bewegungsrichtungen ausgewählt werden:

- Extension/Adduktion (statisch auch als aktive Fixation).
- Extension/Abduktion (Fazilitation des M. deltoideus).
- Flexion/Anteversion.
- Flexion/Retroversion.

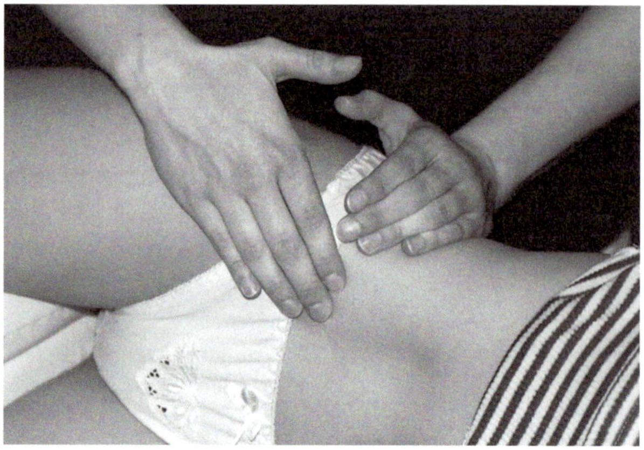

Abb. 22.13. Beckenmuster: Flexion/Adduktion/Außenrotation als Vorübung zum Drehen

▶ **Beckenmuster** werden effektiv eingesetzt, wenn der Oberschenkel noch nicht dynamisch bewegt werden soll. Die **Bewegungsrichtungen** sind:

- Flexion/Adduktion/Außenrotation.
- Extension/Abduktion/Innenrotation.
- Flexion/Adduktion/Innenrotation (abgeänderte Rotation).
- Flexion/Abduktion/Außenrotation (abgeänderte Rotation).

▶ Skapula- und Beckenmuster lassen sich **dynamisch** und **statisch** einsetzen; sie können statisch als aktive Fixation oder dynamisch als Bewegung Anwendung finden. Alle Formen des Bewegens und Haltens können kombiniert werden.

▶ Die **Dosierung** richtet sich nach dem Befund. Beckenmuster können die Behandlung der Lendenwirbelsäule oder das Drehen auf die Seite oder auf den Bauch einleiten. Die Extensionsmuster werden durch Approximation, die Flexionsmuster durch Stretch fazilitiert.

▶ Ergänzend seien auch die **Kopfmuster** erwähnt, die bei Halswirbelsäulenverletzungen Anwendung finden.

▶ Sie können aus den Lagen oder aus dem Sitz geübt werden (**Abb. 22.14** und **22.15**). Schwerpunkt der Behandlung von Patienten, die eine Halswirbelverletzung erlitten haben, sind die Extensionsmuster (s. auch Kap. 6).

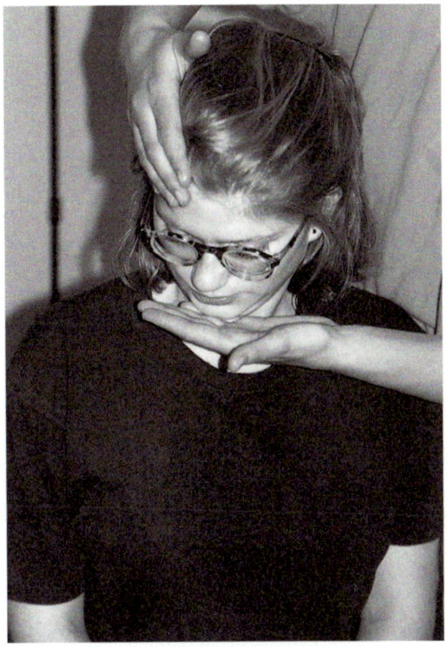

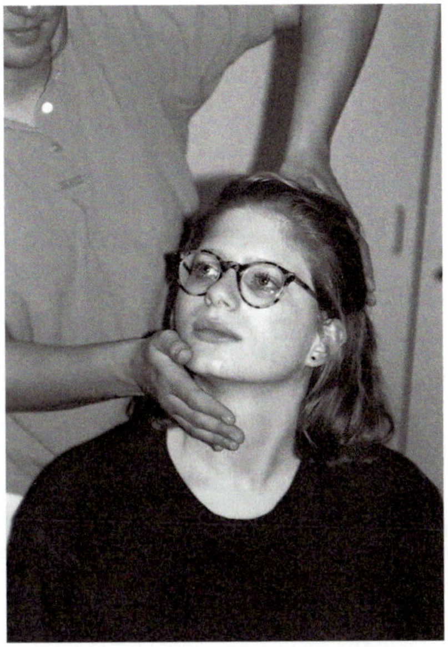

Abb. 22.14 *(links)*. **Kopfmuster: Flexion/Drehung nach rechts**

Abb. 22.15 *(rechts)*. **Kopfmuster: Extension/Drehung nach rechts**

Zur Streckung der Halswirbelsäule und Verbesserung der Rotation kann man die Kopfrotation mit einer Augenbewegung zur anderen Seite kombinieren.

Übungen zum Positionswechsel/ Bewegungsübergänge

► Auf der Matte oder der Bobath-Bank können über PNF-Muster das Wechseln von der Rückenlage in die Seitenlage, in den Sitz, den Vierfüßlerstand, den Kniestand, Halbkniestand und Stand geübt werden (**Abb. 22.16** und **22.17**). Dabei werden fortlaufende dynamische Bewegungen in asymmetrischen Mustern von distal nach proximal gegen Führungskontakt oder leichten Widerstand verwendet. Die Bewegungen können über Kontraktionshilfen eingeleitet werden.

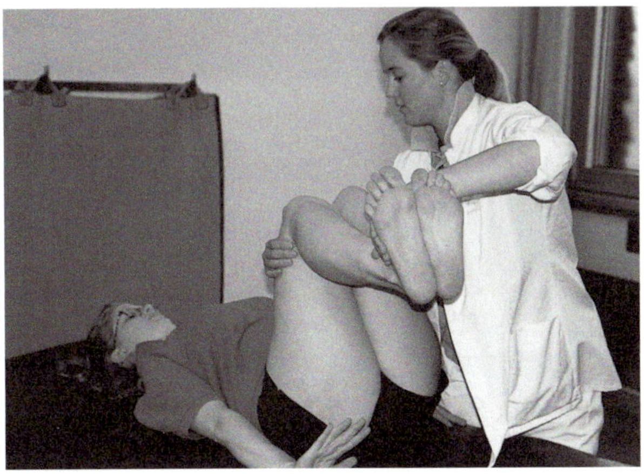

Abb. 22.16. Asymmetrische Beinübung als Vorübung zum Drehen

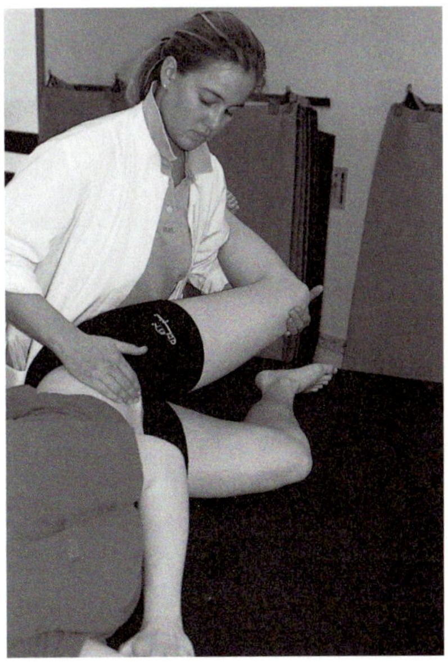

Abb. 22.17. Becken- und Beinkombination als Vorübung zum Drehen

▶ Das Ziel besteht darin, die einzelne Gelenkkette fortlaufend bis zu ihrem aktuellen Bewegungsstopp zu führen, damit die Bewegung des nächsten Bewegungsabschnittes beginnen kann. Kann der Schwerpunkt über die Lotlinie gebracht werden, ist der Positionswechsel möglich.

Wichtig

- PNF-Bewegungsübergänge müssen bei den einzelnen Gelenkfrakturen, aber auch bei Becken- oder Wirbelfrakturen den einzelnen Verletzungsmustern und dem Befund angepasst werden.
- Die Muster »Lifting« oder »Chopping« unkritisch anzuwenden, ist falsch. Besonders bei der Frühmobilisation von Patienten nach Wirbelfrakturen muss auf schädigende Flexionsmuster geachtet werden.

Literatur

Buck M, Beckers D, Adler S (2001) PNF in der Praxis. 4. Aufl. Springer, Berlin Heidelberg New York

Göhler B (1993) PNF und Alltag. Pflaum, München

Hedin-Andén S (1994) PNF-Grundverfahren und funktionelles Training. Fischer, Stuttgart Jena New York

Sullivan PE, Markos PD (1995) Clinical decision making in therapeutic exercise. Appleton and Lange, Norwalk CT

Voss D, Ionta M, Myers B (1988) Propriozeptive neuromuskuläre Fazilitation. Fischer, Stuttgart

Sachverzeichnis

A

B

C

D

E

F

G

H

I

J

K

L

M

N

O

P

Q

R

S

T

U

V

W

Z

Druck: Appl, Wemding
Bindung: Appl, Wemding